药剂学综合实训教程

（供药学类、中医药类等专业用）

主　　审　汤　华

主　　编　边　静　付晓娟　徐豆豆　冉启文

副 主 编　朱　华　高莉莉　黄孟婷　陈晓姣　陈　霞　黄　欣

编　　者　（以姓氏笔画为序）

王　双（重庆医药高等专科学校）　　　　冉启文（重庆市医药科技学校）

付晓娟（重庆医药高等专科学校）　　　　代洪川（重庆市渝西卫生学校）

边　静（重庆市医药科技学校）　　　　　朱　华（重庆市医药科技学校）

刘自强（重庆健康职业学院）　　　　　　刘奕伶（重庆市医药科技学校）

余　婷（重庆健康职业学院）　　　　　　张　林（重庆智能工程职业学院）

陈　霞（毕节医学高等专科学校）　　　　陈晓姣（长沙卫生职业学院）

周家旭（重庆健康职业学院）　　　　　　胡开彬（重庆健康职业学院）

袁孝松（重庆市江津区先锋中心卫生院）　徐豆豆（重庆市医药科技学校）

高莉莉（重庆健康职业学院）　　　　　　黄　欣（山东第一医科大学第一附属医院）

黄孟婷（重庆市渝西卫生学校）　　　　　雷　佳（重庆市医药科技学校）

编写秘书　王　晶（重庆市医药科技学校）

中国健康传媒集团·北京

中国医药科技出版社

内 容 提 要

本教材内容系统且丰富，全面覆盖了原料药与辅料药鉴析、药物制剂制备以及药物成品鉴识三大核心模块，共包含32 个项目、83 个任务。其主要特点如下：理论与实践并重，在传授理论知识的同时，高度重视实践技能的培养；知识体系完备，为学习者逐步构建起药学专业必备的各类技能操作的知识要点；紧跟学科前沿，紧跟药学领域的最新发展动态和新的实验方法，确保教材内容与时俱进。

本教材主要供中等职业教育药剂专业师生教学使用，其内容的广度与深度也使其适用于高等职业教育药学类、中医药类等相关专业，能够满足职业教育层次的教学需求。此外，本教材是一本极具价值的实操类工具书，可为其他相关从业人员在其领域的研究提供有益参考。

图书在版编目（CIP）数据

药剂学综合实训教程／边静等主编. -- 北京：中国医药科技出版社，2025. 8. -- ISBN 978-7-5214-5114-6

Ⅰ. R94

中国国家版本馆 CIP 数据核字第 2025MS3480 号

美术编辑　陈君杞
版式设计　友全图文

出版　**中国健康传媒集团** ｜ 中国医药科技出版社
地址　北京市海淀区文慧园北路甲 22 号
邮编　100082
电话　发行：010 - 62227427　邮购：010 - 62236938
网址　www. cmstp. com
规格　889mm×1194mm $\frac{1}{16}$
印张　24
字数　739 千字
版次　2025 年 8 月第 1 版
印次　2025 年 8 月第 1 次印刷
印刷　北京侨友印刷有限公司
经销　全国各地新华书店
书号　ISBN 978-7-5214-5114-6
定价　**79. 00 元**

获取新书信息、投稿、为图书纠错，请扫码联系我们。

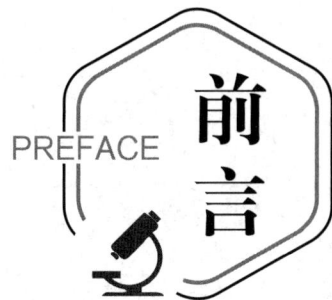

本教材致力于培养学生扎实的实际操作能力。以实际操作为切入点，使学生能够在动手实践中发现问题、解决问题，深入理解相关的药学基础理论，构建完整的知识体系，并将这些理论知识运用到后续的实际操作中，持续提升实操技能，最终形成一套有机融合药学实践操作技能与理论管理的科学体系。本教材具有以下显著特点。

（1）突出实践性与实用性　以实际操作为核心，详细阐述各类实验项目任务的基本操作步骤、注意事项以及常见问题的解决方法，确保学习者能在实践过程中快速掌握职业技能。

（2）强调系统性与完整性　内容从基础实验到综合实验逐步深入，全面涵盖药学类专业的主要课程，帮助学习者构建系统的知识体系，为深入学习药学知识奠定坚实基础。

（3）注重创新性与前沿性　紧跟现代药学技术的发展步伐，引入新的实验方法和研究思路，培养学习者的创新意识和科研能力，激发其探索未知领域的热情。

（4）强调安全性与规范性　在教学内容中突出药物制剂过程的安全性与规范性，通过规范的实验流程和严格的安全要求，培养学习者严谨的科学态度和良好的职业素养，使其在未来的职业生涯中能够遵循规范、确保安全。

参加本教材编写的人员及其承担的任务如下：项目一由雷佳编写；项目二由刘奕伶编写；项目三、项目四、项目五、项目六由周家旭编写；项目七、项目八、项目九由代洪川编写；项目十、项目十一由朱华编写；项目十二、项目十三由胡开彬编写；项目十四、项目十五由余婷编写；项目十六、项目十七由王双编写；项目十八、项目十九由刘自强编写；项目二十、项目二十一、项目二十二由高莉莉编写；项目二十三、项目二十四由黄孟婷编写；项目二十五任务一、项目二十六任务二、项目二十七任务二、项目二十八任务一、项目三十一任务一、项目三十二任务二由冉启文编写；项目二十五任务二由徐豆豆编写；项目二十六任务一由黄欣编写；项目二十七任务一、项目三十二任务三由袁孝松编写；项目二十八任务二由张林编写；项目二十九、项目三十由付晓娟编写；项目三十一任务二，项目三十二任务一、任务四由边静编写；项目三十二任务五由陈晓姣编写；项目三十二任务六由陈霞编写。限于水平与经验，本教材难免存在不足之处，恳请各位读者提出宝贵意见，助力后续修订完善。

编　者
2025 年 6 月

CONTENTS

目录

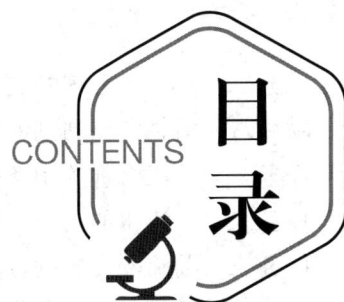

模块三 药物成品鉴识 **304**

模块一　原料药和辅料药鉴析

项目一　原料药和辅料药鉴别基本知识

任务一　药剂学及相关术语

【实训目的】

1. **掌握**　药物制剂技术以及液体制剂、片剂、辅料等相关术语概念。
2. **熟悉**　药物制剂的具体剂型。
3. **了解**　药物制剂名词术语的构成。
4. **学会**　举一反三，活学活用。

【实训原理】

通过给出的药物制剂术语模式，结合药剂学学习套路，准确表达药剂学及其相关术语概念。

【实训内容】

1. 准确表达药剂学及其相关术语的概念　液体制剂、乳剂、混悬剂、浸出制剂、软膏剂、乳膏剂、散剂、颗粒剂、片剂、注射剂、栓剂、丸剂等。

2. 学习模式　××剂型系指原料药物与适宜辅料通过××工艺制备成供××给药的××制剂。

3. 准备材料　各类药品及其包装：液体制剂、乳剂、混悬剂、浸出制剂、软膏剂、乳膏剂、散剂、颗粒剂、片剂、注射剂、栓剂、丸剂等；实训记录报告纸。

【实训流程】

通过观察药品的通用名称、组成成分或处方组成以及外观性状，根据学习模式表述相应剂型的概念。

【注意事项】

1. 实训过程中涉及的药品及其包装不可带离实训室，不可拆卸内包装，不可私下人为使用。
2. 表述专业术语应简单、清晰、明了，符合药剂学规定。
3. 实训过程中，畅所欲言，保持课堂正常秩序，仔细观察并积极讨论。

【考核标准】

项目	考核内容	分值	评分标准	实际得分
实验准备	着装仪表符合要求	8	未穿实训服、未带报告本、未带签字中性笔、头发盖过耳郭、佩戴饰品、化妆、穿拖鞋、穿背心，每项扣1分，最多扣8分	
	实训材料是否准备齐全	12	药品准备不充分、实训记录准备不充分，每项扣6分，最多扣12分	
药物制剂技术相关术语书写	书写的准确度	70	各专业术语叙述不完整，每项扣5分，最多扣70分	
	台面收拾整洁	5	（1）操作过程中台面不整洁，扣2分 （2）结束后台面不整洁，扣3分	
其他	遵守实训纪律和实验室规则，服从安排	5	操作过程中喧哗、不服从安排、浪费材料等情况，每项扣1分，最多扣5分	
合计		100		

【相关理论知识】

《中华人民共和国药典》以下简称为《中国药典》，《中华人民共和国药品管理法》以下简称为《药品管理法》。

1. 药剂学 是在药物制剂理论的指导下，研究药物制剂处方组成、制备工艺和制备技术、质量控制、合理使用的综合性应用学科，是药学类专业重要的专业课程之一。药物制剂狭义上是指药物剂型的具体品种，在《中国药典》原料药项下为"制剂"，《中国药典》"制剂"项下为规格，如头孢克肟片、红霉素粉针等；从广义上药物制剂是一门学科，包含由一个原料药物加工成成药的一个技术过程。药物制剂技术包含药物制剂涉及处方设计、处方理论、制备理论、制备设备、制备工艺、制备流程、制剂检测、合理用药等。

2. 剂型 任何一种药物都不能直接应用于防治疾病，必须根据相应的制剂处方按照一定操作规程以及制备工艺将药物加工制成适合诊断、治疗及预防疾病的应用形式，称为药物剂型，简称剂型。例如片剂、颗粒剂、散剂、液体制剂等。

3. 制剂 是指根据《中国药典》和其他药品标准等收载的处方，将药物按剂型制成一定规格并符合质量标准的药剂成品。《中国药典》原料下记载制剂，药物制剂下记载规格。

4. 辅料 是指生产药品和调配处方时所用的除处方主要成分以外的赋形剂和附加剂的总称。

5. 处方 是指医疗机构、医疗机构制剂室、制药企业配制和调剂用药的书面文件，即调制药物的书面文件。根据处方的对象将处方分为医师处方、制剂或法定处方和协定处方；根据来源将处方分为民间处方、验方和秘方；根据处方组成将处方分为单方、复方；根据处方管理办法将处方分为普通处方、急诊处方、儿科处方、麻醉药品或第一类精神药品处方、医用毒性药品或第二类精神药品处方。根据剂型、规格品种和适应证等将药品处方药和非处方药；根据安全性将非处方药分为甲类非处方药和乙类非处方药。医师处方具有法律性、经济性、技术性。

6. 制剂处方 指国家药品标准中收载的处方，具有法定性，亦称法定处方。

【剂型与制剂辨析】

剂型是指制剂的类别，同一个剂型，有不同规格的具体品种，剂型中的任何一个具体品种是一个制剂。例如，片剂中的维生素C片、红霉素片；散剂中的阿咖酚散；丸剂中的六味地黄丸等叫作制剂。片剂、散剂、丸剂等叫剂型。

重点小结

操作题要

一、单选题

1. 将药物加工制成适合于临床患者使用的给药形式，称为
    A. 成药   B. 制剂   C. 汤剂   D. 剂型
2. 根据国家药品标准，将药物按剂型制成一定规格并符合质量标准的药剂成品，称为
    A. 成药   B. 制剂   C. 辅料   D. 剂型
3. 处方是指医疗机构药剂配制及合理用药和药品生产的书面文件。常见的处方主要有医师处方、协定处方和
    A. 制剂处方   B. 秘方   C. 民间单方   D. 验方
4. 原料药与适宜的辅料制成的圆形或异形的片状固体制剂是
    A. 片剂   B. 胶囊剂   C. 丸剂   D. 颗粒剂
5. 原料药与适宜的辅料经粉碎、混合制成的干燥颗粒状制剂是
    A. 片剂   B. 颗粒剂   C. 输液   D. 散剂
6. 生产药品和调配处方时所用的赋形剂和附加剂的总称是
    A. 制剂   B. 剂型   C. 辅料   D. 处方

二、判断题（答案正确时用 T 表示，答案错误时用 F 表示）

1. 片剂系指原料药物与适宜的辅料制备成仅供口服的固体片状制剂。
2. 处方又称为法定处方。
3. 剂型是给药形式，制剂是剂型中的具体的品种。

三、简答题

简述制剂和剂型的区别。

任务二 原料药和辅料药的化学鉴别常识

【实训目的】

1. **掌握** 原料药和辅料药化学鉴别的原理和方法。
2. **熟悉** 原料药与辅料药化学鉴别的异同点。
3. **了解** 药物化学鉴别结果判断。
4. **学会** 化学鉴别的操作技术。

【实训原理】

原料药与辅料药的化学鉴别是利用药物分子结构中所含有的特定官能团或化学键，与特定试剂发生化学反应，产生颜色变化、沉淀、气体等可观察到的现象，从而对药物进行定性分析，以确定药物的真假，是药物制剂质量控制重要的一环，分别制定在药品质量标准的【性状】和【鉴别】里。

【实训内容】

（一）原料药鉴别

<阿司匹林鉴别>

1. 器材准备 乳钵、电子天平、称量纸、药匙、水浴锅、胶头滴管或点滴板、试管、滴瓶、洗瓶、试管刷、试管夹、一次性手套、10ml 量筒、100ml 量筒。

2. 试剂试药 阿司匹林原料药、三氯化铁、碳酸钠、硫酸、纯化水。

3. 试液配制

（1）三氯化铁试液配制 取三氯化铁9g，加水使溶解成100ml，装入白色滴瓶，贴标签并注明配制人和配制日期。

（2）碳酸钠试液配制 取一水合碳酸钠12.5g 或无水碳酸钠10.5g，加水使溶解成100ml，装入白色滴瓶，贴标签并注明配制人和配制日期。

（3）稀硫酸配制 取硫酸5.7ml，加入95ml 水中，稀释，装入白色滴瓶，贴标签并注明配制人和配制日期。

4. 鉴别方法

（1）性状 阿司匹林为白色结晶或结晶性粉末（观察颜色）；无臭或微带醋酸臭（闻）；遇湿气即缓缓水解（看）。

1）操作过程 取一小张白色称量纸，放约绿豆大小的阿司匹林粉末，摊平，观察颜色和状态并闻气味。

2）结果记录 色_____；状态_____；气味_____。

3）药品判定 此项检查_____规定。

（2）取阿司匹林约0.1g，加水10ml，煮沸，放冷，加三氯化铁试液1滴，即显紫堇色。

1）操作过程 水浴锅加水，加热至沸，用称量纸称取阿司匹林粉末90～110mg，置于干净试管中，量筒量取10ml 水加入此试管中，摇匀，放入水浴锅中，试管夹夹住试管加热，至试管内液体沸腾，取出试管用饮用水淋洗试管外壁至室温，垂直加入三氯化铁试液1滴，摇匀使其充分反应，观察结果。

2）结果记录 由_____色变为_____色。

3）药品判定 此项检查_____规定。

（3）取阿司匹林约0.5g，加碳酸钠试液10ml，煮沸2分钟后，放冷，加过量的稀硫酸，即析出白色沉淀，并发生醋酸的臭气。

1）操作过程 水浴锅加水，加热至沸，用称量纸称取阿司匹林粉末0.45～0.55g，置于干净试管中，量筒量取10ml 碳酸钠试液加入此试管中，摇匀，放入水浴锅中，试管夹夹住试管加热，至试管内液体沸腾后2分钟，取出试管用饮用水淋洗试管外壁至室温。

2）结果记录 由_____变成_____；气味_____。

3）药品判定 此项检查_____规定。

（二）辅料药鉴别

<十二烷基硫酸钠辅料药鉴别>

本品为以十二烷基硫酸钠为主的烷基硫酸钠混合物。

1. 器材准备 电子天平、称量纸、药匙、水浴锅、胶头滴管、试管、洗瓶、一次性手套、酒精喷灯、玻璃棒、通风橱、10ml 量筒、试管刷、试管夹。

2. 试剂试药 十二烷基硫酸钠、盐酸、铂丝、纯化水、碳酸钾、焦锑酸钾、冰水。

3. 试液配制

（1）15%碳酸钾溶液 取无水碳酸钾15g，加水使溶解成100ml，装入滴瓶中，贴标签并注明配制人和配制日期。

（2）焦锑酸钾试液 取焦锑酸钾2g，在85ml热水中溶解，迅速冷却，加入氢氧化钾溶液（3→20）10ml；放置24小时，滤过，加水稀释至100ml，装入滴瓶中，贴标签并注明配制人和配制日期。

4. 鉴别方法

（1）性状 十二烷基硫酸钠为白色至淡黄色结晶或粉末；有特征性微臭。

1）操作过程 取一张小白色称量纸，放上约绿豆大小的十二烷基硫酸钠粉末，摊开，观察并闻气味。

2）结果记录 色_____；状态_____；气味_____。

3）药品判定 此项检查_____规定。

（2）取铂丝，用盐酸湿润后，蘸取十二烷基硫酸钠，在无色火焰中燃烧，火焰即显鲜黄色。

1）操作过程 酒精喷灯预热，铂丝蘸取盐酸在喷灯外焰上灼烧至无色，用灼烧后的铂丝蘸取十二烷基硫酸钠在喷灯上灼烧，观察现象。

2）结果记录 色_____。

3）药品判断 此项检查_____规定。

（3）取十二烷基硫酸钠约100mg，置10ml试管中，加水2ml溶解，加15%碳酸钾溶液2ml，加热至沸，不得有沉淀生成；加焦锑酸钾试液4ml，加热至沸；置冰水中冷却，必要时，用玻璃棒摩擦试管内壁，应有致密的沉淀生成。

1）操作过程 水浴锅加水，加热至沸，用称量纸称取十二烷基硫酸钠粉末90～110mg，置于干净试管中，量筒量取2ml水加入试管中，再用量筒量取15%碳酸钾溶液2ml加入此试管中，摇匀，放入水浴锅中，试管夹夹住试管加热，至试管内液体沸腾；再用量筒量取焦锑酸钾试液4ml加入此试管中，摇匀，放入水浴锅中，试管夹夹住试管加热，至试管内液体沸腾；取出试管用饮用水淋洗试管外壁至室温，观察实验现象；玻璃棒摩擦试管壁内壁，观察实验现象。

2）结果记录 _____沉淀。

3）药品判定 此项检查_____规定。

＜小麦淀粉辅料鉴别＞

小麦淀粉系禾本植物小麦的颖果中制得。

1. 器材准备 量筒、烧杯、棕色滴瓶、水浴锅、试管、胶头滴管、洗瓶、一次性手套、电子天平、称量纸、药匙、试管夹。

2. 试剂试药 纯化水、碘、碘化钾。

3. 试液配制

碘试液 取碘1.3g，加碘化钾3.6g与水5ml溶解后，加盐酸3滴与水适量使成100ml，装入棕色滴瓶中，贴标签并注明配制人和配制日期。

4. 鉴别方法

（1）性状 小麦淀粉为白色或类白色粉末。

1）操作过程 取一小张白色称量纸，放上约绿豆大小的小麦淀粉粉末，摊平，观察颜色和状态。

2）结果记录 色_____；状态_____。

3）药品判定 此项检查_____规定。

（2）取小麦淀粉约1g，加水15ml，煮沸后继续加热1分钟，放冷，即成类白色半透明的凝胶状物。

1）操作过程 水浴锅加水，加热至沸，用称量纸称取小麦淀粉粉末0.90～1.10g，置于干净试管中，量筒量取15ml水加入试管中，摇匀，放入水浴锅中，试管夹夹住试管加热，至试管内液体沸腾后1分钟，取出试管用饮用水淋洗试管外壁至室温，观察实验现象。

2）结果记录 _____。

3）药品判定　此项检查_____规定。

（3）取鉴别（2）项下凝胶状物约1g，加碘试液1滴，即显蓝色或蓝黑色，加热后逐渐褪色。

1）操作过程　在（2）的试管凝胶状物中，加碘试液1滴，观察水浴加热试管后，观察现象。

2）结果记录　色_____。

3）药品判定　此项检查_____规定。

＜乙醇辅料鉴别＞

1. 器材准备　试管、胶头滴管、一次性手套、量筒、水浴锅、试管夹、滴瓶、洗瓶、试管刷、试管夹。

2. 试剂试药　氢氧化钠、碘、碘化钾、纯化水。

3. 试液配制

（1）氢氧化钠试液　取氢氧化钠4.3g，加水使溶解成100ml，装入滴瓶中，贴标签并注明配制人和配制日期。

（2）碘试液　取碘1.3g，加碘化钾3.6g与水5ml溶解后，加盐酸3滴与水适量使成100ml，装入滴瓶中，贴标签并注明配制人和配制日期。

4. 鉴别方法

（1）性状　乙醇为无色澄清液体；微有特臭；加热至约78℃即沸腾。

1）操作过程　取一支干净试管，放上少量乙醇，观察并闻气味；水浴锅预热到78℃，加热，观察现象。

2）结果记录　状态_____；气味_____。

3）药品判定　此项检查_____规定。

（2）取乙醇1ml，加水5ml与氢氧化钠试液1ml后，缓缓滴加碘试液2ml，即发生碘仿得臭气，并生成黄色沉淀。

1）操作过程　量取1ml乙醇，置于干净试管中，量筒量取5ml水、1ml氢氧化钠试液加入试管中，摇匀，缓缓滴加碘试液，边加边观察。

2）结果记录　色_____；状态_____；气味_____。

3）药品判定　此项检查_____规定。

＜明胶鉴别＞

本品为动物的皮、骨、腱与韧带中胶原蛋白不完全酸水解、碱水解或酶降解后纯化得到的制品，或为上述三种不同明胶制品的混合物。

1. 器材准备　试管、烧杯、胶头滴管、一次性手套、量筒、水浴锅、药匙、电子天平、称量纸、试管夹、洗瓶、滴瓶、试管刷、棕色磨口瓶、蒸发皿。

2. 试剂试药　纯化水、醋酸、甘油、重铬酸钾、盐酸、鞣酸、氢氧化钠、氧化钙、乙基紫。

3. 试液配制

（1）重铬酸钾试液　取重铬酸钾7.5g，加水使溶解成100ml，装入滴瓶中，贴标签并注明配制人和配制日期。

（2）稀盐酸　取盐酸105ml，加水稀释至1000ml，装入滴瓶中，贴标签并注明配制人和配制日期。

（3）鞣酸试液　取鞣酸1g，加乙醇1ml，加水溶解并稀释至100ml，装入滴瓶中，贴标签并注明配制人和配制日期。

（4）钠石灰　取氢氧化钙8g，氢氧化钠0.4g，水1.6ml，乙基紫少许，装入50ml棕色磨口瓶，贴标签并注明配制人和配制日期。

4. 鉴别方法

（1）性状　明胶为微黄色至黄色、透明或半透明微带光泽的薄片或粉粒；浸在水中时会膨胀变软，能吸收其自身质量5~10倍的水。

1）操作过程　取一小张白色称量纸，放上约绿豆大小的明胶，摊平，观察。将纸上的明胶加入小烧杯，加水放置观察。

2）结果记录　色_____；加水后的状态_____。

3）药品判定　此项检查_____规定。

（2）明胶在热水中易溶，在醋酸或甘油与水的热混合液中溶解，在乙醇中不溶。

1）操作过程　水浴锅加水，加热至沸，取四支干净试管分别编号，1、2、3号管加入明胶各0.1g、4号管加入明胶0.01g，1号管加水15ml、2号管加醋酸15ml、3号管加甘油15ml、4号管加乙醇110ml，每隔5分钟振摇30秒，30分钟内观察。

2）结果记录　1号管_____，2号管_____，3号管_____，4号管_____。

3）药品判定　此项检查_____规定。

（3）取明胶0.5g，加水50ml，加热使溶解，取溶液5ml，加重铬酸钾试液－稀盐酸（4∶1）的混合液数滴，即产生橘黄色絮状沉淀。

1）操作过程　称取明胶0.45～0.55g，量筒量取50ml水，均置于烧杯中，水浴加热溶解后，分取5ml置于干净试管中，滴加重铬酸钾试液－稀盐酸（4∶1）试管中，观察实验现象。

2）结果记录　色_____；状态_____。

3）药品判定　此项检查_____规定。

（4）取鉴别（3）项下剩余的溶液1ml，加水100ml，摇匀后，加鞣酸试液数滴，即发生浑浊。

1）操作过程　分取上述溶液1ml置于干净试管中，加水100ml，滴加鞣酸试液，观察实验现象。

2）结果记录　状态_____。

3）药品判定　此项检查_____规定。

（5）取明胶，加钠石灰后，加热，即发生氨臭。

1）操作过程　称取明胶置于蒸发皿中，水浴加热，观察实验现象。

2）结果记录　状态_____；气味_____。

3）药品判定　此项检查_____规定。

＜甲基纤维素鉴别＞

本品为甲基醚纤维素。

1. 器材准备　电子天平、药匙、称量纸、量筒、水浴锅、烧杯、玻璃棒、一次性手套、胶头滴管、洗瓶、玻璃板或载玻片、洗瓶、滴瓶、棕色滴瓶、试管刷。

2. 试剂试药　蒽酮、硫酸、茚三酮、纯化水。

3. 试液配制

（1）0.035%蒽酮的硫酸溶液　取0.035g蒽酮，加入100ml硫酸中，溶解混匀，装入棕色滴瓶中，贴标签并注明配制人和配制日期。

（2）0.2%茚三酮溶液　取0.2g茚三酮，加入100ml水中，溶解混匀，装入棕色滴瓶中，贴标签并注明配制人和配制日期。

（3）硫酸溶液（9→10）　取水2ml慢加快搅加入硫酸18ml，装入滴瓶中，贴标签并注明配制人和配制日期。

4. 鉴别方法

（1）性状　甲基纤维素为白色或类白色纤维状或颗粒状粉末；在水中溶胀成澄清或微浑浊的胶状溶液；在无水乙醇、三氯甲烷或乙醚中不溶。

1）操作过程　取一小张白色称量纸，放上约绿豆大小的甲基纤维素，摊平，观察。将纸上的甲基纤维素加入小烧杯，加水放置观察。取三个干净烧杯，每杯加入0.01g甲基纤维素，分别各加入110ml

无水乙醇、110ml 三氯甲烷、110ml 乙醚，每 5 分钟振摇一次，在 30 分钟内观察结果。

2）结果记录　色_____；加水后的状态_____；溶解_____；加无水乙醇后的状态_____；加三氯甲烷后的状态_____；加乙醚后的状态_____。

3）药品判定　此项检查_____规定。

（2）取甲基纤维素 1g，加沸水 100ml，搅拌均匀，置冰浴中冷却至形成均匀澄清或微浑浊的溶液，取该溶液适量，置试管中，沿试管壁缓缓加 0.035% 蒽酮的硫酸溶液 2ml，放置，在两液界面处显蓝绿色环。

1）操作过程　水浴锅加水，加热至沸，取一个干净烧杯加沸水 100ml，观察。取 1 支试管加入甲基纤维素溶液少许，加入 0.035% 蒽酮的硫酸溶液 2ml，观察。

2）结果记录　色_____。

3）药品判定　此项检查_____规定。

（3）取鉴别（2）项下的溶液适量，加热，溶液产生雾状或片状沉淀，冷却后，沉淀溶解。

1）操作过程　取甲基纤维素水溶液加入一支干净试管，加热，观察实验现象。冷却后，观察现象。

2）结果记录

3）药品判定　此项检查_____规定。

（4）取鉴别（2）项下的溶液适量，倾倒在玻璃板上，待水分蒸发后，形成一层有韧性的膜。

1）操作过程　取甲基纤维素水溶液少许倒入一块干净载玻片上，放置水分干燥，观察实验现象。

2）结果记录

3）药品判定　此项检查_____规定。

（5）取鉴别（2）项下的溶液 0.1ml，加硫酸溶液（9→10）9ml，振摇，置沸水浴中加热 3 分钟，迅速置冰浴中冷却，加 0.2% 茚三酮溶液 0.6ml，在 25℃ 放置，溶液呈红色，100 分钟内不变紫色。

1）操作过程　取甲基纤维素水溶液 0.1ml，加入在一支干净干燥试管中，加硫酸溶液（9→10）9ml，振摇均匀，置沸水水浴锅上加热 3 分钟，用冷水淋洗试管外壁，冷却至室温，加 0.2% 茚三酮溶液 0.6ml，观察。将此试液加热到 25℃，观察颜色，100 分钟内，再观察颜色。

2）结果记录　色_____。

3）药品判定　此项检查_____规定。

（6）取鉴别（2）项下的溶液 50ml，置盛有水 50ml 的烧杯中，将温度计浸入溶液，搅拌并以每分钟 2~5℃ 速度加热升温，溶液出现浑浊的温度不得低于 50℃。

1）操作过程　取甲基纤维素水溶液 50ml，加入在一个装有 50ml 水的烧杯中，以每分钟 2~5℃ 速度加热升温，观察颜色浑浊对应的温度。

2）结果记录　浑浊开始对应的温度是_____。

3）药品判定　此项检查_____规定。

【实训流程】

洗净器具→配试液→准备供试品→滴加化学试剂→观察现象→记录→对比标准→结论。

【注意事项】

1. 称取原料药由于量较少，注意称量的准确性，合理选用一定分度值的天平。

2. 硫酸和盐酸具有腐蚀性，乙醇易挥发易燃，属于安全性药品，应注意安全，佩戴防腐蚀性手套，防火。

3. 加热煮沸的过程中，温度较高，应注意避免烫伤，水浴锅里注意保持有水。

4. 化学反应迅速，特别是燃烧实验，应注意保护自己，注意安全。

【考核标准】

项目	考核内容	分值	评分标准	实际得分
实验准备	着装仪表符合要求	5	未穿实训服、未戴头帽、未戴手套、露出发须、佩戴饰品、化妆、穿拖鞋，每项扣1分，最多扣5分	
	设备检查与清洁	5	未清洁试管、量筒、烧杯、玻璃棒等玻璃器皿，扣1分；未清洁电子天平，扣1分；未清洗、预热水浴锅，每项扣1分，最多扣5分	
鉴别规范	性状鉴别	10	各辅料和原料药进行性状鉴别方法错误、判断错误，每项扣2分，最多扣10分	
	正确配制试剂试液	10	根据原料药或辅料化学反应配制所需要的试剂试液，配制错误、未配制，每项扣2分，最多扣10分	
	化学反应结果	35	原料药或辅料每项鉴别实验项下反应结果不合规定扣5分，最多扣35分	
	操作熟练	25	（1）操作欠熟练或未在规定时间内完成操作，扣5分 （2）操作顺序错误，重新做一次，一次扣2分，最多扣10分 （3）仪器损坏，每样扣5分，最多扣10分	
	试药回收	5	未按要求回收反应物、生成物，扣5分	
其他	遵守实训纪律和实验室规则，服从安排	5	操作过程中喧哗、不服从安排、浪费材料等情况，每项扣1分，最多扣5分	
合计		100		

【相关理论知识】

药物的鉴别方法要求专属性强、耐用性好、灵敏度高、操作简便、快速等。对于药物鉴别，方法通常有化学法、光谱法、色谱法、显微鉴别法和生物学法。原料药的鉴别试验常用的方法有化学反应法、色谱法和光谱法等。

化学鉴别法必须具有反应迅速、现象明显的特点才有实用价值，至于反应是否完全则不是最主要的过程。化学鉴别试验应明确反应原理，特别是在研究结构相似的系列药物时，应注意与可能存在的结构相似的化合物的区别，并进行试验验证。化学鉴别法包括在适当的条件下产生颜色、荧光或试剂褪色，发生沉淀反应或产生气体。

1. 呈色反应鉴别法　呈色反应系指供试品溶液中加入适当的试剂溶液，在一定条件下进行反应，生成易于观测的有色产物。如酚羟基与三氯化铁呈色反应，氨基酸及氨基糖苷类与茚三酮试液反应；氨基醇结构的双缩脲反应等。

2. 沉淀反应鉴别法　沉淀反应系指供试品溶液中加入适当的试剂溶液，在一定条件下进行反应，生成不同颜色的沉淀，有的具有特殊的沉淀性状。如丙二酰脲类的硝酸银反应；氯化物的银盐沉淀反应；磺胺类药物的酮盐反应等。

3. 荧光反应鉴别法　荧光反应在适当的溶剂中药物本身可在可见光下发射荧光，如硫酸奎宁的稀硫酸溶液显蓝色荧光，维生素 B_1 的硫色素反应等。

4. 气体反应鉴别法　大多数的胺（铵）类药物、酰脲类药物以及某些酰胺类药物可经强碱处理后加热产生氨（胺）气；化学结构中含硫的药物可经强酸处理后加热产生硫化氢气体（硫喷妥）；含碘有机药物经直火加热可生成紫色碘蒸气。

重点小结

5. 试剂褪色的鉴别法　如维生素 C 的二氯靛酚反应，氧烯洛尔的高锰酸钾反应，司可巴比妥钠的碘试液反应。

操作题要

一、单选题

1. 在药物鉴别中，三氯化铁试剂常用于检测

    A. 羧酸   B. 酚类   C. 醛类   D. 酰胺类

2. 碘试液的配制中，除了需要碘还需要

    A. 明胶   B. 碘化钾   C. 乙醇   D. 乙基纤维素

3. 在药物鉴别中，茚三酮试剂主要用于检测

    A. 氨基酸或伯胺类化合物   B. 醛类化合物

    C. 酚类化合物   D. 酯类化合物

4. 无色供试品溶液中加入适当的无色试剂溶液，在一定条件下进行反应，生成易于观测的有色产物是

    A. 气体生成反应鉴别法   B. 荧光反应鉴别法

    C. 沉淀生成反应鉴别法   D. 呈色反应鉴别法

5. 铜盐反应用于鉴别

    A. 磺胺类药物   B. 维生素 B_1 C. 酚类化合物   D. 醛类化合物

6. 含碘的有机药物经直火加热可产生

    A. 紫色碘蒸气   B. 紫色沉淀   C. 紫色气体   D. 紫色荧光

二、判断题（答案正确时用 T 表示，答案错误时用 F 表示）

1. 药物的鉴别方法要求专属性强、再现性好、灵敏度高、操作简便、快速。
2. 化学鉴别方法必须反应完全。
3. 原料药或辅料药只能用化学鉴别法鉴别。

三、简答题

简述药物的鉴别方法。

任务三　原料药和辅料药的其他鉴别常识

一、薄层色谱法鉴别药物的实训操作

【实训目的】

1. **掌握**　薄层色谱法的方法和应用。
2. **熟悉**　薄层色谱法的操作步骤。
3. **了解**　薄层色谱法的原理。
4. **学会**　以结构为依据，以结果为准绳。

【实训原理】

薄层色谱法系将供试品溶液点于薄层板上，在展开容器内用展开剂展开，使供试品所含成分分离，所得色谱图与适宜的标准物质按同法所得的色谱图对照，亦可用薄层色谱扫描仪扫描，用于鉴别、检查

或含量测定。

【实训内容】

1. 器材准备　预制薄层板、毛细管、双槽层析杠、单槽层析杠、通风橱、紫外分析仪、100ml 量筒、铅笔、直尺、硅胶 G、乳钵、胶头滴管、镊子、一次性手套、烧杯、超声仪、干燥器、电子天平、25ml 量瓶、细口瓶、三角喷瓶。

2. 试剂准备　黄连供试品、黄连对照药材、小檗碱对照品、环己烷、石油醚、乙酸乙酯、异丙醇、甲醇、三乙胺、硫酸、乙醇、水。

3. 试液配制

（1）展开剂 1　环己烷–乙酸乙酯–异丙醇–甲醇–水–三乙胺（30ml：35ml：10ml：15ml：5ml：10ml）混合均匀，置于 250ml 细口瓶中，贴标签并注明配制人和配制时间。

（2）展开剂 2　石油醚：乙酸乙酯（21ml：7ml）混合均匀，置于 250ml 细口瓶中，贴标签并注明配制人和配制时间。

（3）10% 硫酸乙醇溶液　10ml 硫酸慢加快搅入 90ml 乙醇的烧杯中混合均匀，置于 250ml 细口瓶中，贴标签并注明配制人和配制时间。

4. 实验步骤

（1）制样　取黄连供试品粉末 0.25g，加甲醇 25ml，超声处理 30 分钟，滤过，取滤液作为供试品溶液。另取黄连对照药材 0.25g，同法制成对照药材溶液。再取盐酸小檗碱对照品，加甲醇制成每 1ml 含 0.5mg 的溶液，作为对照品溶液。

（2）制板 2 块　用乳钵加硅胶 G 与水制成糊状，立即在干净的玻璃板上均匀铺板，阴干。

（3）活化　现制或预制薄层色谱板在 105～110℃烘 30 分钟，取出，在干燥器内放凉，防止活化的薄层色谱板吸水。

（4）点样　首先用铅笔分别在两薄层板距底边 10～15mm 处画一条直线，分别用毛细管取适量的供试品、对照品药材、小檗碱对照品少量多次点样，圆点直径一般不大于 4mm，接触点样时注意勿损伤薄层表面。点样距离可视斑点扩散情况以相邻斑点互不干扰为宜，一般不少于 8mm。

（5）预饱和　在薄层板上点过样后，分别放在两种溶剂系统中展开。为了克服边缘效应，要先预饱和 15 分钟。

薄层板饱和具体做法是：在双槽层析玻璃缸内，将其中一个槽内倒入配好的展开剂 1，展开剂 1 不能超过 20ml，槽内放入薄层板，盖好上面的玻璃盖，进行饱和。一定时间后，上面的玻璃盖不能打开，可以压一个东西在玻璃盖上，防止蒸汽溢出。然后正式展开。

（6）展开　将点好供试品、对照品药材、小檗碱对照品的一薄层板放入展开缸中，加入展开剂 1，薄层板下端浸入展开剂 1 约 5mm，展开 8～15cm，去除薄层板，晾干。在薄层板上用铅笔标注出溶剂到达前沿的位置。按照同样方法以展开剂 2 展开另一薄层板的供试品对照品药材、小檗碱对照品，观察两块不同的展开剂薄层板的展开效果有何不同。

（7）显色　在通风橱喷以 10% 硫酸乙醇溶液，在 105℃环境中加热至斑点显色清晰，注意观察薄层板颜色变化。供试品色谱中，在与对照品色谱相应的位置上，日光下显示颜色、大小一致的斑点，紫外光下显示颜色、大小一致的荧光斑点，并做好标记。

（8）计算每个斑点的 R_f 值，并在实验报告中画出图样。

1）展开剂 1　　小檗碱供试品 $R_f = \dfrac{\text{点样点到溶剂前沿的距离}}{\text{点样点到显色点的距离}} =$

小檗碱对照品 $R_f = \dfrac{\text{点样点到溶剂前沿的距离}}{\text{点样点到显色点的距离}} =$

$$\text{小檗碱 } R_f = \frac{\text{点样点到溶剂前沿的距离}}{\text{点样点到显色点的距离}} =$$

2）展开剂 2

$$\text{小檗碱供试品 } R_f = \frac{\text{点样点到溶剂前沿的距离}}{\text{点样点到显色点的距离}} =$$

$$\text{小檗碱对照品 } R_f = \frac{\text{点样点到溶剂前沿的距离}}{\text{点样点到显色点的距离}} =$$

$$\text{小檗碱 } R_f = \frac{\text{点样点到溶剂前沿的距离}}{\text{点样点到显色点的距离}} =$$

3）结果记录

4）药品判定　此项检查_____规定。

【实训流程】

制板→活化板→配制样品溶液、对照品溶液、小檗碱溶液→点样→展开→显色→计算→结论。

【注意事项】

1. 点样的溶液必须配制成规定的浓度，用量瓶配制，称量小要多稀释几次。

2. 薄层板使用前需要活化，活化时展开剂不能接触玻璃板，注意温度和时间。

3. 点样使用毛细管，动作要快，反复多次，使斑点尽量得小，防止拖尾。

4. 展开时注意展开剂的量，不能淹过点样时的线和点。

5. 对于酸性物质，可以在展开剂中滴加 1～2 滴乙酸；对于碱性物质，可在展开剂中滴加 1～2 滴氨水或三乙胺。

【考核标准】

项目	考核内容	分值	评分标准	实际得分
实验准备	着装仪表符合要求	5	未穿实训服、未戴头帽、未戴手套、露出发须、佩戴饰品、化妆、穿拖鞋，每项扣 1 分，最多扣 5 分	
	设备检查与清洁	5	未清洁层析杠、烧杯等玻璃器皿，扣 2 分；未预热紫外分析仪，未预热烘箱，扣 3 分	
实训过程	试剂准备	10	试剂准备错误扣 5 分；层析液配制错误扣 5 分	
	制样	10	制样错误、重新做一次，一次扣 5 分，最多扣 10 分	
	点样	10	点样不合格，每点扣 5 分，最多扣 10 分	
	预饱和	10	薄层板未进行预饱和，扣 10 分	
	显色	10	显色结果不符合预期，扣 10 分	
	测量计算 R_f 值	15	测量错误，扣 5 分；公式使用错误，扣 5 分；计算结果错误，扣 5 分	
	操作熟练	10	（1）操作欠熟练或未在规定时间内完成，扣 5 分 （2）仪器损坏，每样扣 5 分，最多扣 5 分	
	结果留样	5	未按要求留样，扣 5 分	
其他	遵守实训纪律和实验室规则，服从安排	10	操作过程中喧哗、不服从安排、浪费材料等情况，每项扣 2 分，最多扣 10 分	
合计		100		

二、药物显微鉴别法的实训操作

【实训目的】

1. **掌握**　显微鉴别法的方法和应用。
2. **熟悉**　显微鉴别的步骤。
3. **了解**　显微鉴别的原理。
4. **学会**　精益求精做事，踏踏实实制片的做事态度。

【实训原理】

显微鉴别法系指用显微镜对药材（饮片）切片、粉末、解离组织或表面制片及含饮片粉末的制剂中饮片的组织、细胞或内含物等特征进行鉴别的一种方法。鉴别时选择具有代表性的供试品，根据各品种鉴别项的规定制片。制剂根据不同剂型适当处理后制片。

【实训内容】

1. **器材准备**　电子天平、药匙、称量纸、显微镜、查镜纸、载玻片、盖玻片、镊子、针、纱布、刀片、吸水纸、酒精灯、火柴、滴瓶、洗瓶、一次性手套。

2. **试剂准备**　黄连切片、水合氯醛、稀甘油、间苯三酚、浓盐酸、冰醋酸、乙醇。

3. **试液配制**

（1）甘油醋酸试液　50% 的醋酸：冰醋酸（5ml）和水（5ml）1∶1 混合；取甘油和 50% 的醋酸溶液与水按 1∶1∶1 混合，即得，装入滴瓶中，贴上标签并注明配制人和配制日期。

（2）水合氯醛试液　取水合氯醛 25g，加入水 7.5ml，甘油 5ml，搅拌使其溶解即可，装入滴瓶中，贴上标签并注明配制人和配制日期。

（3）甘油乙醇试液　先配制稀乙醇：1ml 乙醇加 2ml 水；取甘油和稀乙醇 1∶1 配制，混合均匀即可，装入滴瓶中，贴上标签并注明配制人和配制日期。

（4）稀甘油　即 10% 甘油，取甘油 1ml 加水至 10ml，混匀即可，装入滴瓶中，贴上标签并注明配制人和配制日期。

4. **实验步骤**

（1）横切片或纵切片制片　取供试品欲观察部位，经软化处理后，用徒手或滑走切片法，切成 10 ~ 20μm 的薄片，必要时可包埋后切片。选取平整的薄片置载玻片上，根据观察对象不同，滴加甘油醋酸试液、水合氯醛试液或其他试液 1 ~ 2 滴，盖上盖玻片。必要时滴加水合氯醛试液后，在酒精灯上加热透化，并滴加甘油乙醇试液或稀甘油，盖上盖玻片。

（2）在显微镜下观察。

1）结果记录

2）结果判断　此项检查 _____ 规定。

【实训流程】

首先根据实验要求进行制片，然后放在显微镜下观察。

【注意事项】

1. 发现显微镜头有污渍，要用专门的擦镜纸轻轻擦拭。
2. 使用显微镜动作要轻、稳，不要用力过猛，轻拿轻放。

3. 根据视物情况调节放大倍数。

【考核标准】

项目	考核内容	分值	评分标准	实际得分
实验准备	着装仪表符合要求	5	未穿实训服、未戴头帽、未戴手套、露出发须、佩戴饰品、化妆、穿拖鞋，每项扣1分，最多扣5分	
	设备检查与清洁	10	未按要求准备试剂试液，扣5分；未预热紫外分析仪，扣5分	
实训过程	制备载玻片	20	载玻片制备不正确，扣20分	
	放置载玻片	15	载玻片放置不正确，扣15分	
	操作显微镜	15	显微镜使用不正确，扣15分	
	操作熟练	20	（1）操作欠熟练或未在规定时间内完成实验，扣5分 （2）操作顺序错误、重新做一次，一次扣5分，最多扣10分 （3）仪器损坏，每样扣5分，最多扣5分	
	结果留样	5	未按要求留样，扣5分	
其他	遵守实训纪律和实验室规则，服从安排	10	操作过程中喧哗、不服从安排、浪费材料等情况，每项扣2分，最多扣10分	
合计		100		

【相关理论知识】

（一）光谱鉴别法

1. 紫外-可见分光光度法 多数有机药物分子中含有能吸收紫外与可见光的基团而显示特征吸收光谱，可作为鉴别依据，但因吸收光谱较为简单，曲线形状变化不大，用作鉴别的专属性远不如红外光谱。因此宜采用在指定溶剂中测定 2～3 个特定波长处的吸光度比值（峰值与峰值比或峰值与峰谷值比），以提高专属性。常用的方法有：①测定最大吸收波长，或同时测定最小吸收波长；②规定一定浓度的供试液在最大吸收波长处的吸光度；③规定吸收波长和吸收系数法；④规定吸收波长和吸光度比值法；⑤经化学处理后，测定其反应产物的吸收光谱特性。

2. 红外光谱法 红外光谱是一种专属性很强、应用较广（固体、液体、气体样品）的鉴别方法。主要用于组分单一、结构明确的原料药，特别适合于用其他方法不易区分的同类药物，如磺胺类、甾体激素类和半合成抗生素类药品。

3. 近红外光谱法 本法通过测定被测物质在近红外谱区 781.25～2500nm（12800～4000cm^{-1}）的特征光谱并利用适宜的化学计量学方法提取相关信息后，对被测物质进行定性、定量分析的一种分析技术。近红外光谱法具有快速、准确、对样品无破坏的检测特性，不仅可用于"离线"供试品的检验，还能直线对"在线"样品进行检测。可广泛地应用于药品的理化分析。

4. 原子吸收分光光度法 利用原子蒸气可以吸收由该元素作为阴极的空心阴极灯发出的特征谱线的特性，根据供试溶液在特征谱线处的最大吸收和特征谱线的强度减弱程度可以进行定性、定量分析。

（二）色谱鉴别法

色谱鉴别法是利用不同物质在不同色谱条件下，产生各自的特征色谱行为（R_f 或保留时间）进行的鉴别试验。采用与对照品（或经确证的已知药品）在相同条件下进行色谱分离，并进行比较，根据两者保留行为和检测结果是否一致来验证药品的真伪。

1. 薄层色谱鉴别法

（1）供试品与同浓度对照品溶液颜色（或荧光）与位置（R_f 值）应一致，斑点大小应大致相同。

（2）供试品与对照品等体积混合，应显示单一，斑点紧密；或供试品溶液的主斑点与上述混合溶液的主斑点的颜色与位置一致，大小相似。

（3）选用与供试品化学结构相似药物对照品或杂质对照品，两者的比移值应不同。

（4）由于受到薄层板质量、边缘效应等因素的影响，实际操作中有时会遇到同一物质在同一块薄层板上的 R_f 值不一样的情况，操作中可增加将供试品溶液与对照品溶液等量混合，点样后出现单一斑点作为鉴别依据。

（5）单独使用薄层色谱鉴别法鉴别时，需要进行色谱系统适应性试验内容，对斑点的比移值（R_f）和分离效能进行考察。

$$比移值(R_f) = \frac{从点样点到展开斑点中心的距离}{从点样点到展开溶剂前沿的距离}$$

2. 高效液相色谱和气相色谱鉴别法 一般规定供试品含量测定项下的高效液相色谱条件进行试验。要求供试品和对照品色谱峰的保留时间一致。含量测定方法为内标法时，相对比移值（R_{ST}）可要求供试品溶液和对照品溶液色谱图中药物峰的保留时间与内标物峰的保留时间比值应相一致。采用上述方法进行鉴别时注意，色谱系统的稳定性要好，同一物质不同时间进样的保留时间重现性必须有保证。当内标物无法确定时，常采用外标法。

$$R_{ST} = \frac{供试品从点样点到展开斑点中心的距离}{标准品或对照品从点样点到展开溶剂前沿的距离}$$

（三）显微鉴别法

显微鉴别主要用于中药及其制剂的鉴别，通常采用显微镜对药材的（饮片）切片、粉末、解离组织或表面制片，以及含饮片粉末的制剂中饮片的组织、细胞或内含物等特征进行鉴别的一种方法。鉴别时选择有代表性的供试品，根据各品种鉴别项的规定制片。制剂根据不同剂型适当处理后制片。

（四）生物学法

生物学法就是利用药效学和分子生物学等有关技术来鉴定药物品质的一种方法，通常分为生物效应鉴别法和基因鉴别法两大类。按照鉴定的目的和对象不同，也可分为免疫鉴别法、细胞生物鉴别法、生物效价鉴别法、纯指标鉴别法、DNA 遗传标记鉴别法、mRNA 差异显示鉴别法等。

（五）其他鉴别方法

1. 核磁共振法（NMR） 是利用原子核的物理性质，采用当代先进的电子和计算机技术，用于各种分子物理和化学结构的研究。近年来 NMR 仪在灵敏度、分辨率、动态范围等方面不断提高，NMR 分析法在药学中的应用范围日益广泛。

2. 质谱鉴别法（MS） 质谱法是将被测物质离子化后，在高真空状态下按离子的质荷比（m/z）大小分离，而实现物质成分和结构分析的方法。质谱图通过离子谱峰及相互关系，提供与分子结构有关的信息。质谱信息是物质的固有特性之一，不同的物质除一些异构体外，均有不同的质谱信息，因此利用这一性质可进行定性分析。

重点小结

操作题要

答案解析

一、单选题

1. 关于薄层色谱法点样的叙述，正确的是

　A. 使用毛细管少量多次　　　　　　B. 使用胶头滴管点样

　C. 一次点到位　　　　　　　　　　D. 点样距离为 5mm 即可

2. 薄层色谱鉴别黄连，使用的展开剂是
   A. 石油醚
   B. 乙酸乙酯
   C. 环己烷 – 乙酸乙酯 – 异丙醇 – 甲醇 – 水 – 三乙胺
   D. 乙醇

3. 通过放大药材的组织、细胞或内含物进行鉴别的方法是
   A. 熔点测定　　　　B. 显微鉴别法　　　　C. pH 值测定　　　　D. 干燥失重测定

4. 高效液相色谱法适宜的主要分析对象是
   A. 低沸点小分子有机化合物　　　　B. 高沸点大分子有机化合物
   C. 所有有机化合物　　　　D. 所有化合物

5. 显微鉴别法主要用于观察
   A. 药物的化学成分
   B. 药物的组织构造、细胞形态及内含物特征
   C. 药物的紫外吸收光谱
   D. 药物的挥发性成分

6. 显微鉴别中，水合氯醛试液的作用是
   A. 染色细胞核　　　　B. 溶解淀粉粒
   C. 透化组织，清晰观察细胞形态　　　　D. 显色反应

二、判断题（答案正确时用 T 表示，答案错误时用 F 表示）

1. 紫外 – 可见分光光度法可以用于药物的定性鉴别。
2. 质谱法只能测定药物的分子量，不能用于结构鉴别。
3. 高效液相色谱法不能用于辅料的鉴别，只能用于原料药分析。

三、简答题

简述薄层色谱法和显微鉴别的原理。

任务四　原料药和辅料药鉴别的法律意义

【实训目的】

1. **掌握**　药品与假药的区别。
2. **熟悉**　原料药与辅料药鉴别的法律意义。
3. **了解**　《药品管理法》的构成。
4. **学会**　从性状方面判定药品的真伪，杜绝不合格药品流入患者手中。

【实训原理】

药品是指用于预防、治疗、诊断人的疾病，有目的地调节人的生理机能并规定有适应证或者功能主治、用法和用量的物质，包括中药、化学药和生物制品等。而原料药物和辅料的鉴别尤为重要，这是假药鉴别的重要依据。根据《药品管理法》的要求，鉴别假药。

【实训内容】

（一）识别药品与假药

1. **材料准备**　各类药品或包装与假药。

2. 操作步骤

（1）将假药与药品进行分类，并填写识别依据。

（2）讨论与总结　各小组汇报分类结果，讨论具体属于《药品管理法》规定中的哪类假药。总结识别方法。

（二）案例分析与法规研读

1. 准备材料　假药的案例资料，相关法规文件《药品管理法》。

2. 操作步骤

（1）案例研读，并分析属于哪一类假药，了解假药的危害。

（2）讨论分析药物鉴别与假药的意义。

（3）法规研读。

【实训流程】

首先区分合格药品和假药，进行案例分析，最后进行法规的研读。

【注意事项】

1. 实训过程中，需仔细区分药品与假药，了解假药的危害。

2. 案例分析时，结合具体的法律法规条款，确保分析结果符合法规要求。

3. 实训过程中，保持课堂秩序，积极参与讨论和总结。

【考核标准】

项目	考核内容	分值	评分标准	实际得分
实验准备	着装仪表符合要求	5	未穿实训服、未戴头帽、未戴手套、露出发须、佩戴饰品、化妆、穿拖鞋，每项扣1分，最多扣5分	
	实训材料是否准备齐全	10	药品准备，实训记录准备。未完成项，每项扣2分，最多扣10分	
实训过程	判断假药	10	判断错误每项扣2分，最多扣10分	
	填写识别依据	20	识别依据不正确每项扣5分，最多扣20分	
	案例分析	20	未进行案例讨论，扣20分	
	法规研读	20	未进行法规研读，扣20分	
	资料回收	5	未按要求返回资料，扣5分	
其他	遵守实训纪律和实验室规则，服从安排	10	操作过程中喧哗、不服从安排、浪费材料等情况，每项扣2分，最多扣10分	
合计		100		

【相关理论知识】

（一）假药的定义

根据《药品管理法》第九十八条规定，有下列情形之一的，为假药：①药品所含成分与国家药品标准规定的成分不符；②以非药品冒充药品或者以他种药品冒充此种药品；③变质的药品；④药品所标明的适应证或者功能主治超出规定范围。

（二）生产、销售假药应承担的法律责任

《药品管理法》第一百一十六条规定："生产、销售假药的，没收违法生产、销售的药品和违法所得，责令停产停业整顿，吊销药品批准证明文件，并处违法生产、销售的药品货值金额十五倍以上三十

倍以下的罚款；货值金额不足十万元的，按十万元计算；情节严重的，吊销药品生产许可证、药品经营许可证或者医疗机构制剂许可证，十年内不受理其相应申请；药品上市许可持有人为境外企业的，十年内禁止其药品进口。"

生产、销售假药，给使用者造成损害的，依法承担民事责任。构成犯罪的，依法追究刑事责任。

重点小结

答案解析

操作题要

一、单选题

1. 下列不属于假药常见特征的是
   A. 包装印刷模糊　　　　　　　　　B. 批准文号格式正确但查询无效
   C. 药品成分与说明书完全一致　　　D. 擅自添加辅料

2. 生产、销售假药，给使用者造成损害的，依法承担
   A. 民事责任　　　B. 刑事责任　　　C. 行政处罚　　　D. 部门处罚

3. 生产销售假药，构成犯罪的，依法承担
   A. 行政处罚　　　B. 刑事责任　　　C. 民事责任　　　D. 部门处罚

4. 假药包装鉴别时最应关注
   A. 生产批号字体　　B. 防伪标识特征　　C. 包装盒颜色　　D. 说明书折叠方式

5. 生产销售假药的企业，其直接负责的主管人员和其他直接负责人员不得从事药品生产活动的年限为
   A. 5 年　　　　B. 2 年　　　　C. 7 年　　　　D. 终身

6. 现行版《药品管理法》是
   A. 2019 年版　　　B. 2020 年版　　　C. 2025 年版　　　D. 2010 年版

二、判断题（答案正确时用 T 表示，答案错误时用 F 表示）

1. 所有假药都含有有毒成分。
2. 变质的药品为假药。
3. 说明书折叠方式不正确为假药。

三、解答题

简述假药的范畴。

项目二 药品质量标准及其应用

任务一 药品质量标准分类简介

【实训目的】

1. **掌握** 药品质量标准的分类依据及核心内容。
2. **熟悉** 不同类别质量标准在药品生产、检验中的实际应用。
3. **了解** 《中国药典》对药品质量标准的规定框架。
4. **学会** 根据质量标准要求判定药品质量是否符合规定。

【实训原理】

《中国药典》由一部、二部、三部、四部及增补本组成，主要包括凡例、品种正文、通用技术要求和指导原则。品种正文为各品种项下收载的内容。通用技术要求包括《中国药典》收载的通则与总论等。如二部收载化学药品，四部收载通用技术要求、指导原则和药用辅料。通过查询《中国药典》一部、二部、三部、四部填写实验记录表。

【实训内容】

（一）原料药与制剂的质量标准分类实训

1. 材料准备 《中国药典》、维生素 C 原料药、布洛芬片、标签卡、实验记录表。

2. 操作步骤

（1）学者分组（3~5 人/组），查阅药典中"维生素 C""维生素 C 注射液""布洛芬""布洛芬缓释胶囊"内容。

（2）对比维生素 C 原料药与其制剂、布洛芬原料药与其制剂的质量标准，找出质量标准的相同点和不同点。

（3）讨论原料药标准与制剂标准的差异及实际生产意义。

（二）辅料药与包装材料标准案例分析

1. 材料准备 羟丙甲纤维素、如低密度聚乙烯滴眼剂瓶、假药和劣药案例、标签卡、实验记录表。

2. 操作步骤

（1）分组分析羟丙甲纤维素的黏度、干燥失重等指标是否符合药典规定。

（2）模拟检验某滴眼剂瓶的密封性，判定是否合格。

（3）结合《药品管理法》第九十八条，讨论使用不合格辅料的行政处罚。

【实训流程】

分类学习→标准对比→案例分析→法规解读→总结汇报。

【注意事项】

1. 操作中需严格区分不同类别标准的适用场景（如原料药标准不可直接用于制剂检验）。
2. 案例分析需引用具体药典条款（如《中国药典》四部）。

3. 实验记录须完整，包括检验数据、判定依据及法规条款编号。

【考核标准】

项目	考核内容	分值	评分标准	实际得分
实验准备	着装仪表符合要求	5	未穿实训服、未戴头帽、未戴手套、露出发须、佩戴饰品、化妆、穿拖鞋，每项扣1分，最多扣5分	
实训过程	质量标准分类判断是否准确	30	（1）原料药与制剂混淆每例扣10分，最多扣20分 （2）辅料标准遗漏关键指标扣5分，最多扣10分	
	填写识别依据	30	识别依据不正确，每项扣6分，最多扣30分	
	分类依据表是否填写完整	20	（1）缺少核心指标每项扣5分，最多扣10分 （2）示例与标准不符每项扣5分，最多扣10分	
	资料回收	5	未按要求返还资料，扣5分	
其他	遵守实训纪律和实验室规则，服从安排	10	操作过程中喧哗、不服从安排、浪费材料等情况，每项扣2分，最多扣10分	
合计		100		

【相关理论知识】

《中国药典》是国家药品质量的法定技术标准，规定了药品全生命周期的质量控制要求。

（一）原料药标准

1. 定义与作用　原料药是药品生产的起点，其质量直接影响最终制剂的安全性和有效性。原料药标准涵盖化学合成药、生物发酵产物、天然提取物等，重点确保成分纯度和工艺稳定性。

2. 主要技术内容

（1）性状与鉴别

1）性状　包括外观（如结晶形态、颜色）、溶解度、熔点等物理性质，如阿莫西林原料药应为白色或类白色结晶性粉末。

2）鉴别　采用化学法（如显色反应）、光谱法（红外、紫外特征吸收）及色谱法（HPLC保留时间比对）确认成分真实性。

（2）纯度控制

1）杂质检测　明确有机杂质（如合成副产物）、无机杂质（如重金属）、残留溶剂（如甲醇、乙腈）的限量要求。

2）手性纯度　对光学异构体药物（如左氧氟沙星）规定比旋光度或手性色谱分离指标。

（3）制剂特性检查　粒度、崩解度、溶出度、片重差异、沉降体积比等。

（4）含量测定　滴定法（如酸碱滴定）、色谱法［高效液相色谱法（HPLC）、气相色谱法（GC）］、光谱法（紫外-可见分光光度法、荧光法、原子吸收分光光度法）精准测定主成分含量，允许误差通常不超过±2%。

3. 实际应用案例　某药企生产的布洛芬原料药因为残留溶剂超标，导致制剂出现异味。通过严格执行该药品残留溶剂检测质量标准，采用顶空气相色谱法控制残留溶剂，企业优化生产工艺后问题得以解决。

（二）制剂标准

1. 定义与作用　制剂标准针对药品的最终使用形式（如片剂、注射剂、胶囊剂），确保其质量在储存、运输及使用过程中符合要求。

2. 关键技术要求

（1）剂型特性指标

1）固体制剂（片剂、胶囊） 规定崩解时限（如普通片剂≤15分钟）、溶出度（如阿司匹林肠溶片在模拟肠液中2小时溶出≥80%）、含量均匀度（RSD≤6.0%）等。

2）液体制剂（注射液、口服液） 检查pH值、渗透压、可见异物（灯检法或自动微粒检测仪）、无菌性（薄膜过滤法培养14天）等。

（2）稳定性考察 通过加速试验（如40℃、75%湿度下6个月）和长期试验（如25℃、60%湿度下36个月）预测有效期。

（3）功能性评价 缓释制剂需测定释放曲线（如每2小时取样测定，持续12小时），吸入剂需检测微粉粒径分布（激光衍射法控制D_{90}≤5μm）。

3. 实际应用案例 某制药厂生产的对乙酰氨基酚片因溶出度不合格被召回。企业通过优化辅料配比并依据药典溶出度检查法（桨法，50r/min，介质pH 6.8）重新验证，最终达到与原研药一致的生物等效性。

（三）药用辅料标准

1. 定义与作用 辅料是制剂中除活性成分外的功能性材料（如黏合剂、崩解剂、防腐剂），是所有赋形剂和附加剂的总称，其质量直接影响制剂性能和安全性。

2. 核心检测项目

（1）功能性指标

1）物理性质 如微晶纤维素的粒径影响片剂硬度，羟丙甲纤维素的黏度（测定采用乌氏黏度计）决定缓释效果。

2）化学兼容性 要求辅料不与主药发生反应，如硬脂酸镁需检测游离脂肪酸含量以防止与碱性药物结块。

（2）安全性控制 严格限制有害物质（如聚山梨酯80中的过氧化物、二氧化钛中的砷盐）。

（3）实际应用案例 某企业因使用劣质硬脂酸镁导致片剂硬度不足，依据《中国药典》标准检测发现镁含量超标，更换合规辅料后问题解决。

（四）药品包装材料标准

1. 定义与作用 包装材料直接接触药品，其标准旨在防止药物污染、降解或失效，确保储运过程中的质量稳定。

2. 核心检测要求

（1）材料相溶性

1）迁移试验 模拟药品与包装（如玻璃安瓿、塑料输液袋）长期接触，检测浸出物（如塑化剂、金属离子）的类别和含量。

2）吸附试验 验证包装材料是否吸附有效成分（如胰岛素笔芯用橡胶塞对胰岛素的吸附率需≤1%）。

（2）保护性能

1）阻隔性 铝塑泡罩需测定水蒸气透过率〔≤0.5g/（m²·d）〕，棕色玻璃瓶需检测紫外线透过率（波长300nm处≤10%）。

2）机械性能 输液袋的拉伸强度（≥20MPa）和热合强度（≥40N/15mm）。

3. 实际应用案例 某中药口服液因使用普通塑料瓶导致有效成分氧化变质，依据药典标准更换为高阻隔性PET瓶后稳定性显著提升。

（五） 通用技术要求

1. 定义与作用　通用技术要求是跨类别的基础性标准，为原料药、制剂、辅料及包装材料的检测提供统一方法学和规范。

2. 主要内容

（1）分析方法通则

1）色谱法　规定 HPLC 的柱效（理论塔板数≥2000）、系统适用性（重复性 RSD≤2.0%）。

2）光谱法　紫外 – 可见分光光度法需验证线性范围（吸光度 0.2～0.8）和专属性（辅料无干扰）。

（2）指导原则

1）微生物控制　包括无菌检查法（薄膜过滤法）、微生物限度检查（平皿法或 MPN 法）。

重点小结

2）计算机化系统验证　要求电子数据完整、可追溯。

3. 实际应用案例　某药检所通过药典拉曼光谱快速检测法，10 分钟内完成某抗生素原料药的真伪鉴别，大幅提升监管效率。

操作题要

答案解析

一、单选题

1. 原料药标准中"性状与鉴别"不包括

　A. 外观颜色　　　　　　　　　　　B. 红外光谱特征吸收

　C. 残留溶剂限量　　　　　　　　　D. 溶解度

2. 某布洛芬片因溶出度不合格被召回，其检测对应依据《中国药典》（2025 年版）通则是

　A. 通则 0931（溶出度与释放度测定法）　B. 通则 0502（薄层色谱法）

　C. 通则 0401（紫外 – 可见分光光度法）　D. 通则 1105（微生物计数法）

3. 药用辅料羟丙甲纤维素的检测指标是

　A. 崩解时限　　　B. 黏度与干燥失重　　C. 羟丙基甲基　　D. 无菌性

4. 药品包装材料标准中"迁移试验"主要用于检测

　A. 包装材料的拉伸强度　　　　　　B. 药品与包装接触后的浸出物

　C. 紫外线阻隔性能　　　　　　　　D. 热合强度

5. 某中药口服液因包装材料问题导致有效成分氧化变质，应优先检测包装的

　A. 热合强度　　　B. 紫外线透过率　　C. 水蒸气阻隔性　　D. 拉伸强度

二、判断题（答案正确时用 T 表示，答案错误时用 F 表示）

1. 原料药标准可直接用于制剂的质量检验。

2. 辅料标准需同时检测功能性指标（如黏度）和安全性指标（如重金属含量）。

3. 通用技术要求中包括计算机化系统验证和人工智能算法验证。

三、简答题

简述原料药标准的关键技术内容及其在实际生产中的意义。

任务二　药品含量测定方法简介

一、酸碱滴定法测定布洛芬含量的实训操作

【实训目的】

1. **掌握**　酸碱滴定法的操作方法及布洛芬含量计算公式。
2. **熟悉**　中性乙醇溶解法及终点判定技巧。
3. **了解**　布洛芬的化学性质及酸碱滴定法原理。
4. **学会**　进行药品质量控制的综合分析。

【实训原理】

布洛芬分子中含羧酸基团（—COOH）（$pK_a = 4.5$），可与氢氧化钠标准溶液发生定量中和反应。通过精密滴定至酚酞指示剂显粉红色（pH8.3），记录消耗的氢氧化钠体积，计算布洛芬含量，反应式如下。

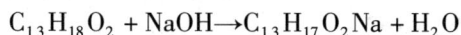

$$C_{13}H_{18}O_2 + NaOH \rightarrow C_{13}H_{17}O_2Na + H_2O$$

【实训内容】

1. **器材准备**　分析天平（精度 0.1mg）、50ml 碱式（或两用）滴定管、250ml 锥形瓶、100ml 量筒、25ml 移液管、干燥器、高称量瓶、洗耳球、滤纸、镊子、温度计。
2. **试剂准备**　布洛芬原料药（供试品）、酚酞指示剂（1% 乙醇溶液）、氢氧化钠标准溶液（0.1mol/L）、中性乙醇、新沸冷却的纯化水、基准邻苯二甲酸氢钾（用于标定 NaOH 溶液）。
3. **试液配制**

中性乙醇配制　取乙醇 200ml，加酚酞指示剂 2 滴，滴加 NaOH 标准溶液（0.1mol/L）至微粉红色。

【实验步骤】

1. **氢氧化钠标准溶液标定**　精密称取邻苯二甲酸氢钾约 0.6g，精密测定，加新沸冷纯化水 50ml 溶解，加酚酞指示剂 2 滴，用待标定 NaOH 溶液滴定至粉红色并保持 30 秒不褪色。平行测定 3 次，按下式计算浓度，取平均浓度。

$$c = \frac{m}{M \times V}$$

式中，c 代表氢氧化钠滴定液的实际浓度，mol/L；m 为邻苯二甲酸氢钾质量，g；M 为邻苯二甲酸氢钾的摩尔质量 204.22，g/mol；V 为消耗氢氧化钠滴定液的体积，L。

2. **供试品溶液制备**
 （1）称取布洛芬供试品约 0.5g，精密测定，置于干净 250ml 锥形瓶中。
 （2）加入中性乙醇 50ml 溶解后，加酚酞指示剂 3 滴。
 （3）每 1ml 氢氧化钠滴定液（0.1mol/L）相当于 20.63mg 的 $C_{13}H_{18}O_2$。

3. **滴定操作**　迅速用氢氧化钠标准溶液滴定至红色，这是中和游离的酸性成分（羧基）。记录消耗氢氧化钠标准溶液体积。重复操作两次，取平均值 $\bar{V}$ 计算。

4. **数据记录与计算**（体积要计入滴定管的校正值）

$$布洛芬含量（\%） = \frac{\bar{V} \times \frac{c_{NaOH}}{0.1} \times 20.63 \times 10^{-3}}{m_{布洛芬样品}} \times 100\%$$

式中，c_{NaOH} 表示氢氧化钠标准溶液浓度，mol/L；$m_{布洛芬样品}$ 表示布洛芬质量，g；20.63 表示 1ml 0.1mol/L 氢氧化钠对布洛芬的滴定度，mg/ml；10^{-3} 表示把 mg 换算为 g。

【结果记录】

1. 布洛芬样品称量（g）：

m_1：　　　　　　　　m_2；　　　　　　　　m_3：

2. 消耗氢氧化钠标准溶液（ml）：

V_1：　　　　　　　　V_2：　　　　　　　　V_3：

布洛芬含量（%）：

《中国药典》（2025 年版）规定布洛芬按干燥品计算含 $C_{13}H_{18}O_2$ 不少于 98.5%。

3. 结论　布洛芬百分含量符合/不符合规定。

【测定流程】

称样→溶解→滴定→空白试验→数据计算→结论→判定。

【注意事项】

1. 中性乙醇必须临用新制，因乙醇含少量酸性成分，导致滴定误差。
2. 若溶解缓慢，可水浴加热至 40℃以下。
3. 滴定终点判断　用 0.1mol/L 氢氧化钠标准溶液滴定至溶液呈粉红色并保持 30 秒不褪色。
4. 平行测定 3 次，相对偏差应≤0.2%。
5. 计算要考虑滴定管的校正值。

【考核标准】

项目	考核内容	分值	评分标准	实际得分
实验准备	着装仪表符合要求	5	未穿实训服、未戴头帽、未戴手套、露出发须、佩戴饰品、化妆、穿拖鞋，每项扣 1 分，最多扣 5 分	
	实训材料准备齐全	10	未准备实验试剂、实验药品、实验记录表，每项扣 2 分，最多扣 10 分	
实训过程	试剂配制符合要求	10	未正确标定 NaOH、中性乙醇未新制，每项扣 5 分，最多扣 10 分	
	精密称量操作规范	15	（1）称量误差超过±10%、未用减重法称量，每项扣 5 分，最多扣 10 分 （2）未使用高称量瓶，扣 5 分	
	滴定终点判断准确	30	（1）滴定速度过快、未充分摇匀每项扣 5 分，最多扣 10 分 （2）终点判断错误、未等待 30 秒确认无褪色，每项扣 5 分，最多扣 10 分 （3）布洛芬未完全溶解，扣 10 分	
	数据处理与结果判定	15	（1）数据记录不完整、不准确，每项扣 1 分，最多扣 5 分 （2）计算公式代入错误、过程不清晰、计算结果错误，每项扣 2 分，最多扣 5 分 （3）判定结果错误、未明确判定是否符合规定，每项扣 2 分，最多扣 5 分	
	操作熟练	10	（1）滴定操作错误，扣 5 分 （2）资料损坏、样品污染，每项扣 3 分，最多扣 5 分	

续表

项目	考核内容	分值	评分标准	实际得分
其他	遵守实训纪律和实验室规则，服从安排	5	操作过程中喧哗、不服从安排、浪费材料等情况，每项扣 1 分，最多扣 5 分	
	合计	100		

二、紫外 - 可见分光光度法测定维生素 B₁ 片含量的实训操作

【实训目的】

1. 掌握　紫外 - 可见分光光度法的定量分析原理及操作方法。

2. 熟悉　标准曲线法的建立与药品含量计算方法。

3. 了解　维生素 B_1 的光谱特性及干扰因素消除方法。

4. 学会　结合实验数据科学判定药品质量。

【实训原理】

维生素 B_1 在 246nm 波长处具有特征紫外吸收峰，其吸光度（A）与溶液浓度（c）符合朗伯 - 比尔定律（$A = \varepsilon lc$）。通过测定供试品溶液与对照品溶液的吸光度，计算维生素 B_1 片的含量是否符合药典规定。

【实训内容】

1. 器材准备　紫外 - 可见分光光度计、电子天平（万分之一）、超声提取仪、石英比色皿、容量瓶（25ml ×5、50ml ×2）、移液管（1ml、5ml、10ml）、烧杯（50ml）、漏斗、滤纸、乳钵、药匙、洗瓶、镊子、一次性手套、擦镜纸、标签纸。

2. 试剂准备　维生素 B_1 片（供试品）、维生素 B_1 对照品（符合药典标准）、0.1mol/L 盐酸溶液、纯化水。

3. 试液配制

（1）对照品储备液　精密称取维生素 B_1 对照品 25mg，加 0.1mol/L 盐酸溶解并定容至 50ml，得 0.5mg/ml 溶液。

（2）标准系列溶液　精密量取储备液 1.0、2.0、3.0、4.0、5.0ml，分别用盐酸定容至 25ml，得 20、40、60、80、100μg/ml 溶液。

（3）供试品溶液　取 10 片研细，精密称取相当于平均片重的粉末（$W/10$，W 为 10 片总质量），加 0.1mol/L 盐酸 25ml，超声处理（40kHz，30℃）30 分钟，使用 0.45μm 微孔滤膜过滤，滤液定容至 50ml。

【实验步骤】

1. 仪器校准　开机预热 30 分钟，设定检测波长 246nm，用 0.1mol/L 盐酸作为空白进行基线校正，确认基线在 ±0.001A 范围内波动。

2. 标准曲线绘制　以空白溶液调零，依次测定标准溶液吸光度，记录数据。

3. 样品测定　取供试品溶液置石英比色皿，测定吸光度，平行测定 3 次。

4. 结果计算

（1）维生素 B_1 片标示量百分含量计算公式

$$\text{维生素 } B_1 \text{ 片标示量百分含量} = \frac{c_{\text{供试品}} \times 10^{-6} \times D \times V \times \frac{W}{10}}{m_{\text{片粉}} \times S_{\text{标示量}}} \times 100\%$$

式中，$c_{供试品}$表示根据标准曲线计算得到的供试品溶液浓度，$\mu g/ml$；D表示稀释倍数（供试品溶液制备中的总稀释倍数）；V表示维生素 B_1供试品最初定容体积，ml；W表示 10 片维生素 B_1片的总质量，g；$m_{片粉}$表示维生素 B_1粉末取样量，g；$S_{标示量}$表示维生素 B_1片包装上标注的每片含量，g/片。

要求：RSD≤2.0%，回收率 98.0%~102.0%。

《中国药典》（2025 年版）规定，维生素 B_1片含量应符合标示量的 90.0%~110.0%。

（2）结论　维生素 B_1片标示量百分含量符合/不符合规定。

【测定流程】

配液→仪器校准→标准曲线制作→样品测定→数据处理→质量判定。

【注意事项】

1. 比色皿需用擦镜纸清洁光学面，装液量保持 3/4 高度。
2. 每次更换溶液前用待测液润洗比色皿 3 次。
3. 供试品溶液吸光度应落在标准曲线线性范围内（$A=0.2~0.8$）。
4. 盐酸溶液需现配现用，避免挥发影响浓度。
5. 超声提取时需控制温度≤40℃，防止维生素 B_1分解。

【考核标准】

项目	考核内容	分值	评分标准	实际得分
实验准备	着装仪表符合要求	5	未穿实训服、未戴头帽、未戴手套、露出发须、佩戴饰品、化妆、穿拖鞋，每项扣 1 分，最多扣 5 分	
	实训材料准备齐全	10	未准备实验试剂、实验药品、实验记录表，每项扣 5 分，最多扣 10 分	
实训过程	试剂配制符合要求	15	量取、称量体积不准确、定容不准确、未摇匀，每项扣 5 分，最多扣 15 分	
	仪器校准规范	15	未预热、波长设定错误、基线校正错误，每项扣 5 分，最多扣 15 分	
	标准曲线绘制规范	15	调零操作错误、测定吸光度操作错误、记录数据不完整，每项扣 5 分，最多扣 15 分	
	样品测定规范	15	比色皿使用前未润洗、使用不规范、平行测定次数不足，每项扣 5 分，最多扣 15 分	
	数据处理与结果判定	10	（1）计算公式错误、过程不清晰、计算结果错误，每项扣 2 分，最多扣 5 分 （2）判定结果错误、未明确判定是否符合规定，每项扣 2 分，最多扣 5 分	
	操作熟练	10	（1）仪器操作错误，扣 5 分 （2）仪器损坏、样品污染，每项扣 3 分，最多扣 5 分	
其他	遵守实训纪律和实验室规则，服从安排	5	操作过程中喧哗、不服从安排、浪费材料等情况每项扣 1 分，最多扣 5 分	
合计		100		

三、荧光分光光度法测定硫酸奎宁含量的实训操作

【实训目的】

1. 掌握　荧光分光光度法的操作流程及含量计算方法。

2. 熟悉 荧光分光光度计的校准与标准曲线绘制方法。

3. 了解 荧光分光光度法的基本原理及硫酸奎宁的荧光特性。

4. 学会 对检测结果进行准确判定。

【实训原理】

硫酸奎宁在酸性溶液中可被特定波长（激发波长365nm，发射波长450nm）的紫外光激发，产生特征荧光，荧光强度与溶液浓度在一定范围内呈线性关系。通过测定供试品与对照品的荧光强度，计算硫酸奎宁含量。

【实训内容】

1. 器材准备

（1）仪器设备 荧光分光光度计、石英比色皿（10mm）、电子天平（0.1mg）、超声仪、容量瓶（50ml×6、100ml×2）、移液管（1ml、5ml、10ml）、烧杯（50ml、100ml）、量筒、棕色试剂瓶。

（2）辅助工具 滤纸、镊子、记号笔、实验记录本、一次性手套。

2. 试剂准备

（1）标准品 硫酸奎宁对照品（纯度≥99.5%）。

（2）供试品 硫酸奎宁粉末。

（3）试剂 硫酸溶液（0.1mol/L）、纯化水。

3. 试液配制

（1）标准储备液（100μg/ml） 精密称取硫酸奎宁对照品10mg，用0.1mol/L硫酸溶液溶解并定容至100ml。

（2）标准系列溶液

浓度（μg/ml）	配制方法
1.0	取1.0ml储备液→0.1mol/L硫酸定容至100ml。
2.0	取2.0ml储备液→定容至100ml。
4.0	取4.0ml储备液→定容至100ml。
8.0	取8.0ml储备液→定容至100ml。
10.0	取10.0ml储备液→定容至100ml。

（3）供试品溶液 硫酸奎宁样品研细后，称取相当于10mg硫酸奎宁的粉末，加0.1mol/L硫酸适量，超声溶解，过滤定容至100ml。

【实验步骤】

1. 仪器预热 开启荧光分光光度计，预热20分钟，设定参数如下。

（1）激发波长（Ex） 365nm。

（2）发射波长（Em） 450nm。

（3）狭缝宽度 5nm（激发与发射相同）。

2. 标准曲线绘制 依次测定标准系列溶液的荧光强度（F），记录数据，绘制浓度-荧光强度曲线（$c-F$曲线）（$R^2 \geq 0.995$）。

3. 供试品测定 用供试品溶液润洗比色皿，取供试品溶液置石英比色皿中，平行测定3次，记录平均荧光强度。

4. 结果计算

（1）硫酸奎宁百分含量计算公式

$$硫酸奎宁百分含量 = \frac{c_{对照品} \times V \times D}{m \times (1 - 干燥失重)} \times 100\%$$

式中，$c_{对照品}$表示标准曲线查得浓度，$\mu g/ml$；D表示稀释倍数（100 倍）；V表示供试品溶液初始定容体积（100ml）；m表示供试品取样量，mg；$c_{对照品}$也可以按这样计算 $c_{供试品} = \frac{R_{供试品} - R_{空白}}{R_{对照品} - R_{空白}} \times c_{对照品}$。

《中国药典》（2025 年版）硫酸奎宁按干燥品计算，含（$C_{20}H_{24}N_2O_2$）$_2 \cdot H_2SO_4$ 不得少于 99.0%。（采用非水滴定法）

（2）结论　硫酸奎宁百分含量符合/不符合规定。

【测定流程】

配制标准溶液→制备供试品溶液→仪器参数设置→标准曲线绘制→供试品测定→数据计算→结果判定。

【注意事项】

1. 避光操作　硫酸奎宁溶液需用棕色瓶保存，测定时避免强光直射。

2. 比色皿清洁　使用前后用乙醇 - 水（1:1）冲洗，避免指纹污染。

3. 酸度控制　溶液 pH 需严格控制在 1.5 ~ 2.0，防止荧光猝灭。

4. 温度影响　实验室温度保持（25 ± 2）℃，温度波动超过 ± 5℃需重新校准。

5. 标准曲线　需覆盖供试品浓度的 80% ~ 120%，方法验证需满足精密度 RSD ≤ 2.0%、回收率 98.0% ~ 102.0%。

【考核标准】

项目	考核内容	分值	评分标准	实际得分
实验准备	着装仪表符合要求	5	未穿实训服、未戴头帽、未戴手套、露出发须、佩戴饰品、化妆、穿拖鞋，每项扣 1 分，最多扣 5 分	
	实训材料准备齐全	10	未准备实验试剂、实验药品、实验记录表，每项扣 5 分，最多扣 10 分	
实训过程	试剂配制符合要求	15	量取、称量体积不准确、定容不准确、未摇匀，每项扣 5 分，最多扣 15 分	
	仪器校准规范	10	未预热、波长设定错误，每项扣 5 分，最多扣 10 分	
	标准曲线绘制规范	10	测定顺序混乱、记录数据不完整，每项扣 5 分，最多扣 10 分	
	样品测定规范	15	比色皿使用前未润洗、使用不规范、平行测定次数不足，每项扣 5 分，最多扣 15 分	
	环境要求	10	未避光操作，未控制酸度、温度，每项扣 3 分，最多扣 10 分	
	数据处理与结果判定	10	（1）计算公式错误、过程不清晰、计算结果错误，每项扣 2 分，最多扣 5 分 （2）判定结果错误、未明确判定是否符合规定，每项扣 2 分，最多扣 5 分	
	操作熟练	10	（1）仪器操作错误，扣 5 分 （2）仪器损坏、样品污染，每项扣 3 分，最多扣 5 分	
其他	遵守实训纪律和实验室规则，服从安排	5	操作过程中喧哗、不服从安排、浪费材料等情况每项扣 1 分，最多扣 5 分	
合计		100		

四、原子吸收分光光度法测定葡萄糖酸锌口服溶液含量的实训操作

【实训目的】

1. 掌握 原子吸收分光光度法的操作流程及锌含量的计算方法。
2. 熟悉 原子吸收分光光度计的校准与标准曲线绘制方法。
3. 了解 原子吸收分光光度法的基本原理及锌元素的特征吸收波长。
4. 培养 严谨的实验态度和安全操作意识，确保数据真实可靠。
5. 学会 对检测结果进行科学分析与判定。

【实训原理】

锌元素在高温火焰中原子化后，对特定波长（213.9nm）的紫外线产生特征吸收，其吸光度与锌离子浓度呈线性关系。通过测定供试品溶液与标准溶液的吸光度，计算锌含量。

【实训内容】

1. 器材准备

（1）**仪器设备** 原子吸收分光光度计、锌空心阴极灯、电子天平（精度0.1mg）、超声仪、电热板、容量瓶（50ml、100ml）、移液管（1ml、5ml、10ml）、烧杯（50ml、100ml）、量筒、通风橱。
（2）**辅助工具** 镊子、滤纸、记号笔、实验记录本、一次性手套。

2. 试剂准备

（1）**标准品** 锌标准溶液（1000μg/ml，符合国家标准物质标准）。
（2）**供试品** 葡萄糖酸锌口服溶液（市售品）。
（3）**试剂** 硝酸（优级纯）、纯化水、乙炔气体、压缩空气。

3. 试液配制

（1）**标准溶液系列配制** 精密量取锌标准溶液0.5、1.0、2.0、4.0、8.0ml，分别置于100ml容量瓶中，用0.1%硝酸溶液定容，得到浓度为5、10、20、40、80μg/ml的标准溶液。
（2）**供试品溶液制备** 精密量取葡萄糖酸锌口服液1.0ml，置于50ml容量瓶中，加入1%硝酸溶液稀释至刻度，超声混匀10分钟，过滤后备用。

【实验步骤】

1. 仪器预热与校准

（1）打开原子吸收分光光度计，预热30分钟，设置波长213.9nm，狭缝宽度0.7nm。
（2）点燃乙炔–空气火焰（乙炔流量1.5L/min，空气流量6.0L/min），待火焰稳定。

2. 标准曲线绘制 依次测定标准系列溶液的吸光度，记录数据，以浓度为横坐标、吸光度为纵坐标绘制标准曲线（要求$R^2 \geq 0.999$）。

3. 供试品测定 取供试品溶液，平行测定3次，记录平均吸光度，从标准曲线计算锌浓度。

4. 结果计算

（1）锌含量（μg/ml）计算公式

$$锌含量（μg/ml） = \frac{c \times D}{V_{供试品} \times 10^6 \times S_{标示量}} \times 100\%$$

式中，c表示标准曲线查得葡萄糖酸锌口服溶液锌的浓度，μg/ml；D表示稀释倍数（50倍）；V表示供试品取样体积（1.0ml）；$S_{标示量}$表示供试品规格，g/ml。

《中国药典》规定葡萄糖酸锌口服溶液含葡萄糖酸锌（$C_{12}H_{22}O_{14}Zn$）应为标示量的93.0%~107.0%。

（2）结论　葡萄糖酸锌口服溶液标示量百分含量符合/不符合规定。

【测定流程】

配制标准溶液→制备供试品溶液→仪器校准→标准曲线绘制→供试品测定→数据计算→结果判定。

【注意事项】

1. 安全操作

（1）乙炔气瓶远离火源，使用前检查气路密封性。

（2）硝酸具强腐蚀性，需佩戴防护手套及护目镜。

2. 仪器维护

（1）测定结束后，用1%硝酸和纯化水依次冲洗雾化器5分钟。

（2）关闭仪器时先关闭乙炔气，再关闭空气压缩机。

3. 数据准确性

（1）标准溶液需现用现配，避免长时间存放导致浓度变化。

（2）供试品溶液需超声脱气，防止气泡干扰吸光度测定。

4. 标准曲线法　需至少5个浓度点，线性范围应覆盖供试品浓度的50%～150%。

【考核标准】

项目	考核内容	分值	评分标准	实际得分
实验准备	着装仪表符合要求	5	未穿实训服、未戴头帽、未戴手套、露出发须、佩戴饰品、化妆、穿拖鞋，每项扣1分，最多扣5分	
	实训材料准备齐全	10	未准备实验试剂、实验药品、实验记录表，每项扣5分，最多扣10分	
实训过程	试剂配制符合要求	15	量取、称量不准确、稀释倍数错误、未摇匀，每项扣5分，最多扣15分	
	仪器校准规范	10	未预热、参数设定错误，每项扣5分，最多扣10分	
	点燃乙炔－空气火焰操作规范	10	点燃操作不规范、流量调节不当、火焰不稳定，每项扣2分，最多扣10分	
	标准曲线绘制规范	10	测定顺序混乱、记录数据不完整，每项扣5分，最多扣10分	
	样品测定规范	15	雾化器使用前未润洗、使用不规范、平行测定次数不足，每项扣5分，最多扣15分	
	数据处理与结果判定	10	（1）计算公式错误、过程不清晰、计算结果错误，每项扣2分，最多扣5分（2）判定结果错误、未明确判定是否符合规定，每项扣2分，最多扣5分	
	操作熟练	10	（1）仪器操作错误，扣5分（2）仪器损坏、样品污染，每项扣3分，最多扣5分	
其他	遵守实训纪律和实验室规则，服从安排	5	操作过程中喧哗、不服从安排、浪费材料等情况，每项扣1分，最多扣5分	
合计		100		

五、高效液相色谱法测定阿司匹林片含量的实训操作

【实训目的】

1. **掌握** 高效液相色谱法（HPLC）定量分析阿司匹林含量的操作流程及外标法的应用。
2. **熟悉** HPLC 仪器的基本构造、色谱条件优化及系统适用性试验方法。
3. **了解** 反相色谱分离原理及紫外检测器的检测机制。
4. **学会** 判定药品含量是否符合规定，强化"以数据为基准"的科学态度。

【实训原理】

阿司匹林在 C_{18} 反相色谱柱中因疏水性差异与流动相（水相－有机相）发生分配分离，通过紫外检测器在 280nm 波长处检测其吸收峰。以外标法计算供试品与对照品的峰面积比值，确定阿司匹林含量。系统适用性试验需满足理论板数≥5000、重复性 RSD≤2.0%、拖尾因子 0.95～1.05。

【实训内容】

1. 器材准备

（1）仪器 高效液相色谱仪（配紫外检测器）、C_{18} 色谱柱（4.6×250mm，5μm）、超声波清洗器、分析天平（万分之一）、微量注射器（25μl）、0.45μm 微孔滤膜、pH 计、容量瓶（10ml、25ml、100ml）、移液枪。

（2）耗材 滤纸、一次性注射器滤头、样品瓶、实验室记录本。

2. 试剂准备

（1）对照品 阿司匹林对照品（纯度≥99.5%）。

（2）供试品 阿司匹林片（市售品）。

（3）试剂 乙腈（色谱纯）、磷酸（分析纯）、超纯水、甲醇（色谱纯）。

3. 试液配制

（1）流动相 0.1%磷酸溶液（pH2.5）－乙腈（65∶35），取磷酸 1ml 加超纯水至 1000ml，超声脱气后与乙腈按比例混合，过 0.45μm 滤膜。

（2）对照品溶液 精密称取阿司匹林对照品 25mg，置 25ml 量瓶中，加甲醇溶解并定容，得 1mg/ml 贮备液；精密量取 5ml 至 50ml 量瓶，流动相稀释至刻度（100μg/ml）。

（3）供试品溶液 取 20 片研细，精密称取相当于 1 片的粉末，加流动相超声提取 30 分钟，定容至 100ml，离心后过 0.45μm 滤膜。

【实验步骤】

1. 系统适用性试验

（1）色谱条件 流速：1.0ml/min；柱温：30℃；检测波长：280nm；进样量：10μl。

（2）注入对照品溶液 6 针，计算理论板数、重复性（RSD≤1.0%）、拖尾因子。

2. 样品测定

（1）进样顺序 空白溶剂→对照品溶液→供试品溶液→对照品溶液（验证系统稳定性）。

（2）数据记录 记录峰面积及保留时间，平行测定 3 次。

3. 含量计算

（1）阿司匹林片标示量百分含量计算公式

$$阿司匹林片标示量百分含量 = \frac{\dfrac{A_{样}}{A_{对}} \times c_{对} \times D \times V \times \dfrac{20\ 片质量}{20}}{m \times S_{标示量}} \times 100\%$$

式中，$A_{样}$、$A_{对}$ 表示供试品与对照品峰面积；$c_{对}$ 对照品浓度，g/ml；V、D 表示供试品溶液体积及稀释倍数；m 表示阿司匹林片粉取样量，g；$S_{标示量}$ 表示阿司匹林片的规格，g/片。

《中国药典》（2025 年版）规定阿司匹林片含量应为标示量的 95.0%～105.0%。

（2）结论　阿司匹林片标示量百分含量符合/不符合规定。

【测定流程】

开机预热→配制溶液→系统适用性试验→进样分析→数据采集→含量计算→结论判定。

【注意事项】

1. 流动相处理　需新鲜配制并超声脱气，避免气泡影响泵压。

2. 色谱柱维护　实验后用甲醇－水（50∶50）冲洗 30 分钟，避免磷酸盐析出堵塞柱床。

3. 样品处理　超声提取需控制温度≤25℃，防止阿司匹林水解。

4. 进样技巧　注射器需用样品溶液润洗 3 次，避免交叉污染。

5. 阿司匹林片含量应为标示量的 95.0%～105.0%。超出范围需复测并排查原因（如水解、提取不完全等）。

【考核标准】

项目	考核内容	分值	评分标准	实际得分
实验准备	着装仪表符合要求	5	未穿实训服、未戴头帽、未戴手套、露出发须、佩戴饰品、化妆、穿拖鞋，每项扣 1 分，最多扣 5 分	
	实训材料准备齐全	10	未准备实验器材、试剂、药品、实验记录表，每项扣 2 分，最多扣 10 分	
实训过程	试剂配制符合要求	15	量取、称量体积不准确、定容不准确、未滤过，每项扣 5 分，最多扣 15 分	
	仪器状态检查及参数设置	15	未预热、波长设定错误、流速设定错误，每项扣 5 分，最多扣 15 分	
	色谱操作	20	未用样品溶液润洗注射器、进样针残留气泡、未记录压力曲线、未执行系统适用性试验，每项扣 5 分，最多扣 20 分	
	色谱柱维护	10	未用甲醇－水（50∶50）冲洗色谱柱、冲洗时间不足，每项扣 5 分，最多扣 10 分	
	数据处理与结果判定	10	（1）计算公式错误、积分基线错误、计算结果错误，每项扣 2 分，最多扣 5 分 （2）判定结果错误、未明确判定是否符合规定，每项扣 2 分，最多扣 5 分	
	操作熟练	10	（1）仪器操作错误，扣 5 分 （2）仪器损坏、样品污染，每项扣 3 分，最多扣 5 分	
其他	遵守实训室纪律，服从安排	5	实验过程中喧哗、不服从安排、浪费材料等情况，每项扣 1 分，最多扣 5 分	
合计		100		

六、气相色谱法测定维生素 E 软胶囊含量的实训操作

【实训目的】

1. 掌握　气相色谱法的基本原理、操作流程及在维生素 E 含量测定中的应用。

2. 熟悉　气相色谱仪的使用方法、内标法定量分析及系统适用性试验。

3. 了解　气相色谱法在脂溶性维生素分析中的优势及注意事项。

4. 学会　结合实验数据准确判定药品含量。

【实训原理】

气相色谱法（GC）以气体为流动相，利用待测物在固定相与流动相之间的分配差异实现分离。维生素 E（α-生育酚）经高温汽化后，由载气带入色谱柱分离，经氢火焰离子化检测器（FID）检测，通过与内标物（如正三十二烷）的峰面积比进行定量分析，计算软胶囊中维生素 E 的含量。

【实训内容】

1. 器材准备　气相色谱仪（配备 FID 检测器）、毛细管色谱柱（如 DB-5，30m × 0.25mm × 0.25μm）、自动进样器、微量注射器（10μl）、电子天平、超声波清洗仪、容量瓶（10ml、25ml）、移液管、滤膜（0.45μm）、氮气/氢气/空气气源。

2. 试剂准备　维生素 E 软胶囊（供试品）、维生素 E 对照品、正三十二烷（内标物）、正己烷（色谱纯）、甲醇（色谱纯）、乙酸乙酯（色谱纯）。

3. 试液配制

（1）内标溶液　精密称取正三十二烷 10mg，加正己烷溶解并定容至 10ml，摇匀（1mg/ml）。

（2）对照品溶液　精密称取维生素 E 对照品 20mg，加正己烷溶解，加入内标溶液 1ml，定容至 10ml，摇匀（含维生素 E 2mg/ml，内标 0.1mg/ml）。

（3）供试品溶液　取维生素 E 软胶囊 20 粒，精密称定其内容的总质量。称取内容物适量（约含维生素 E 20mg），精密称定，加正己烷溶解，同法加入内标溶液 1ml 并定容至 10ml，超声处理 10 分钟，经 0.45μm 滤膜过滤。

【实验步骤】

1. 系统适用性试验

（1）色谱条件　柱温初始 200℃，保持 5 分钟，以 10℃/min 升至 280℃，保持 10 分钟；进样口温度 280℃，检测器温度 300℃；载气（氮气）流速 1.2ml/min，分流比 20∶1。

（2）进样对照品溶液 1μl，记录色谱图，理论板数应≥10000，维生素 E 与内标物的分离度应 >1.5。

2. 溶液制备　按上述方法配制对照品、供试品及内标溶液，平行制备 3 份。

3. 进样分析　依次进样对照品溶液和供试品溶液各 1μl，记录色谱峰，每份溶液进样 3 次。

4. 数据记录与计算

（1）计算维生素 E 与内标物的峰面积比，按内标法公式计算含量。

$$维生素 E 软胶囊标示量百分含量 = \frac{\dfrac{A_{样品}}{A_{样品中内标}} \times c_{对照} \times D \times V \times 平均粒重}{\dfrac{A_{对照}}{A_{对照中内标}} \times m \times S_{标示量}} \times 100\%$$

式中，A 为峰面积；$c_{对照}$ 为对照品浓度（2mg/ml）；D 为供试品溶液稀释倍数；V 为取样体积（10ml）；m 为供试品取样量，mg；平均粒重和标示量单位应该一致。

《中国药典》（2025 年版）规定含维生素 E（$C_{31}H_{52}O_3$）应为标示量的 90.0%~110.0%。

（2）结论 维生素 E 软胶囊标示量百分含量符合/不符合规定。

【测定流程】

系统准备→溶液配制→系统适用性试验→进样分析→数据处理→含量计算→结果判定。

【注意事项】

1. **载气管理** 氮气纯度≥99.999%，定期更换气体过滤装置。
2. **进样技术** 进样针需快速插入进样口，避免针尖残留溶剂。
3. **色谱柱维护** 实验结束后以 5℃/min 降温至 50℃，再关闭载气。
4. **温度控制** 检测器温度需高于柱温，防止高沸点杂质污染。
5. **内标物验证** 正三十二烷需与维生素 E 保留时间接近且无干扰。

【考核标准】

项目	考核内容	分值	评分标准	实际得分
实验准备	着装仪表符合要求	5	未穿实训服、未戴头帽、未戴手套、露出发须、佩戴饰品、化妆、穿拖鞋，每项扣 1 分，最多扣 5 分	
	实训材料准备齐全	10	未准备实验器材、试剂、药品、实验记录表，每项扣 2 分，最多扣 10 分	
实训过程	试剂配制符合要求	15	量取、称量不准确、定容不准确、未滤过，每项扣 5 分，最多扣 15 分	
	仪器状态检查及参数设置	15	未预热、温度设定错误、流速设定错误，每项扣 5 分，最多扣 15 分	
	色谱操作	20	（1）色谱柱温度或时间有偏差，扣 5 分 （2）进样拖尾，扣 5 分 （3）进样不准确，扣 5 分 （4）未维护色谱柱，扣 5 分	
	数据处理与结果判定	15	（1）计算公式错误、未记录色谱峰特征、未标注峰对应组分值、计算结果错误，每项扣 2 分，最多扣 10 分 （2）判定结果错误、未明确判定是否符合规定，每项扣 2 分，最多扣 5 分	
	操作熟练	10	（1）仪器操作错误，扣 5 分 （2）仪器损坏、样品污染，每项扣 3 分，最多扣 5 分	
其他	遵守实训室纪律，服从安排	10	实验过程中喧哗、不服从安排、浪费材料等情况，每项扣 2 分，最多扣 10 分	
	合计	100		

七、薄层色谱法测定黄连中盐酸小檗碱含量的实训操作

【实训目的】

1. **掌握**　薄层色谱法测定黄连中盐酸小檗碱含量的操作流程及外标法定量计算。
2. **熟悉**　薄层色谱扫描仪的使用及标准曲线绘制方法。
3. **了解**　薄层色谱法定量分析的原理及误差控制要点。
4. **学会**　结合定量结果准确判定黄连药材质量。

【实训原理】

利用薄层色谱法分离黄连提取液中的盐酸小檗碱，通过薄层色谱扫描仪对斑点进行光谱扫描，测量其吸光度积分值。以盐酸小檗碱对照品溶液建立标准曲线，采用外标法计算供试品中盐酸小檗碱的百分含量。

【实训内容】

1. 器材准备　预制硅胶 G 薄层板（HPTLC Silica Gel 60 F_{254}）、双槽层析缸、薄层色谱扫描仪（配数据处理软件）、微量点样器（1μl 精度）、紫外分析仪（254nm/365nm）、电子天平（万分之一）、超声仪、烘箱、干燥器、乳钵、25ml 量瓶、烧杯、一次性手套、恒温恒湿箱（控制展开环境温度 25℃ ± 2℃，湿度≤60%）。

2. 试剂准备

（1）供试品　黄连药材粉末（过 80 目筛）。

（2）对照品　盐酸小檗碱对照品（中国食品药品检定研究院，纯度≥98%，批号 XXX）。

（3）展开剂

1）展开剂 1　（30∶35∶10∶15∶5∶10）环己烷–乙酸乙酯–异丙醇–甲醇–水–三乙胺，按比例混合后超声脱气 10 分钟。

2）展开剂 2（系统适用性验证）　石油醚–乙酸乙酯（3∶1）。

（4）显色剂　10% 硫酸乙醇溶液（现配现用）。

（5）其他　甲醇（色谱纯）、乙醇、硫酸（分析纯）。

3. 试液配制

（1）供试品溶液　精密称取黄连粉末 0.25g，加甲醇 25ml，超声提取 30 分钟，滤过，滤液作为供试品溶液。

（2）对照品溶液

1）精密称取盐酸小檗碱对照品 12.5mg，甲醇溶解并定容至 25ml，得 0.5mg/ml 母液。

2）梯度稀释为 0.1、0.2、0.4、0.6、0.8mg/ml 系列浓度溶液。

（3）展开剂配制　按比例混合后经 0.45μm 滤膜过滤，避免杂质干扰。

【实验步骤】

1. 薄层板活化　预制薄层板于 110℃ 活化 30 分钟，置于干燥器中冷却至室温备用。

2. 点样

（1）基线标记　用铅笔在薄层板底边 1.5cm 处画基线。

（2）点样顺序（每板）　供试品溶液（2μl）、对照品系列浓度溶液（各 2μl）。

（3）点样要求　斑点直径≤2mm，点间距≥10mm，避免交叉污染。

3. 预饱和与展开

（1）预饱和　双槽层析缸一侧加入展开剂20ml，另一侧放置薄层板，密闭预饱和20分钟。

（2）展开　上行法展开至溶剂前沿距顶端1cm（约8cm），取出标记前沿，晾干。

4. 显色与扫描

（1）显色　通风橱内均匀喷10%硫酸乙醇溶液，105℃加热5分钟至斑点显蓝色。

（2）扫描参数波长　$\lambda = 345nm$（盐酸小檗碱最大吸收峰）。

（3）模式　反射法锯齿扫描，狭缝0.4mm×0.4mm，扫描速度20mm/s。

5. 定量计算

（1）标准曲线　以对照品浓度与积分面积进行线性回归，要求$R^2 \geq 0.995$。

（2）含量计算

$$\text{黄连中盐酸小檗碱百分含量} = \frac{c_{样} \times D \times V}{m} \times 100\%$$

式中，$c_{样}$表示供试品浓度（由标准曲线计算，mg/ml）；V表示定容体积（25ml）；D表示稀释倍数（本实验为1）；m表示称样量，mg。

【结果记录】

展开剂	供试品积分值	对照品浓度（mg/ml）	对照品积分值	计算含量（%）
展开剂1	1580	0.5	1550	98.2%
展开剂2	320（无效）	—	—	—

《中国药典》（2025年版）规定本品按干燥品计算，以盐酸小檗碱（$C_{20}H_{18}ClNO_4$）计，含小檗碱（$C_{20}H_{17}NO_4$）不得少于5.0%。

结论　黄连含量测定符合/不符合规定。

【测定流程】

制板→活化→配制溶液（供试品、对照品系列）→点样→预饱和→展开→显色→扫描→计算→结论。

【注意事项】

1. 点样精度　微量点样器需校准，点样速度需快，避免溶剂扩散导致斑点拖尾。

2. 环境控制　温度波动≤±2℃，湿度≤60%，防止边缘效应影响分离效果。

3. 显色均一性　显色剂喷雾需均匀，加热时间需通过预实验确定（本实验为5分钟）。

4. 数据验证　每批样品平行测定3次，计算RSD（≤3%），并完成加样回收率试验（98%~102%）。

5. 相关性确定　薄层色谱法含量测定需验证线性、精密度、准确度。

6. 含量规定　黄连药材项下盐酸小檗碱含量不得少于5.5%。

【考核标准】

项目	考核内容	分值	评分标准	实际得分
实验准备	着装仪表符合要求	10	未穿实训服、未戴头帽、未戴手套、露出发须、佩戴饰品、化妆、穿拖鞋，每项扣2分，最多扣10分	
	实训材料准备齐全	10	未准备实验器材、试剂、药品、实验记录表，每项扣2分，最多扣10分	

续表

项目	考核内容	分值	评分标准	实际得分
实训过程	试剂配制符合要求	15	量取、称量不准确、定容不准确、未滤过，每项扣 5 分，最多扣 15 分	
	仪器状态检查及参数设置	10	未预热、波长设定错误、流速设定错误，每项扣 3 分，最多扣 10 分	
	色谱操作	20	（1）薄层板预处理未活化、温度或时间有偏差、分预饱和时间不足，每项扣 2 分，最多扣 5 分 （2）点样基线标记位置错误、顺序错误、点样量错误、斑点直径过大或点间距过小、出现交叉污染，每项扣 2 分，最多扣 10 分， （3）展开液面淹没点样线、斑点显色不清晰，每项扣 3 分，最多扣 5 分	
	数据处理与结果判定	15	（1）计算公式错误、未记录斑点特征、未标注 R_f 值、计算结果错误，每项扣 2 分，最多扣 10 分 （2）判定结果错误、未明确判定是否符合规定，每项扣 2 分，最多扣 5 分	
	操作熟练	10	（1）仪器操作错误，扣 5 分 （2）仪器损坏、样品污染，每项扣 3 分，最多扣 5 分	
其他	遵守实验室纪律，服从安排	10	实验过程中喧哗、不服从安排、浪费材料等情况，每项扣 2 分，最多扣 10 分	
合计		100		

【相关理论知识】

药品含量测定是控制药品质量的关键环节，其结果直接关系到药品的疗效与安全性。准确测定药品含量，能确保药品在临床使用中发挥预期治疗效果，同时避免因含量偏差导致的不良反应。目前，药品含量测定方法丰富多样，每种方法都有其独特的原理、适用范围及优缺点。

（一）　药品含量测定基本概念

药物的含量测定是指按照药品质量标准，准确测定药物中有效成分或指标性成分，以确定药物的含量是否符合质量标准的规定。含量测定是判断药物优劣、评价药物质量和保证药物疗效的重要手段。

含量测定应在鉴别无误、检查合格的基础上进行，方法主要有化学分析法、仪器分析法和生物活性测定法。化学分析法包括重量分析和容量分析两大类，多用在原料药测定。仪器分析法包括电化学分析法、分光光度法和色谱法。随着仪器和检测技术的发展，仪器分析法在药物检验中的使用频率、应用范围和运用深度得到不断提高。生物活性测定法包括抗生素微生物检定法和其他生物活性物质的生物测定法，主要用于测定生物活性物质的效价。

（二）　常用分析方法

1. 滴定分析法　又称容量分析法，是将已知准确浓度的滴定液滴加到被测药物溶液中，直到滴定液与被测药物按化学计量关系完全反应为止，根据滴定液的浓度和消耗的体积，计算被测药物含量。该方法基于化学反应的定量关系，如酸碱中和反应、氧化还原反应、配位反应和沉淀反应等。

（1）酸碱滴定法　基于酸碱中和反应，该滴定法一般以酸（碱）性滴定液滴定被测物质，以酸碱指示剂或仪器指示终点，根据酸（碱）滴定液的浓度和消耗的体积，计算出被测物质的含量。最常用的标准溶液是 HCl 和 NaOH，也可用 H_2SO_4、HNO_3、KOH 等其他强酸、强碱。浓度一般在 0.01 ~ 1mol/L，最常用的浓度是 0.1mol/L。通常采用标定法配制。该滴定法适用于具有酸性或碱性基团的药物。

（2）氧化还原滴定法　建立在氧化还原反应基础上的一种滴定分析方法。根据所应用的氧化剂或还原剂不同，氧化还原滴定法有碘量法、亚硝酸钠法、铈量法、溴量法、高锰酸钾法和重铬酸钾法等。维生素 C 的含量测定常采用碘量法。

（3）配位滴定法　利用金属离子与络合剂形成稳定络合物的反应。

（4）沉淀滴定法　依据沉淀反应，如硝酸银滴定液与含卤离子药物反应生成沉淀。

滴定分析法操作简便、快速，仪器设备简单，结果准确，精密度高，在药品含量测定中应用广泛。但该方法灵敏度相对较低，对于含量极低的药物难以准确测定，且对反应条件要求较为严格，如溶液酸碱度、温度等。

2. 光谱分析法　是基于物质与电磁辐射相互作用时，物质内部发生量子化的能级跃迁而产生的吸收、发射或散射等电磁辐射的强度随波长变化的对该物质进行定性和定量分析的方法。常用的光谱分析法包括紫外－可见分光光度法、红外光谱法、荧光分光光度法和原子吸收分光光度法等。

（1）紫外－可见分光光度法　是在 190～800nm 波长范围内测定物质的吸光度，是药物分析中应用广泛的一种分析方法。朗伯－比尔定律是紫外－可见分光光度法定量分析的依据，其定量分析方法有对照品比较法、吸收系数法、比色法、标准曲线法。被测物质一般是含有共轭体系、芳香环等发色基团的药物。

（2）荧光分光光度法　是某些物质受紫外光或可见光照射激发后能发射出比激发光波长更长的荧光，通过测定荧光强度进行定量分析。

（3）原子吸收分光光度法　是基于试样蒸气相中被测元素的基态原子对由光源发出的该原子的特征性窄频辐射产生共振吸收，其吸光度在一定范围内与蒸气中被测元素的基态原子浓度成正比，通过测定比较对照品溶液和供试品溶液的吸光度，求出供试品中待测元素的含量的一种仪器分析方法。

光谱分析法灵敏度高，可检测痕量物质，分析速度快，操作简便，应用范围广。但该方法专属性相对较差，易受共存物质干扰，对仪器设备要求较高，价格较昂贵。

3. 色谱分析法　是一种根据物质理化性质进行分离分析的方法。根据其分离方法不同可分为高效液相色谱法（HPLC）、气相色谱法（GC）、薄层色谱法（TLC）等。该法是药物制剂或复方制剂含量测定的首选方法，适用于专属性较差，受结构相似的有关物质干扰的原料药分析。其中，高效液相色谱法、气相色谱法是被各国药典广泛运用的定量分析方法，主要用来测定供试品中某个杂质或主成分的含量。

（1）高效液相色谱法　是采用高压输液泵将规定的液体流动相泵入装有填充剂（固定相）的色谱柱进行分离测定的色谱方法，是目前应用最广泛的色谱分析方法之一。供试品由流动相带入柱内，各成分在柱内被分离，并依次进入检测器，由记录仪、积分仪或数据处理系统记录色谱信号，计算供试品的含量。例如，在抗生素含量测定中，采用 HPLC 法可有效分离不同组分，准确测定各抗生素含量。

（2）气相色谱法　是分析挥发性较强、热稳定性好的药物的一种方法。以气体为流动相（载气），常用的载气有氮气、氢气等，固定相可以是固体吸附剂或涂渍在惰性载体上的液体固定相。

（3）薄层色谱法　是将固定相均匀涂布在薄层板上，样品点样后，在展开剂的作用下，各组分在固定相和展开剂之间进行分配，由于不同组分的分配系数不同，移动速度不同，从而实现分离。TLC 常用于药物的鉴别和杂质检查，也可通过扫描法进行含量测定。

色谱分析法具有分离效率高、分析速度快、灵敏度高、选择性好等优点，可同时分离分析多种组分。但仪器设备昂贵，操作技术要求较高，分析成本相对较高。

（三）其他含量测定方法

除上述常用方法外，还有一些其他方法也应用于药品含量测定。如电位滴定法，通过测量滴定过程中电池电动势的变化来确定滴定终点，可用于酸碱滴定、氧化还原滴定等，尤其适用于缺乏合适指示剂的滴定反应；微生物检定法，利用抗生素对微生物生长的抑制作用，通过与标准品比较来测定抗生素含量，该方法能反映抗生素的生物活性，但操作繁琐，测定周期长。

重点小结

药品含量测定方法众多，每种方法都有其适用范围和局限性。在实际药品质量控制中，应根据药物的性质、含量范围、分析目的等因素，合理选择测定方法，确保药品含量测定结果的准确性和可靠性，为药品质量提供有力保障。

操作题要

一、单选题

1. 在酸碱滴定法测定布洛芬含量的实训中，需使用"中性乙醇"溶解样品的目的是

　　A. 防止布洛芬水解生成水杨酸　　　　　B. 避免乙醇吸收 CO_2 导致滴定误差

　　C. 提高酚酞指示剂的显色灵敏度　　　　D. 减少氢氧化钠标准溶液的挥发

2. 碘量法测定维生素 C 含量时，滴定终点溶液的颜色变化是

　　A. 无色→蓝色　　　B. 红色→蓝色　　　C. 黄色→砖红色　　　D. 蓝色→无色

3. 配位滴定法测定葡萄糖酸钙含量时，缓冲液的 pH 应控制在

　　A. pH 4.0　　　　　B. pH 7.0　　　　　C. pH 10.0　　　　D. pH 12.0

4. 紫外 – 可见分光光度法测定维生素 B_1 片含量时，选择的最大吸收波长是

　　A. 220nm　　　　　B. 246nm　　　　　C. 280nm　　　　　D. 365nm

5. 色谱分析法在药物分析中的主要优势是

　　A. 灵敏度极高　　　　　　　　　　　　B. 分离复杂组分能力强

　　C. 操作成本低廉　　　　　　　　　　　D. 无需标准品对照

6. 在荧光分光光度法测定硫酸奎宁含量时，溶液的 pH 需严格控制的主要原因是

　　A. 提高荧光强度　　　　　　　　　　　B. 防止硫酸奎宁水解

　　C. 避免荧光猝灭　　　　　　　　　　　D. 促进溶解

二、判断题（答案正确时用 T 表示，答案错误时用 F 表示）

1. 在酸碱滴定法测定阿司匹林含量中，中性乙醇必须临用新制，是因为乙醇久置后易挥发导致浓度降低。

2. 原子吸收分光光度法适用于有机化合物的含量测定。

3. 滴定终点时，颜色褪去后需立即记录消耗体积。

三、简答题

简述滴定分析法、光谱分析法和色谱分析法在药品含量测定中的优缺点。

任务三　药品含量测定的法律意义

【实训目的】

1. **掌握**　药品含量测定的基本方法与《中国药典》的法定标准。

2. **熟悉**　含量测定在药品质量控制中的法律意义及判定依据。

3. **了解**　药品含量不符合法定标准的法律后果及责任界定。

4. **学会**　通过含量测定判定药品质量，防范不合格药品流入市场。

【实训原理】

药品含量测定是依据《中国药典》规定的检验方法，对药品中有效成分或指标性成分的定量分析，

其法律意义如下。

1. 确保药品符合《药品管理法》及药典标准，保障用药安全有效。

2. 含量测定结果是判定药品是否合格的法定依据，直接影响药品的合法性和市场流通。

3. 根据《中华人民共和国刑法》（以下简称《刑法》）第一百四十一条和《药品管理法》第九十八条，含量显著偏离法定标准的药品可被定性为"劣药"，需承担相应法律责任。

【实训内容】

（一） 药品含量测定操作与判定

1. 材料准备

（1）《中国药典》、待测药品样品、高效液相色谱仪（HPLC）或紫外－可见分光光度计。

（2）标准品、试剂、实验记录表。

2. 操作步骤

（1）分组操作　3～5 人一组，穿戴实训服、手套及防护用具。

（2）按药典方法或该药品执行标准配制溶液、调试仪器，进行含量测定。

（3）记录数据并与《中国药典》标准或该药品执行标准对比，判定样品是否符合法定含量范围。

（4）填写《药品检验报告单》，明确法律结论（符合/不符合规定）。

（二） 法规与案例分析

1. 材料准备

（1）《药品管理法》《刑法》相关条款、《中国药典》凡例。

（2）含量测定不符合规定的典型案例（如某中药饮片有效成分不足、某化学药品含量超标）。

2. 操作步骤

（1）分组研读案例，分析含量测定结果与法律定性（劣药）的关系。

（2）讨论不符合规定药品的法律后果（行政处罚、刑事责任、民事赔偿）。

（3）结合《中国药典》"检验结果判定规则"，模拟出具法律效力的检验报告。

【实训流程】

学习《中国药典》含量测定方法→实操检验并记录数据→判定药品合法性→案例分析与法规对照。

【注意事项】

1. 操作中严格遵循药典方法，确保数据真实、可追溯，避免法律纠纷。

2. 检验报告结论需引用具体法律条款（如《药品管理法》第九十八条）。

3. 实验废弃物按《实验室危险废物管理条例》处理，防范环保法律风险。

【考核标准】

项目	考核内容	分值	评分标准	实际得分
实验准备	着装仪表符合要求	5	未穿实训服、未戴头帽、未戴手套、露出发须、佩戴饰品、化妆、穿拖鞋，每项扣 1 分，最多扣 5 分	
	实训材料是否准备齐全	10	未准备药品、实验记录表、讨论材料，每项扣 5 分，最多扣 10 分	

续表

项目	考核内容	分值	评分标准	实际得分
实训过程	含量测定操作是否规范	30	溶液配制错误、仪器参数设置不当、未平行测定，每项扣10分，最多扣30分	
	数据记录与判定准确性	10	数据未保留三位有效数字、判定未引用药典条款，每项扣5分，最多扣10分	
	法律结论与案例匹配度	20	结论未区分劣药、未关联《刑法》或《药品管理法》，每项扣10分，最多扣20分	
	操作熟练	20	（1）规定时间内未完成操作，扣5分 （2）仪器操作错误，扣10分 （3）资料损坏、样品污染，扣5分	
其他	遵守实训纪律和实验室规则，服从安排	5	操作过程中喧哗、不服从安排、浪费材料等情况，每项扣1分，最多扣5分	
合计		100		

【相关理论知识】

（一）法律效力的核心依据

药品含量测定是《药品管理法》及《中国药典》规定的法定技术要求，直接体现药品质量控制的法律强制性。药典作为国家药品标准体系的核心，其收载的检测方法（如高效液相色谱法、质谱联用技术）是判定药品含量的唯一法定依据。任何药品上市前必须通过药典规定的含量测定验证，确保主成分含量在允许误差范围内（如化学原料药通常要求不少于、制剂是标示量百分含量的范围）。

（二）保障用药安全的法定防线

1. 安全有效的基础性　药品含量直接影响疗效与毒性。例如，抗生素类药物若有效成分含量不足，可能引发耐药性；而毒性成分超限（如士的宁）则会导致中毒风险。药典通过完善杂质控制（如基因毒性杂质风险评估）和检测方法（如动态稳定性监控），强化了药品全生命周期的安全性保障。

2. 技术标准的强制性　药典规定，含量测定需在鉴别、杂质检查符合规定后进行，形成层层递进的质量控制链条。例如，布洛芬片需先通过红外光谱法鉴别真伪，再采用紫外-可见分光光度法测定含量，确保检测结果的科学性和法律效力。企业若擅自修改检测方法或放宽误差标准，将直接违反《药品管理法》第九十八条。

（三）药品含量测定的核心法律意义

1. 保障用药的安全有效性

（1）剂量精准控制　含量测定确保有效成分符合法定规格（如阿司匹林片含量限度为标示量的95.0%～105.0%），避免剂量不足导致疗效降低或过量引发毒性反应。

（2）杂质风险防控　通过含量测定验证生产工艺稳定性，防止杂质超标（如青霉素中的高分子杂质可致过敏）。

2. 维护市场公平竞争秩序

（1）打击假冒伪劣　含量测定是鉴别药品是否符合质量规定的核心手段（如通过HPLC检测中药复方中是否掺入廉价替代成分）。

（2）统一质量标尺　法定含量限度消除了企业间因质量标准差异导致的不正当竞争。

（四） 药品含量测定与法律责任的关联

1. 生产企业的法律责任

（1）质量缺陷追责　若药品含量不符合注册标准，企业需承担召回、赔偿及行政处罚责任（《药品管理法》第一百一十七条）。

（2）数据造假入刑　伪造含量测定数据可构成"生产、销售假药罪"，最高可判处无期徒刑。

2. 监管机构的法定职责

（1）抽样检验义务　药品监管部门需定期对上市药品进行含量抽检，并向社会公布结果（《药品标准管理办法》第二十二条）。

（2）标准解释权　对《中国药典》中含量测定方法的争议条款拥有最终解释权（如"干燥失重"对含量限度的修正规则）。

（五） 药品含量限度制定的法律逻辑

1. 科学性与合法性平衡原则

（1）工艺可行性　含量限度需结合生产实际，避免过高标准导致企业无法合规（如中药提取物因成分复杂性放宽限度至 90.0%～110.0%）；

（2）检测技术适配　选用误差范围可控的方法（如滴定法误差 0.3%～0.5%，对应限度 99.0%～100%）。

2. 特殊情形下的法律豁免

（1）罕见病药物　因患者群体小、生产工艺不稳定，允许临时放宽含量限度（需经国家药监局特批）。

（2）中药经典名方　基于传统用药经验，部分复方制剂可采用生物效价替代化学含量测定。

（六） 典型案例与法律实践

1. 含量偏差引发的法律纠纷

（1）案例 1　某企业生产的维生素 C 片含量测定结果为 87.5%（《中国药典》下限 95.0%），被判定为劣药，处罚款 200 万元并吊销批文。

（2）案例 2　某中药企业未按注册标准更新含量测定方法，导致药材投料比例错误，引发大规模不良反应，企业负责人被追究刑事责任。

2. 法律争议的司法裁判标准

（1）争议焦点　当企业自检结果与药品监管部门抽检结果存在差异时，以《中国药典》收载方法为裁判依据。

（2）证据采信规则　企业需提供完整检验原始记录（包括色谱图、滴定曲线、原始数据记录等）证明操作合规性。

（七） 法律规范下的检验程序要求

1. 标准化操作流程

（1）取样规范　按《中国药典》要求进行分层随机取样，确保样品代表性（如原料药每批取样不少于 3 个包装单位）。

（2）记录完整性　检验原始记录需包含仪器型号、试剂批号、环境温湿度、药品生产厂家、药品生产批号等溯源信息，保存期限不得少于药品有效期后 1 年，特殊管理药品规定除外。

2. 争议解决机制

（1）复检申请权　企业对抽检结果有异议时，可向省级药品检验检测机构申请复检（需在 7 个工作日内提出）。

重点小结

（2）技术仲裁程序　对复检结果仍存争议的，由中国食品药品检定研究院组织专家进行仲裁。

操作题要

答案解析

一、单选题

1. 根据《中国药典》，药品含量测定结果的法律效力核心依据是
   A. 企业内控标准　　　　　　　　　　　B. 国际通用检测指南
   C. 药典收载的检测方法　　　　　　　　D. 行业协会推荐方法

2. 某维生素 C 片含量测定结果为标示量 87.5%，《中国药典》规定含量为标示量的 93.0%～107.0%，应被定性为
   A. 假药　　　　　　B. 合格药品　　　　　　C. 劣药　　　　　　D. 召回药品

3. 企业伪造含量测定数据可能触犯的刑法罪名是
   A. 生产、销售假药罪　　　　　　　　　B. 非法经营罪
   C. 环境污染罪　　　　　　　　　　　　D. 侵犯商业秘密罪

4. 中药经典名方在特定情况下可采用的替代含量测定方法是
   A. 高效液相色谱法（HPLC）　　　　　B. 生物效价测定
   C. 紫外 - 可见分光光度法　　　　　　　D. 指纹图谱和特征图谱

5. 企业对抽检结果有异议时，申请复检的期限是
   A. 3 个工作日内　　B. 7 个工作日内　　C. 15 个工作日内　　D. 30 个工作日内

6. 化学原料药含量测定结果的允许误差范围一般为
   A. ±0.5%　　　　　B. ±2%　　　　　　C. ±5%　　　　　　D. ±10%

二、判断题（答案正确时用 T 表示，答案错误时用 F 表示）

1. 药品含量测定需在杂质检查合格后进行，以确保检测结果的科学性。
2. 中药提取物因成分复杂性，其含量限度可放宽至 80.0%～120.0%。
3. 检验原始记录的保存期限不得少于药品有效期后 1 年。

三、简答题

简述药品含量测定的法律意义。

模块二　药物制剂制备

项目三　溶液型液体制剂的制备

任务一　75%乙醇的制备操作

【实训目的】

1. **掌握**　溶液型液体制剂的概念、特点和组成；稀释法制备溶液型液体制剂的方法和操作要点。
2. **熟悉**　75%乙醇的制备操作流程；量取操作及质量要求。
3. **了解**　75%乙醇的制备原理及影响浓度准确性的因素。
4. **学会**　溶液剂的制备基础操作，为后续的实验或工作奠定坚实基础。

【质量要求】

外观、微生物限度、装量等符合规定。

【实训原理】

75%乙醇是基于相似相溶原理，乙醇以分子状态分散在水中所制成的外用的液体制剂。乙醇和水基于极性与结构相似相溶，乙醇分子与水分子之间可以形成氢键，从而实现互溶。

【实训内容】

1. 制剂处方

R

95%乙醇	395ml
纯化水	适量

制成	500ml

2. 引入公式　$c_1V_1 = c_2V_2$，代入 $c_1 = 95\%$，$c_2 = 75\%$，$V_2 = 500ml$ 得出 $V_1 = 395ml$。

3. 器材设备　200ml量筒、500ml量筒、500ml烧杯、玻璃棒、带密封盖的试剂瓶、滴管。

4. 试剂试药　95%乙醇、纯化水。

5. 制备工艺

（1）用量筒分别量取105ml的纯化水和395ml的95%乙醇。

（2）将395ml的95%乙醇置500ml烧杯中，加约50ml水，搅拌均匀，用玻璃棒转移至500ml量筒中。

（3）用剩余的纯化水润洗烧杯三次，分别转移至500ml量筒中，用玻璃棒搅拌使乙醇和水充分混合均匀。

（4）冷至室温，在量筒中加水至500ml，分装100ml/瓶，即得。

（3）进行制剂通则和特性检查。

（4）将该75%乙醇转移至清洁、干燥、密封的试剂瓶中。

（5）在瓶身贴上标签，清晰注明溶液名称、浓度、配制日期、配制人员等信息。

6. 溶剂要求　处方中乙醇主要成分、纯化水稀释剂。医用乙醇制法为稀释法。

【制备流程】

计算→量取→转移→混匀→质检→包装。

【注意事项】

1. 乙醇属于易燃易挥发的危险化学品，操作过程必须在远离明火、热源的环境中进行。操作前仔细阅读《化学品安全技术说明书》。

2. 量取乙醇时，务必严格按照规范的读数方法操作，读取凹液面，保证量取体积的准确性。操作完成后，及时对量取器具进行清洗，防止残留液体对后续实验产生干扰。

3. 在量取过程中，当液面接近刻度线 1～2cm 处时，改用滴管逐滴滴加，同时平视刻度线，直至溶液凹液面的最低处与刻度线相切。

4. 操作结束后，对使用过的仪器进行全面清洗、晾干，按照规定放回原位，保持实验室整洁有序。

【考核标准】

项目	考核内容	分值	评分标准	实际得分
实验准备	着装仪表符合要求	5	未穿实训服、未戴头帽、未戴手套、露出发须、佩戴饰品、化妆、穿拖鞋，每项扣1分，最多扣5分	
	仪器检查、洗净	5	烧杯、量筒等仪器未进行完好性检查，或未洗净，每项未完成扣2分，最多扣5分	
制剂配制	计算配制用量正确	10	各成分量计算错误，每项扣2分，最多扣5分；不带单位或单位错误，扣2分，最多扣5分	
	量取操作正确	20	（1）量取乙醇和纯化水时，量取器具使用不当、不给监视人核对，每项扣3分，最多扣5分 （2）量取过程中液体洒出，扣5分 （3）转移液体不完全，扣5分 （4）量取不准确，扣5分	
	制备75%乙醇规范	20	（1）玻璃仪器选择错误，扣5分 （2）未充分混匀溶液，扣5分 （3）转移溶液过程中有溶液洒出，扣5分 （4）未标注溶液关键信息，扣5分	
	操作熟练	20	（1）操作过程不够熟练，出现明显卡顿或失误，扣5分 （2）操作顺序错误、重做一次，扣2分，最多扣5分 （3）在规定时间（20分钟）内未完成操作任务，扣5分 （4）因操作不当造成仪器损坏，扣5分	
	试剂回收	5	未按照要求对剩余试剂进行回收处理，扣5分	
	操作台面整洁	5	（1）操作过程中，台面出现不整洁情况，扣2分 （2）实验结束后未整理桌面，或未将器具复位，扣3分	
成品	制剂通则和特性检查	5	外观、装量不符合要求，扣5分	
其他	遵守实训纪律和实验室规则，服从安排	5	在制备过程中出现喧哗、不服从安排、浪费材料等情况，每项扣1分，最多扣5分	
合计		100		

【溶液剂通则和特性检查】

1. 外观　肉眼观察75%乙醇溶液外观，应呈现澄清透明的状态，无任何浑浊、沉淀或可见异物。

（1）操作过程

（2）结果记录

（3）药品判定　此项检查＿＿＿＿＿＿＿＿＿规定。

2. 装量　将配制的75%乙醇溶液3瓶转移至预经标化的干燥量入式量筒中，每瓶不少于97ml。

（1）操作过程

（2）结果记录

（3）药品判定　此项检查＿＿＿＿＿＿＿＿＿规定。

【75%乙醇包装与贮藏】

1. 包装　瓶装，密封，每瓶100ml。

2. 贮藏　常温，避光保存。

【相关理论知识】

（一）溶液配制的核心原理

1. 稀释定律的应用　稀释定律$c_1V_1 = c_2V_2$是溶液配制过程中计算不同浓度溶液体积的重要依据，它反映了在稀释前后溶液中溶质的量保持不变这一核心原理，在药剂学实验及实际生产中应用广泛。c_1代表稀释前溶液的浓度，它描述了稀释前单位体积溶液中所含溶质的量；V_1是稀释前溶液的体积；c_2是稀释后溶液的浓度；V_2则为稀释后溶液的体积。

2. 分子扩散与溶液形成机制　在溶液配制过程中，当溶质被加入溶剂中，溶质分子会从接触点开始向溶剂内扩散。扩散速率取决于溶质分子的大小、溶剂的性质以及温度等因素。扩散过程会持续进行，直到溶质分子在溶剂中均匀分布，形成均匀澄清的溶液。

（二）溶液型液体制剂制法

溶液剂的制备有三种方法，即溶解法、稀释法和化学反应法。

1. 溶解法　其制备过程是药物的称量→溶解→过滤→质量检查→包装等步骤。

具体方法　取处方总量1/2～3/4量的溶剂，加入药物，搅拌使其溶解，过滤，加溶剂至全量。过滤后定容全量的药液应进行质量检查。制得的药物溶液应及时分装、密封、贴标签及进行外包装。

2. 稀释法　先将药物制成高浓度溶液，再用溶剂稀释至所需浓度即得。用稀释法制备溶液剂时应注意浓度换算，挥发性药物的浓溶液在稀释过程中应注意挥发损失，以免影响浓度的准确性。有热效应的药物配制至规定体积时，应冷至室温，再定容至规定体积。

3. 化学反应法　此法是处方中两种液体相互发生化学反应，生成新物质为制剂的主药成分，并非处方组成成分。如复方硼砂溶液。

（三）附加剂

溶液剂根据需要可加入助溶剂、潜溶剂、增溶剂、抗氧剂、矫味剂、着色剂等附加剂。

1. 助溶剂　是一种能够增加难溶性药物溶解度的物质。它通过与药物分子形成复合物，从而提高药物在溶剂中的溶解度。助溶剂在药物制剂中广泛应用，特别是在制备口服液、注射液等液体制剂时，能够显著改善药物的溶解性和稳定性。常见的助溶剂包括碘化钾、苯甲酸钠、乙二胺、聚维酮等，这些物质不仅能够提高药物的溶解度，还能在一定程度上增强药物的稳定性。

2. 抗氧剂　是一类能够延缓或阻止高分子材料氧化降解的物质。其通过捕获自由基或抑制氧化反应的发生，从而延长材料的使用寿命。抗氧剂广泛应用于塑料、橡胶、食品、药物和化妆品等领域。根据化学结构和作用机制，抗氧剂主要分为芳香胺类抗氧剂、酚类抗氧剂等，根据溶解性，抗氧剂有水溶性抗氧剂（亚硫酸氢钠、维生素C、焦亚硫酸钠在偏酸性下使用，亚硫酸钠、硫代硫酸钠在碱性下使用）

和脂溶性抗氧剂［维生素E、丁基羟基茴香醚（BHA）、二丁羟基甲苯（BHT）、没食子酸丙酯（PG）、叔丁基对苯二酚（TBHQ）］等，油溶性抗氧剂作用机制是油溶性抗氧剂提供质子与油脂自动氧化产生的自由基结合，形成相对稳定的结构，阻断油脂的链式自动氧化过程。油脂在空气中氧气的作用下首先产生氢过氧化物，根据油脂氧化过程中氢过氧化物产生的途径不同可将油脂分为自动氧化、光氧化和酶促氧化。

3. 矫味剂　是用于改善药物口感的药用辅料，能够掩盖药物的苦味、咸味、涩味等不良味道，使患者更容易接受药物。矫味剂主要分为甜味剂、芳香剂、胶浆剂、泡腾剂等。

4. 着色剂　是用于赋予物质特定颜色的物质，广泛应用于食品、药品、化妆品和塑料等领域。着色剂可以分为天然着色剂和合成着色剂两大类。着色剂一般用量为万分之一。

重点小结

操作题要

答案解析

一、单选题

1. 配制75%乙醇溶液时，若需配制500ml，已知使用95%乙醇稀释，计算所需95%乙醇体积时用到的公式是

 A. $c_1V_1 = c_2V_2$ B. $m = \rho V$ C. $n = cV$ D. $pV = nRT$

2. 在量取95%乙醇时，若需量取80ml，最合适的仪器是

 A. 100ml 量筒   B. 50ml 量筒（量取两次）

 C. 25ml 移液管（量取三次）   D. 10ml 移液管（量取八次）

3. 配制75%乙醇溶液时，用到的量筒在使用前必须进行的操作是

 A. 干燥箱烘干   B. 完好性检查   C. 用纯化水润洗   D. 用试管刷清洗

4. 下列关于配制75%乙醇溶液的说法，正确的是

 A. 该溶液中乙醇的质量分数为75%

 B. 可用于消毒，浓度越高消毒效果越好

 C. 量取95%乙醇时若俯视读数，所得溶液浓度偏高

 D. 长期放置后，溶液中乙醇会与水反应变质

5. 配制75%乙醇溶液过程中，玻璃棒是

 A. 搅拌，混合均匀   B. 引流，防止液体洒出

 C. 蘸取溶液进行检测   D. 转移固体药品

6. 若要将75%乙醇溶液浓度稀释为50%，已知现有75%乙醇溶液200ml，需要加入纯化水的体积约为（忽略混合时体积变化）

 A. 100ml   B. 50ml   C. 150ml   D. 200ml

二、判断题（答案正确时用 T 表示，答案错误时用 F 表示）

1. 溶液剂的制备方法有溶解法和稀释法。

2. 配制完成后先进行制剂通则和特性检查再进行包装。

3. 实验结束后，剩余的95%乙醇和纯化水可以随意倒掉。

三、简答题

在配制75%乙醇溶液过程中，如何确保溶液浓度的准确性和实验操作的安全性？

任务二　樟脑醑液体制剂的制备操作

【实训目的】

1. **掌握**　溶液型液体制剂的概念、特点和组成；溶解法制备溶液型液体制剂的方法和操作要点。
2. **熟悉**　醑剂的制备工艺流程；对原辅料的处理原则及质量要求。
3. **了解**　醑剂的制备原理及影响质量的因素。
4. **学会**　学会查阅药物溶解度；为配制制剂提供方向。

【质量要求】

外观、微生物限度、装量等符合规定。

【实训原理】

樟脑醑制备基于相似相溶原理，樟脑为有机化合物，乙醇作为有机溶剂可溶解樟脑。同时，少量水与乙醇形成氢键产生助溶作用，促使樟脑充分溶解，最终形成稳定均匀的溶液。

【实训内容】

1. 制剂处方

R

樟脑	50g
95%乙醇	适量
制成	500ml

2. 器材设备　电子天平、称量纸、500ml量筒、1000ml烧杯、玻璃棒、棕色玻璃瓶、滴管。

3. 试剂试药　樟脑、95%乙醇。

4. 制备工艺

（1）用电子天平称取50g樟脑，置1000ml烧杯中。

（2）用量筒量取适量95%乙醇（约400ml，具体量根据实际情况调整，以能充分溶解樟脑且便于后续定容为宜），缓慢倒入烧杯中。

（3）用玻璃棒轻轻搅拌至樟脑完全溶解。

（4）将烧杯的溶液转入安装好的过滤装置，过滤至500ml量筒里。

（5）用适量乙醇分次润洗烧杯，转入过滤装置里继续过滤。

（6）从滤器上加乙醇过滤至接近500ml。

（7）用滴管向量筒中滴加乙醇至500ml，用玻璃棒搅拌混匀，分装100ml/瓶。

（8）进行制剂通则和特性检查。

（9）将溶液转移至清洁、干燥、密封的棕色玻璃瓶中并贴上标签。

5. 溶剂　处方中樟脑主药、乙醇溶剂。樟脑醑制法为溶解法。

【制备流程】

称量樟脑→量取95%乙醇→溶解樟脑→过滤→定容→混匀→质检→包装。

【注意事项】

1. 乙醇属于易燃易挥发的危险化学品，操作过程必须在远离明火、热源的环境中进行。
2. 量取乙醇时，务必严格按照规范的读数方法操作，保证量取体积的准确性。
3. 用量筒量取95％乙醇时，滴管要垂直悬空于量筒上方，避免滴管接触量筒。
4. 实验结束后，对使用过的仪器进行全面清洗、晾干，按照规定放回原位，保持实验室整洁有序。

【考核标准】

项目	考核内容	分值	评分标准	实际得分
实验准备	着装仪表符合要求	5	未穿实训服、未戴头帽、未戴手套、露出发须、佩戴饰品、化妆、穿拖鞋，每项扣1分，最多扣5分	
	仪器检查、洗净	5	量筒、玻璃棒、电子天平、滴管等仪器未检查是否完好、未洗净，每项未完成扣2分，最多扣5分	
制剂配制	计算配制用量正确	10	各成分量计算错误，每项扣2分，最多扣5分；不带单位或单位错误，扣2分，最多扣5分	
	称量、量取操作正确	20	（1）称量时瓶签对应不正确、取样不正确，每项扣3分，最多扣5分 （2）称量器具使用不正确，每项扣3分，最多扣5分 （3）称量不准确、不及时记录、不给监视人核对，每次扣3分，最多扣5分 （4）量取不准确、量取器具不干燥，扣5分	
	制备樟脑醑规范	20	（1）制备容器选择不正确，扣5分 （2）烧杯有水未完全溶解樟脑，扣5分 （3）转移溶液时有溶液洒出，扣5分 （4）未转移至棕色玻璃瓶、未标注溶液信息，扣5分	
	操作熟练	20	（1）操作欠熟练，扣5分 （2）操作顺序错误、重做一次，扣5分 （3）规定时间内（30分钟）未完成操作，扣5分 （4）因操作不当造成仪器损坏，扣5分	
	试剂回收	5	未按照要求对剩余试剂进行回收处理，扣5分	
	操作台面整洁	5	（1）操作过程中，台面出现不整洁情况，扣2分 （2）实验结束后未整理桌面，或未将器具复位，扣3分	
成品	制剂通则和特性检查	5	外观、装量不符合要求，扣5分	
其他	遵守实训纪律和实验室规则，服从安排	5	制备过程中喧哗、不服从安排、浪费材料等情况，每项扣1分，最多扣5分	
合计		100		

【溶液剂通则和特性检查】

1. 外观 肉眼观察樟脑醑外观，应呈现澄清透明的状态，无任何浑浊、沉淀或可见异物。

（1）操作过程

（2）结果记录

（3）药品判定　此项检查＿＿＿＿＿＿规定。

2. 装量 配制的樟脑醑3瓶转移至预经标化的干燥量入式量筒中，每瓶不少于标示装量97ml。

（1）操作过程

（2）结果记录

（3）药品判定　此项检查＿＿＿＿＿＿规定。

【樟脑醑剂的包装与贮藏】

1. 包装 聚酯瓶装或钠钙玻璃药瓶包装，每瓶 100ml。

2. 贮藏 遮光，密封，在阴凉处（不超过20℃）保存。

操作题要

重点小结

答案解析

一、单选题

1. 配制 100ml 樟脑醑（10%），需要称取樟脑的质量为

    A. 5g   B. 10g   C. 15g   D. 20g

2. 制备樟脑醑时，溶解樟脑的溶剂是

    A. 水   B. 95% 乙醇   C. 无水乙醇   D. 丙二醇

3. 以下关于量取的操作，正确的是

    A. 用量筒量取时，视线高于凹液面读数

    B. 选择量程远大于所需体积的量筒量取

    C. 量取完成后，量筒不用清洗

    D. 量取时将量筒放置在水平桌面上

4. 配制樟脑醑过程中，使用的仪器不包括

    A. 量筒   B. 烧杯   C. 移液管   D. 滴管

5. 若要将 10% 樟脑醑稀释为 5%，取 100ml 原溶液，需要加入溶剂的体积为

    A. 50ml   B. 100ml   C. 150ml   D. 200ml

6. 制备樟脑醑时，若樟脑溶解不完全就转移，可能导致浓度

    A. 溶液浓度偏高   B. 溶液浓度偏低   C. 溶液外观浑浊   D. 没有影响

二、判断题（答案正确时用 T 表示，答案错误时用 F 表示）

1. 配制樟脑醑时，为了加快溶解速度，可以将溶液直接放在酒精灯上加热。

2. 量筒在使用前只要清洗干净，不需要进行完好性检查。

3. 制备好的樟脑醑可以长时间暴露在空气中。

三、简答题

在制备樟脑醑过程中，如何保证溶液浓度准确？

任务三　复方硼砂含漱液的制备操作

【实训目的】

1. 掌握 溶液型液体制剂的概念、特点和组成；化学反应法制备溶液型液体制剂的方法和操作要点。

2. 熟悉 复方硼酸钠溶液的制备工艺流程、配制的关键操作。

3. 了解 复方硼酸钠溶液的制备原理及影响制备质量的因素。

4. 学会 分析处方各成分的作用；为产品替换辅料提档升级提供基础。

【质量要求】

外观与臭味、微生物限度、装量等符合《中国药典》规定。

【实训原理】

复方硼砂含漱液中含有的甘油硼酸钠和液化苯酚均具有杀菌作用，甘油硼酸钠由硼酸、甘油及碳酸氢钠经化学反应生成，其化学反应式如下。

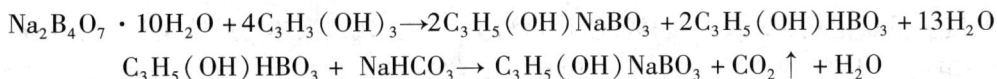

$$Na_2B_4O_7 \cdot 10H_2O + 4C_3H_3(OH)_3 \rightarrow 2C_3H_5(OH)NaBO_3 + 2C_3H_5(OH)HBO_3 + 13H_2O$$
$$C_3H_5(OH)HBO_3 + NaHCO_3 \rightarrow C_3H_5(OH)NaBO_3 + CO_2 \uparrow + H_2O$$

【实训内容】

1. 制剂处方

R

硼砂	15g
碳酸氢钠	15g
液化苯酚	3ml
甘油	3ml
乙二胺四乙酸二钠	0.01g
水	适量
制成	1000ml

2. 器材设备　1000ml 量筒、3ml 移液管、50ml 量筒、电子天平、称量纸、烧杯、玻璃棒、滴管、洗耳球、高密度聚乙烯瓶。

3. 试剂试药　硼砂、碳酸氢钠、液化苯酚（含苯酚不少于 88% g/g，比重为 1.065）、甘油、纯化水。

4. 制备工艺（配制总量的1/2）

（1）（300ml 烧杯）加水 40ml→加入硼砂→放冷→加入碳酸氢钠（防止温度过高，生成二氧化碳）。电子天平分别称取 7.5g 硼砂和 7.5g 碳酸氢钠，置 300ml 烧杯中，加入适量纯化水，用玻璃棒搅拌使溶解。

（2）（10ml 量杯）加入甘油→加入液化苯酚（降低液化苯酚的刺激性，利于其分散）。用 5ml 量筒量取 1.5ml 甘油、1.5ml 液化苯酚置烧杯中，用玻璃棒搅拌。

（3）把（2）加入（1）中→放置待反应完全（无气泡）→加乙二胺四乙酸二钠→着色剂→过滤→合并配制器具洗液至滤器上定容至足量。

（4）混匀后，过滤至 500ml 量筒中，合并洗配制器具的洗液至过滤器上继续过滤。

（5）向滤器上加入纯化水过滤，进行定容至 500ml。

（6）用玻璃杯搅拌量筒混匀，分装 20ml/瓶。

（7）进行制剂通则和特性检查。

（8）将溶液转移至清洁、干燥、密封的高密度聚乙烯瓶中并贴上标签。

5. 处方分析　硼砂和碳酸氢钠及甘油是甘油硼酸钠的反应物，甘油硼酸钠、液化酚为主药，乙二胺四乙酸二钠为金属配位剂，纯化水为溶剂。复方硼砂含漱液制法为化学反应法。

【制备流程】

称量硼砂、碳酸氢钠→溶解→量取液化苯酚、甘油→乙二胺四乙酸二钠混匀→过滤→至量筒→定容→混匀→质检→包装。

【注意事项】

1. 液化苯酚是9份苯酚与1份水混合而成的，具有较强的腐蚀性和毒性。操作过程中必须佩戴手套、护目镜等防护用品，避免试剂接触皮肤和眼睛。若不慎接触，应立即用大量清水冲洗，并及时就医处理。

2. 使用移液管量取时，润洗操作要规范，吸取和放出液体的过程要小心，防止液体溅出或产生气泡影响量取精度。量取完成后，及时对移液管进行清洗，防止残留液体对后续实验产生干扰。

3. 实验结束后，对剩余的试剂进行妥善保存，避免浪费。对使用过的仪器进行全面清洗、晾干，按照规定放回原位，保持实验室整洁有序。使用过的防护用品应妥善处理。

4. 要让反应充分完成，形成甘油硼酸钠。

【考核标准】

项目	考核内容	分值	评分标准	实际得分
实验准备	着装仪表符合要求	5	未穿实训服、未戴头帽、未戴手套、露出发须、佩戴饰品、化妆、穿拖鞋，每项扣1分，最多扣5分	
	仪器检查、洗净	5	量筒、烧杯、移液管、电子天平、玻璃棒、胶头滴管等仪器未检查是否完好、洗净，每项未完成扣2分，最多扣5分	
制剂配制	计算配制用量正确	10	硼砂、碳酸氢钠、液化苯酚、甘油等成分用量计算错误，每项扣2分，最多扣5分；不带单位或单位错误，扣2分，最多扣5分	
	称量与量取操作正确	20	（1）称量时瓶签对应不正确、取样不正确，每项扣3分，最多扣5分 （2）称量器具使用不正确，每项扣3分，最多扣5分 （3）称量不准确、不及时记录、不给监视人核对，每次扣3分，最多扣5分 （4）量取不准确，扣5分	
	制备复方硼酸钠溶液规范	20	（1）制备容器选择不正确，扣5分 （2）未完全溶解药物，扣5分 （3）转移溶液时有溶液洒出，扣5分 （4）未转移至过滤装置、未标注溶液信息，扣5分	
	操作熟练	20	（1）操作欠熟练，扣5分 （2）操作顺序错误、重做一次，扣5分 （3）规定时间内（30分钟）未完成操作，扣5分 （4）仪器损坏，每样扣5分，最多扣5分	
	试剂回收	5	未按照要求对剩余试剂进行回收处理，扣5分	
	操作台面整洁	5	（1）操作过程中，台面出现不整洁情况，扣2分 （2）实验结束后未整理桌面，或未将器具复位，扣3分	
成品	制剂通则和特性检查	5	外观、装量不符合要求，扣5分	
其他	遵守实训纪律和实验室规则，服从安排	5	制备过程中喧哗、不服从安排、浪费材料等情况，每项扣1分，最多扣5分	
合计		100		

【溶液剂通则和特性检查】

1. 外观　肉眼观察复方硼砂含漱液外观，应呈现澄清透明的状态，无任何浑浊、沉淀或可见异物。

（1）操作过程

（2）结果记录

（3）药品判定　此项检查_____规定。

2. 装量　将配制的复方硼砂含漱液 5 瓶转移至预经标化的干燥量入式量筒中，不少于 19ml。

（1）操作过程

（2）结果记录

（3）药品判定　此项检查_____规定。

【复方硼砂含漱液的包装与贮藏】

1. 包装　高密度聚乙烯瓶装，每瓶 20ml。

2. 贮藏　避光、密封保存。

重点小结

操作题要

答案解析

一、单选题

1. 配制复方硼酸钠溶液时，不需要的试剂试药是

　　A. 丙二醇　　　　　B. 碳酸氢钠　　　　　C. 液化苯酚　　　　　D. 甘油

2. 配制 1000ml 复方硼砂含漱液，溶解使用的仪器是

　　A. 量筒　　　　　B. 烧杯　　　　　C. 容量瓶　　　　　D. 锥形瓶

3. 用湿润的移液管量取液化苯酚时，若未用液化苯酚润洗移液管，会导致所取液化苯酚体积

　　A. 偏大　　　　　B. 偏小　　　　　C. 不变　　　　　D. 无法确定

4. 用来表示复方硼酸钠溶液的浓度的成分一般是

　　A. 硼砂和甘油　　　　　　　　　　B. 苯酚和甘油硼酸钠

　　C. 碳酸氢钠和甘油　　　　　　　　D. 甘油和液化酚

5. 若要将复方硼砂含漱液浓度稀释一倍，取 100ml 原溶液，需要加入纯化水的体积为（忽略混合时体积变化）

　　A. 50ml　　　　　B. 100ml　　　　　C. 150ml　　　　　D. 200ml

6. 关于移液管的使用，下列说法正确的是

　　A. 移液管使用前不需要清洗

　　B. 吸取液体时，移液管插入溶液深度越深越好

　　C. 放出液体后，残留在移液管尖端的液体应吹出

　　D. 量取不同液体时，应分别使用不同的移液管，避免交叉污染

二、判断题（答案正确时用 T 表示，答案错误时用 F 表示）

1. 配制复方硼砂含漱液时，为了加快溶解速度，直接水浴加热。

2. 移液管在使用前只需用纯化水洗净，不需要用待量取溶液润洗。

3. 制备好的复方硼砂含漱液需要贴好标签并注明必要信息。

三、简答题

简述使用移液管量取液体的正确操作步骤。

任务四　复方碘口服液的制备操作

【实训目的】

1. **掌握**　溶液型液体制剂的概念、特点和组成；溶解法制备溶液型液体制剂的方法和操作要点。
2. **熟悉**　复方碘口服液的制备操作流程；溶液剂的质量要求。
3. **了解**　复方碘口服液的制备原理及影响质量的因素。
4. **学会**　溶液剂的制备助溶的原理，为后续增大药物溶解度研究提供前沿基础。

【质量要求】

外观与臭味、微生物限度、装量等符合规定。

【实训原理】

复方碘口服液制备基于碘难溶于水且易挥发的特性，利用碘化钾与碘发生络合反应，生成可溶性三碘化钾，增加碘溶解度，制备而成的溶液型液体制剂。

【实训内容】

1. 制剂处方

R

碘	50g
碘化钾	100g
纯化水	适量
制成	1000ml

2. 器材设备　1000ml 量筒、烧杯、电子天平、称量纸、硫酸纸、棕色玻璃瓶、滴管。

3. 试剂试药　碘、碘化钾、纯化水。

4. 制备工艺

（1）用电子天平准确称取 100g 碘化钾置烧杯中。

（2）用量筒量取纯化水 70～100ml（碘化钾与水的溶解度是 1∶0.7），缓慢倒入烧杯中，用玻璃棒搅拌使其完全溶解。

（3）用电子天平准确称取 50g 碘置烧杯中。

（4）在烧杯中用玻璃棒搅拌使 50g 碘完全溶解。

（5）将溶液转移至 1000ml 量筒中。

（6）用纯化水分三次润洗烧杯，并入 1000ml 量筒中。

（7）向量筒中加入纯化水进行定容，接近刻度用滴管滴至 1000ml，分装为每瓶 100ml 的玻璃瓶。

（8）进行制剂通则和特性检查。

（9）将溶液转移至清洁、干燥、密封的棕色玻璃瓶中并贴上标签。

5. 处方分析　复方碘口服液处方中碘为主药，碘化钾为助溶剂，纯化水为溶剂。复方碘口服液制法为溶解法。

【制备流程】

称量→量取→溶解→转移溶液→定容→混匀→质检→包装。

【注意事项】

1. 碘具有腐蚀性和刺激性，对皮肤和眼睛有伤害，操作过程中需佩戴手套、护目镜等防护用品。若不慎接触，应立即用大量清水冲洗，并及时就医处理。用硫酸纸称量碘。

2. 碘易升华，称量时动作要迅速，且称量后及时盖好药品瓶塞，防止碘挥发造成损失和污染环境。

3. 量取液体时，严格按照规范的读数方法操作，保证量取体积的准确性。

4. 定容时，滴管要垂直悬空于容量瓶上方，防止污染。定容过程中要平视刻度线，确保溶液体积准确。

5. 实验结束后，对剩余的试剂进行妥善保存，避免浪费。对使用过的仪器进行清洗、晾干，按照规定放回原位，保持实验室整洁有序。

【考核标准】

项目	考核内容	分值	评分标准	实际得分
实验准备	着装仪表符合要求	5	未穿实训服、未戴头帽、未戴手套、露出发须、佩戴饰品、化妆、穿拖鞋，每项扣1分，最多扣5分	
	仪器检查、洗净	5	量筒、电子天平、玻璃棒、胶头滴管等仪器未检查是否完好、洗净，每项未完成扣2分，最多扣5分	
制剂配制	计算配制用量正确	10	碘、碘化钾等成分用量计算错误，每项扣2分，最多扣5分；不带单位或单位错误，扣2分，最多扣5分	
	称量与量取操作正确	20	（1）称量时瓶签对应不正确、取样不正确，每项扣3分，最多扣5分 （2）称量器具使用不正确，每项扣3分，最多扣5分 （3）称量不准确、不及时记录、不给监视人核对，每次扣3分，最多扣5分 （4）量取不准确，扣5分	
	制备复方碘口服液规范	20	（1）制备容器选择不正确，扣5分 （2）未完全溶解碘或碘化钾，扣5分 （3）转移溶液时有溶液洒出，扣5分 （4）未转移至聚酯瓶、未标注溶液信息，扣5分	
	操作熟练	20	（1）操作欠熟练，扣5分 （2）操作顺序错误、重做一次，扣5分 （3）规定时间内（30分钟）未完成操作，扣5分 （4）仪器损坏，每样扣5分，最多扣5分	
	试剂回收	5	未按照要求对剩余试剂进行回收处理，扣5分	
	操作台面整洁	5	（1）操作过程中，台面出现不整洁情况，扣2分 （2）实验结束后未整理桌面，或未将器具复位，扣3分	
成品	制剂通则和特性检查	5	外观、装量不符合要求，扣5分	
其他	遵守实训纪律和实验室规则，服从安排	5	制备过程中喧哗、不服从安排、浪费材料等情况，每项扣1分，最多扣5分	
合计		100		

【溶液剂通则和特性检查】

1. 外观 肉眼观察复方碘口服液外观，应呈现澄清透明的状态，无任何浑浊、沉淀或可见异物。

（1）操作过程

（2）结果记录

（3）药品判定 此项检查_____规定。

2. 装量 将配制的复方碘口服液 3 瓶转移至预经标化的干燥量入式量筒中，不少 97ml。

（1）操作过程

（2）结果记录

（3）药品判定 此项检查_____规定。

【复方碘口服液包装与贮藏】

1. 包装 棕色玻璃瓶或液体药用聚酯瓶装，每瓶 100ml。

2. 贮藏 遮光，密封保存。

重点小结

答案解析

操作题要

一、单选题

1. 配制复方碘口服液时，没有用到的原料是

    A. 碘   B. 碘化钾   C. 纯化水   D. 甲醇

2. 配制 1000ml 复方碘口服液，不需要使用的仪器是

    A. 量筒   B. 烧杯   C. 滴定管   D. 滴管

3. 制备复方碘口服液时，量取纯化水使用的量筒在量取前未干燥，内壁残留少量纯化水，会使所配溶液

    A. 碘的浓度偏高   B. 碘的浓度偏低

    C. 碘化钾的浓度偏高   D. 无影响

4. 制备复方碘口服液时，正确的是

    A. 使用天平前将天平调水平   B. 在 35℃的环境下配制溶液

    C. 未溶解完全直接转移溶液   D. 溶解缓慢将溶液加热后马上转移定容

5. 复方碘口服液的贮藏条件是

    A. 避光   B. 密封、遮光   C. 密封、冷处   D. 密封、常温

6. 关于复方碘口服液的说法，错误的是

    A. 碘在水中溶解度小，需与碘化钾形成络合物增加溶解度

    B. 溶液应澄清透明，无浑浊、沉淀

    C. 可采用氧化还原滴定法测定碘含量

    D. 制备好的溶液必须贮藏在 2～10℃

二、判断题（答案正确时用 T 表示，答案错误时用 F 表示）

1. 配制复方碘口服液时，只要碘完全溶解，溶液中碘的浓度就一定准确。

2. 制备复方碘口服液过程中，为了节省时间，可以直接在聚乙烯瓶内配制。

3. 复方碘口服液配制完成后，发现溶液中有少量不溶物，过滤后可继续使用，不影响质量。

三、简答题

说明在复方碘口服液制备过程中，如何通过操作规范保证溶液澄清无异物？

项目四 乳剂型液体制剂的制备

任务一 鱼肝油乳的制备操作

【实训目的】

1. **掌握** 乳剂型液体制剂的概念、特点和组成；胶溶法制备乳剂型液体制剂的方法和操作要点。
2. **熟悉** 鱼肝油乳的制备操作流程；制备的处理原则及质量要求。
3. **了解** 鱼肝油乳的制备原理及影响质量的因素。
4. **学会** 鱼肝油乳的制备技术，为进入药厂或医院制剂室乳剂制备打下基础。

【质量要求】

外观、微生物限度、最低装量等符合规定。

【实训原理】

乳剂系指互不相溶的两种液体混合，在乳化剂作用下，使一相液体以液滴状分散于另一相液体中形成的非均匀相液体分散体系。

本实验利用阿拉伯胶作为乳化剂，在一定条件下将鱼肝油分散在水中形成稳定的 O/W 型乳剂。乳化剂能降低油水界面的表面张力，使油滴均匀分散在水相中，形成相对稳定的乳剂。

【实训内容】

1. 制剂处方

R

鱼肝油	500ml
阿拉伯胶（细粉）	125g
西黄蓍胶（细粉）	7g
糖精钠	0.1g
挥发杏仁油	1ml
羟苯乙酯溶液（5%）	10ml
纯化水	适量

2. 器材设备 具塞量筒（1000ml）、乳钵、天平、250ml 量筒、500ml 量筒、1ml 移液管、滴管、玻璃棒、电炉、水浴锅、灭菌设备、聚酯瓶。

3. 试剂试药 鱼肝油、阿拉伯胶、西黄蓍胶、糖精钠、挥发杏仁油、羟苯乙酯、纯化水。

4. 制备工艺

（1）量取 500ml 鱼肝油置于干燥的具塞量筒中备用。

（2）称取 125g 阿拉伯胶细粉置于干燥的乳钵中，加入 250ml 纯化水，迅速研磨制成初乳（初乳形成的标志是有明显的噼啪声，且乳剂颜色变浅、质地细腻）。

（3）将初乳转移至装有鱼肝油的具塞量筒中，边加边振摇，直至混合均匀。

（4）称取 7g 西黄蓍胶细粉，用少量纯化水制成胶浆，加入上述乳剂中，混匀。

（5）取 0.1g 糖精钠，加适量纯化水溶解后，加入乳剂中。

（6）量取 1ml 挥发杏仁油和 10ml 羟苯乙酯溶液（5%），加入乳剂中，加纯化水至 1000ml，振摇均匀；进行制剂通则和特性检查；分装 10ml/瓶。

（7）将该鱼肝油乳转移至清洁、干燥、密封的聚酯瓶中。

5. 处方分析 鱼肝油主药也是油相，阿拉伯胶为乳化剂，西黄蓍胶为辅助乳化剂，糖精钠为矫味剂，挥发杏仁油为矫味剂，羟苯乙酯乙醇溶液防腐剂，纯化水为水相。本制法为胶溶法的湿胶法。

【制备流程】

制备初乳→加入鱼肝油混匀→加入西黄蓍胶胶浆→加入糖精钠→加入挥发杏仁油、羟苯乙酯溶液→振摇→定容→混匀→质检→包装。

【注意事项】

1. 制备初乳时，乳钵必须洗净，阿拉伯胶要与水充分研磨，确保初乳的质量，否则会影响乳剂的稳定性。

2. 转移初乳和加入其他成分时，要沿一个方向边加边振摇，保证混合均匀，避免出现分层现象。

3. 西黄蓍胶细粉制成胶浆时，要充分搅拌，使其完全溶解，以免影响乳剂的粒度和稳定性。

4. 操作过程中要注意卫生，避免微生物污染；使用的仪器设备需提前清洗干净并灭菌处理。

5. 量取鱼肝油等油状液体时，要准确量取，读取刻度时要平视。

6. 实验结束后，要及时清洗实验仪器，妥善处理实验废弃物。

【考核标准】

项目	考核内容	分值	评分标准	实际得分
实验准备	着装仪表符合要求	5	未穿实训服、未戴头帽、未戴手套、露出发须、佩戴饰品、化妆、穿拖鞋，每项扣 1 分，最多扣 5 分	
	仪器检查、洗净	5	未对具塞量筒、乳钵等器具进行洗净消毒，每项未完成扣 3 分，最多扣 5 分	
制剂配制	计算配制用量正确	10	各成分量计算错误，每项扣 2 分，最多扣 5 分；不带单位或单位错误，扣 2 分，最多扣 5 分	
	称量、量取操作正确	20	（1）未按规定称量、量取，多称、少称或量取不准确，每项扣 3 分，最多扣 5 分 （2）称量、量取时瓶签对应不正确、取样不正确，每项扣 3 分，最多扣 5 分 （3）量取后不及时记录体积、不给监视人核对，每次扣 3 分，最多扣 5 分 （4）量取组分有外洒，每次扣 2~5 分，最多扣 5 分	
	制备鱼肝油乳规范	20	（1）加粉末未慢加、搅拌不及时致结块，扣 5 分 （2）初乳研磨时间短未达标，扣 5 分 （3）乳剂出现分层、絮凝未处理，扣 5 分 （4）未转移至聚酯瓶、未标注溶液信息，扣 5 分	
	操作熟练	20	（1）操作欠熟练，扣 5 分 （2）操作顺序错误、重做一次，扣 5 分 （3）规定时间内（30 分钟）未完成操作，扣 5 分 （4）因操作不当造成仪器损坏，扣 5 分	
	试剂回收	5	未按照要求对剩余试剂进行回收处理，扣 5 分	
	操作台面整洁	5	（1）操作过程中，台面出现不整洁情况，扣 2 分 （2）实验结束后未整理桌面，或未将器具复位，扣 3 分	

续表

项目	考核内容	分值	评分标准	实际得分
成品	制剂通则和特性检查	5	外观、最低装量不符合要求，扣 5 分	
其他	遵守实训纪律和实验室规则，服从安排	5	在制备过程中出现喧哗、不服从安排、浪费材料等情况，每项扣 2 分，最多扣 5 分	
	合计	100		

【乳剂通则和特性检查】

1. 外观 肉眼观察鱼肝油乳外观，呈现均匀的乳白色液体，无分层、絮凝等现象；应具有鱼肝油特有的气味，无异味。

（1）操作过程

（2）结果记录

（3）药品判定 此项检查_____规定。

2. 最低装量 将配制的鱼肝油乳转移至预经标化的干燥量入式量筒中，装量不少于 9.3ml。

（1）操作过程

（2）结果记录

（3）药品判定 此项检查_____规定。

【鱼肝油乳的包装与贮藏】

1. 包装 聚酯瓶装，每瓶 10ml。

2. 贮藏 遮光，密封保存。

【相关理论知识】

（一）乳化剂

乳化剂是乳剂的重要组成部分，对于乳剂的形成、稳定性以及药效等方面起重要作用。乳化剂主要有表面活性剂、天然高分子乳化剂、固体微粒乳化剂、辅助乳化剂。

1. 表面活性剂 包括阴离子型（如硬脂酸钠、十二烷基硫酸钠等）、阳离子型（如苯扎溴铵等）、非离子型（如聚山梨酯类、脂肪酸山梨坦类等）。非离子型乳化剂的毒性和刺激性较小，应用较为广泛，如本实验中使用的阿拉伯胶属于天然的高分子乳化剂，具有良好的乳化性能和安全性。

2. 天然高分子乳化剂 如阿拉伯胶、西黄蓍胶、明胶、卵黄等。它们亲水性较强，能形成多分子乳化膜，乳化能力较弱，但形成的乳剂较稳定，且毒性小，适合内服乳剂的制备。

3. 固体微粒乳化剂 一些溶解度小、颗粒细微的固体粉末，如氢氧化镁、氢氧化铝、二氧化硅等，可作为 O/W 乳化剂；氢氧化锌、氢氧化钙等，可作为 W/O 乳化剂。其乳化作用是通过在油水界面形成固体微粒膜来实现的，形成的乳剂类型取决于固体微粒在油相和水相中的润湿性。

4. 辅助乳化剂 本身乳化能力较弱，但能提高乳剂的稳定性，如增加乳化膜的强度、调节乳化剂的 HLB 值等。西黄蓍胶在本实验中作为辅助乳化剂，可增强阿拉伯胶形成的乳化膜的稳定性。

（二）乳剂的制备方法

乳剂的制备有干胶法、湿胶法、新生皂法与机械法、两相交替加入法。

1. 干胶法 又称油中乳化剂法。先将乳化剂（如阿拉伯胶）与油混合，研匀，再加水研磨成初乳，最后加水稀释至全量。本实验中制备鱼肝油乳采用的就是干胶法。

2. 湿胶法 又称水中乳化剂法。先将乳化剂溶解于水中，制成胶浆，再将油相分次加入水相中，研磨或振摇制成初乳，最后加水稀释至全量。

3. 新生皂法　利用植物油中含有的硬脂酸、油酸等与加入的氢氧化钠、氢氧化钙等碱类发生皂化反应，生成的新生皂作为乳化剂，在反应过程中形成乳剂。该方法适用于乳膏剂等的制备。

4. 机械法　借助机械力，如乳匀机、胶体磨、超声波乳化器等，将油相和水相混合制成乳剂。机械法制备的乳剂粒度更细、更均匀，稳定性更好，但设备成本较高。

5. 两相交替加入法　溶于水的物质溶解在水性溶剂中作为水相，溶于油的物质溶解在油性溶剂中作为油相，在 70～80℃下沿一个方向搅拌，分别交替加入油相与水相，直至乳剂完成。

6. 多重乳液　又称复合乳液，简称复乳，是将一种乳状液（通常称为初级乳状液，简称初乳）分散在另外的连续相中形成的多层乳状液，一般都是高度分散、粒径不一的多相体系，有多种类型，以 W/O/W 和 O/W/O 两种类型最为常见。在结构上多重乳液具有独特的"两膜三相"的多隔室结构。如 W/O/W 型复乳，它是油滴里含有一个或多个的水滴，这种含有水滴的油滴又被悬浮在水相中形成乳状液。正因为复乳的这种特殊结构，可以将一些性质不同的物质分别溶解在不同的相中，起到隔离、保护、控制释放、靶向释放、掩藏风味等多种功能效果，因此复乳在医药、食品、化妆品等领域有广阔的应用价值。由于多重乳液有较大的界面面积及较小的间隔距离，可加速相的分离，因此在化工过程的液液分离及石油工业中也有潜在的应用价值。

一步乳化法是最早制备复乳的方法，一步乳化法是指将水相、油相、包埋物质、亲油性和亲水性乳化剂一次混合加以乳化形成多重乳液的方法。比较简便，耗能少，此法制备的复乳内外水相的比例以及活性物质的分配难以控制，存在包封率低、重复性及稳定性差等缺点。但随着近年来微流控技术的快速发展，一步乳化法再次受到人们的关注。两步乳化法是先将油溶性的乳化剂、内水相及油相混合，在高速分散乳化器中采用高强度的乳化条件制得 W/O 初乳，再把初乳倒入含有水溶性的乳化剂的水溶液中，在高速分散均质机中采用较为温和的乳化条件乳化制得 W/O/W 型复乳。具有包封率高、重复性好等特点，是最多的制备方法。膜乳化法是近年来才出现的复乳制备方法，此法制备的复乳稳定性好、粒度分散均匀，但相比两步乳化法，制备效率较低，目前应用并不多。

（三）乳剂的形成理论

乳剂是由水相、油相和乳化剂经乳化制成的，但要制成符合要求的稳定的乳剂，首先必须提供足够的能量使分散相能够分散成微小的乳滴，其次是提供使乳剂稳定的必要条件。乳剂中，乳化剂的作用有以下三个方面。

1. 降低表面张力　水相和油相混合搅拌能形成大小不一的乳滴，但很快会分层。这是因为两相间存在界面张力，界面张力越大，形成乳剂的能力越弱。形成乳剂是在两相间形成大量新界面的过程，乳滴越小，新增加的界面越大，表面自由能也越大。而乳剂有降低界面自由能的趋势，会促使乳滴合并，所以乳剂是热力学不稳定体系。

要保持乳剂稳定，需降低液体界面自由能，一是让乳剂粒子形成球形以减小表面积，二是降低界面张力。

乳化剂能吸附在乳滴界面，降低表面张力或表面自由能，让简单搅拌就能形成稳定乳剂，所以合适的乳化剂是形成稳定乳剂的关键。

2. 形成牢固的乳化膜　乳化剂吸附于乳滴周围，有规律地定向排列成膜，不仅降低油、水间的界面张力和表面自由能，而且可阻止乳滴的合并。在乳滴周围形成的乳化剂膜称为乳化膜。乳化剂在乳滴表面上排列越整齐，乳化膜就越牢固，乳剂也就越稳定。

3. 决定乳剂的类型　在水相和油相保持一定比例的前提下，一般是超过 1:1，乳化剂是 O/W 型，乳剂就是 O/W 型；乳化剂是 W/O 型则乳剂就是 W/O 型。

（四）乳剂的稳定性

乳剂属热力学不稳定的均匀非均相分散体系，乳剂常发生下列变化。

1. 分层 乳剂分层是指分散相粒子在放置后上浮或下沉的现象，也称为乳析（Creaming）。分层的主要原因是分散相和分散介质之间的密度差。根据 Stokes 定律，乳滴越小，下沉速度越慢；乳滴越大，上浮速度越慢。减小密度差、增加分散介质黏度或调整相容积比（通常相容积比低于 25％ 时分层较快，达到 50％ 时分层速度显著降低）可以有效减缓分层。分层的乳剂经振摇后仍可恢复均匀。

2. 絮凝 乳剂中分散相的乳滴发生可逆聚集的现象称为絮凝。乳滴荷电和乳化膜的存在可以阻止乳滴合并。絮凝通常由乳剂中的电解质和离子型乳化剂引起，与乳剂的黏度、相容积比和流变性密切相关。絮凝通过限制乳滴移动并形成网状结构，使乳剂处于高黏度状态，有利于乳剂稳定。虽然絮凝与乳滴合并不同，但絮凝状态进一步变化也可能导致乳滴合并。

3. 转相 乳剂类型因条件变化而改变称为转相，例如从 O/W 型变为 W/O 型。这主要是由于乳化剂性质改变。例如，油酸钠是 O/W 型乳化剂，遇油酸钙后变成 W/O 型乳化剂，乳剂也随之转相。加入相反类型的乳化剂也可能导致转相，尤其当两种乳化剂比例接近时更容易发生。转相临界点是指乳剂处于不稳定状态，随时可能转变为某种类型。

4. 合并与破裂 乳剂中乳滴周围的乳化膜破裂会导致乳滴变大，称为合并。进一步发展会使乳剂分为油、水两相，称为破裂，破裂是不可逆的。乳剂的稳定性与乳滴大小密切相关，乳滴越小，乳剂越稳定。为保证稳定性，制备乳剂时应尽量保持乳滴大小均一，并增加分散介质的黏度以降低合并速度。乳化剂形成的乳化膜越牢固，乳剂越能防止合并和破裂。

5. 酸败 乳剂因外界因素或微生物影响而变质称为酸败，酸败是变质现象，不可逆。为防止酸败，乳剂中通常需加入抗氧剂和防腐剂。

重点小结

操作题要

答案解析

一、单选题

1. 制备鱼肝油乳时，主要使用的乳化剂是
   A. 西黄蓍胶　　　　　　 B. 阿拉伯胶　　　　　　 C. 糖精钠　　　　　　 D. 羟苯乙酯

2. 制备初乳时，阿拉伯胶与水研磨制成初乳的标志是
   A. 颜色变深　　　　　　　　　　　　 B. 有明显噼啪声且质地细腻
   C. 出现大量气泡　　　　　　　　　　 D. 形成凝胶状物质

3. 制备鱼肝油乳时，加入西黄蓍胶的作用是
   A. 调味　　　　　　 B. 防腐　　　　　　 C. 辅助乳化　　　　　　 D. 调节渗透压

4. 以下方法可以鉴别制备的鱼肝油乳是 O/W 型乳剂的是
   A. 取少量乳剂滴加在油中，若能均匀分散
   B. 取少量乳剂滴加在水中，若能均匀分散
   C. 取少量乳剂加入油溶性染料，内相染色
   D. 取少量乳剂加入水溶性染料，内相染色

5. 制备鱼肝油乳时，若要使乳剂更稳定，可采取的措施不包括
   A. 增加乳化剂用量　　　　　　　　　 B. 减小分散相粒径
   C. 提高制备温度　　　　　　　　　　 D. 避免微生物污染

6. 下列属于天然乳化剂的是
   A. 十二烷基硫酸钠　　　　　　　　　 B. 聚山梨酯类
   C. 阿拉伯胶　　　　　　　　　　　　 D. 苯扎溴铵

二、判断题（答案正确时用 T 表示，答案错误时用 F 表示）

1. 制备鱼肝油乳时，乳钵不需要干燥也可进行初乳制备。
2. 乳剂出现分层现象一定是制备过程中操作失误导致的。
3. 乳化剂用量越多，乳剂就越稳定。

三、简答题

制备鱼肝油乳时，如何判断初乳是否制备成功？

任务二 石灰搽剂的制备操作

【实训目的】

1. 掌握 乳剂型液体制剂的概念、特点和组成；化学反应法（新生皂法）制备乳剂型液体制剂的方法和操作要点。

2. 熟悉 石灰搽剂的制备操作流程；制备的处理原则及质量要求。

3. 了解 石灰搽剂的制备原理及影响质量的因素。

4. 学会 克服困难创造条件完成一项任务。

【质量要求】

外观、微生物限度、装量等符合规定。

【实训原理】

石灰搽剂是由氢氧化钙溶液与花生油（或其他植物油）中的脂肪酸发生皂化反应，生成钙肥皂作为乳化剂，将水相分散在油相中形成的 W/O 型乳剂。其反应式为 $2RCOOH + Ca(OH)_2 \rightarrow (RCOO)_2Ca + 2H_2O$，其中 RCOOH 代表植物油中的脂肪酸类。

【实训内容】

1. 制剂处方

R

氢氧化钙溶液（0.3%）	125ml
花生油（或其他植物油）	125ml

2. 器材设备 量筒（250ml、100ml）、具塞量筒、乳钵、玻璃棒、天平、温度计、具塞玻璃瓶、标签纸。

3. 试剂试药 氢氧化钙、花生油（或其他植物油）、纯化水。

4. 制备工艺

（1）氢氧化钙溶液的制备 取适量氢氧化钙，加入适量纯化水，搅拌均匀，配制成氢氧化钙饱和溶液，静置，取上清液备用。

（2）用洁净的量筒量取 125ml 氢氧化钙溶液。

（3）用另一个量筒准确量取 125ml 花生油（或其他植物油）。

（4）将量好的花生油缓慢加入盛有氢氧化钙溶液的乳钵中，边加边研磨，直至形成均匀的黄色乳状液。也可在具塞量筒中制备，水相加入油相。将制备好的石灰搽剂转移至具塞玻璃瓶中。

（5）进行制剂通则和特性检查；分装 10ml/瓶。

（6）贴上标签，注明名称、制备日期等信息。

5. 处方分析　氢氧化钙和植物油里的脂肪酸是形成 W/O 脂肪酸钙皂的反应物，氢氧化钙溶液的水是水相，植物油为油相，植物油和氢氧化钙为脂肪酸钙的反应物。石灰搽剂制法为新生皂法。

【制备流程】

制备氢氧化钙溶液→量取→混合→研磨→质检→包装。

【注意事项】

1. 制备氢氧化钙溶液时，应使用纯化水；搅拌后要充分静置，取上清液使用，确保溶液纯净。

2. 量取氢氧化钙溶液和花生油时，要准确读数，保证原料比例正确；量筒使用后应及时清洗，避免残留物质影响下次实验。

3. 研磨过程中要持续、均匀用力，确保油相和水相充分乳化；若研磨不充分，可能导致乳剂不稳定，出现分层现象。

4. 转移制剂时要小心操作，避免溶液洒出；具塞玻璃瓶应提前清洗干净并干燥，防止水分影响制剂质量。

5. 实验过程中要注意安全，避免氢氧化钙接触皮肤和眼睛，若不慎接触，应立即用大量清水冲洗，并及时就医。

【考核标准】

项目	考核内容	分值	评分标准	实际得分
实验准备	着装仪表符合要求	5	未穿实训服、未戴头帽、未戴手套、露出发须、佩戴饰品、化妆、穿拖鞋，每项扣1分，最多扣5分	
	实验器具安全检查、洗净	5	未对量筒、乳钵等器具进行洗净消毒，每项未完成扣3分，最多扣5分	
制剂配制	计算配制用量正确	10	各成分量计算错误，每项扣2分，最多扣5分；不带单位或单位错误，扣2分，最多扣5分	
	量取操作正确	20	（1）未按规定量取，多取或少取，每项扣3分，最多扣5分 （2）量筒使用不正确（如未在水平桌面量取、读数时视线未与凹液面最低处平齐等），每项扣3分，最多扣5分 （3）量取后不及时记录体积、不给监视人核对，每次扣3分，最多扣5分 （4）量取组分有外洒，每次扣2分，最多扣5分	
	制备石灰搽剂规范	20	（1）花生油添加及研磨不符要求，扣5分 （2）搅拌或研磨时间严重不足，扣5分 （3）转移时溶液洒出，扣5分 （4）未标注关键信息，扣5分	
	操作熟练	20	（1）操作欠熟练，扣5分 （2）操作顺序错误、重做一次，扣5分 （3）规定时间内（30分钟）未完成操作，扣5分 （4）因操作不当造成仪器损坏，扣5分	
	试剂回收	5	未按照要求对剩余试剂进行回收处理，扣5分	
	操作台面整洁	5	（1）操作过程中，台面出现不整洁情况，扣2分 （2）实验结束后未整理桌面，或未将器具复位，扣3分	
成品	制剂通则和特性检查	5	外观、装量不符合要求，扣5分	
其他	遵守实训纪律和实验室规则，服从安排	5	在制备过程中出现喧哗、不服从安排、浪费材料等情况，每项扣1分，最多扣5分	
合计		100		

【乳剂通则和特性检查】

1. 外观 肉眼观察石灰搽剂外观，呈现均匀的乳白色液体，无分层、絮凝等现象。

（1）操作过程

（2）结果记录

（3）药品判定 此项检查_____规定。

2. 最低装量 将配制的石灰搽剂 5 瓶转移至预经标化的干燥量入式量筒中，装量不少于 9.3ml。

（1）操作过程

（2）结果记录

（3）药品判定 此项检查_____规定。

【石灰搽剂的包装与贮藏】

1. 包装 瓶装，每瓶 10ml

2. 贮藏 阴凉，避光，密封保存。

重点小结

操作题要

答案解析

一、单选题

1. 石灰搽剂制备过程中，起乳化剂作用的是

　　A. 氢氧化钙　　　　　B. 花生油　　　　　C. 钙肥皂　　　　　D. 纯化水

2. 石灰搽剂属于

　　A. O/W 型乳剂　　　B. W/O 型乳剂　　　C. 溶液剂　　　　　D. 混悬剂

3. 制备石灰搽剂时，氢氧化钙溶液与花生油的比例是

　　A. 1：1　　　　　　B. 1：2　　　　　　C. 2：1　　　　　　D. 3：1

4. 鉴别石灰搽剂是 W/O 型乳剂的方法是

　　A. 取少量乳剂滴加在水中，若能均匀分散

　　B. 取少量乳剂滴加在油中，若能均匀分散

　　C. 取少量乳剂加入水溶性染料，外相染色

　　D. 取少量乳剂加入油溶性染料，外相染色

5. 制备石灰搽剂时，使用的主要器材不包括

　　A. 量筒　　　　　　B. 容量瓶　　　　　C. 乳钵　　　　　　D. 具塞玻璃瓶

6. 影响石灰搽剂稳定性的因素不包括

　　A. 原料比例　　　　B. 研磨程度　　　　C. 制备人员　　　　D. 温度

二、判断题（答案正确时用 T 表示，答案错误时用 F 表示）

1. 石灰搽剂制备过程中，使用的纯化水无需特殊处理。

2. 只要氢氧化钙溶液和花生油混合在一起，就能形成稳定的石灰搽剂。

3. 制备石灰搽剂时，乳钵不需要干燥。

三、简答题

分析石灰搽剂制备过程中，导致乳剂不稳定的可能原因有哪些？

任务三 松节油搽剂的制备操作

【实训目的】

1. 掌握 乳剂型液体制剂的概念、特点和组成；化学反应法制备搽剂型液体制剂的方法和操作要点。

2. 熟悉 松节油搽剂的制备操作流程；制备的处理原则及质量要求。

3. 了解 松节油搽剂的制备原理及影响质量的因素。

4. 学会 松节油搽剂的制备技术，处方分析和处方可能的制备方法。

【质量要求】

外观、微生物限度、装量等符合规定。

【实训原理】

松节油搽剂是乳剂型搽剂，其制备原理是利用软皂作为乳化剂，使互不相溶的油相（松节油）和水相形成稳定的乳剂。软皂分子含有亲水基和亲油基，在制备过程中，亲水基向水相，亲油基向油相，从而降低油水界面的表面张力，促使乳剂形成。

【实训内容】

1. 制剂处方

R

软皂	75g
樟脑	50g
松节油	650ml
纯化水	适量

2. 器材设备 量筒（100ml、500ml、1000ml）、乳钵、烧杯（500ml）、玻璃棒、天平、称量纸、药匙、滴管、棕色玻璃瓶、标签纸、均质搅拌设备。

3. 试剂试药 松节油、樟脑、软皂、纯化水。

4. 制备工艺

（1）用天平准确称取 50g 樟脑和 75g 软皂，将其置于乳钵中，充分研磨直至液化。

（2）用量筒量取 650ml 松节油，缓慢地加入乳钵中，与已液化的樟脑和软皂充分研匀。

（3）在 1000ml 烧杯中加入 250ml 水。将研匀后的混合物分数次注入该烧杯中，每次注入后进行搅拌，直至乳化完全。

（4）将溶液转移至 1000ml 量筒中，向量筒中加入纯化水至 1000ml。

（5）用玻璃杯搅拌混匀，分装 10ml/支。

（6）进行制剂通则和特性检查。

（7）贴上标签，注明名称、浓度、制备日期等信息。

5. 处方分析 软皂是脂肪酸钾盐的总称，属于 O/W 乳化剂，樟脑和松节油主药油相，纯化水水相，制法为胶溶法中的干胶法。

【制备流程】

称定→研磨→加松节油→研匀→转移→搅拌→乳化→定容→混匀→质检→包装。

【注意事项】

1. 松节油和樟脑均具有挥发性，操作过程应尽量迅速，取用后及时盖好容器，减少挥发损失，避免药物挥发导致含量不准确。

2. 称量樟脑和软皂时，天平要准确校准，操作要规范，避免称量误差，否则会影响制剂中药物的浓度，进而影响药效。

3. 量取松节油时，务必准确读数，保证原料比例正确。量取后及时清洗量筒，防止残留药物相互污染。

4. 读取量筒刻度时，若仰视会使读数偏小，量取的实际体积偏大；俯视则读数偏大，实际量取体积偏小。

5. 研磨过程要充分，确保樟脑和软皂完全液化，与松节油混合均匀。乳化搅拌也要充分，保证乳化完全，若乳化不充分，会导致乳剂不稳定，出现分层等现象，影响制剂质量。

6. 松节油搽剂对皮肤有一定刺激性，操作时避免接触皮肤和眼睛，若不慎接触，应立即用大量清水冲洗，并及时就医。

【考核标准】

项目	考核内容	分值	评分标准	实际得分
实验准备	着装仪表符合要求	5	未穿实训服、未戴头帽、未戴手套、露出发须、佩戴饰品、化妆、穿拖鞋，每项扣1分，最多扣5分	
	实验器具安全检查、洗净	5	量筒、乳钵、烧杯等器具未洗净消毒，每项未完成扣3分，最多扣5分	
制剂配制	计算配制用量正确	10	各成分量计算错误，每项扣2分，最多扣5分；不带单位或单位错误，扣2分，最多扣5分	
	称量、量取操作正确	20	（1）未按规定量取，多取或少取，每项扣3分，最多扣5分 （2）量筒使用不正确（如未在水平桌面量取、读数时视线未与凹液面最低处平齐等），每项扣3分，最多扣5分 （3）量取后不及时记录体积，不给监视人核对，每次扣3分，最多扣5分 （4）量取组分有外洒，每次扣2分，最多扣5分	
	制备松节油搽剂规范	20	（1）花生油添加及研磨不符要求，扣5分 （2）搅拌或研磨时间严重不足，扣5分 （3）转移时溶液洒出，扣5分 （4）未标注关键信息，扣5分	
	操作熟练	20	（1）操作欠熟练，扣5分 （2）操作顺序错误、重做一次，扣5分 （3）规定时间内（30分钟）未完成操作，扣5分 （4）因操作不当造成仪器损坏，扣5分	
	试剂回收	5	未按照要求对剩余试剂进行回收处理，扣5分	
	操作台面整洁	5	（1）操作过程中，台面出现不整洁情况，扣2分 （2）实验结束后未整理桌面，或未将器具复位，扣3分	
成品	制剂通则和特性检查	5	外观、装量不符合要求，扣5分	
其他	遵守实训纪律和实验室规则，服从安排	5	在制备过程中出现喧哗、不服从安排、浪费材料等情况，每项扣1分，最多扣5分	
合计		100		

【乳剂通则和特性检查】

1. 外观 松节油搽剂应呈现白色或乳黄色的稠厚液体，有松节油与樟脑特有的气味，与水振摇起多量泡沫。

  (1) 操作过程

  (2) 结果记录

  (3) 药品判定 此项检查_____规定。

2. 最低装量 将配制的松节油搽剂 5 瓶，转移至预经标化的干燥量入式量筒中，不少于 9.3ml。

  (1) 操作过程

  (2) 结果记录

  (3) 药品判定 此项检查_____规定。

【松节油搽剂的包装与贮藏】

1. 包装 棕色玻璃瓶装，每瓶 10ml。

2. 贮藏 阴凉、避光，密封保存。

重点小结

答案解析

操作题要

一、单选题

1. 松节油搽剂制备过程中，起乳化作用的物质是

  A. 软皂   B. 樟脑   C. 松节油   D. 水

2. 制备 1000ml 松节油搽剂时，需要称取的樟脑的量是

  A. 30g   B. 50g   C. 80g   D. 100g

3. 松节油搽剂的外观应为

  A. 无色或微黄色澄清液体   B. 白色乳状液

  C. 棕色混悬液   D. 白色或乳黄色的稠厚液体

4. 以下操作会导致松节油搽剂中药物含量不准确的是

  A. 准确称量樟脑   B. 用量筒量取松节油时平视读数

  C. 称量樟脑时天平未校准   D. 搅拌使药物充分溶解

5. 制备松节油搽剂时，不需要用到的仪器是

  A. 玻璃棒   B. 量筒   C. 烧杯   D. 量杯

6. 松节油搽剂应贮藏在

  A. 高温、潮湿处   B. 阴凉、干燥、通风处

  C. 阳光直射处   D. 火源附近

二、判断题（答案正确时用 T 表示，答案错误时用 F 表示）

1. 制备松节油搽剂时，软皂和樟脑需要充分研磨至液化。

2. 松节油搽剂在储存过程中不会受到光照的影响。

3. 称量樟脑时，使用称量纸可以防止樟脑腐蚀天平。

三、简答题

简述松节油搽剂的制备原理。

项目五 混悬型液体制剂的制备

任务一 炉甘石洗剂的制备操作

【实训目的】

1. 掌握 混悬型液体制剂的概念、特点和组成；机械分散法制备混悬型液体制剂的方法和操作要点。

2. 熟悉 炉甘石洗剂的制备操作流程；制备的处理原则及质量要求。

3. 了解 炉甘石洗剂的制备原理及影响质量的因素。

4. 学会 炉甘石洗剂的制备技术，为从事相关制剂制备打下基础。

【质量要求】

外观、微生物限度、装量等符合《中国药典》规定。

【实训原理】

混悬剂系指难溶性固体药物以微粒状态分散于分散介质中形成的非均相的均匀液体制剂。炉甘石洗剂主要由难溶性药物炉甘石、氧化锌与甘油、纯化水等润湿和分散混合而成。甘油作为润湿剂和助悬剂，可增加分散介质的黏度，降低微粒的沉降速度。

【实训内容】

1. 制剂处方

R

炉甘石	80g
氧化锌	80g
甘油	100ml
羧甲纤维素钠	5g
纯化水	适量
制成	1000ml

2. 器材设备 天平、称量纸、药匙、乳钵、量筒（50ml、1000ml）、烧杯（1000ml）、玻璃棒、标签纸。

3. 试剂试药 炉甘石、氧化锌、甘油、羧甲纤维素钠、纯化水。

4. 制备工艺

（1）2.5g 羧甲纤维素钠加适量水在乳钵中发胀2小时，置于烧杯中，胶浆备用。

（2）用天平分别准确称取150g炉甘石、50g氧化锌细粉（粉碎、过筛），加入乳钵中，用量筒量取100ml甘油，分次慢加快研置于此乳钵中，研成糊状。

（3）在乳钵中加入胶浆和少量纯化水，充分研磨，使药物与甘油、羧甲纤维素钠等充分混合均匀，形成细腻的糊状。

（4）将乳钵中的糊状物转移至1000ml量筒中，用适量纯化水多次冲洗乳钵，将冲洗液一并倒入量筒中。

（5）向量筒中加纯化水至1000ml。

（6）用玻璃杯搅拌混匀，分装10ml/瓶。

（7）进行制剂通则和特性检查。

（8）将制备好的炉甘石洗剂转移至具塞玻璃瓶中，贴上标签，注明名称、浓度、制备日期等信息。

5. 处方分析　氧化锌、炉甘石为主药，甘油为润湿剂和助悬剂，羧甲纤维素钠为助悬剂，水溶剂；制法为分散法。

【制备流程】

称取→量取→研磨混合→转移→冲洗乳钵并定容→混匀→质检→包装。

【注意事项】

1. 炉甘石和氧化锌要粉碎为细粉，与甘油混合应充分研磨，使其颗粒细腻，以保证制剂的稳定性和均匀性。若研磨不充分，颗粒较大，容易沉降且不易再分散。因为炉甘石和氧化锌是亲水性药物，能被水和甘油润湿。

2. 称量和量取操作要准确，保证原料比例正确。天平使用前需校准，量取液体时视线要与凹液面最低处平齐。若操作不准确，会影响制剂的质量和疗效。

3. 加入纯化水时应缓慢，边加边搅拌。

4. 转移溶液时要小心，防止溶液洒出。

5. 实验过程中要注意卫生，避免微生物污染。操作结束后，及时清洗实验仪器，整理实验台面。

【考核标准】

项目	考核内容	分值	评分标准	实际得分
实验准备	着装仪表符合要求	5	未穿实训服、未戴头帽、未戴手套、露出发须、佩戴饰品、化妆、穿拖鞋，每项扣1分，最多扣5分	
	仪器检查、洗净	5	乳钵、量筒、移液管、电子天平、玻璃棒等仪器未检查是否完好、洗净，每项未完成扣3分，最多扣5分	
制剂配制	计算配制用量正确	10	炉甘石、氧化锌等成分用量计算错误，每项扣2分，最多扣5分；不带单位或单位错误，扣2分，最多扣5分	
	称量与量取操作正确	20	（1）称量时瓶签对应不正确、取样不正确，每项扣3分，最多扣5分 （2）称量器具使用不正确，每项扣3分，最多扣5分 （3）称量不准确、不及时记录、不给监视人核对，每次扣3分，最多扣5分 （4）量取不准确，扣5分	
	制备炉甘石洗剂规范	20	（1）甘油添加及研磨不符要求，扣5分 （2）搅拌或研磨时间严重不足，扣5分 （3）转移时溶液洒出，扣5分 （4）未标注关键信息，扣5分	
	操作熟练	20	（1）操作欠熟练，扣5分 （2）操作顺序错误、重做一次，扣5分 （3）规定时间内（30分钟）未完成操作，扣5分 （4）仪器损坏，每样扣5分，最多扣5分	

项目	考核内容	分值	评分标准	实际得分
制剂配制	试剂回收	5	未按照要求对剩余试剂进行回收处理，扣 5 分	
	操作台面整洁	5	（1）操作过程中，台面出现不整洁情况，扣 2 分 （2）实验结束后未整理桌面，或未将器具复位，扣 3 分	
成品	制剂通则和特性检查	5	外观、装量不符合要求，扣 5 分	
其他	遵守实训纪律和实验室规则，服从安排	5	制备过程中喧哗、不服从安排、浪费材料等情况，每项扣 2 分，最多扣 5 分	
合计		100		

【混悬剂通则和特性检查】

1. 外观　炉甘石洗剂应呈现淡红色的混悬液，放置后能沉降，但经振摇应易再分散成均匀的混悬液，无结块现象。

（1）操作过程

（2）结果记录

（3）药品判定　此项检查＿＿＿＿＿＿＿＿规定。

2. 装量　将配制的炉甘石洗剂 5 瓶，转移至预经标化的干燥量入式量筒中，不少于 9.3ml。

（1）操作过程

（2）结果记录

（3）药品判定　此项检查＿＿＿＿＿＿＿＿规定。

【炉甘石洗剂包装与贮藏】

1. 包装　瓶装，每瓶 10ml。

2. 贮藏　避光，密封保存。

【相关理论知识】

（一）稳定剂

为了提高混悬剂的物理稳定性而加入的附加剂称为稳定剂。稳定剂包括助悬剂、润湿剂、絮凝剂和反絮凝剂等。

1. 助悬剂　系指能增加分散介质的黏度以降低微粒的沉降速度或增加微粒亲水性的附加剂。助悬剂包括的种类很多，其中有低分子化合物、高分子化合物，甚至有些表面活性剂也可作助悬剂用。常用的助悬剂有低分子助悬剂、高分子助悬剂等。

2. 润湿剂　系指能增加亲水性药物被水湿润的能力的附加剂。如炉甘石、氧化锌等亲水性药物能被水、甘油润湿和分散。许多疏水性药物如硫黄、固醇类、阿司匹林等不易被水润湿，加之微粒表面吸附有空气，给制备混悬剂带来困难这时应加入润湿剂，润湿剂可吸附于微粒表面，增加其亲水性，产生较好的分散效果。

3. 絮凝剂与反絮凝剂　制备混悬剂时常需加入絮凝剂，使混悬剂处于絮凝状态，以增加混悬剂的稳定性。絮凝剂和反絮凝剂的种类、性能、用量、混悬剂所带的电荷以及其他附加剂等均对絮凝剂和反絮凝剂的使用有影响，应在试验的基础上加以选择。

（二）混悬剂制法

制备混悬剂时，尽量考虑混悬微粒的粒径小而均匀，以求获得稳定的混悬剂。混悬剂的制备方法分为机械分散法和凝聚法。

1. 机械分散法　分散法是将粗颗粒药物粉碎至符合粒径要求的微粒，并分散于分散介质中以制备混悬剂的方法。采用分散法制备混悬剂时：

（1）亲水性药物（如氧化锌、炉甘石等）　通常先将药物粉碎至一定粒度，加入适量液体研磨至合适的分散度，最后加入剩余液体至全量。

（2）疏水性药物　由于不易被水润湿，需先加入一定量的润湿剂与药物研匀，再加入液体研磨混匀。

（3）小量制备可使用乳钵，大量生产则可采用乳匀机、胶体磨等设备。

2. 凝聚法

（1）物理凝聚法　是将药物以分子或离子状态分散在溶液中，再将其加入另一种分散介质中凝聚成混悬液的方法。通常先将药物制成热饱和溶液，在搅拌下加入另一种不溶性液体中，通过快速结晶形成小于 $10\mu m$ 的微粒，再将这些微粒分散于合适的介质中制成混悬剂。

（2）化学凝聚法　是通过化学反应使两种药物生成难溶性微粒，再将其混悬于分散介质中制备混悬剂的方法。为确保微粒细小且均匀，化学反应需在稀溶液中进行，并在反应过程中进行快速搅拌。

（三）影响混悬剂稳定性的因素

影响混悬剂稳定性的因素有微粒大小、助悬剂用量、微粒的荷电与水化、絮凝与反絮凝等。

1. 微粒大小　沉降硫、硫酸锌等药物的微粒大小对复方硫洗剂的稳定性影响显著。微粒越小，沉降速度越慢，制剂越稳定。在制备过程中，充分研磨药物，减小微粒粒径，可有效提高稳定性。

2. 助悬剂用量　助悬剂甘油和羧甲纤维素钠的用量直接关系到混悬剂的稳定性。用量不足，无法有效增加分散介质的黏度和形成保护膜，导致微粒容易沉降和聚集；用量过多，则可能影响制剂的流动性和使用感。

3. 微粒的荷电与水化　混悬液混悬微粒表面的电荷与分散介质中相反电荷形成双电层结构，产生 ζ 电位，此电位降低混悬液稳定性增加，反之亦然。药物微粒在分散介质中会发生荷电现象，相同电荷的微粒相互排斥，有助于防止微粒聚集。同时，微粒表面的水化膜也能阻碍微粒的聚集，提高混悬剂的稳定性。在复方硫洗剂中，助悬剂的存在有助于增强微粒的水化作用，提高稳定性。水化膜能阻止混悬微粒合并，增加混悬液的稳定性。

4. 絮凝与反絮凝　适当的絮凝可使混悬剂中的微粒形成疏松的聚集体，沉降速度加快，但振摇后容易再分散。反絮凝剂则可防止微粒聚集，使混悬剂保持分散状态。在制备复方硫洗剂时，需要控制好助悬剂和其他添加剂的用量，以达到合适的絮凝或反絮凝状态，保证制剂的稳定性和再分散性。向混悬液中加入电解质使混悬微粒聚集而沉降，这个过程称为絮凝。向混悬液中加入电解质混悬微粒分散，这个过程称为反絮凝，这时混悬液流动性好易于倾倒。

5. 药物晶型　许多药物具有同质多晶性，有稳定型和亚稳定型等晶型，亚稳定晶型常具有较大的溶解度和较快的溶解速度，易于吸收，所以制剂中一般使用亚稳定晶型；如可可豆酯有 α、β、γ 三种晶型，β 晶型最稳定，一般采用 β 晶型可可豆酯。如果混悬液微粒因晶型沉降速度过快，可加入抑晶剂。

6. 其他　混悬液的分散相浓度升高，混悬液稳定性下降。

（四）混悬剂的质量评价指标

制备混悬剂时，尽量考虑混悬微粒的粒径小而均匀，以求获得稳定的混悬剂。

1. 沉降体积比　是评价口服混悬剂稳定性的重要指标之一。沉降体积比越大，说明混悬剂在储存过程中越稳定，药物微粒的沉降程度越小。通过测定沉降体积比，可以直观地了解制剂的稳定性变化，评估制备工艺的合理性。

（1）检查法　除另有规定外，用具塞量筒量取供试品 50ml，密塞，用力振摇 1 分钟，记下混悬物

的开始高度 H_0，静置 3 小时，记下混悬物的最终高度 H，按沉降体积比 $= H/H_0$ 进行计算。

（2）结果　干混悬剂按各品种项下规定的比例加水振摇，应均匀分散，并照上法检查沉降体积比，应符合规定。

2. 重新分散性　混悬剂在放置后，经振摇应能迅速再分散成均匀的混悬液。重新分散性好的混悬剂，使用时能保证药物剂量的准确性和均匀性，避免因药物沉淀而导致剂量不足或不均匀的问题。

重点小结

3. 微粒大小及其分布　影响混悬剂的稳定性、外观和药效。合适的微粒大小和均匀的分布有助于提高制剂的质量和稳定性，保证药物的有效吸收和作用。在复方硫洗剂中，控制药物微粒的大小和分布，对于提高制剂的质量和疗效至关重要。

答案解析

操作题要

一、单选题

1. 炉甘石洗剂中，作为助悬剂的是
   - A. 炉甘石
   - B. 氧化锌
   - C. 甘油和羧甲纤维素钠
   - D. 纯化水

2. 制备 1000ml 炉甘石洗剂时，需要称取的炉甘石的量是
   - A. 100g
   - B. 80g
   - C. 200g
   - D. 250g

3. 炉甘石洗剂的外观应为
   - A. 无色澄清液体
   - B. 淡红色混悬液
   - C. 白色乳状液
   - D. 棕色黏稠液

4. 导致炉甘石洗剂稳定性下降的是
   - A. 充分研磨药物
   - B. 准确称量原料
   - C. 未加助悬剂
   - D. 缓慢加入纯化水并搅拌

5. 制备炉甘石洗剂时，使用的主要器材不包括
   - A. 容量瓶
   - B. 乳钵
   - C. 量筒
   - D. 烧杯

6. 影响炉甘石洗剂沉降体积比的因素不包括
   - A. 微粒大小
   - B. 助悬剂用量
   - C. 温度
   - D. 操作时间

二、判断题（答案正确时用 T 表示，答案错误时用 F 表示）

1. 制备炉甘石洗剂时，药物不需要研磨。

2. 助悬剂的用量对炉甘石洗剂的稳定性没有影响。

3. 炉甘石洗剂放置后出现沉降是正常现象。

三、简答题

分析影响炉甘石洗剂稳定性的因素有哪些？

☑ **任务二**　**复方硫洗剂的制备操作**

【实训目的】

1. 掌握　混悬型液体制剂的概念、特点和组成；机械分散法制备混悬型液体制剂的方法和操作要点。

2. 熟悉　复方硫洗剂的制备操作流程；制备的处理原则及质量要求。

3. 了解　复方硫洗剂的制备原理及影响质量的因素。

4. 学会　复方硫洗剂的制备技术，为从事相关制剂制备打下基础。

【质量要求】

外观、微生物限度、装量等符合规定。

【实训原理】

复方硫洗剂是混悬型液体制剂，由难溶性水的药物沉降硫、樟脑醋等与可溶于水的硫酸锌、甘油，在羧甲纤维素钠等助悬剂作用下，与水分散混合而成混悬液。甘油可增加分散介质的黏度，降低药物微粒的沉降，润湿硫，助悬复方硫洗剂；羧甲纤维素钠能在药物微粒表面形成高分子保护膜，阻碍微粒聚集，同时增加分散介质的黏度，从而提高混悬剂的稳定性。

【实训内容】

1. 制剂处方

R

沉降硫	30g
硫酸锌	30g
樟脑醋	250ml
甘油	100ml
羧甲纤维素钠	5g
聚山梨酯80	3ml
纯化水	适量

共制	1000ml

2. 器材设备　天平、称量纸、药匙、乳钵、量筒（100ml、250ml、500ml）、烧杯（1000ml）、玻璃棒、标签纸。

3. 试剂试药　沉降硫、硫酸锌、樟脑醋、甘油、羧甲纤维素钠、纯化水。

4. 制备工艺

（1）用天平准确分别称取30g沉降硫、30g硫酸锌、5g羧甲纤维素钠。

（2）用量筒分别量取100ml甘油、250ml樟脑醋。

（3）将羧甲纤维素钠加适量纯化水制成胶浆。

（4）将称取的沉降硫放入乳钵中，加入少量甘油和聚山梨酯80，充分研磨至细腻糊状，使硫粉被甘油充分湿润，再加入上述胶浆。

（5）将硫酸锌溶于适量纯化水中，过滤、滤液依次加入乳钵中，继续研磨，使其与沉降硫、甘油充分混合均匀。

（6）用量筒量取适量纯化水，缓慢加入烧杯中，边加边用玻璃棒搅拌，再将量取的樟脑醋缓缓倒入烧杯中，继续搅拌均匀。

（7）将乳钵中的混合物转移至1000ml烧杯中，用适量纯化水多次冲洗乳钵，将冲洗液一并倒入烧杯中。

（8）将溶液转移至1000ml量筒中，向量筒中加入纯化水至1000ml。

（9）用玻璃杯搅拌混匀，分装100ml/瓶。

（10）进行制剂通则和特性检查。

（11）贴上标签，注明名称、浓度、制备日期等信息。

5. 处方分析　硫、樟脑醑、硫酸锌为主药，甘油为润湿剂和助悬剂，羧甲纤维素钠为助悬剂，聚山梨酯 80 为润湿剂，纯化水为分散介质。复方硫洗剂制法分散法。

【制备流程】

称取各成分→量取甘油和樟脑醑→研磨混合→转移至烧杯→冲洗乳钵→加入樟脑醑→定容→混匀→质检→包装。

【注意事项】

1. 沉降硫较升华硫和精制硫质地疏松、颗粒最细，称量时易飞扬，操作应小心，尽量减少损耗。

2. 硫酸锌易吸湿是水溶性电解质，称取后应尽快使用，避免其潮解影响质量。先配制为稀溶液，以防混悬液脱水和盐析，本品不能与软皂合用，否则产生不溶性二价皂。

3. 沉降硫为疏水性药物，与甘油和聚山梨酯 80 研磨时，要充分研磨，使硫粉均匀分散和充分润湿，否则会影响制剂的稳定性和均匀性。

4. 加入醇性制剂樟脑醑时，要缓慢加入并不断搅拌，避免局部浓度过高或产生大的颗粒影响稳定性。

5. 转移溶液时要小心操作，防止溶液洒出。器具应提前清洗干净。

6. 实验过程中要注意卫生，避免微生物污染。操作结束后，及时清洗实验仪器，整理实验台面。

【考核标准】

项目	考核内容	分值	评分标准	实际得分
实验准备	着装仪表符合要求	5	未穿实训服、未戴头帽、未戴手套、露出发须、佩戴饰品、化妆、穿拖鞋，每项扣 1 分，最多扣 5 分	
	实验器具安全检查、洗净消毒	5	未对量筒、乳钵等器具进行洗净消毒，每项未完成扣 3 分，最多扣 5 分	
制剂配制	计算配制用量正确	10	各成分量计算错误，每项扣 2 分，最多扣 5 分；不带单位或单位错误，扣 2 分，最多扣 5 分	
	称量、量取操作正确	20	（1）未按规定量取，多取或少取，每项扣 3 分，最多扣 5 分 （2）量筒使用不正确（如未在水平桌面量取、读数时视线未与凹液面最低处平齐等），每项扣 3 分，最多扣 5 分 （3）量取后不及时记录体积、不给监视人核对，每次扣 3 分，最多扣 5 分 （4）量取组分有外洒，每次扣 2 分，最多扣 5 分	
	制备复方硫洗剂规范	20	（1）硫酸锌溶解过滤不正确、羧甲纤维素钠添加及研磨不符要求，扣 5 分 （2）搅拌或研磨时间严重不足，扣 5 分 （3）转移时溶液洒出，扣 5 分 （4）未标注关键信息，扣 5 分	
	操作熟练	20	（1）操作欠熟练，扣 5 分 （2）操作顺序错误、重做一次，扣 5 分 （3）规定时间内（30 分钟）未完成操作，扣 5 分 （4）因操作不当造成仪器损坏，扣 5 分	
	试剂回收	5	未按照要求对剩余试剂进行回收处理，扣 5 分	
	操作台面整洁	5	（1）操作过程中，台面出现不整洁情况，扣 2 分 （2）实验结束后未整理桌面，或未将器具复位，扣 3 分	

续表

项目	考核内容	分值	评分标准	实际得分
成品	制剂通则和特性检查	5	外观、装量不符合要求，扣5分	
其他	遵守实训纪律和实验室规则，服从安排	5	在制备过程中出现喧哗、不服从安排、浪费材料等情况，每项扣1分，最多扣5分	
	合计	100		

【混悬液通则和特性检查】

1. 外观　复方硫洗剂应呈现淡橙黄色的混悬液，放置后有沉降现象，但振摇后能迅速均匀分散，无结块、沉淀等异常现象。

（1）操作过程

（2）结果记录

（3）药品判定　此项检查_____规定。

2. 最低装量　将配制的复方硫洗剂3瓶，转移至预经标化的干燥量入式量筒中，每瓶装量不少于97ml。

（1）操作过程

（2）结果记录

（3）药品判定　此项检查_____规定。

【复方硫洗剂包装与贮藏】

1. 包装　瓶装，每瓶100ml。

2. 贮藏　阴凉，避光，密封保存。

重点小结

答案解析

操作题要

一、单选题

1. 复方硫洗剂中，起助悬作用的是

 A. 沉降硫　　　　　　　　　　　　　　B. 硫酸锌

 C. 甘油和羧甲纤维素钠　　　　　　　　D. 樟脑醑

2. 制备1000ml复方硫洗剂时，需要称取的沉降硫的量是

 A. 20g　　　　　　B. 30g　　　　　　C. 40g　　　　　　D. 50g

3. 复方硫洗剂的外观应为

 A. 无色澄清液体　　B. 淡橙黄色混悬液　　C. 白色乳状液　　D. 棕色黏稠液

4. 以下操作会导致复方硫洗剂稳定性下降的是

 A. 充分研磨药物　　　　　　　　　　　B. 准确称量原料

 C. 助悬剂用量不足　　　　　　　　　　D. 缓慢加入纯化水并搅拌

5. 制备复方硫洗剂时，使用的主要器材不包括

 A. 容量瓶　　　　　B. 乳钵　　　　　　C. 量筒　　　　　　D. 烧杯

6. 影响复方硫洗剂沉降体积比的因素不包括

 A. 微粒大小　　　　B. 助悬剂用量　　　C. 搅拌速度　　　　D. 药物溶解度

二、判断题（答案正确时用 T 表示，答案错误时用 F 表示）

1. 复方硫洗剂放置后出现沉降是正常现象。

2. 为了加快制备速度，可以快速加入纯化水并剧烈搅拌。

3. 复方硫洗剂应贮藏在高温、潮湿的地方。

三、简答题

简述复方硫洗剂的制备原理。

任务三　布洛芬混悬滴剂的制备操作

【实训目的】

1. 掌握　混悬型液体制剂的概念、特点和组成；机械分散法制备混悬型液体制剂的方法和操作要点。

2. 熟悉　布洛芬混悬滴剂的制备操作流程；制备的处理原则及质量要求。

3. 了解　布洛芬混悬滴剂的制备原理及影响质量的因素。

4. 学会　布洛芬混悬滴剂的制备技术，为从事相关制剂制备打下基础。

【质量要求】

外观、微生物限度、装量等符合《中国药典》规定。

【实训原理】

布洛芬混悬滴剂属于混悬型液体制剂，布洛芬为难溶性药物。通过添加助悬剂（如羧甲纤维素钠、甘油等），增加分散介质的黏度，降低药物微粒的沉降速度；同时助悬剂可在药物微粒表面形成保护膜，阻碍微粒聚集，从而使布洛芬均匀分散在分散介质中，形成稳定的混悬体系，便于患者服用和药物吸收。

【实训内容】

1. 制剂处方

R

布洛芬	40g
蔗糖	100g
羧甲纤维素钠	5g
甘油	30ml
枸橼酸	1g
羟苯乙酯溶液（5%）	5ml
香精	适量
纯化水	适量
共制	1000ml

2. 器材设备　天平、称量纸、药匙、乳钵、量筒（50ml、100ml、500ml）、烧杯（1000ml）、玻璃棒、高速搅拌器、标签纸。

3. 试剂试药　布洛芬、蔗糖、羧甲纤维素钠、甘油、枸橼酸、羟苯乙酯、香精、纯化水。

4. 制备工艺

（1）用天平准确称取 40g 布洛芬、100g 蔗糖、5g 羧甲纤维素钠、1g 枸橼酸。

（2）将羧甲纤维素钠加适量纯化水，使其溶胀，制成胶浆。

（3）用量筒量取 30ml 甘油、5ml 羟苯乙酯溶液（5%）。

（4）分别将称取的布洛芬放入乳钵中，加入少量甘油，充分研磨至细腻糊状，使布洛芬被甘油充分湿润。研磨时按同一方向进行，力度适中且均匀。

（5）把蔗糖、羧甲纤维素钠胶浆、枸橼酸依次加入乳钵中，继续研磨，使其与布洛芬、甘油充分混合均匀。

（6）将乳钵中的混合物转移至 1000ml 烧杯中，用适量纯化水多次冲洗乳钵，将冲洗液一并倒入烧杯中。

（7）用量筒量取适量纯化水，缓慢加入烧杯中，边加边用玻璃棒搅拌，使混合物初步溶解。

（8）将烧杯置于搅拌器上，开启搅拌器，缓慢加入剩余的纯化水，搅拌至均匀。

（9）加入 5ml 羟苯乙酯溶液（5%），搅拌均匀。

（10）加入适量香精（如草莓味香精），搅拌均匀，改善制剂口感。

（11）将溶液转移至 1000ml 量筒中，向量筒中加入纯化水至 1000ml。

（12）用玻璃杯搅拌混匀，分装 20ml/瓶。

（13）进行制剂通则和特性检查。

（14）贴上标签，注明名称、浓度、制备日期等信息。转移过程中小心操作，避免溶液洒出。

5. 处方分析　布洛芬为主药，羧甲纤维素钠为助悬剂，甘油为润湿剂和助悬剂，纯化水溶剂，枸橼酸 pH 调节剂，蔗糖、香精调味剂，羟苯乙酯防腐剂。布洛芬混悬液制法为分散法。

【制备流程】

称取→量取→研磨混合→转移至烧杯→初步溶解→高速搅拌→定容→混匀→质检→包装。

【注意事项】

1. 布洛芬在研磨时，要确保充分研磨，使颗粒细化，否则会影响混悬液的稳定性和药物的释放。

2. 称量和量取操作务必准确，保证原料比例正确。天平使用前需校准，量取液体时视线要与凹液面最低处平齐。

3. 加入纯化水时应缓慢，搅拌速度不宜过快，以免影响制剂外观和稳定性。

4. 高速搅拌时，注意搅拌器的转速和时间，避免过度搅拌导致药物颗粒聚集或破坏助悬剂的结构。

5. 转移溶液时要小心，防止溶液洒出。具塞玻璃瓶应提前清洗干净并干燥，避免水分影响制剂质量。

6. 实验过程中要注意卫生，避免微生物污染。操作结束后，及时清洗实验仪器，整理实验台面。

【考核标准】

项目	考核内容	分值	评分标准	实际得分
实验准备	着装仪表符合要求	5	未穿实训服、未戴头帽、未戴手套、露出发须、佩戴饰品、化妆、穿拖鞋，每项扣 1 分，最多扣 5 分	
	实验器具安全检查、洗净消毒	5	量筒、乳钵、烧杯等器具未洗净消毒，每项未完成扣 3 分，最多扣 5 分	

续表

项目	考核内容	分值	评分标准	实际得分
制剂配制	计算配制用量正确	10	各成分量计算错误，每项扣2分，最多扣5分；不带单位或单位错误，扣2分，最多扣5分	
	称量、量取操作正确	20	（1）未按规定量取，多取或少取，每项扣3分，最多扣5分 （2）量筒使用不正确（如未在水平桌面量取、读数时视线未与凹液面最低处平齐等），每项扣3分，最多扣5分 （3）量取后不及时记录体积、不给监视人核对，每次扣3分，最多扣5分 （4）量取组分有外洒，每次扣2分，最多扣5分	
	制备布洛芬混悬液、滴剂规范	20	（1）布洛芬、甘油添加及研磨不符要求，扣5分 （2）搅拌或研磨时间严重不足，扣5分 （3）转移时溶液洒出，扣5分 （4）未标注关键信息，扣5分	
	操作熟练	20	（1）操作欠熟练，扣5分 （2）操作顺序错误、重做一次，扣5分 （3）规定时间内（30分钟）未完成操作，扣5分 （4）因操作不当造成仪器损坏，扣5分	
	试剂回收	5	未按照要求对剩余试剂进行回收处理，扣5分	
	操作台面整洁	5	（1）操作过程中，台面出现不整洁情况，扣2分 （2）实验结束后未整理桌面，或未将器具复位，扣3分	
成品	制剂通则和特性检查	5	外观、装量不符合要求，扣5分	
其他	遵守实训纪律和实验室规则，服从安排	5	在制备过程中出现喧哗、不服从安排、浪费材料等情况，每项扣1分，最多扣5分	
合计		100		

【混悬液通则和特性检查】

1. 外观　布洛芬混悬滴剂外观应为白色或乳白色的混悬液体，放置后有沉降现象，但振摇后能迅速均匀分散，无结块、变色等异常，色泽均匀一致。

（1）操作过程

（2）结果记录

（3）药品判定　此项检查_____规定。

2. 最低装量　将配制的布洛芬混悬滴剂5瓶，转移至预经标化的干燥量入式量筒中，不少于19ml。

（1）操作过程

（2）结果记录

（3）药品判定　此项检查_____规定。

3. 沉降体积比　布洛芬口服混悬滴剂照下述方法检查，沉降体积比应不低于0.90。

检查法　用具塞量筒量取布洛芬混悬滴剂50ml，密塞，用力振摇1分钟，记下混悬物的开始高度 H_0，静置3小时，记下混悬物的最终高度 H，按沉降体积比 $= H/H_0$ 进行计算。

重点小结

【布洛芬混悬液包装与贮藏】

1. 包装　瓶装，每瓶20ml。

2. 贮藏　阴凉，避光，密封保存。

答案解析

操作题要

一、单选题

1. 制备布洛芬混悬滴剂时，使用的主要仪器不包括
   A. 容量瓶   B. 乳钵   C. 量筒   D. 高速搅拌器

2. 影响布洛芬混悬滴剂沉降体积比的因素不包括
   A. 微粒大小   B. 助悬剂用量   C. 搅拌速度   D. 香精用量

3. 为了提高布洛芬混悬滴剂的稳定性，可采取的措施是
   A. 减少助悬剂用量   B. 增大药物颗粒粒径
   C. 充分研磨药物   D. 不进行振摇

4. 制备布洛芬混悬滴剂时，若制剂出现结块现象，可能的原因是
   A. 充分搅拌   B. 原料比例正确   C. 研磨不充分   D. 助悬剂过量

5. 布洛芬混悬滴剂属于
   A. 溶液型液体制剂   B. 乳剂型液体制剂
   C. 混悬型液体制剂   D. 胶体型液体制剂

6. 检查布洛芬混悬滴剂粒度的方法不包括
   A. 显微镜法   B. 激光粒度分析仪法
   C. 沉降法   D. 比色法

二、判断题 （答案正确时用 T 表示，答案错误时用 F 表示）

1. 制备布洛芬混悬滴剂时，甘油作为保湿剂。

2. 助悬剂的用量对布洛芬混悬滴剂的稳定性没有影响。

3. 布洛芬混悬滴剂放置后出现沉降是正常现象。

三、简答题

分析影响布洛芬混悬滴剂稳定性的因素有哪些？

项目六 胶体型液体制剂的制备

任务一 胃蛋白酶合剂的制备操作

【实训目的】

1. 掌握 胶体型液体制剂的概念、特点和组成；机械分散法制备胶体型液体制剂的方法和操作要点。

2. 熟悉 胃蛋白酶合剂的制备操作流程；制备的处理原则及质量要求。

3. 了解 胃蛋白酶合剂的制备原理及影响质量的因素。

4. 学会 胶体型液体制剂的制备技术，为从事相关制剂制备打下基础。

【质量要求】

外观、pH 值、微生物限度、装量等符合《中国药典》规定。

【实训原理】

制备胃蛋白酶合剂，基于胃蛋白酶在适宜酸性条件下保持活性的特性。将胃蛋白酶撒于水面，有限溶胀，即水分子进入其高分子结构空隙，使其体积膨胀。在不加热情况下，经搅拌等操作完成无限溶胀，分散在水中形成高分子溶液。

【实训内容】

1. 制剂处方

R

胃蛋白酶（1∶3000）	20g
单糖浆	100ml
5% 羟苯乙酯乙醇液	10ml
橙皮酊	20ml
稀盐酸（10%）	20ml
纯化水	适量
共制	1000ml

2. 器材设备 天平、称量纸、药匙、量筒（25ml、100ml、1000ml）、烧杯（1000ml）、玻璃棒、pH 试纸或 pH 计、标签纸。

3. 试剂试药 胃蛋白酶（1∶3000）、单糖浆（85% g/ml）、5% 羟苯乙酯乙醇液、橙皮酊、稀盐酸（10%）、纯化水。

4. 制备工艺

（1）用天平准确称取 20g 胃蛋白酶（1∶3000）。

（2）用量筒准确量取 100ml 单糖浆、10ml 的 5% 羟苯乙酯乙醇液、20ml 橙皮酊、20ml 稀盐酸（10%），以及约 800ml 纯化水。

（3）将量取的约 800ml 纯化水倒入 1000ml 烧杯中，缓慢加入量取的稀盐酸（10%），边加边用玻璃棒轻轻搅拌均匀。

（4）将称取的胃蛋白酶均匀撒在上述溶液的液面上，让其自然溶胀、溶解，此过程中不要搅拌，避免破坏胃蛋白酶的结构。

（5）待胃蛋白酶充分溶胀、溶解后，缓缓加入量取的橙皮酊，搅拌均匀。

（6）另取约 100ml 纯化水，将量取的 10ml 5% 羟苯乙酯乙醇液加入其中溶解，然后缓缓加入上述溶液中，搅拌均匀。

（7）向烧杯中加入纯化水至 1000ml，再次搅拌均匀，使溶液混合均匀。

（8）将烧杯里的溶液转移至 1000ml 量筒中，用适量纯化水多次冲洗烧杯，将冲洗液一并倒入量筒中。

（9）向量筒中加纯化水至 1000ml。

（10）进行制剂通则和特性检查，分装 100ml/瓶。

（11）贴上标签，注明名称、浓度、制备日期等信息。

5. 处方分析 胃蛋白酶和橙皮酊为主药，稀盐酸为 pH 调节剂，单糖浆为矫味剂，5% 羟苯乙酯乙醇液为防腐剂，纯化水为溶剂。胃蛋白酶合剂制法为分散法。

【制备流程】

称取胃蛋白酶→量取各液体成分→纯化水中加入稀盐酸→搅拌→撒入胃蛋白酶→溶解→加入橙皮酊→加入羟苯乙酯乙醇液→定容→混匀→质检→包装。

【注意事项】

1. 胃蛋白酶带正电荷，忌与负电荷物质同用，对温度极为敏感，遇热易失活，整个制备过程应严格控制在室温（10～30℃）下进行，避免溶液温度升高。

2. 胃蛋白酶易吸湿，称量和量取操作务必快速精准。胃蛋白酶带正电，不宜用热水和加热溶解，也不能强力振摇，不能直接用脱脂棉、滤纸过滤。胃蛋白酶合剂一般不过滤，要用滤纸过滤，滤纸必须先用稀盐酸润湿，否则降低胃蛋白酶活性。

3. 胃蛋白酶溶解时，必须撒在液面上使其自然溶胀，严禁直接搅拌，否则容易形成团块，阻碍溶解，且搅拌过程要轻柔，防止破坏其活性结构。

4. 调节 pH 值时，要缓慢加入稀盐酸，边加边搅拌，并随时用 pH 试纸或 pH 计测定 pH 值，避免调节过度，影响胃蛋白酶的活性。胃蛋白酶不能与稀盐酸直接混合，因含盐酸超过 0.5% 时，酸性太强要破坏胃蛋白酶的活性，所以配制时先将稀盐酸稀释后撒布胃蛋白酶。

5. 转移溶液时要小心谨慎，防止溶液洒出，具塞玻璃瓶应提前清洗干净并干燥，避免水分影响制剂质量。

6. 实验过程中要高度注意卫生，严格遵守无菌操作原则，避免微生物污染。操作结束后，及时清洗实验仪器，整理实验台面。

【考核标准】

项目	考核内容	分值	评分标准	实际得分
实验准备	着装仪表符合要求	5	未穿实训服、未戴头帽、未戴手套、露出发须、佩戴饰品、化妆、穿拖鞋，每项扣 1 分，最多扣 5 分	
	实验器具安全检查、洗净消毒	5	未对量筒、烧杯等器具进行洗净消毒，每项未完成扣 3 分，最多扣 5 分	

续表

项目	考核内容	分值	评分标准	实际得分
制剂配制	计算配制用量正确	10	各成分量计算错误，每项扣2分，最多扣5分；不带单位或单位错误，扣2分，最多扣5分	
	称量、量取操作正确	20	（1）称量时瓶签对应不正确、取样不正确，每项扣3分，最多扣5分 （2）称量器具使用不正确，每项扣3分，最多扣5分 （3）称量不准确、不及时记录、不给监视人核对，每次扣3分，最多扣5分 （4）量取不准确，扣5分	
	制备胃蛋白酶合剂规范	20	（1）胃蛋白酶、单糖浆等添加不符要求，扣5分 （2）搅拌时间严重不足，扣5分 （3）转移时溶液洒出，扣5分 （4）未标注关键信息，扣5分	
	操作熟练	20	（1）操作欠熟练，扣5分 （2）操作顺序错误、重做一次，扣5分 （3）规定时间内（30分钟）未完成操作，扣5分 （4）因操作不当造成仪器损坏，扣5分	
	试剂回收	5	未按照要求对剩余试剂进行回收处理，扣5分	
	操作台面整洁	5	（1）操作过程中，台面出现不整洁情况，扣2分 （2）实验结束后未整理桌面，或未将器具复位，扣3分	
成品	外观及稳定性	5	外观、装量不符合要求，扣5分	
其他	遵守实训纪律和实验室规则，服从安排	5	在制备过程中出现喧哗、不服从安排、浪费材料等情况，每项扣1分，最多扣5分	
合计		100		

【胶体溶液通则和特性检查】

1. 外观 取适量制备好的胃蛋白酶合剂置于洁净的玻璃容器中，在自然光下仔细观察，应澄明或微浑浊的颜色，色泽均匀，无沉淀、异物及发霉变质现象。

（1）操作过程

（2）结果记录

（3）药品判定 此项检查_____规定。

2. 装量 将配制的胃蛋白酶合剂3瓶转移至预经标化的干燥量入式量筒中，每瓶装量不少于97ml。

（1）操作过程

（2）结果记录

（3）药品判定 此项检查_____规定。

【胃蛋白酶合剂的包装与贮藏】

1. 包装 瓶装，每瓶100ml。

2. 贮藏 阴凉，干燥，密封保存。

【相关理论知识】

（一）影响高分子溶液稳定性的因素

影响高分子溶液稳定性的因素有pH值、温度、水化作用、电荷等。

1. pH 值 溶液的 pH 值会影响高分子化合物的解离程度，从而改变其带电情况和水化程度。当 pH 值发生变化时，可能导致高分子粒子的电荷减少或水化膜变薄，使高分子溶液的稳定性降低。如在蛋白质溶液中，当 pH 值接近等电点时，蛋白质分子的电荷减少，水化膜变薄，溶液的稳定性下降，容易发生沉淀。

2. 温度 对高分子溶液的稳定性有显著影响。升高温度，分子热运动加剧，高分子的水化膜变薄，同时分子间的相互作用减弱，高分子溶液的稳定性下降，甚至可能发生聚沉。例如，将淀粉溶液加热到一定温度，淀粉分子的水化膜被破坏，溶液会出现浑浊甚至沉淀。

3. 水化作用 高分子化合物含有大量的亲水基团，能与水形成牢固的水化膜，这是高分子溶液稳定的主要因素。如明胶、阿拉伯胶等高分子物质，其分子中的羟基、羧基等亲水基团与水分子相互作用，在高分子周围形成一层水化膜，阻碍了高分子粒子的相互聚集。一旦水化膜被破坏，高分子溶液就会发生聚沉。

4. 电荷 高分子溶液中高分子粒子通常带有电荷，相同电荷之间的排斥作用使高分子粒子不易聚集。例如，蛋白质分子在不同的 pH 值溶液中，其分子表面会带有不同的电荷。当溶液的 pH 值偏离蛋白质的等电点时，蛋白质分子带正电荷或负电荷，由于电荷间的排斥作用，蛋白质溶液相对稳定。

（二） 胶体型液体制剂的制备方法

制备胶体型液体制剂的主要方法分为分散法和凝聚法。

1. 分散法 将粗大的粒子分散成胶体粒子大小的方法，包括机械分散法、胶溶法和超声分散法等。例如，通过球磨机等机械装置将药物颗粒研磨成胶体粒子大小。

2. 凝聚法 借助物理或化学方法使分子或离子聚集形成胶体粒子的方法，包括物理凝聚法和化学凝聚法。如利用化学反应使生成的难溶性物质在溶液中形成胶体粒子。

（三） 胶体的分类

1. 高分子溶液剂 由高分子化合物溶解于溶剂中制成，如蛋白质溶液、淀粉溶液等。高分子溶液剂属于热力学稳定体系，又叫胶浆剂，是均相液体制剂。

2. 溶胶剂 又称疏水胶体，是由多分子聚集而成的胶粒分散在液体介质中形成的。溶胶剂属于热力学不稳定体系，是非均相液体制剂。

重点小结

操作题要

答案解析

一、单选题

1. 胃蛋白酶合剂中，调节 pH 值的成分是

    A. 胃蛋白酶　　　　　B. 稀盐酸　　　　　C. 蔗糖　　　　　D. 羟苯乙酯

2. 制备胃蛋白酶合剂时，需要称取的胃蛋白酶（1：3000）的量是

    A. 10g　　　　　B. 20g　　　　　C. 30g　　　　　D. 40g

3. 胃蛋白酶合剂的外观应为

    A. 无色澄清液体　　　　　　　　B. 澄明或微浑浊的液体

    C. 白色乳状液　　　　　　　　　D. 棕色黏稠液

4. 以下操作会导致胃蛋白酶失活的是

    A. 在室温下制备　　　　　　　　B. 准确称量原料

    C. 溶液温度过高   D. 缓慢加入稀盐酸并搅拌

5. 胃蛋白酶合剂使用的环境不包括

    A. 碱性   B. 酸性   C. 正电荷性   D. 使该酶活性增加

6. 影响胃蛋白酶合剂稳定性的因素不包括

    A. pH 值   B. 温度   C. 搅拌速度   D. 防腐剂用量

二、判断题（答案正确时用 T 表示，答案错误时用 F 表示）

1. 制备胃蛋白酶合剂时，胃蛋白酶可直接搅拌溶解。

2. pH 值对胃蛋白酶合剂的稳定性没有影响。

3. 胃蛋白酶合剂可以贮藏在高温环境中。

三、简答题

从处方组成的角度，分析胃蛋白酶合剂中各成分的作用。

任务二　甲酚皂溶液的制备操作

【实训目的】

1. 掌握　胶体型液体制剂的概念、特点和组成；机械分散法制备胶体型液体制剂的方法和操作要点。

2. 熟悉　甲酚皂溶液的制备操作流程；制备的处理原则及质量要求。

3. 了解　甲酚皂溶液的制备原理及影响质量的因素。

4. 学会　甲酚皂溶液的制备技术，为从事相关制剂制备打下基础。

【质量要求】

外观、碱度、未皂化物、微生物限度、装量等符合《中国药典》规定。

【实训原理】

甲酚皂溶液是通过氢氧化钠与植物油发生皂化反应生成脂肪酸钠皂，作为增溶剂，其分子结构中具有亲水性的极性基团和疏水性的非极性基团。疏水性基团可与甲酚相互作用，亲水性基团则与水相互作用，从而使原本难溶于水的甲酚均匀分散在水中，形成稳定的溶液体系。

【实训内容】

1. 制剂处方

R

甲酚	520g（500ml）
植物油	173g
氢氧化钠	约27g
水	适量
共制	1000ml

2. 器材设备　天平、称量纸、药匙、量筒（100ml、500ml、1000ml）、烧杯（1000ml、2000ml）、玻璃棒、温度计、水浴锅、间接蒸汽加热装置、标签纸。

3. 试剂试药　甲酚、植物油（可选用低、中碳脂肪酸替代）、氢氧化钠。

4. 制备工艺

（1）用天平准确称取约27g氢氧化钠，置于1000ml烧杯中。

（2）用量筒量取100ml水，缓慢加入盛有氢氧化钠的烧杯中，边加边用玻璃棒搅拌，使氢氧化钠完全溶解。

（3）将溶液放冷后，不断搅拌下加入173g植物油，使两者均匀皂化，放置30分钟。

（4）采用间接蒸汽或水浴的方式慢慢加热，加热过程中密切观察皂体颜色变化。当皂体颜色加深，呈透明状时，再进行搅拌。

（5）按比例配成小样，检查未皂化物。具体方法为：取小样适量，加水稀释后观察溶液是否澄清，若显浑浊则与对照液比较，确保皂化物符合规定。若小样合格，则认为皂化完成。

（6）趁热加入520g（500ml）甲酚，搅拌至皂块完全溶解。

（7）放冷后，将制备好的甲酚皂溶液转移至量筒中，再添加适量的水，使总量达到1000ml，搅拌均匀，分装100ml/瓶。

（8）贴上标签，注明名称、浓度、制备日期等信息。转移过程中要小心操作，避免溶液洒出。

5. 处方分析　甲酚为主药，植物油和氢氧化钠为脂肪酸钠增溶剂的反应物，水为溶剂。甲酚皂制法为新生皂分散法。

【制备流程】

称取氢氧化钠→溶解→放冷→加入植物油乳化→加热→检查未皂化物→加甲酚→搅拌溶解→放冷定容→质检→包装。

【注意事项】

1. 氢氧化钠具有强腐蚀性，称量和溶解时必须佩戴防护手套、护目镜等防护用品，避免与皮肤和眼睛接触。若不慎接触，应立即用大量清水冲洗，并及时就医。

2. 甲酚有毒且气味刺鼻，操作应在通风良好的环境中进行，最好在通风橱内量取和添加甲酚，防止吸入过多甲酚蒸汽，保障操作人员的健康。

3. 加热过程中要严格控制温度和加热方式，采用间接蒸汽或水浴加热，避免局部过热导致反应不均匀或产物分解。使用温度计监测温度，确保反应在适宜的条件下进行。

4. 检查未皂化物时，要严格按照规定的方法和步骤进行操作，确保结果的准确性。若皂化物不合格，需分析原因并重新进行皂化反应。

5. 转移溶液时要小心谨慎，防止溶液洒出。玻璃器具应提前清洗干净并干燥，避免水分影响制剂质量。

6. 实验结束后，要妥善处理剩余的试剂和废弃物，按照实验室规定进行回收或处理，避免污染环境。同时，及时清洗实验仪器，整理实验台面，保持实验室整洁。

【考核标准】

项目	考核内容	分值	评分标准	实际得分
实验准备	着装仪表符合要求	5	未穿实训服、未戴头帽、未戴手套、露出发须、佩戴饰品、化妆、穿拖鞋，每项扣1分，最多扣5分	
	实验器具安全检查、洗净消毒	5	未对烧杯等器具进行洗净消毒，每项未完成扣3分，最多扣5分	

项目	考核内容	分值	评分标准	实际得分
制剂配制	计算配制用量正确	10	各成分量计算错误，每项扣2分，最多扣5分；不带单位或单位错误，扣2分，最多扣5分	
	称量、量取操作正确	20	（1）称量、量取时瓶签对应不正确、取样不正确，每项扣3分，最多扣5分 （2）称量、量取器具使用不正确，每项扣3分，最多扣5分 （3）称量、量取后不及时记录数据、不给监视人核对，每次扣3分，最多扣5分 （4）称量、量取组分有外洒，每次扣2~5分，最多扣5分	
	制备甲酚皂溶液规范	20	（1）氢氧化钠、植物油的添加不符合要求，扣5分 （2）搅拌严重不足，扣5分 （3）未检查皂化物，扣5分 （4）皂化不完全，扣5分	
	操作熟练	20	（1）操作欠熟练，扣5分 （2）操作顺序错误、重做一次，扣5分 （3）规定时间内（30分钟）未完成操作，扣5分 （4）因操作不当造成仪器损坏，扣5分	
	试剂回收	5	未按照要求对剩余试剂进行回收处理，扣5分	
	操作台面整洁	5	（1）操作过程中，台面出现不整洁情况，扣2分 （2）实验结束后未整理桌面，或未将器具复位，扣3分	
成品	制剂通则和特性检查	5	外观、装量不符合要求，扣5分	
其他	遵守实训纪律和实验室规则，服从安排	5	在制备过程中出现喧哗、不服从安排、浪费材料等情况，每项扣1分，最多扣5分	
合计		100		

【胶体溶液通则和特性检查】

1. 外观 甲酚皂溶液为黄棕色至红棕色的黏稠液体；带甲酚的臭气；本品能与乙醇混合成澄清液体。

（1）操作过程

（2）结果记录

（3）药品判定 此项检查_____规定。

2. 装量 将配制的甲酚皂溶液3瓶，转移至预经标化的干燥量入式量筒中，不少于97ml。

（1）操作过程

（2）结果记录

（3）药品判定 此项检查_____规定。

重点小结

【甲酚皂溶液的包装与贮藏】

1. 包装 瓶装，每瓶100ml。

2. 贮藏 避光，密封保存。

操作题要

答案解析

一、单选题

1. 甲酚皂溶液中，主要消毒成分是

　　A. 植物油　　　　　B. 氢氧化钠　　　　　C. 甲酚　　　　　D. 肥皂

2. 制备甲酚皂溶液时，氢氧化钠与植物油发生的反应是

    A. 中和反应　　　　　B. 皂化反应　　　　　C. 加成反应　　　　　D. 取代反应

3. 甲酚皂溶液外观应是

    A. 无色透明液体　　　　　　　　　　　B. 黄棕色至红棕色黏稠液体

    C. 乳白色液体　　　　　　　　　　　　D. 蓝色透明液体

4. 检查甲酚皂溶液未皂化物时，供试品与对照液比较，合格标准是

    A. 供试品比对照液更浓　　　　　　　　B. 供试品与对照液一样浓

    C. 供试品比对照液更淡　　　　　　　　D. 两者无关系

5. 甲酚皂溶液中起乳化甲酚作用的是

    A. 甲酚自身　　　　　　　　　　　　　B. 氢氧化钠

    C. 氢氧化钠与植物油反应生成的皂　　　D. 水

6. 制备甲酚皂溶液过程中，加热采用间接蒸汽或水浴加热的原因是

    A. 方便操作　　　　B. 防止局部过热　　　C. 加快反应速度　　　D. 节省能源

二、判断题（答案正确时用 T 表示，答案错误时用 F 表示）

1. 甲酚皂溶液中植物油只是辅助成分，可有可无。

2. 制备甲酚皂溶液时，反应温度越高越好。

3. 甲酚皂溶液久贮后出现大量沉淀是正常现象。

三、简答题

简述甲酚皂溶液中各成分的作用。

任务三　羧甲纤维素钠胶浆剂的制备操作

【实训目的】

1. 掌握　胶体型液体制剂的概念、特点和组成；机械分散法制备胶体型液体制剂的方法和操作要点。

2. 熟悉　羧甲纤维素钠胶浆剂的制备操作流程；制备的处理原则及质量要求。

3. 了解　羧甲纤维素钠胶浆剂的制备原理及影响质量的因素。

4. 学会　羧甲纤维素钠胶浆剂的制备技术，为从事相关制剂制备打下基础。

【质量要求】

外观、微生物限度、装量等符合胶浆剂规定。

【实训原理】

羧甲纤维钠素钠胶浆剂是一种高分子溶液型胶体制剂。羧甲纤维素钠（CMC‑Na）为水溶性高分子化合物，其分子链上的羧基与水分子通过氢键结合，形成水化膜，从而在水中溶胀并分散成胶体溶液。通过调节 pH 值和添加防腐剂（如羟苯乙酯），可进一步提高胶浆剂的稳定性。

【实训内容】

1. 制剂处方

R

羧甲纤维素钠（CMC‑Na）　　　　　　　　5g

羟苯乙酯	1g
纯化水	适量
制成	1000ml

2. 器材设备 天平、称量纸、药匙、量筒（50ml、1000ml）、烧杯（200ml、1000ml）、玻璃棒、水浴锅、pH试纸或pH计、标签纸。

3. 试剂试药 羧甲纤维素钠（CMC-Na）、羟苯乙酯、纯化水。

4. 制备工艺

（1）用天平准确称取50g羧甲纤维素钠（CMC-Na），置于洁净的称量纸上备用。

（2）用量筒量取约800ml纯化水，倒入1000ml烧杯中。

（3）将CMC-Na缓慢撒入水中，边撒边用玻璃棒搅拌，使其均匀分散，避免结块。

（4）将烧杯置于水浴锅中，加热至70~80℃，持续搅拌至CMC-Na完全溶解，形成透明胶状溶液。

（5）用量筒量取适量纯化水（约10ml），将0.1g羟苯乙酯溶解其中，制成尼泊金乙酯溶液。

（6）将尼泊金乙酯溶液加入已冷却至室温的CMC-Na胶浆中，搅拌均匀。

（7）用pH试纸或pH计测定胶浆的pH值，若不在5~7范围内，可滴加稀盐酸或氢氧化钠溶液进行调节。

（8）转移至1000ml量筒中，加纯化水至1000ml，分装100ml/瓶。

（9）进行制剂通则和特性检查。

（10）贴上标签，注明名称、浓度、制备日期等信息。

5. 处方分析 羧甲纤维素钠为主药，尼泊金乙酯为防腐剂，纯化水为溶剂。羧甲纤维素钠胶浆剂制法为分散法。

【制备流程】

称取→量取纯化水→分散CMC-Na→加热溶解→冷却→加入尼泊金乙酯溶液，→调节pH值→定容→混匀→质检→包装。

【注意事项】

1. CMC-Na在冷水中溶解缓慢，加热可加速溶解，但温度不宜超过80℃，否则可能导致CMC-Na降解，影响黏度。

2. 撒布CMC-Na时需缓慢均匀，避免结块。若出现结块，可继续搅拌或加热促进溶解。

3. 羟苯乙酯需先溶解于少量纯化水中，再加入胶浆中，确保分散均匀。

4. 实验过程中要注意卫生，避免微生物污染。操作结束后，及时清洗实验仪器，整理实验台面。

【考核标准】

项目	考核内容	分值	评分标准	实际得分
实验准备	着装仪表符合要求	5	未穿实训服、未戴头帽、未戴手套、露出发须、佩戴饰品、化妆、穿拖鞋，每项扣1分，最多扣5分	
	实验器具安全检查、洗净消毒	5	未对烧杯等器具进行洗净消毒，每项未完成扣3分，最多扣5分	

续表

项目	考核内容	分值	评分标准	实际得分
制剂配制	计算配制用量正确	10	各成分量计算错误，每项扣2分，最多扣5分；不带单位或单位错误，扣2分，最多扣5分	
	称量、量取操作正确	20	（1）称量、量取时瓶签对应不正确、取样不正确，每项扣3分，最多扣5分 （2）称量、量取器具使用不正确（如天平未校准、量筒读数方法错误等），每项扣3分，最多扣5分 （3）称量、量取后不及时记录数据、不给监视人核对，每次扣3分，最多扣5分 （4）称量、量取组分有外洒，每次扣2~5分，最多扣5分	
	制备羧甲纤维素钠胶浆剂规范	20	（1）羧甲纤维素钠的添加不符合要求，扣5分 （2）搅拌或研磨时间严重不足，扣5分 （3）转移时溶液洒出，扣5分 （4）未标注关键信息，扣5分	
	操作熟练	20	（1）操作欠熟练，扣5分 （2）操作顺序错误、重做一次，扣5分 （3）规定时间内（30分钟）未完成操作，扣5分 （4）因操作不当造成仪器损坏，扣5分	
	试剂回收	5	未按照要求对剩余试剂进行回收处理，扣5分	
	操作台面整洁	5	（1）操作过程中，台面出现不整洁情况，扣2分 （2）实验结束后未整理桌面，或未将器具复位，扣3分	
成品	制剂通则和特性检查	5	外观、装量不符合要求，扣5分	
其他	遵守实训纪律和实验室规则，服从安排	5	在制备过程中出现喧哗、不服从安排、浪费材料等情况，每项扣2分，最多扣5分	
合计		100		

【胶体溶液通则和特性检查】

1. 外观 取适量制备好的羧甲纤维素钠胶浆剂置于洁净的玻璃容器中，在自然光下观察，应呈现无色透明或微浑浊的胶状液体，无肉眼可见杂质，色泽均匀。

（1）操作过程

（2）结果记录

（3）药品判定 此项检查＿＿＿＿＿规定。

2. 装量 将配制的羧甲纤维素钠胶浆剂3瓶，转移至预经标化的干燥量入式量筒中，每瓶装量不少于97ml。

（1）操作过程

（2）结果记录

（3）药品判定 此项检查＿＿＿＿＿规定。

【羧甲纤维素钠胶浆剂的包装与贮藏】

1. 包装 瓶装，每瓶100ml。

2. 贮藏 避光，密封保存。

重点小结

操作题要

答案解析

一、单选题

1. 羧甲纤维素钠胶浆剂的主要成分是
   A. 明胶 　　　　　　B. 阿拉伯胶 　　　　C. 羧甲纤维素钠 　　D. 淀粉
2. 制备羧甲纤维素钠胶浆时，最佳溶解温度为
   A. 20 ~ 30℃ 　　　　B. 40 ~ 50℃ 　　　　C. 70 ~ 80℃ 　　　　D. 100℃
3. 羧甲纤维素钠胶浆的 pH 值应控制在
   A. 1 ~ 3 　　　　　　B. 5 ~ 7 　　　　　　C. 8 ~ 10 　　　　　D. 12 ~ 14
4. 下列操作会导致胶浆结块的是
   A. 缓慢加入 CMC - Na 并搅拌 　　　　　　B. 直接倒入水中快速搅拌
   C. 加热溶解 　　　　　　　　　　　　　　D. 调节 pH 值后定容
5. 羧甲纤维素钠胶浆剂的黏度主要取决于
   A. 溶解时间 　　　　B. CMC - Na 浓度 　　C. 防腐剂用量 　　　D. 水的硬度
6. 为防止微生物污染，羧甲纤维素钠胶浆中常加入
   A. 乙醇 　　　　　　B. 氯化钠 　　　　　　C. 羟苯乙酯 　　　　D. 蔗糖

二、判断题（答案正确时用 T 表示，答案错误时用 F 表示）

1. 羧甲纤维素钠在冷水中无法溶解，必须加热。
2. 制备胶浆时，搅拌速度越快越好。
3. 胶浆剂的黏度越大，质量越优。

三、简答题

简述羧甲纤维素钠胶浆剂的制备步骤。

项目七 水性浸出制剂的制备

任务一 四物合剂的制备操作

【实训目的】

1. **掌握** 煎煮法制备四物合剂的方法和操作要点。
2. **熟悉** 四物合剂的制备工艺流程；对原辅料的处理原则及质量要求。
3. **了解** 四物合剂的制备原理及影响质量的因素。
4. **学会** 煎煮法的制备技术；为进入药厂或医院制剂室制备水性浸出制剂打下工作基础。

【质量要求】

药液应为棕褐色至黑褐色的澄清液体，气微香，味微苦、微甜；pH 在 4.0 ~ 6.0；装量差异按《中国药典》最低装量检查法；储存期间不得出现明显沉淀、分层或酸败，允许少量摇之易散的沉淀；贮藏要求密封、避光，阴凉处（≤25℃）保存。

【实训原理】

利用药材中的有效成分能溶于水，进行加水加热煎煮，进一步精制、浓缩、灌封、灭菌制成的液体制剂。

【实训内容】

1. 制剂处方

R

当归	250g
川芎	250g
白芍	250g
熟地黄	250g

2. 器材设备 煎器、过滤装置（滤网、板框压滤机、漏斗、滤纸）、减压浓缩器、相对密度测定仪、pH 计、天平、量筒、玻璃仪器（烧杯、玻璃棒等）、圆底烧瓶、温度计、蒸馏装置、灭菌设备（如流通蒸汽灭菌器）、包装容器（玻璃瓶、塑料瓶等）。

3. 试剂试药 当归、川芎、白芍、熟地黄（饮片，符合《中国药典》标准）、乙醇（70%）、苯甲酸钠、纯化水。

4. 制备工艺 当归、川芎冷浸后蒸馏提取挥发油，药渣与白芍、熟地黄加水煎煮（火候先武火后文火），合并煎液并浓缩（为原药液的三分之一），加入乙醇静置后回收，再加入蒸馏提取挥发油、苯甲酸钠及蔗糖等辅料，最终制成棕红色至棕褐色的合剂，质检，包装即得。具体操作如下。

（1）以上四味药材，现将当归和川芎在烧杯中加 8 倍量水冷浸 0.5 小时再转移至圆底烧瓶中用水蒸气蒸馏，收集蒸馏液大约 250ml，蒸馏后的水溶液另器保存。

（2）药渣再与白芍、熟地黄加水煎煮三次，第一次用水量是药材的 8 倍，煎煮 1 小时；第二、三次用水量是药材量的6倍，分别1.5小时。

（3）合并煎出液，滤过，量少就用漏斗滤纸过滤，量大用板框式压滤机过滤，滤液与上述蒸馏后的水溶液合并，浓缩至相对密度为1.18～1.22（65℃）的清膏，再加入乙醇，让含醇量达55%。

（4）静置24小时，滤过，蒸馏浓缩，回收乙醇，浓缩至相对密度为1.26～1.30（60℃）的稠膏。

（5）在稠膏里加入上述蒸馏液提取挥发油、苯甲酸钠3g（防腐剂）及蔗糖35g，加纯化水至1000ml，滤过，灌封10ml/支，灭菌，即得。

【制备流程】

准备当归、川芎→冷浸→收集蒸馏液（另贮）和水溶液→药渣与白芍、熟地黄合并煎煮→浓缩→加乙醇→静置→回收调整→加辅料和蒸馏液、防腐剂、矫味剂→滤过→灌封→灭菌→包装与储存。

【注意事项】

1. 在制备过程中要严格控制温度和时间，避免药材有效成分的损失。挥发油一般在35～70℃（1333.22Pa）被蒸馏出来的是单萜烯类化合物。

2. 浓缩精制过程中要注意去除杂质，确保产品质量。

3. 灌封和灭菌时要确保操作规范，避免污染和变质。

4. 实训过程中要注意用电安全，避免烫伤、火灾等事故发生。

5. 蔗糖适量（根据需要添加，通常不超过20%）

【考核标准】

项目	考核内容	分值	评分标准	实际得分
实验准备	着装仪表符合要求	5	未穿实训服、未戴头帽、未戴手套、露出发须、佩戴饰品、化妆、穿拖鞋，每项扣1分，最多扣5分	
	设备检查与清洁	5	圆底烧瓶未加水清洗、器具洁净未消毒，每项扣3分，最多扣5分	
制剂配制	处方量计算准确	5	各成分量计算错误，每项扣2分，最多扣5分；不带单位或单位错误，扣2分，最多扣5分	
	称量操作规范	25	（1）未按规定称量多称或少称、多称组分未按规定回收，每项扣3分，最多扣5分 （2）称量时未核对、取样不正确，每项扣3分，最多扣5分 （3）称量器具使用不正确，每项扣3分，最多扣5分 （4）称量不准确、不及时记录量取体积、不给监考人核对，每次扣3分，最多扣5分 （5）称量组分有外散，每次扣2～5分，最多扣5分	
	制备四物合剂质量合格	20	（1）蒸馏装置和煎煮装置容器选择不正确，多选少选一项扣2分 （2）蒸馏方法不正确，扣2分 （3）煎煮次数不够，扣2分 （4）煎煮时间不够，扣2分 （5）回收乙醇不正确，扣2分 （6）各药材加入的顺序不正确，每项扣1分，最多扣2分 （7）定量不正确、未过滤，灭菌不达标，成型未经质检，每项扣2分，最多扣5分 （8）成型未包装，扣3分	

项目	考核内容	分值	评分标准	实际得分
制剂配制	操作熟练	20	（1）操作欠熟练，扣5分 （2）操作顺序错误、重做一次，扣5分 （3）规定时间内（20分钟）未完成操作，扣5分 （4）仪器损坏，每样扣5分，最多扣5分	
	产品回收	5	未按要求规定回收四物合剂，扣5分	
	操作台面整洁	5	（1）操作途中不整洁，扣2分 （2）制备结束后不整理桌面或不复位器具，扣3分	
成品	溶液澄明	5	四物合剂不均匀、有杂质，每项扣3分，最多扣5分	
其他	遵守实训纪律和实验室规则，服从安排	5	制备过程中喧哗、不服从安排、浪费材料等情况，每项扣1分，最多扣5分	
合计		100		

【合剂通则和特性检查】

1. 外观　四物合剂为棕红色至棕褐色的液体；气芳香，味微苦、微甜。

（1）操作过程

（2）结果记录

（3）药品判定　此项检查＿＿＿＿＿＿＿规定。

2. 装量　单剂量灌装的合剂，照下述方法检查，应符合规定。

检查法　取小青龙合剂5支，将内容物分别倒入经标化的量入式量筒内，在室温下检视，每支装量与标示装量相比较，少于标示装量的不得多于1支，并不得少于9.3ml。

（1）操作过程

（2）结果记录

（3）药品判定　此项检查＿＿＿＿＿＿＿规定。

3. 微生物限度　照非无菌产品微生物限度检查，微生物计数法（通则1105）和控制菌检查法（通则1106）及非无菌药品微生物限度标准（通则1107）检查，应符合规定。

（1）操作过程

（2）结果记录

（3）药品判定　此项检查＿＿＿＿＿＿＿规定。

【四物合剂包装与贮藏】

1. 包装　玻璃或塑料包装。每支装10ml。

2. 贮藏　置于阴凉处，密封。

【相关理论知识】

（一）合剂的概念和特点

中药合剂系指饮片用水或其他溶剂，采用适宜的方法提取制成的口服液体制剂（单剂量灌装者也可称"口服液"）。合剂具有以下特点和优势。

1. 易吸收　合剂中的药物已经处于液体状态，易被人体吸收，药效更快。

2. 剂量准确　合剂经过纯化、浓缩工艺，剂量较小且准确，便于服用和控制剂量。

3. 质量稳定　成品中加入适宜的防腐剂，并经灭菌处理、密封包装，质量稳定可靠。

4. 方便携带和服用　合剂通常采用瓶装或袋装形式，方便携带和服用。

（二）制备合剂的操作程序及注意事项

1. 药材准备 ①选用符合药典标准的优质药材，确保无霉变、无虫蛀；②按处方比例称取药材，避免剂量偏差；③将药材清洗干净，避免过度浸泡，防止有效成分流失。

2. 浸提 ①将药材放入煎煮设备（如煎药锅或多功能提取罐）中；②加入适量水（通常为药材量的 6 ~ 8 倍），浸泡 30 分钟；加热煎煮，煮沸后改用文火煎煮 1 ~ 2 小时，提取有效成分；③滤出药液，药渣再次加水煎煮，重复 1 ~ 2 次，合并煎液；④控制煎煮时间，避免过长导致有效成分破坏或过短导致提取不充分。

3. 纯化 ①将合并的煎液通过滤网、滤布或压滤机过滤，确保药液过滤干净，避免药渣和杂质残留；②必要时使用离心机进一步分离药液中的细小杂质。

4. 浓缩 ①将滤液转移至减压浓缩器中，浓缩至适宜浓度（通常为原体积的 1/3 ~ 1/2）；②控制浓缩温度和压力，避免高温破坏有效成分。

5. 配液 ①在浓缩液中加入矫味剂（如蜂蜜、蔗糖）和防腐剂（如苯甲酸钠）时，用量需符合药典规定；②调节 pH 值至适宜范围（通常为弱酸性或中性），使用 pH 计准确调节；③加入其他液体药料（如纯化水或乙醇），使用搅拌罐充分混合，确保药液均匀一致。

6. 分装 ①将配好的合剂通过灌装机分装至玻璃瓶或塑料瓶中，确保每瓶剂量准确；②使用封口机密封瓶口，确保瓶口密封，防止药液泄漏或污染。

7. 灭菌 ①将分装后的合剂放入高压蒸汽灭菌器中，严格控制灭菌温度和时间（通常为 121℃、15 ~ 20 分钟）；②灭菌后自然冷却至室温，避免快速冷却导致容器破裂。

8. 包装与储存 ①在瓶身贴上标签，注明药品名称、批号、生产日期、有效期等信息；②将成品合剂装入包装盒，便于运输和储存；③置于阴凉干燥处保存，避免阳光直射，定期检查，防止变质或污染。

重点小结

9. 卫生与安全 ①制备过程应在洁净环境中进行，避免微生物污染；②操作人员需穿戴工作服、手套、口罩等，确保卫生安全；③每次使用前后对设备进行彻底清洁和消毒。

操作题要

答案解析

一、单选题

1. 四物合剂在浸提时一般采用

    A. 浸渍法　　　　　　B. 渗漉法　　　　　　C. 煎煮法　　　　　　D. 蒸馏法

2. 在制备四物合剂时纯化常用

    A. 蜂蜜　　　　　　　B. 水和蔗糖　　　　　C. 乙醇　　　　　　　D. 水

3. 四物合剂的主要成分不包括

    A. 熟地黄　　　　　　B. 白芍　　　　　　　C. 当归　　　　　　　D. 黄芪

4. 制备四物合剂时，药材浸泡的时间一般为

    A. 10 分钟　　　　　　B. 30 分钟　　　　　　C. 1 小时　　　　　　D. 2 小时

5. 四物合剂煎煮时，火候控制的关键是

    A. 大火煮沸后转小火　B. 全程大火煮沸　　　C. 全程小火慢煮　　　D. 无需控制火候

6. 四物合剂浓缩后的体积一般为原药液的

    A. 1/2　　　　　　　　B. 1/3　　　　　　　　C. 1/4　　　　　　　　D. 1/5

二、判断题（答案正确时用 T 表示，答案错误时用 F 表示）

1. 合剂为内服液体制剂。

2. 制备四物合剂时，药液浓缩后可以直接高温储存。

3. 四物合剂的药液应呈深棕色，且澄清透明。

三、简答题

四物合剂制备过程中，为什么要进行药材浸泡？

任务二 小青龙合剂的制备操作

一、小青龙合剂的制备过程

【实训目的】

1. **掌握** 小青龙合剂用煎煮法制备的操作要点。
2. **熟悉** 小青龙合剂的制备工艺流程；对原辅料的处理原则及质量要求。
3. **了解** 煎煮法的制备原理及影响质量的因素。
4. **学会** 煎煮法的制备技术；为进入药厂或医院制剂室制备合剂打下工作基础。

【质量要求】

药液一般为棕褐色至棕黑色液体，久贮后允许有少量轻摇易散的沉淀，但不得出现结块、分层或明显浑浊。气微香，味甜、微辛；采用薄层色谱法，检测麻黄碱、芍药苷、甘草酸单铵盐等成分；需符合合剂相关规定，检查项目包括理化指标（色泽、气味等）、化学指标（有效成分含量）和微生物指标（菌落总数等）；需密封，遮光，置阴凉处（≤20℃）保存。

【实训原理】

利用药材中水溶性成分（如麻黄碱、芍药苷）的溶解性差异，通过纯化水煎煮提取有效成分，醇沉去除多糖、蛋白质等杂质。桂枝、细辛等具有挥发性成分的药材就采用后下或蒸馏法提取，可避免高温破坏。最后调节 pH（4.0～6.0）和添加适量防腐剂（如苯甲酸钠），防止有效成分降解和微生物污染。

【实训内容】

1. 制剂处方

R

麻黄	125g
桂枝	125g
白芍	125g
干姜	125g
细辛	62g
炙甘草	125g
法半夏	188g
五味子	125g

2. 器材设备 煎药锅、多功能提取罐、不锈钢桶或玻璃容器、电子天平、计量器具、过滤装置（滤网、滤布或压滤机等）、电热套、蒸馏设备、浓缩设备（减压浓缩器、蒸发器等）、搅拌罐、温度

计、灌装机、灭菌设备（灭菌锅、紫外线灭菌设备）、封口机、药用包装瓶、瓶盖、标签、烧杯、量筒。

3. 试剂试药 麻黄、桂枝、白芍、干姜、细辛、炙甘草、法半夏、五味子（饮片，符合《中国药典》标准）、乙醇（70%）、苯甲酸钠、纯化水。

4. 制备工艺 以上八味，细辛、桂枝蒸馏提取挥发油，蒸馏后的水溶液用另外的容器收集；药渣与白芍、麻黄、五味子、炙甘草加水煎煮二次，第一次2小时，第二次1.5小时，合并二次的煎液，滤过，滤液和蒸馏后的水溶液合并，浓缩至约1000ml。法半夏、干姜用70%乙醇作溶剂，浸渍后进行渗漉，收集渗漉液回收乙醇并浓缩至适量，与上述药液合并，静置，滤过，滤液浓缩至1000ml，最后加入苯甲酸钠3g与细辛和桂枝的挥发油，搅匀，质检，包装即得。具体操作如下。

（1）药材处理 先将细辛、桂枝置入圆底烧瓶中，安装好冷凝管温度计等，电热套蒸馏提取挥发油，另器收集备用，蒸馏后的水溶液另器收集；将其余药材用清水冲洗，去除杂质，将药材放入适量清水中浸泡30分钟，确保充分吸水。

（2）煎煮 药渣与白芍、麻黄、五味子、炙甘草放入煎药锅中加水煎煮两次，加水至药材上方2~3cm，大火煮沸后转小火煎煮，过滤药液，备用；药材再次加水，水量与第一次相同，大火煮沸后转小火再次煎煮，过滤药液，与第一次药液合并。

（3）提取与浓缩 滤液和蒸馏后的水溶液合并，浓缩至约1000ml；法半夏、干姜用70%乙醇浸渍24小时后渗漉，收集渗漉液回收乙醇并浓缩至适量。

（4）过滤 浓缩液中加入苯甲酸钠3g与细辛、桂枝的挥发油，搅匀；使用纱布或滤网过滤浓缩后的药液，去除残渣。

（5）分装 将过滤后的药液分装至消毒过的玻璃瓶中，10ml/支，密封保存，置于阴凉干燥处，即得。

【制备流程】

药材前处理→水煎煮→浓缩→醇沉→挥发油提取→浸渍后渗漉→合并配制→苯甲酸钠→搅匀→灭菌→过滤→质检→包装

【注意事项】

1. 药材预处理过程中，浸泡时间不宜过长，一般30分钟即可，只可用冷水，避免药材成分流失。
2. 煎煮过程中，水量应适中，确保药材充分煎煮。
3. 注意控制火候和搅拌频率，大火煮沸后转小火，保持微沸状态，避免剧烈沸腾导致有效成分挥发。
4. 浓缩时需用小火，避免高温导致有效成分破坏。
5. 应在分装后立即密封，置于阴凉干燥处，避免阳光直射，防止微生物污染产品。
6. 严格遵守操作规程，煎煮和浓缩过程中需佩戴手套和口罩，避免烫伤或吸入蒸汽，注意人员安全。
7. 小青龙合剂具有解表化饮，止咳平喘。用于风寒水饮，恶寒发热，无汗，喘咳痰稀。

【考核标准】

项目	考核内容	分值	评分标准	实际得分
实验准备	着装仪表符合要求	5	未穿实训服、未戴头帽、未戴手套、露出发须、佩戴饰品、化妆、穿拖鞋，每项扣1分，最多扣5分	
	制备工具安全检查、器具洗净消毒	5	煎药设备未加水洗净、器具选择错误，未完成项，每项扣3分，最多扣5分	

续表

项目	考核内容	分值	评分标准	实际得分
制剂配制	计算各成分取量正确，每组配制处方量的1/5	5	各成分量计算错误，每项扣1分，最多扣3分；不带单位或单位错误，扣1分，最多扣2分	
	称量操作正确	25	（1）未按规定称量多称或少称、多称组分未按规定回收，每项扣3分，最多扣5分 （2）称量时核对不正确、取样不正确，每项扣3分，最多扣5分 （3）称量器具使用不正确，每项扣3分，最多扣5分 （4）称量不准确、不及时记录量取体积、不给监考人核对，每次扣3分，最多扣5分 （5）称量组分有外散，每次扣2~5分，最多扣5分	
	制备小青龙合剂规范	20	（1）制备容器选择不正确，多选少选一项扣2分 （2）粉碎方法不正确，扣2分 （3）细辛、桂枝蒸馏提取不正确，扣2分 （4）煎煮方法不正确，扣2分 （5）煎煮时间和次数不够，扣2分 （6）加入和回收乙醇不正确，每项扣1分，最多扣2分 （7）浸渍的时间、渗漉的方法、渗漉液回收不正确、成型未经质检，每项扣3分，最多扣5分 （8）成型，未包装，扣3分	
	操作熟练	20	（1）操作欠熟练，扣5分 （2）操作顺序错误、做一次，扣5分 （3）规定时间内（20分钟）未完成操作，扣5分 （4）仪器损坏，扣5分	
	产品回收	5	未按要求规定回收小青龙合剂，扣5分	
	操作台面整洁	5	（1）操作途中不整洁，扣2分 （2）制备结束后不整理桌面或不复位器具，扣3分	
成品	溶液澄明	5	小青龙合剂不澄清、有杂质，每项扣3分，最多扣5分	
其他	遵守实训纪律和实验室规则，服从安排	5	制备过程中喧哗、不服从安排、浪费材料等情况，每项扣1分，最多扣5分	
合计		100		

【合剂通则和特性检查】

1. 外观　小青龙合剂为棕褐色至棕黑色的液体；气微香，味甜、微辛。

（1）操作过程

（2）结果记录

（3）药品判定　此项检查_____规定。

2. 装量

（1）单剂量灌装的合剂，照下述方法检查，应符合规定。

检查法　取小青龙合剂5支，将内容物分别倒入经标化的量入式量筒内，在室温下检视，每支装量与标示装量相比较，少于标示装量的不得多于1支，每支装量并不得少于9.3ml。

1）操作过程

2）结果记录

3）药品判定　此项检查_____规定。

（2）多剂量灌装的合剂，照最低装量检查法（通则0942）检查，应符合规定。

1）操作过程

2）结果记录

3）药品判定　此项检查_____规定。

3. 微生物限度　照非无菌产品微生物限度检查　微生物计数法（通则 1105）和控制菌检查法（通则 1106）及非无菌药品微生物限度标准（通则 1107）检查，应符合规定。

（1）操作过程

（2）结果记录

（3）药品判定　此项检查_____规定。

重点小结

答案解析

【小青龙合剂包装与贮藏】

1. 包装　玻璃或塑料包装。每支装 10ml。

2. 贮藏　需密封阴凉处保存。

操作题要

一、单选题

1. 小青龙合剂的主要功效是
    A. 清热解毒
    B. 解表散寒，温肺化饮
    C. 活血化瘀
    D. 补气养血

2. 煎煮小青龙合剂时，第一次煎煮的时间一般为
    A. 10 分钟
    B. 20 分钟
    C. 30 分钟
    D. 40 分钟

3. 小青龙合剂浓缩时，药液应浓缩至原体积的
    A. 1/2
    B. 1/3
    C. 1/4
    D. 1/5

4. 小青龙合剂分装前，玻璃瓶的处理方法是
    A. 清水冲洗
    B. 高温消毒
    C. 酒精擦拭
    D. 无需处理

5. 小青龙合剂的 pH 应控制在
    A. 4.0～5.0
    B. 5.5～7.0
    C. 7.5～8.5
    D. 9.0～10.0

6. 小青龙合剂处方中平喘和收缩鼻黏膜血管的中药成分的 pH 值应控制在
    A. 桂枝
    B. 麻黄
    C. 干姜
    D. 白芍

二、判断题（答案正确时用 T 表示，答案错误时用 F 表示）

1. 小青龙合剂的制备过程中，煎煮容器可以使用铁锅或铝锅。

2. 小青龙合剂的药液浓缩时需用大火快速浓缩。

3. 小青龙合剂的药液外观应为棕黄色，澄清透明。

三、简答题

小青龙合剂制备过程中，煎煮时需要注意哪些事项？

项目八　醇性浸出制剂的制备

任务一　八正合剂的制备操作

【实训目的】

1. **掌握**　制备八正合剂的方法和操作要点；八正合剂的概念、特点和组成。
2. **熟悉**　八正合剂的制备工艺流程；对原辅料的处理原则及质量要求。
3. **了解**　八正合剂的制备原理及影响质量的因素。
4. **学会**　煎药制备技术；为进入药店或医院制剂室及医院中药房工作打下坚实基础。

【质量要求】

八正合剂外观应澄清透明，无沉淀、悬浮物或异物；棕褐色液体，颜色应符合规定，色泽均匀；气微香，味苦；药液的 pH 值应在规定范围内；主要活性成分（如大黄素、黄芩苷等）的含量应符合标准，确保疗效；微生物限度需符合规定；相对密度、乙醇量等应符合药典标准；在储存期间，药液应保持稳定，无分层、沉淀或变质现象。

【实训原理】

利用水作为溶剂，加热破坏植物细胞壁，溶出有效成分（如车前子多糖、栀子苷），通过调节乙醇浓度（60%），沉淀大分子杂质（如蛋白质、鞣质），保留小分子有效成分制成的液体制剂。

【实训内容】

1. 制剂处方

R

瞿麦	118g
车前子（炒）	118g
萹蓄	118g
大黄	118g
滑石	118g
川木通	118g
栀子	118g
甘草	118g
灯心草	59g

2. 器材设备　多功能提取罐、真空减压浓缩罐、板框压滤机、洗药机、炒药机、粉碎机、电子秤、电子天平、高温灭菌柜、液体灌装生产线、渗漉筒、烧杯、量筒。

3. 试剂试药　车前子（炒）、瞿麦、萹蓄、滑石、栀子、甘草、灯心草、木通、大黄、川木通（饮片，符合《中国药典》标准）、纯化水、乙醇（25%、50%）、单糖浆、苯甲酸钠。

4. 制备工艺　先将药材提前处理好，用多功能提取罐煎煮提取有效成分，再进行浓缩与醇沉，最后加单糖浆、苯甲酸钠，调整 pH，灭菌完成后，质检，包装，即得。具体操作如下。

（1）以上九味，车前子用 25% 乙醇浸渍，收集浸渍液。

（2）大黄用 50% 乙醇作溶剂，浸渍 24 小时后进行渗漉，收集渗漉液，减压回收乙醇。

（3）其余瞿麦等七味加水煎煮三次（第一次 30 分钟，第二、三次各 20 分钟），煎液滤过，滤液合并，滤液浓缩至约 1300ml。

（4）与浸渍液、渗漉液合并，静置，滤过，滤液浓缩至近 1000ml。

（5）加入苯甲酸钠 3g，加水至 1000ml，搅匀，分装，100ml/瓶，即得。

【制备流程】

药材前处理→水煎煮→浓缩→醇沉→加单糖浆→苯甲酸钠→配制→调整 pH→灭菌→过滤→质检→包装。

八正合剂源于《太平惠民和剂局方》八正散，针对湿热下注证，方中车前子、瞿麦为君药，滑石、木通为臣，佐以栀子、大黄清热泻火，甘草调和诸药。现代研究证实其具有利尿、抗菌、抗炎作用。

【注意事项】

1. 药材前处理 每 100kg 车前子加食盐 2kg，文火炒至焦黄色（炒药机控温 120℃，炒制 15 分钟）；将瞿麦、萹蓄等药材投入洗药机，流动水清洗 3 次，去除泥沙杂质，沥干备用；滑石用万能粉碎机粉碎，过 100 目筛，其余药材切片或段；大黄需检测游离蒽醌含量，确保泻下成分达标；严格鉴别川木通与关木通（防马兜铃酸毒性），确保使用正品，川木通需单独包装，避免混药。

2. 煎煮提取 车前子加 25% 乙醇（药材:乙醇 = 1:10），常温浸渍 24 小时，滤过，收集浸渍液；大黄粗粉装渗漉筒，加 50% 乙醇浸渍 24 小时后渗漉（流速 1~3ml/min），收集渗漉液至药材量的 6 倍，减压回收乙醇至无醇味；瞿麦、萹蓄等七味药加水煎煮三次，浸泡 30 分钟，煮沸后调文火煎煮 1.5 小时，趁热滤过；再煎 1 小时（第一次 1.5 小时，第二次 1 小时）；合并煎液，静置 12 小时后滤过，弃去药渣。

3. 浓缩与醇沉 滤液浓缩至相对密度 1.10~1.15（80℃测）；加乙醇使含醇量达 60%，静置 24 小时后滤过弃沉淀，回收乙醇至无醇味。达到去除杂质（如鞣质、蛋白质）的目的。

4. 配制 加单糖浆、苯甲酸钠适量，加水至 1000ml，搅匀；调节 pH 至 4.0~6.0。

5. 灭菌与灌装 115℃热压灭菌 30 分钟，冷却后精滤（0.45μm 微孔滤膜）；灭菌后药液冷却至室温，用自动灌装机分装至 100ml/瓶，压盖后贴标（标注批号、生产日期）。

（1）盐炒车前子需炒至焦黄色，避免炒焦或夹生。

（2）滑石水飞需反复研磨至细粉（过六号筛），确保无砂石残留。

（3）首煎沸腾后需调文火，防止暴沸导致有效成分破坏。

（4）二煎水量减少，避免药液过稀增加浓缩负担。

（5）静置时间≥24 小时，冷藏温度 2~8℃，确保沉淀完全。

（6）单糖浆需煮沸后冷却至 40℃ 以下加入，防止高温转化产生焦糖。

【考核标准】

项目	考核内容	分值	评分标准	实际得分
实验准备	着装仪表符合要求	5	未穿实训服、未戴头帽、未戴手套、露出发须、佩戴饰品、化妆、穿拖鞋，每项扣 1 分，最多扣 5 分	
	设备检查与清洁	5	煎煮设备未洗净、渗漉设备未洁净，每项扣 3 分，最多扣 5 分	

续表

项目	考核内容	分值	评分标准	实际得分
制剂配制	处方量计算准确	5	各成分量计算错误，每项扣1分，最多扣3分；不带单位或单位错误，扣1分，最多扣2分	
	称量操作规范	25	（1）未按规定称量多称或少称、多称组未按规定回收，每项扣3分，最多扣5分 （2）称量时核对不正确、取样不正确，每项扣3分，最多扣5分 （3）称量器具使用不正确，每项扣3分，最多扣5分 （4）称量不准确、不及时记录量取体积、不给监考人核对，每次扣3分，最多扣5分 （5）称量组分有外散，每次扣2~5分，最多扣5分	
	制备八正合剂质量合格	20	（1）制备容器选择不正确，多选少选一项扣2分 （2）车前子未用25%乙醇浸渍，扣2分 （3）大黄未用50%乙醇作浸渍24小时，扣2分 （4）收集渗漉液不正确，扣2分 （5）加水煎煮次数不够，扣2分 （6）合并，静置，滤过操作不准确，每项扣1分，最多扣2分 （7）加入苯甲酸钠的量、加水的量不正确、成型未经质检，每项扣3分，最多扣5分 （8）成型，未包装，扣3分	
	操作熟练	20	（1）操作欠熟练，扣5分 （2）操作顺序错误、重做一次，扣5分 （3）规定时间内（20分钟）未完成操作，扣5分 （4）仪器损坏，扣5分	
	产品回收	5	未按要求规定回收八正合剂，扣5分	
	操作台面整洁	5	（1）操作途中不整洁，扣2分 （2）制备结束后不整理桌面或不复位器具，扣3分	
成品	溶液澄明	5	八正合剂溶液不均匀、有杂质，每项扣3分，最多扣5分	
其他	遵守实训纪律和实验室规则，服从安排	5	制备过程中喧哗、不服从安排、浪费材料等情况，每项扣1分，最多扣5分	
合计		100		

【酊剂通则和特性检查】

1. 外观　八正合剂为棕褐色的液体；味苦、微甜。

（1）操作过程

（2）结果记录

（3）药品判定　此项检查＿＿＿＿＿＿规定。

2. 装量　取八正合剂3瓶，开启时注意避免损失，将内容物转移至预经标化的干燥量入式量筒中（量具的大小应使待测体积至少占其额定体积40%），黏稠液体倾出后，将容器倒置15分钟，尽量倾净。每瓶装量不少于97ml。

（1）操作过程

（2）结果记录

（3）药品判定　此项检查＿＿＿＿＿＿规定。

3. 乙醇量　照乙醇量测定法，应为60%~70%（通则0711）。

（1）操作过程

（2）结果记录

（3）药品判定 此项检查_____规定。

4. 甲醇量 照甲醇量检查法（通则0871）检查，含甲醇量不得过0.05%（ml/ml）。

（1）操作过程

（2）结果记录

（3）药品判定 此项检查_____规定。

5. 微生物限度 照非无菌产品微生物限度检查：微生物计数法（通则1105）和控制菌检查法（通则1106）及非无菌药品微生物限度标准（通则1107）检查，应符合规定。

（1）操作过程

（2）结果记录

（3）药品判定 此项检查_____规定。

【八正合剂包装与贮藏】

1. 包装 玻璃或塑料包装，每瓶装100ml。

2. 贮藏 密封，置于阴凉处保存。

【相关理论知识】

酊剂系指将原料药物用规定浓度的乙醇提取或溶解而制成的澄清液体制剂，也可用流浸膏稀释制成。供口服或外用。

酊剂在生产与贮藏期间应符合下列有关规定。

1. 每100ml相当于原饮片20g。含有毒剧药品的中药酊剂，每100ml应相当于原饮片10g；其有效成分明确者，应根据其半成品的含量加以调整，使符合各酊剂项下的规定。

2. 酊剂可用溶解、稀释、浸渍或渗漉等法制备。

（1）溶解法或稀释法 取原料药物的粉末、浸膏或流浸膏，加规定浓度的乙醇适量，溶解或稀释，静置，必要时滤过，即得。

（2）浸渍法 取适当粉碎的饮片，置有盖容器中，加入溶剂适量，密盖，搅拌或振摇，浸渍3~5日或规定的时间，倾取上清液，再加入溶剂适量，依法浸渍至有效成分充分浸出，合并浸出液，加溶剂至规定量后，静置，滤过，即得。

（3）渗漉法 照流浸膏剂项下的方法（通则0189），用溶剂适量渗漉，至流出液达到规定量后，静置，滤过，即得。

3. 酊剂应澄清；酊剂组分无显著变化的前提下，久置允许有少量摇之易散的沉淀。

4. 酊剂应遮光，密封，置阴凉处贮存。

5. 酊剂应进行以下相应检查：乙醇量、甲醇量、装量、微生物限度。

重点小结

操作题要

答案解析

一、单选题

1. 以下中药材为八正合剂主要成分之一的是
   A. 人参　　　　　　　B. 车前子　　　　　　　C. 当归　　　　　　　D. 黄芪

2. 中药材提取时，通常使用的溶剂是
   A. 乙醇　　　　　　　B. 纯净水　　　　　　　C. 丙酮　　　　　　　D. 甲醇

3. 提取液的浓缩过程中，浓缩器的温度一般控制在
   A. 50℃以下　　　　　B. 60~80℃　　　　　　C. 100℃以上　　　　　D. 常温

4. 八正合剂制备过程中，过滤的目的是

  A. 增加药效   B. 去除药渣和杂质   C. 改变药液颜色   D. 提高药液浓度

5. 八正合剂灌装前，药液需要进行哪项处理以确保无菌

  A. 加热   B. 过滤   C. 灭菌   D. 稀释

6. 质量控制中，检测成品 pH 值的目的是

  A. 确保药液颜色一致   B. 确保药液稳定性   C. 确保药液无菌   D. 确保药液浓度

二、判断题（答案正确时用 T 表示，答案错误时用 F 表示）

1. 浓缩后的药液可以直接灌装，无需过滤。

2. 八正合剂的成品需要进行微生物检测，以确保无菌。

3. 中药材粉碎的目的是提高提取效率。

三、简答题

简述八正合剂制备的主要步骤。

任务二 十滴水的制备操作

【实训目的】

1. **掌握** 十滴水提取、浓缩、调配全流程操作以及操作要点。
2. **熟悉** 十滴水的制备工艺流程；对原辅料的处理原则及质量要求。
3. **了解** 十滴水的制备原理及影响质量的因素。
4. **学会** 使用乙醇浓度检测仪、渗漉装置及真空浓缩设备。

【质量要求】

  十滴水药液外观棕红色至棕褐色澄清液体，无悬浮物或沉淀，气芳香，味辛辣，具有樟脑和桉油的典型气味；主要活性成分（如薄荷脑、樟脑、桉叶油等）的含量应符合标准，确保疗效；药液的 pH 值应在规定范围内，确保稳定性；乙醇量应达到 60%～70%；在储存期间，药液应保持稳定，无分层、沉淀或变质现象。

【实训原理】

  十滴水中的有效成分（如薄荷脑、樟脑等）多为挥发性物质，需通过溶解或乳化技术将其均匀分散于溶剂（如乙醇）中；部分成分（如桉叶油）可能不溶于水或乙醇，需通过乳化技术使其均匀分散；去除药液中的不溶性杂质，确保药液澄清透明。

【实训内容】

1. 制剂处方

R

樟脑	25g
干姜	25g
大黄	20g
小茴香	10g
肉桂	10g

辣椒	5g
桉油	12.5ml

2. 器材设备 电子天平、量筒或移液管、不锈钢粉碎机、三维运动混合机、渗漉筒（304 不锈钢，带滤网）、加热设备（如水浴锅）、过滤装置（漏斗、滤纸或滤膜）、磁力搅拌器或乳化机、全自动液体灌装机、高温灭菌柜、搅拌器、密封容器、渗漉筒、量筒。

3. 试剂试药 樟脑、干姜、大黄、小茴香、肉桂、辣椒、桉油（饮片，符合《中国药典》标准）、乙醇（70%）。

4. 制备工艺 以上七味，除樟脑和桉油外，其余干姜等五味粉碎成粗粉，混匀，用 70% 乙醇作溶剂，浸渍 24 小时后进行渗漉，收集渗漉液约 750ml，加入樟脑和桉油，搅拌使完全溶解，再继续收集渗漉液至 1000ml，搅匀，质检，包装即得。具体操作如下。

（1）药材准确称取后将干姜、大黄、小茴香、肉桂、辣椒粉碎成粗粉，混合均匀；樟脑、桉油单独密封保存。

（2）混合粗粉加入 70% 乙醇（药材∶乙醇 = 1∶10），常温浸渍 24 小时；浸渍后药材装渗漉筒，以 1～3ml/min 速度渗漉，收集初漉液 750ml。

（3）初漉液加入樟脑、桉油，40℃ 水浴搅拌至完全溶解。

（4）继续渗漉至总液量 1000ml，减压浓缩至相对密度 1.05（50℃ 测）。

（5）过滤，搅匀，棕色玻璃瓶灌装（避光），10ml/瓶，即得。

【制备流程】

药材粉碎→水煎煮提取（加水煎煮 2 次）→合并煎液→减压浓缩→醇沉处理→静置过滤→加辅料调配→滤过→灭菌→灌装→质量检验→成品包装。

十滴水是一种传统的中药制剂，主要由薄荷脑、樟脑、桉叶油、桂皮油等成分组成，具有清凉解暑、提神醒脑的功效。常用于缓解头晕、头痛、恶心等症状。

【注意事项】

1. 药材前处理 樟脑研细，与少量乙醇（70%）预溶备用，先用少量乙醇溶解，避免直接加入时析出结晶；干姜、大黄、小茴香、肉桂、辣椒分别粉碎过 60 目筛，混合均匀。

2. 渗漉法提取 药材混合粉用 70% 乙醇浸渍 24 小时，装渗漉筒，控制流速 1～3ml/分钟，收集初漉液（约总药材量的 85%），续漉液浓缩至稠膏状（60℃ 以下减压浓缩）。

3. 混合与定容 将初漉液、浓缩稠膏、预溶的樟脑乙醇液、桉油混合，浓缩、混合时温度 ≤60℃，防止挥发油损失；加 70% 乙醇调整至含醇量 60%～65%，补纯化水至全量。

4. 过滤与静置 药液经 0.45μm 微孔滤膜过滤，冷藏静置 24 小时，弃沉淀，需多次过滤至澄明，避免沉淀影响口感。

5. 分装与包装 分装至 10ml/支的棕色玻璃瓶，充氮密封，避光保存（防止樟脑、桉油氧化），贴标（批号、生产日期）。

6. 药材要求 确保药材来源可靠，符合药典标准，无霉变、虫蛀等问题，粉碎至粗粉并混合均匀。樟脑与桉油需要单独密封保存，防止挥发。

7. 提取过程控制 控制温度不超过 40℃，避免有效成分破坏。密闭操作，防止乙醇挥发引发火灾。最终药液乙醇量需严格控制在 60%～70%，避免影响制剂稳定性。操作人员需佩戴手套、口罩等防护用品，避免直接接触刺激性成分（如辣椒、桉油）。

【考核标准】

项目	考核内容	分值	评分标准	实际得分
实验准备	着装仪表符合要求	5	未穿实训服、未戴头帽、未戴手套、露出发须、佩戴饰品、化妆、穿拖鞋，每项扣1分，最多扣5分	
	设备检查与清洁	5	渗漉设备未洗净、未润湿，每项扣3分，最多扣5分	
制剂配制	处方量计算准确	5	各成分量计算错误，每项扣1分，最多扣3分；不带单位或单位错误，扣1分，最多扣2分	
	称量操作规范	25	（1）未按规定称量多称或少称、多称组分未按规定回收，每项扣3分，最多扣5分 （2）称量时标签对应不正确、取样不正确，每项扣3分，最多扣5分 （3）称量器具使用不正确，每项扣3分，最多扣5分 （4）称量不准确、不及时记录量取体积、不给监考人核对，每次扣3分，最多扣5分 （5）称量组分有外散，每次扣2~5分，最多扣5分	
	制备十滴水质量合格	20	（1）制备容器选择不正确，多选少选一项扣2分 （2）粉碎方法不正确，扣2分 （3）未粉碎成粗粉，扣2分 （4）渗漉方法不正确，扣2分 （5）樟脑和桉油未完全溶解，扣2分 （6）渗漉的速度、初渗漉的量渗漉总液量不正确，每项扣1分，最多扣2分 （7）未过滤、未搅拌均匀、成型未经质检，每项扣3分，最多扣5分 （8）成型，未包装，扣3分	
	操作熟练	20	（1）操作欠熟练，扣5分 （2）操作顺序错误、重做一次，扣5分 （3）规定时间内（20分钟）未完成操作，扣5分 （4）仪器损坏，扣5分	
	产品回收	5	未按要求规定回收十滴水，扣5分	
	操作台面整洁	5	（1）操作途中不整洁，扣2分 （2）制备结束后不整理桌面或不复位器具，扣3分	
成品	溶液澄明	5	十滴水不均匀、有杂质，每项扣3分，最多扣5分	
其他	遵守实训纪律和实验室规则，服从安排	5	制备过程中喧哗、不服从安排、浪费材料等情况，每项扣1分，最多扣5分	
合计		100		

【酊剂通则和特性检查】

1. 外观　十滴水为棕红色至棕褐色的澄清液体；气芳香，味辛辣。

（1）操作过程

（2）结果记录

（3）药品判定　此项检查_____规定。

2. 装量　取十滴水5支，开启时注意避免损失，将内容物转移至预经标化的干燥量入式量筒中（量具的大小应使待测体积至少占其额定体积的40%），黏稠液体倾出后，将容器倒置15分钟，尽量倾净，每瓶装量不少于9.3ml。

（1）操作过程

（2）结果记录

（3）药品判定　此项检查＿＿＿＿＿＿规定。

3. 乙醇量　照乙醇量测定法，应为 60%～70%（通则 0711）。

（1）操作过程

（2）结果记录

（3）药品判定　此项检查＿＿＿＿＿＿规定。

4. 甲醇量　照甲醇量检查法（通则 0871）检查，含甲醇量不得过 0.05%（ml/ml）。

（1）操作过程

（2）结果记录

（3）药品判定　此项检查＿＿＿＿＿＿规定。

5. 微生物限度　照非无菌产品微生物限度检查：微生物计数法（通则 1105）和控制菌检查法（通则 1106）及非无菌药品微生物限度标准（通则 1107）检查，应符合规定。

（1）操作过程

（2）结果记录

（3）药品判定　此项检查＿＿＿＿＿＿规定。

【十滴水包装与贮藏】

1. 包装　玻璃瓶装，每瓶 10ml。

2. 贮藏　遮光，密封，置阴凉处贮存。

重点小结

答案解析

操作题要

一、单选题

1. 十滴水的主要成分中，具有清凉解暑作用的是

    A. 樟脑　　　　　　B. 薄荷脑　　　　　　C. 桉叶油　　　　　　D. 桂皮油

2. 制备十滴水时，常用的溶剂是

    A. 水　　　　　　　B. 乙醇　　　　　　　C. 丙酮　　　　　　　D. 乙醚

3. 十滴水中，樟脑的含量一般为

    A. 1%　　　　　　　B. 5%　　　　　　　　C. 10%　　　　　　　D. 15%

4. 十滴水制备过程中，过滤的目的是

    A. 去除杂质　　　　B. 浓缩溶液　　　　　C. 提高溶解度　　　　D. 增加黏度

5. 十滴水最终分装的容器要求是

    A. 透明玻璃瓶　　　B. 棕色密封瓶　　　　C. 塑料瓶　　　　　　D. 敞口瓶

6. 十滴水的外观应为

    A. 浑浊液体　　　　B. 澄清液体　　　　　C. 黏稠液体　　　　　D. 固体

二、判断题（答案正确时用 T 表示，答案错误时用 F 表示）

1. 十滴水的制备过程中，可以使用水作为溶剂。

2. 浸提过程中可适当加热以提高效率。

3. 十滴水需加入防腐剂以延长保质期。

三、简答题

简述十滴水制备的关键步骤。

任务三　姜流浸膏的制备操作

【实训目的】

1. **掌握**　渗漉法制备姜流浸膏的方法和操作要点；流浸膏的概念、特点和组成。
2. **熟悉**　姜流浸膏的制备工艺流程；对原辅料的处理原则及质量要求。
3. **了解**　姜流浸膏的制备原理及影响质量的因素。
4. **学会**　渗漉法制备质量控制要点，强化药品质量意识。

【质量要求】

姜流浸膏应为棕色的液体，具有姜的香气和辣味。其外观应清澈透明，无杂质和沉淀；姜流浸膏中应含有适量的乙醇作为防腐剂，乙醇的含量通常应在一定范围内；姜流浸膏的微生物限度应符合相关质量标准的规定；应采用遮光容器进行密闭包装，并置于阴凉处保存，以确保产品的安全性和稳定性。

【实训原理】

姜流浸膏是采用适宜的溶剂（一般为乙醇）对生姜进行浸渍、渗漉等提取操作，使生姜中的有效成分（如姜辣素、姜烯酚等）溶解于溶剂中。然后通过加热浓缩等方法去除部分溶剂，调整至规定的浓度标准，最终制得姜流浸膏。渗漉过程中，溶剂不断从上层向下渗透，造成浓度差，使有效成分持续从药材中扩散到溶剂中，实现高效提取。

【实训内容】

1. 制剂处方

R

干姜粉	1000g
90%乙醇	4000 ~ 8000L

2. 器材设备　恒温水浴锅、电子天平、量筒、玻璃棒、储液瓶、滤纸、漏斗、渗漉筒、烧杯。

3. 试剂试药　干姜粉（饮片，符合《中国药典》标准）、乙醇（90%）、纯化水。

4. 制备工艺　取干姜粉1000g，用90%乙醇作溶剂润湿，装入渗漉筒内，浸渍24小时后，以每分钟1 ~ 3ml的速度缓缓渗漉，收集初漉液850ml，另器保存，继续渗漉至漉液接近无色、姜的香气和辣味已淡薄为止，收集续漉液，在60℃以下浓缩至稠膏状，加入初漉液，混匀，滤过，分取20ml，依法测定含量，余液用90%乙醇稀释，使含量与乙醇量均符合规定，静置至澄清，滤过，质检，包装，即得。具体操作如下。

（1）取干姜粉，用90%乙醇作溶剂润湿，装入渗漉筒内使药材充分润湿膨胀；装入渗漉筒中，装填时要均匀、松紧适度在药材上面覆盖一层滤纸或纱布，防止加入溶剂时冲散药材。

（2）向渗漉筒中缓慢加入适量90%乙醇，使其完全浸没药材，密闭浸渍24 ~ 48小时，让溶剂充分渗透到药材内部，使有效成分初步溶解并扩散到溶剂中。

（3）打开渗漉筒下部的活塞，使渗漉液缓缓流出，控制渗漉速度为每分钟1 ~ 3ml；收集渗漉液，当渗漉液达到规定量的四分之三左右时，停止渗漉。

（4）继续渗漉至漉液接近无色、姜的香气和辣味淡薄，收集续漉液。

（5）将续漉液在60℃以下浓缩至稠膏状，加入初漉液，混合后滤过，使其符合姜流浸膏的质量标准，分装100ml/瓶。

（6）静置至澄清，滤过即得姜流浸膏；滤液转移至洁净、干燥的储液瓶中，密封保存，并贴上标签，注明名称、制备日期、浓度等信息。

【制备流程】

干姜粉→90%乙醇浸渍（24小时动态浸渍）→渗漉（初漉液85%）→分段收集→续漉液浓缩→合并调整→过滤→质检→包装。

【注意事项】

1. 取料　取干姜粉作为原料，应选用符合质量标准的干姜粉作为原料，以确保成品的品质和疗效。饮片须适当粉碎后，加规定的溶剂均匀湿润，密闭放置一定时间，再装入渗漉器内。

2. 浸渍　用90%乙醇作为溶剂，将干姜粉浸渍24小时，确保药材充分湿润，制备过程中应严格按照规定的工艺条件进行，如浸渍时间、渗漉速度、浓缩温度等，以确保成品的稳定性和有效成分含量。

装填时要均匀、松紧适度，避免出现空隙或过紧的情况；覆盖一层滤纸或纱布，防止加入溶剂时冲散药材。不能装填过紧，以免阻碍溶剂流动。根据饮片的性质可选用圆柱形或圆锥形的渗漉器。

乙醇浓度严格使用90%乙醇，低浓度会导致有效成分溶出不足。

3. 渗漉　以每分钟1~3ml的速度缓缓渗漉，收集初漉液850ml，并另器保存。续渗漉至漉液接近无色，且姜的香气和辣味已淡薄为止，制备完成后应进行含量测定，确保成品的醚溶性物质含量不低于规定标准（如4.5%）。流速过快（>3ml/min）会导致提取不完全，过慢（<1ml/min）效率低下。收集85%饮片量的初漉液另器保存，续漉液经低温浓缩后与初漉液合并，调整至规定量，静置，取上清液分装。

4. 浓缩与混合　将收集到的续漉液在60℃以下浓缩至稠膏状，将初漉液与浓缩后的续漉液混合均匀。

5. 测定与稀释　分取部分混合液进行含量测定，再根据测定结果，用90%乙醇稀释至规定含量，成品的乙醇含量应在规定范围内，以确保产品的防腐效果和稳定性。

6. 静置与过滤　将稀释后的混合液静置至澄清，然后进行过滤，得到成品姜流浸膏，姜流浸膏应遮光、密封并置于阴凉处保存，避免阳光直射和高温环境导致产品变质。

【考核标准】

项目	考核内容	分值	评分标准	实际得分
实验准备	着装仪表符合要求	5	未穿实训服、未戴头帽、未戴手套、露出发须、佩戴饰品、化妆、穿拖鞋，每项扣1分，最多扣5分	
	设备检查与清洁	5	制备器具洁净，每项扣3分，最多扣5分	

续表

项目	考核内容	分值	评分标准	实际得分
制剂配制	处方量计算准确	5	各成分量计算错误，每项扣1分，最多扣3分；不带单位或单位错误，扣1分，最多扣2分	
	称量操作规范	25	（1）未按规定称量多称或少称、多称组分未按规定回收，每项扣3分，最多扣5分 （2）称量时核对不正确、取样不正确，每项扣3分，最多扣5分 （3）称量器具使用不正确，每项扣3分，最多扣5分 （4）称量不准确、不及时记录量取体积、不给监视人核对，每次扣3分，最多扣5分 （5）称量组分有外散，每次扣2~5分，最多扣5分	
	制备姜流浸膏质量合格	20	（1）制备容器选择不正确，多选少选一项扣2分 （2）粉碎方法不正确，扣2分 （3）装填时方法不正确，扣2分 （4）90%乙醇加入的量不正确，扣2分 （5）渗漉速度不正确，扣2分 （6）浸渍时间不正确，扣2分 （7）浓度调整、静置时间不正确、成品未经质检，每项扣3分，最多扣5分 （8）成型，未包装成100ml/瓶，扣3分	
	操作熟练	20	（1）操作欠熟练，扣5分 （2）操作顺序错误、重做一次，扣5分 （3）规定时间内（20分钟）未完成操作，扣5分 （4）仪器损坏，扣5分	
	产品回收	5	未按要求规定回收姜流浸膏，扣5分	
	操作台面整洁	5	（1）操作途中不整洁，扣2分 （2）制备结束后不整理桌面或不复位器具，扣3分	
成品	溶液澄明	5	姜流浸膏溶液不均匀、有杂质，每项扣3分，最多扣5分	
其他	遵守实训纪律和实验室规则，服从安排	5	制备过程中喧哗、不服从安排、浪费材料等情况，每项扣1分，最多扣5分	
合计		100		

【流浸膏通则和特性检查】

1. 外观 姜流浸膏为棕色的液体；有姜的香气，味辣。

（1）操作过程

（2）结果记录

（3）药品判定 此项检查＿＿＿＿＿＿规定。

2. 含醇量 乙醇量应为72%~80%（通则0711）。

（1）操作过程

（2）结果记录

（3）药品判定 此项检查＿＿＿＿＿＿规定。

3. 装量 取姜流浸膏3瓶，开启时注意避免损失，将内容物转移至预经标化的干燥量入式量筒中（量具的大小应使待测体积至少占其额定体积的40%），黏稠液体倾出后，将容器倒置15分钟，尽量倾净。每瓶装量不少于97ml。

（1）操作过程

（2）结果记录

（3）药品判定　此项检查＿＿＿＿＿＿＿＿规定。

4. 甲醇量　照甲醇量检查法（通则0871）检查，含甲醇量不得过0.05（ml/ml）。

（1）操作过程

（2）结果记录

（3）药品判定　此项检查＿＿＿＿＿＿＿＿规定。

5. 微生物限度　照非无菌产品微生物限度检查：微生物计数法（通则1105）和控制菌检查法（通则1106）及非无菌药品微生物限度标准（通则1107）检查，应符合规定。

（1）操作过程

（2）结果记录

（3）药品判定　此项检查＿＿＿＿＿＿＿＿规定。

【姜流浸膏包装与贮藏】

1. 包装　棕色玻璃瓶包装100ml/瓶，防止乙醇挥发和光解。

2. 贮藏　置遮光容器内密封，流浸膏剂应置阴凉处贮存

【相关理论知识】

（一）流浸膏剂

流浸膏剂是指药材用适宜的溶剂浸出有效成分，蒸去部分或全部溶剂，调整浓度至规定标准的液体制剂。

1. 浓度标准　通常每1ml相当于原药材1g（除另有规定外）。

2. 含醇量　多数流浸膏含20%~50%乙醇（作为防腐剂及稳定剂）。

（二）优点

1. 高浓度　有效成分含量高，用量小。

2. 稳定性　含20%乙醇可防腐，延长保存期。

3. 用途　可直接服用，或作为配制酊剂、合剂、糖浆剂的原料。

（三）制备方法

流浸膏剂的制备主要包括浸渍法、渗漉法、煎煮法、溶解法，其中渗漉法最常用。

1. 渗漉法（经典工艺）　药材粉碎→浸渍→装筒→渗漉→收集初漉液→续漉液浓缩→合并调整。

关键点：初漉液单独保存（含高浓度有效成分）；续漉液需浓缩至稠膏状，避免过热破坏成分。

2. 浸渍法　适用于热不稳定或易挥发成分的药材（如薄荷）。

缺点：提取效率低，需多次浸渍。

3. 煎煮法　仅适用于水溶性成分，需后续醇沉除杂（如甘草流浸膏）。

重点小结

答案解析

操作题要

一、单选题

1. 姜流浸膏提取方法首选

　　A. 回流法　　　　　　B. 渗漉法　　　　　　C. 煎煮法　　　　　　D. 超声提取法

2. 姜流浸膏的主要成分是

　　A. 姜黄素　　　　　　B. 姜辣素　　　　　　C. 姜油　　　　　　D. 姜酚

3. 制备姜流浸膏时，常用的溶剂是

　　A. 水　　　　　　　　B. 乙醇　　　　　　　C. 丙酮　　　　　　　D. 乙醚

4. 浸提过程中，温度一般控制在

　　A. 20～30℃　　　　　B. 40～50℃　　　　　C. 60～70℃　　　　　D. 80～90℃

5. 浸提时间通常为

　　A. 1～2 小时　　　　　B. 3～4 小时　　　　　C. 5～6 小时　　　　　D. 7～8 小时

6. 浸提完成后，过滤的目的是

　　A. 去除杂质　　　　　B. 浓缩溶液　　　　　C. 提高溶解度　　　　D. 增加黏度

二、判断题（答案正确时用 T 表示，答案错误时用 F 表示）

1. 制备姜流浸膏需使用干姜而非鲜姜。

2. 姜流浸膏的制备过程中，可以使用水作为溶剂。

3. 浸提过程中，温度越高，提取效率越高。

三、简答题

为什么在制备姜流浸膏时选择乙醇作为溶剂？

任务四　碘酊的制备操作

【实训目的】

1. 掌握　碘酊的制备原理。

2. 熟悉　碘酊的制备工艺流程；对原辅料的处理原则及质量要求。

3. 了解　碘酊的制备原理及影响质量的因素。

4. 学会　正确使用各类称量、量取及混合设备。

【质量要求】

碘酊是红棕色澄清液体，具有碘的特臭；含碘量（I_2）为标示量 95%～105%，乙醇量 48%～58%；鉴别用化学法或红外光谱；无沉淀或浑浊，密封避光保存。

【实训原理】

碘酊是碘和碘化钾的乙醇溶液，利用碘化钾在水中的极易溶解性，先将其溶解于水中形成溶液，然后利用碘在碘化钾水溶液中形成复盐的助溶作用，使碘能更好地溶解在溶液中，再加入适量乙醇作为溶剂，最终制成碘酊。其配位反应原理为：$KI + I_2 = KI_3$，生成的 KI_3 使碘的溶解度增加。

【实训内容】

1. 制剂处方

R

碘	20g
碘化钾	15g
乙醇	500ml

水	适量
共制	1000ml

2. 器材设备 电子天平、量筒、玻璃棒、试剂瓶、烧杯。

3. 试剂试药 碘、碘化钾（符合《中国药典》标准）、乙醇（95%）、纯化水。

4. 制备工艺 根据所需的浓度与体积正确计算出碘、碘化钾和乙醇的用量，用电子天平准确称取，用量筒取适量乙醇，溶解后稀释与定容至规定量，将配制好的碘酊转移与储存，质检，包装，即得。具体操作如下。

（1）根据处方组成和配制总量，计算所需碘、碘化钾和乙醇的用量。

（2）用电子天平准确称取 5g 碘和 1.5g 碘化钾；用量筒量取适量 95% 乙醇。

（3）将称取的碘化钾置于烧杯中，加入适量纯化水（1:0.7），搅拌使其完全溶解。再将称取的碘加入碘化钾溶液中，搅拌至碘完全溶解，加入规定量的乙醇，混合均匀。

（4）将上述溶液转移至 1000ml 量筒中，用少量纯化水洗涤烧杯和玻璃棒 2~3 次，洗液一并转移至量筒中。然后加纯化水至刻度线，摇匀，即得 5% 碘酊。必要时用垂熔玻璃滤器过滤。

（5）将配制好的碘酊转移至洁净、干燥的试剂瓶中，分装 30ml/瓶，密封保存，并贴上标签，注明名称、浓度、配制日期等信息。

【制备流程】

碘化钾（KI）→烧杯中加水（1:0.7）→加碘（I_2）→加乙醇→量筒→纯化水定容→质检→分装→包装。

【注意事项】

1. 安全防护 戴口罩和手套，操作在通风橱内进行，避免吸入碘蒸气。碘有腐蚀性，称量时用硫酸纸或玻璃纸或表面皿等，避免使用金属药匙。称取时应小心操作，避免与皮肤和衣物接触。若不慎接触，应立即用大量清水冲洗。

2. 防火防爆 乙醇易燃，远离明火或高温，废液统一回收处理。

3. 浓度控制 碘化钾需过量 10%~15% 以助溶，最终碘浓度需符合药典标准规定（如 2% 或 5%）。溶解碘时，应充分搅拌，确保碘完全溶解，否则会影响碘酊的浓度和质量。

4. 避光保存 碘见光易分解，成品需避光、密封，阴凉处（≤20℃）存放。

5. 禁忌提示 制备区禁止存放氧化剂（如高锰酸钾）或可燃物，防止意外反应，因为碘具有氧化还原性。

6. 质量监控 定期抽检碘含量及微生物指标，确保无菌和稳定性。

【考核标准】

项目	考核内容	分值	评分标准	实际得分
实验准备	着装仪表符合要求	5	未穿实训服、未戴头帽、未戴手套、露出发须、佩戴饰品、化妆、穿拖鞋，每项扣1分，最多扣5分	
	设备检查与清洁	5	配制器具未洁净，称量工具未清洁，每项扣1分，最多扣5分	

项目	考核内容	分值	评分标准	实际得分
制剂配制	处方量计算准确	5	碘化钾、碘称取用量计算错误，每项扣1分，最多扣3分；不带单位或单位错误，扣1分，最多扣2分	
	称量操作规范	25	（1）未选用称药纸称量碘化钾、称量不准确、未及时记录、每项扣2分，最多扣5分 （2）碘未用硫酸纸称取、称量不准确、未及时记录，每项扣2分，最多扣5分 （3）天平使用不正确，扣5分 （4）瓶签对应不正确、取样不正确，每项扣2分，最多扣5分 （5）称取质量有外散，每次扣2~5分，最多扣5分	
	制备碘酊制剂质量合格	20	（1）配置容器选择不正确，多选或少选一项扣2分 （2）加入水有损失，扣2分 （3）滴加水不规范，扣2分 （4）加入水量过多（1:1），扣2分 （5）未形成碘化钾浓溶液，扣2分 （6）碘未溶解完全，扣5分 （7）定容不准确、配液烧杯未洗净，每项扣1分，最多扣2分 （8）定容操作错误，扣3分	
	操作熟练	20	（1）操作欠熟练，扣5分 （2）操作错误，重做一次，扣5分 （3）规定时间内未完成操作，扣5分 （4）仪器损坏，扣5分	
	产品回收	5	未按要求规定回收碘酊，扣5分	
	操作台面整洁	5	（1）操作途中不整洁，扣2分 （2）考试结束后不整理桌面，扣3分	
成品	溶液澄清透明	5	碘酊溶液不均匀，有杂质，每项扣3分，最多扣5分	
其他	遵守实训纪律和实验室规则，服从安排	5	操作过程中喧哗、不服从安排、浪费试剂等情况，每项扣1分，最多扣5分	
合计		100		

【酊剂通则和特性检查】

1. 外观 碘酊为红棕色的澄清液体；有碘与乙醇的特臭。

（1）操作过程

（2）结果记录

（3）药品判定 此项检查_____规定。

2. 含醇量 照乙醇量测定法（通则0711气相色谱法）测定，含乙醇应为45.0%~55.0%（ml/ml）。

（1）操作过程

（2）结果记录

（3）药品判定 此项检查_____规定。

3. 装量 取碘酊5瓶，开启时注意避免损失，将内容物转移至预经标化的干燥量入式量筒中（量具的大小应使待测体积至少占其额定体积的40%），黏稠液体倾出后，将容器倒置15分钟，尽量倾净。每瓶装量不少于28.5ml。

（1）操作过程

（2）结果记录

（3）药品判定 此项检查_____规定。

【碘酊包装与贮藏】

1. 包装　常见的包装规格为 30ml。

2. 贮藏　遮光，密封，在凉处保存。

操作题要

一、单选题

1. 制备 5% 碘酊 100ml，需要碘的质量为

　　A. 1g　　　　　　　　B. 3g　　　　　　　　C. 5g　　　　　　　　D. 10g

2. 碘酊制备中加入碘化钾的主要作用是

　　A. 增加碘的稳定性　　　　　　　　B. 作为助溶剂促进碘溶解

　　C. 调节溶液 pH 值　　　　　　　　D. 增强消毒效果

3. 碘酊制备的正确溶解顺序是

　　A. 碘→碘化钾→乙醇　　　　　　　B. 碘化钾→碘→乙醇

　　C. 乙醇→碘→碘化钾　　　　　　　D. 碘化钾→乙醇→碘

4. 碘酊成品需避光储存的主要原因是

　　A. 防止乙醇挥发　　B. 避免碘升华　　C. 防止微生物污染　　D. 避免碘化钾分解

5. 判断碘酊是否失效的主要依据是

　　A. 颜色变浅　　B. 出现沉淀　　C. 碘含量下降超 10%　　D. 乙醇浓度降低

6. 以下仪器在碘酊制备过程中不需要用到的是

　　A. 电子天平　　B. 分液漏斗　　C. 容量瓶　　D. 玻璃棒

二、判断题（答案正确时用 T 表示，答案错误时用 F 表示）

1. 碘酊制备时必须使用棕色玻璃瓶。

2. 碘酊溶液 pH 值需调节至中性。

3. 未开封的碘酊可长期保存，无需定期检测。

三、简答题

简述碘酊的制备原理，用化学反应方程式表示。

项目九 含糖浸出制剂的制备

任务一 川贝雪梨膏的制备操作

【实训目的】

1. **掌握** 制备川贝雪梨膏的方法和操作要点。
2. **熟悉** 运用浓缩、收膏等制剂技术，理解影响煎膏剂质量的关键因素。
3. **了解** 川贝雪梨膏的制备原理及影响质量的因素。
4. **学会** 对中药材（川贝母、雪梨等）进行预处理和有效成分提取。

【质量要求】

膏体应为棕黄色的稠厚半流体，具有梨和药材的混合香气，味甜、微苦；pH应在4.0~6.0（部分标准可能放宽至3.5~6.5）；按《中国药典》最低装量检查法（通则0942）测定，应符合规定；不得检查出大肠埃希菌、金黄色葡萄球菌等致病菌；允许有少量细腻沉淀，但应该均匀分散，不得结块；密封，置阴凉干燥处（≤25℃）保存，避免高温或冷冻。本品外观、气味、相对密度、pH装量差异、微生物限定均应符合《中国药典》规定。

【实训原理】

川贝雪梨膏是以川贝母、雪梨为主要原料，利用水作为溶媒，通过加热煎煮使药材中的有效成分充分溶出。过滤浓缩，加入适量的糖或蜂蜜等辅料，进一步浓缩至规定的相对密度，形成浓稠的半流体膏状制剂。在这个过程中，利用了溶质在溶剂中的溶解性以及蒸发浓缩的原理，实现有效成分的富集和制剂的成型。川贝雪梨膏以水为媒介放入川贝母、雪梨，加热煎煮，过滤浓缩后，加糖或蜂蜜，再浓缩所形成的浓稠的半流体膏状制剂。

【实训内容】

1. 制剂处方

R

梨清膏	400g
川贝母	50g
麦冬	100g
百合	50g
款冬花	25g

2. 器材设备 电子天平、不锈钢锅、电磁陶瓷煎药缸、纱布、滤网、温度计、电磁浓缩锅、搅拌器、烧杯、量筒。

3. 试剂试药 川贝母、麦冬、百合、雪梨、款冬花（饮片，符合《中国药典》标准）、蔗糖、纯化水、乙醇（70%）。

4. 制备工艺 先将药材预处理再加热煎煮提取，浓缩滤液后加入辅料，继续搅拌均匀；持续加热浓缩，收膏完成后将制好的川贝雪梨膏趁热装入已灭菌的玻璃瓶中，质检，包装即得。具体操作如下。

（1）药材预处理 以上五味，梨清膏系取鲜梨去皮去核，切成小块，洗净，压榨取汁。

（2）梨渣加水煎煮 2 小时，滤过，滤液与上述梨汁合并，静置 24 小时，取上清液，浓缩成相对密度为 1.30（90℃）。

（3）川贝母粉碎成粗粉，用 70% 乙醇作溶剂，浸渍 48 小时后进行渗漉，收集渗漉液，回收乙醇，备用。

（4）药渣与麦冬等三味加水煎煮两次，第一次 4 小时，第二次 3 小时，合并煎液，滤过，滤液静置 12 小时，取上清液，浓缩至适量。

（5）加入上述川贝母渗漉液及梨清膏，浓缩至相对密度为 1.30（90℃）的清膏。

（6）每 100g 清膏加入用蔗糖 400g 制成的转化糖，混匀，浓缩至规定的相对密度，分装 100 克/瓶，即得。

【制备流程】

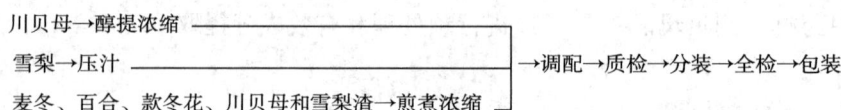

【注意事项】

1. 雪梨的选择要新鲜，无病虫害，确保原料的质量。

2. 煎煮过程中要控制好火候和时间，避免过度煎煮导致有效成分损失。

3. 浓缩时要不断搅拌，防止局部过热，导致膏体焦糊。

4. 加入蔗糖时，要慢慢加入，充分搅拌，使其均匀分散。

5. 包装容器要提前灭菌，膏体装入后应冷却后关闭，防止微生物污染。

6. 川贝雪梨膏是一种传统的中药制剂，具有润肺止咳、清热化痰的功效。加入山楂、麦冬、百合、款冬花后，增强了其润肺、止咳、消食的作用。

7. 操作注意事项

（1）原料处理　①麦冬、百合等原料需挑选杂质，洗净后润透或切厚片；②川贝母洗净、干燥、研磨或煎煮；③雪梨洗净，去皮去核、切块、煎煮取汁。确保所有原料符合国家药典或相关标准，无霉变、虫蛀。

（2）提取　将原料放入提取罐，加水量一般为原料的 8~10 倍，浸泡后加热煮沸，保持微沸 1~2 小时，提取 2~3 次；控制提取温度和时间，避免有效成分破坏。

（3）浓缩　提取液用筛网或离心机过滤，滤液置于浓缩设备中，在真空或常压下浓缩至相对密度 1.30~1.35（80℃测）。

（4）收膏　加入炼糖（炼制至含水量≤15%，相对密度 1.37 左右），搅拌均匀，继续浓缩至膏体细腻、有光泽，挑起成丝状；注意控制浓缩温度和膏体的相对密度，防止焦糊。

（5）灭菌与灌装　膏体冷却至 60℃ 左右，采用高温瞬时灭菌或过滤灭菌，然后灌装至灭菌的玻璃瓶中，密封；灌装后需确保瓶口密封良好，防止膏体受潮或变质。

（6）包装与贮藏　贴标签，标明产品名称、成分、规格、批号、生产日期、有效期及贮藏条件等信息；成品需存放于阴凉、干燥、通风处，避免阳光直射和高温高湿环境，定期检查库存，确保在保质期内使用。

【考核标准】

项目	考核内容	分值	评分标准	实际得分
实验准备	着装仪表符合要求	5	穿实训服、未戴头帽、未戴手套、露出发须、佩戴饰品、化妆、穿拖鞋，每项扣1分，最多扣5分	
	设备检查与清洁	5	烧杯未洗净、制备器具未洁净消毒，每项扣3分，最多扣5分	
制剂配制	处方量计算准确	5	各成分量计算错误，每项扣1分，最多扣3分；不带单位或单位错误，扣1分，最多扣2分	
	称量操作规范	25	（1）未按规定称量多称或少称、多称组分未按规定回收，每项扣3分，最多扣5分 （2）称量时核对不正确、取样不正确，每项扣3分，最多扣5分 （3）称量器具使用不正确，每项扣3分，最多扣5分 （4）称量不准确、不及时记录量取体积、不给监视人核对，每次扣3分，最多扣5分 （5）称量组分有外散，每次扣2分，最多扣5分	
	制备川贝雪梨膏质量合格	20	（1）制备容器选择不正确，多选少选一项扣2分 （2）雪梨处理方法不正确，扣2分 （3）煎煮时间不够，扣2分 （4）川贝母粉碎要求不达标，扣2分 （5）煎煮次数不够，扣2分 （6）收集川贝母渗漉液、回收乙醇不正确，每项扣1分，最多扣2分 （7）加入顺序不正确、加入蔗糖的量不正确、成型未经质检，每项扣3分，最多扣5分 （8）成型，未冷却至室温，未包装，每项扣1分，最多扣3分	
	操作熟练	20	（1）操作欠熟练，扣5分 （2）操作顺序错误、重做一次，扣5分 （3）规定时间内（20分钟）未完成操作，扣5分 （4）仪器损坏，扣5分	
	产品回收	5	未按要求规定回收川贝雪梨膏，扣5分	
	操作台面整洁	5	（1）操作途中不整洁，扣2分 （2）制备结束后不整理桌面或不复位器具，扣3分	
成品	溶液澄明	5	川贝雪梨膏不均匀、有杂质，每项扣3分，最多扣5分	
其他	遵守实训纪律和实验室规则，服从安排	5	制备过程中喧哗、不服从安排、浪费材料等情况，每项扣1分，最多扣5分	
合计		100		

【煎膏剂特性检查】

1. 外观　川贝雪梨膏为棕黄色的稠厚半流体；味甜。

（1）操作过程

（2）结果记录

（3）药品判定　此项检查＿＿＿＿＿＿＿规定。

2. 相对密度　取川贝雪梨膏10g，加水20ml稀释后，依法（通则0601）测定应为1.30。

（1）操作过程

（2）结果记录

（3）药品判定　此项检查＿＿＿＿＿＿＿规定。

3. 装量 取川贝雪梨膏 3 瓶，开启时注意避免损失，将内容物转移至预经标化的干燥量入式量筒中（量具的大小应使待测体积至少占其额定体积的 40%），黏稠液体倾出后，将容器倒置 15 分钟，尽量倾净，每瓶不少于 97g。

（1）操作过程

（2）结果记录

（3）药品判定　此项检查＿＿＿＿＿＿＿＿规定。

4. 不溶物 取川贝雪梨膏 5g，加热水 200ml，搅拌使溶化，放置 3 分钟后观察，不得有焦屑等异物。

（1）操作过程

（2）结果记录

（3）药品判定　此项检查＿＿＿＿＿＿＿＿规定。

5. 微生物限度 取川贝雪梨膏照非无菌产品微生物限度检查应符合规定。

（1）操作过程

（2）结果记录

（3）药品判定　此项检查＿＿＿＿＿＿＿＿规定。

【川贝雪梨膏包装与贮藏】

1. 包装　棕色或避光玻璃瓶，常见规格为 100 克/瓶。

2. 贮藏　密封保存。

【相关理论知识】

（一）煎膏剂

系指饮片用水煎煮，取煎煮液浓缩，加炼蜜或糖（或转化糖）制成的半流体制剂。

煎膏剂在生产与贮藏期间应符合下列有关规定。

1. 饮片按各品种项下规定的方法煎煮，滤过，滤液浓缩至规定的相对密度，即得清膏。

2. 如需加入饮片原粉，除另有规定外，一般应加入细粉。

3. 清膏按规定量加入炼蜜或糖（或转化糖）收膏；若需加饮片细粉，待冷却后加入，搅拌混匀。除另有规定外，加炼蜜或糖（或转化糖）的量，一般不超过清膏量的 3 倍。

4. 煎膏剂应无焦臭、异味，无糖的结晶析出。

5. 除另有规定外，煎膏剂应密封，置阴凉处贮存。

除另有规定外，煎膏剂应进行以下相应检查。

（二）相对密度

除另有规定外，取供试品适量，精密称定，加水约 2 倍，精密称定，混匀，作为供试品溶液。照相对密度测定法（通则 0601）测定，按下式计算，应符合各品种项下的有关规定。

$$供试品相对密度 = \frac{W_1 - W_1 \times f}{W_2 - W_1 \times f}$$

式中，W_1 为比重瓶内供试品溶液的质量，g；W_2 为比重瓶内水的质量，g。

$$f = \frac{加水供试品中的水质量}{供试品质量 + 加水供试品中的水质量}$$

凡加饮片细粉的煎膏剂，不检查相对密度。

（三）不溶物

取供试品 5g，加热水 200ml，搅拌使溶化，放置 3 分钟后观察，不得有焦屑等异物。

加饮片细粉的煎膏剂，应在未加入细粉前检查，符合规定后方可加入细粉。加入药粉后不再检查不溶物。

（四）装量

照最低装量检查法（通则0942）检查，应符合规定。

（五）微生物限度

照非无菌产品微生物限度检查：微生物计数法（通则1105）和控制菌检查法（通则1106）及非无菌药品微生物限度标准（通则1107）检查，应符合规定。

重点小结

答案解析

操作题要

一、单选题

1. 川贝雪梨膏的主要原料不包括

  A. 川贝母   B. 雪梨   C. 山楂   D. 黄芪

2. 川贝雪梨膏制备过程中，雪梨的处理方法是

  A. 直接榨汁   B. 切片煎煮   C. 烘干粉碎   D. 发酵处理

3. 川贝雪梨膏的成品性状应为

  A. 无色透明液体 B. 棕褐色稠膏 C. 黄色粉末   D. 白色结晶

4. 川贝雪梨膏制备过程中，浓缩药液时应控制的温度范围是

  A. 50~60℃   B. 60~80℃   C. 80~100℃ D. 100℃以上

5. 川贝雪梨膏制备过程中，以下药材需要先进行粉碎处理的是

  A. 雪梨   B. 川贝母   C. 麦冬   D. 百合

6. 川贝雪梨膏制备过程中，加入蜂蜜或糖的目的是

  A. 增加甜味   B. 调节稠度   C. 防腐   D. 以上都是

二、判断题（答案正确时用 T 表示，答案错误时用 F 表示）

1. 川贝雪梨膏的成品应具有雪梨的清香气味，无异味。

2. 川贝雪梨膏制备过程中，浓缩时需不断搅拌，防止焦糊。

3. 川贝雪梨膏的包装容器可以是透明玻璃瓶，无需避光。

三、简答题

简述川贝雪梨膏的制备工艺流程。

任务二　二冬膏的制备操作

【实训目的】

1. **掌握**　二冬膏的制备流程，包括药材预处理、提取、浓缩、收膏等关键步骤。

2. **熟悉**　运用浓缩、收膏等制剂技术。

3. **了解**　影响二冬膏质量的因素，如药材品质、煎煮时间、浓缩程度等，并掌握相应的控制方法。

4. **学会**　运用不同的仪器设备进行中药材的处理和制剂的制备。

【质量要求】

原料应选用优质的天冬和麦冬，无霉变、虫蛀；制备过程中需严格控制温度和时间，确保有效成分的提取；成品应呈棕褐色稠厚液体，具有特有的香气，无异味；理化指标如相对密度、pH值、总固体含量等应符合规定；微生物限度检查需合格，无致病菌；包装应密封良好，防止污染和变质。本品外观、气味、相对密度、pH值、总固体含量、微生物限度检查应符合《中国药典》规定。

【实训原理】

二冬膏是以水为溶媒，加入天冬和麦冬，经加热煎煮后过滤，取滤液加热浓缩后制备成的含糖浸出制剂。二冬膏以天冬和麦冬为主要原料，利用水作为溶媒。在加热煎煮过程中，药材中的多糖、甾体皂苷等有效成分凭借其在水中的溶解性逐渐溶出。经过滤去除药渣后，对滤液进行加热蒸发浓缩，使有效成分得以富集，再加入适量的蜂蜜作为辅料，增加膏剂的甜度和黏稠度。继续浓缩至规定的相对密度，使膏体达到合适的稠度，最终形成二冬膏。

【实训内容】

1. 制剂处方

R

天冬	500g
麦冬	500g

2. 器材设备　煎煮设备（不锈钢锅、陶瓷煎药锅、多功能提取罐）、过滤装置（滤网、滤布、压滤机、离心机）、减压浓缩器、蒸发器、搅拌罐、灌装机、pH计、灌装机、封口机、高压蒸汽灭菌器、紫外线灭菌设备、电子天平、量筒、温度计、玻璃瓶、塑料瓶、瓶盖、标签、烧杯。

3. 试剂试药　天冬、麦冬（饮片，符合《中国药典》标准）、蜂蜜、纯化水。

4. 制备工艺　先药材预处理再加热煎煮提取，进行过滤分离后再加热浓缩煎出液，计算出炼蜜的用量边加边搅拌，收膏，质检，包装即得。具体操作如下。

（1）药材预处理　将天冬、麦冬洗净，去除表面的泥沙和杂质。可将麦冬略去心，将去皮后的天冬、麦冬切成小段，长度为1~2cm备用，便于后续的煎煮。

（2）煎煮提取　将切好的天冬和麦冬按照一定比例（一般为1：1）放入不锈钢锅中，加入适量的水，水的量一般控制在药材量的5~8倍。这个比例既能保证有效成分充分溶出，又不会因水量过多导致浓缩时间过长。

（3）煎煮　煎煮三次，第一次3小时，第二次、第三次各2小时，合并煎液，滤过。

（4）滤过　滤液浓缩成相对密度为1.21~1.25（80℃）的清膏。

（5）分装　每100g清膏加炼蜜50g，混匀，分装100克/瓶，即得。

【制备流程】

原料处理→煎煮提取→加热浓缩→收膏→冷却与分装→质量检查及包装。

【注意事项】

1. 原料质量控制　天冬、麦冬需符合《中国药典》标准，确保无霉变、虫蛀。采购时查看药材的检验报告，确保符合质量标准。①检查药材质量，确保符合标准。②按比例称取药材，记录称量数据。

辅料添加要点：加入蜂蜜时，需慢慢加入并充分搅拌，防止蜂蜜结块。蜂蜜的质量也会影响二冬膏的品质，应选择正规渠道采购的优质蜂蜜。

2. 煎煮与浓缩 煎煮时加水量应适中，避免过多或过少。浓缩时需不断搅拌，防止局部过热或焦糊。①按煎煮步骤操作，记录煎煮时间、加水量及过滤情况。②确保煎液无杂质，过滤彻底。③控制浓缩温度，避免焦糊。④观察膏体状态，确保达到挂旗状。浓缩时搅拌要均匀，避免局部过热导致膏体焦糊。同时要密切观察浓缩程度，可通过测量相对密度、观察膏体状态等方法进行判断，确保浓缩程度符合要求。

3. 卫生要求 操作环境应清洁，避免微生物污染。操作人员需穿戴洁净工作服，佩戴口罩和手套。

4. 质量控制 成品需进行理化指标（如相对密度、pH 值）和微生物限度检查。确保成品符合《中国药典》或相关标准要求。

【考核标准】

项目	考核内容	分值	评分标准	实际得分
实验准备	着装仪表符合要求	5	未穿实训服、未戴头帽、未戴手套、露出发须、佩戴饰品、化妆、穿拖鞋，每项扣 1 分，最多扣 5 分	
	设备检查与清洁	5	煎煮器具未加水清洗、制备器具未洁净，每项扣 3 分，最多扣 5 分	
二冬膏制剂配制	处方量计算准确	5	各成分量计算错误，每项扣 1 分，最多扣 3 分；不带单位或单位错误，扣 1 分，最多扣 2 分	
	称量操作规范	25	（1）未按规定称量多称或少称、多称组分未按规定回收，每项扣 3 分，最多扣 5 分 （2）称量时瓶签对应不正确、取样不正确，每项扣 3 分，最多扣 5 分 （3）称量器具使用不正确，每项扣 3 分，最多扣 5 分 （4）称量不准确、不及时记录量取体积、不给监视人核对，每次扣 3 分，最多扣 5 分 （5）称量组分有外散，每次扣 2 分，最多扣 5 分	
	制备二冬膏制剂质量合格	20	（1）制备容器选择不正确，多选少选一项扣 2 分 （2）原药材处理方法不正确，扣 2 分 （3）加入水的量不正确，扣 2 分 （4）煎煮的火候控制不正确，扣 2 分 （5）各药材入药的顺序不正确，扣 2 分 （6）滤液未测定相对密度，扣 2 分 （7）过滤装置未安装好，滤器滤材选择错误，每项扣 3 分，最多扣 5 分 （8）加蜜后未包装，扣 3 分	
	操作熟练	20	（1）操作欠熟练，扣 5 分 （2）操作顺序错误、重做一次，扣 5 分 （3）规定时间内（20 分钟）未完成操作，扣 5 分 （4）仪器损坏，扣 5 分	
	产品回收	5	未按要求规定回收二冬膏，扣 5 分	
	操作台面整洁	5	（1）操作途中不整洁，扣 2 分 （2）制备结束后不整理桌面或不复位器具，扣 3 分	
成品	溶液澄明	5	二冬膏不均匀，扣 5 分	
其他	遵守实训纪律和实验室规则，服从安排	5	制备过程中喧哗、不服从安排、浪费材料等情况，每项扣 2 分，最多扣 5 分	
合计		100		

【膏剂特性检查】

1. 外观 二冬膏为棕黄色的稠厚半流体；味甜。

（1）操作过程

（2）结果记录

（3）药品判定　此项检查＿＿＿＿＿＿＿规定。

2. 相对密度　取二冬膏 10g，加水 20ml 稀释后，依法（通则 0601）测定应为 1.21～1.25（80℃）。

（1）操作过程

（2）结果记录

（3）药品判定　此项检查＿＿＿＿＿＿＿规定。

3. 装量　取二冬膏 3 瓶，开启时注意避免损失，将内容物转移至预经标化的干燥量入式量筒中（量具的大小应使待测体积至少占其额定体积的 40%），黏稠液体倾出后，将容器倒置 15 分钟，尽量倾净，每瓶不少于 97g。

（1）操作过程

（2）结果记录

（3）药品判定　此项检查＿＿＿＿＿＿＿规定。

4. 不溶物　取二冬膏 5g，加热水 200ml，搅拌使溶化，放置 3 分钟后观察，不得有焦屑等异物。

（1）操作过程

（2）结果记录

（3）药品判定　此项检查＿＿＿＿＿＿＿规定。

5. 微生物限度　照非无菌产品微生物限度检查应符合规定。

（1）操作过程

（2）结果记录

（3）药品判定　此项检查＿＿＿＿＿＿＿规定。

【二冬膏包装与贮藏】

1. 包装　成品需密封保存，防止吸潮或变质。包装容器应避光、防潮，确保膏体质量稳定。包装容器必须提前灭菌，可采用高温蒸汽灭菌或干热灭菌等方法。储存时要注意环境条件，定期检查二冬膏的质量，如发现有变质现象，应及时处理。①使用洁净容器，避免污染。②储存于阴凉干燥处，避免阳光直射。③玻璃瓶包装，有很好的密封性。

重点小结

2. 贮藏　密封，置阴凉处。

操作题要

答案解析

一、单选题

1. 二冬膏的主要原料是
　　A. 天冬、地黄　　　　B. 天冬、麦冬　　　　C. 麦冬、熟地黄　　　D. 麦冬、黄芪

2. 煎煮二冬膏药材时，加水量一般为药材量的倍数为
　　A. 7～9　　　　　　　B. 1～4　　　　　　　C. 5～8　　　　　　　D. 2～3

3. 二冬膏制备过程中，提取药材的主要方法是
　　A. 水煎煮法　　　　　B. 乙醇回流法　　　　C. 超临界萃取法　　　D. 蒸馏法

4. 二冬膏的成品性状应为
　　A. 无色透明液体　　　B. 棕褐色稠膏　　　　C. 黄色粉末　　　　　D. 白色结晶

5. 二冬膏制备过程中，浓缩药液时应控制的温度范围是
　　A. 50～60℃　　　　　B. 60～80℃　　　　　C. 80～100℃　　　　　D. 100℃以上

6. 二冬膏的包装要求是

  A. 透明玻璃瓶   B. 密封避光容器   C. 纸质包装   D. 金属罐

二、判断题（答案正确时用 T 表示，答案错误时用 F 表示）

1. 制备二冬膏时，需要用到显微镜。

2. 二冬膏的成品应具有特有的香气，无异味。

3. 二冬膏的微生物限度检查中，允许存在少量致病菌。

三、简答题

简述二冬膏制备过程中，药材预处理的步骤和要点

项目十 软膏剂的制备

任务一 水杨酸软膏的制备操作

【实训目的】

1. **掌握** 软膏剂的概念、特点和组成；研和法、熔和法、乳化法制备软膏剂的方法和操作要点。
2. **熟悉** 软膏剂的制备工艺流程。
3. **了解** 软膏剂的制备原理及影响质量的因素；对原辅料的处理原则及质量要求。
4. **学会** 软膏剂的制备技术。

【质量要求】

软膏剂基质应均匀、细腻，涂于皮肤或黏膜上应无刺激性。软膏剂应具有适当的黏稠度，应易涂布于皮肤或黏膜上，不融化，黏稠度随季节变化应很小。软膏剂应无酸败、异臭、变色、变硬等变质现象。乳膏剂不得有油水分离及胀气现象。除另有规定外，软膏剂应避光密封贮存。本制剂外观、气味、稠度、刺激性检查等应符合《中国药典》规定。

【实训原理】

选择水杨酸与水溶性基质的相溶性，将水杨酸溶解或分散于水溶性基质中。

【实训内容】

1. 制剂处方

R

水杨酸	6.0g
羧甲纤维素钠	4.8g
甘油	20.0g
苯甲酸钠	0.4g
纯化水	适量
制成	120g

2. 器材设备 乳钵、药匙、量筒、天平。

3. 试剂试药 水杨酸、羧甲纤维素钠、苯甲酸钠、纯化水、甘油、餐具洗涤剂。

4. 制备工艺

（1）取羧甲纤维素钠置乳钵中溶胀和胀溶后，加入甘油研匀。

（2）边研边加入溶有苯甲酸钠的水溶液，研匀，即得水溶性基质。

（3）取水杨酸置于乳钵中，分次加入制得的水溶性基质并研匀，质检，分装每瓶20g，规格为20g：1g。

【制备流程】

羧甲纤维素钠溶胀和胀溶→甘油→乳钵→加入溶有苯甲酸钠的水溶液→加水杨酸→软膏剂→质检→包装。

【注意事项】

1. 严格采用等量递加法将药物与基质混匀，确保药物分散均匀，避免出现局部药物浓度过高或过低的情况。

2. 制备过程中应避免与金属器具接触，以防水杨酸变色。可使用陶瓷乳钵、塑料药匙等非金属器具。

3. 准确控制各原辅料的用量，称量过程中要遵循天平使用规范，保证称量准确。

4. 在溶胀和胀溶羧甲纤维素钠时，要充分搅拌研磨，确保溶胀和胀溶完全，形成均匀的基质。

5. 水杨酸软膏中水杨酸为主药，羧甲纤维素钠为水溶性基质，甘油为保湿剂，苯甲酸钠为防腐剂。

【考核标准】

项目	考核内容	分值	评分标准	实际得分
实验准备	着装仪表符合要求	5	未穿实训服、未戴头帽、未戴手套、露出发须、佩戴饰品、化妆、穿拖鞋，每项扣1分，最多扣5分	
	制膏器具安全检查、搓丸器具洗净消毒	5	制膏器具洁净消毒未完成，扣5分	
制剂配制	称量操作正确	25	(1) 未按规定称量，多称或少称、多称组分未按规定回收，每项扣3分，最多扣5分 (2) 称量时瓶签对应不正确、取样不正确，每项扣3分，最多扣5分 (3) 称量器具使用不正确，每项扣3分，最多扣5分 (4) 称量不准确、不及时记录量取体积、不给监视人核对，每次扣3分，最多扣5分 (5) 称量组分有外散，每次扣2分，最多扣5分	
	制备软膏制剂规范	25	(1) 制备容器选择不正确，多选少选一项2分 (2) 未按规定方法进行混合研磨（如未采用等量递加法等），扣4分 (3) 基质未充分溶胀，扣5分 (4) 药物与基质混合不均匀，扣5分 (5) 制备过程中操作不规范（如加入物料顺序错误等），每项扣3分，最多扣5分 (6) 未按要求制成规定重量的软膏剂，扣2分 (7) 制备结束后未清理器具，扣2分	
	操作熟练	20	(1) 操作欠熟练，扣5分 (2) 操作顺序错误、重做一次，扣5分 (3) 规定时间内（20分钟）未完成操作，扣5分 (4) 仪器损坏，扣5分	
	产品回收	5	未按要求规定回收软膏剂，扣5分	
	操作台面整洁	5	(1) 操作途中不整洁，扣2分 (2) 制备结束后不整理桌面或不复位器具，扣3分	
成品	溶液澄明	5	软膏剂不均匀、有色斑，每项扣3分，最多扣5分	
其他	遵守实训纪律和实验室规则，服从安排	5	制备过程中喧哗、不服从安排、浪费材料等情况，每项扣1分，最多扣5分	
	合计	100		

【软膏通则和特性检查】

1. 粒度 软膏应色泽均匀一致，质地细腻，无污物，无粗糙感。

取水杨酸软膏适量，置于载玻片上涂成薄层，薄层面积相当于盖玻片面积，共涂3片，照粒度和粒度分布测定法（通则0982第一法）测定，均不得检出大于180μm的粒子。

（1）操作过程

（2）结果记录

（3）药品判定　此项检查_____规定。

2. 装量检查　取水杨酸软膏5支，精密称定内容物质量，求出平均装量。如有1个包装不符合规定，则另取5个复试，应全部符合规定。每支装量应不低于19g。

（1）操作过程

（2）结果记录

（3）药品判定　此项检查_____规定。

【水杨酸软膏的包装与贮藏】

1. 包装　塑料管进行包装，包装前确保容器清洁、干燥，很好的密封性。

2. 贮藏　遮光，密封保存。

【相关理论知识】

（1）软膏剂　系指原料药物与油脂性或水溶性基质混合制成的均匀的半固体外用制剂。因原料药物在基质中分散状态不同，分为溶液型软膏剂和混悬型软膏剂。溶液型软膏剂为原料药物溶解（或共熔）于基质或基质组分中制成的软膏剂；混悬型软膏剂为原料药物细粉均匀分散于基质中制成的软膏剂。

（2）乳膏剂　系指原料药物溶解或分散于乳状液型基质中形成的均匀半固体制剂。乳膏剂由于基质不同，可分为水包油型乳膏剂和油包水型乳膏剂。

软膏剂的基质是其重要的组成部分，主要分为油脂性基质、水溶性基质和乳剂型基质。

（一）油脂性基质常用

1. 烃类

（1）凡士林　液体烃与固体烃的半固体混合物；分为黄、白两种；性质稳定、无刺激性，适于遇水不稳定的药物；仅能吸收本身重量5%的水分（加羊毛脂、表面活性剂提高吸水性）。

（2）石蜡　分固体和液状石蜡两种，主要用于调节软膏的稠度。

（3）二甲硅油　又称为硅酮或硅油，常作乳膏剂的润滑剂；对皮肤无刺激，对眼有刺激。

2. 类脂类　是高级脂肪酸与高级脂肪醇化合而成的酯及其混合物，有辅助乳化作用，可吸收较多量的水，多与烃类油脂类基质混合使用。

（1）羊毛脂　有较强的吸水性，可吸收本身重量2倍左右的水，而形成W/O型乳剂；黏度过大，故常与凡士林合用，以改善凡士林的吸水性与渗透性。

（2）蜂蜡与鲸蜡　为较弱的W/O型乳化剂；在O/W型乳剂基质中起稳定作用；调节稠度，增加稳定性。

3. 油脂类　动、植物的高级脂肪酸甘油酯及其混合物，如花生油、麻油、豚脂等。

4. 油脂性基质特点

（1）润滑、无刺激性，理化性质稳定。

（2）促进皮肤水合作用，可保护、软化皮肤。

（3）适用于遇水不稳定药物。

（4）不适用于有渗出液的皮损。

（5）释药性差，油腻、不易洗除。

（6）很少单独应用，加表面活性剂以增加吸水量，制成乳剂型基质。

（二）　水溶性基质

1. 聚乙二醇类　不同分子量混合调节稠度（如 PEG 4000 与 PEG 400）。

2. 纤维素衍生物　羧甲纤维素钠（CMC - Na），需保湿防止干裂。

3. 卡波姆　具凝胶特性，pH 敏感，需中和后使用。

4. 丙二醇　半极性基质。

5. 水溶性基质特点

（1）由天然或合成的水溶性高分子物质所组成。

（2）无油腻性、易洗除，药物释放快。

（3）能吸收组织渗出液，用于湿润或糜烂的创面。

（4）不适用于遇水不稳定的药物。

（5）需加保湿剂、防腐剂。

（6）有刺激性，对皮肤的润滑、软化作用较差。

（7）常用不同分子量聚乙二醇（PEG）。

（三）　软膏剂、乳膏剂基质

乳膏剂基质由油、水和乳化剂组成，常用的乳化剂可分为水包油型和油包水型。水包油型乳化剂有钠皂、三乙醇胺皂类、脂肪醇硫酸（酯）钠类和聚山梨酯类、聚氧乙烯醚类等；油包水型乳化剂有钙皂、羊毛脂、单硬脂酸甘油酯、脂肪醇和脂肪酸山梨坦类等。

软膏剂、乳膏剂选用的基质应考虑各剂型特点、原料药物的性质，以及产品的疗效、稳定性及安全性。基质也可由不同类型基质混合组成。软膏剂、乳膏剂根据需要可加入保湿剂、抑菌剂、增稠剂、抗氧剂及透皮促进剂等。

除另有规定外，加入抑菌剂的软膏剂、乳膏剂在制剂确定处方时，该处方的抑菌效力应符合抑菌效力检查法（通则 1121）的规定。

软膏剂、乳膏剂基质应均匀、细腻，涂于皮肤或黏膜上应无刺激性。软膏剂中不溶性原料药物，应预先用适宜的方法制成细粉，确保粒度符合规定。

软膏剂、乳膏剂应具有适当的黏稠度，应易涂布于皮肤或黏膜上，不融化，黏稠度随季节变化应很小。

软膏剂、乳膏剂应无酸败、异臭、变色、变硬等变质现象。乳膏剂不得有油水分离及胀气现象。

除另有规定外，软膏剂应避光密封贮存。乳膏剂应避光密封置 25℃ 以下贮存，不得冷冻。

软膏剂、乳膏剂所用内包装材料，不应与原料药物或基质发生物理化学反应，无菌产品的内包装材料应无菌。

（四）　基质的性质

1. 释放药物顺序　O/W 型 ＞ W/O 型 ＞ 类脂类 ＞ 烃类。

2. 基质水合能力的顺序　烃类 ＞ 类脂类 ＞ W/O 型 ＞ O/W 型 ＞ 水溶性。

3. 基质类型的选择原则　①只起皮肤表面保护与润滑作用的，宜选油脂性基质；②皮脂溢出性皮炎、痤疮等，宜选水溶性或 O/W 型；③有大量渗出液的皮肤疾患，不宜选油脂性或 O/W 型；④皮肤炎症、真菌感染等，宜选乳剂型基质。

（五）　附加剂

1. 抗氧剂　①与自由基反应，抑制氧化反应如维生素 E、没食子酸烷酯（PG）、丁羟基茴香醚（BHA）、丁羟基甲苯（BHT）；②还原剂，如抗坏血酸、异抗坏血酸、亚硫酸盐等；③螯合剂，如枸橼酸、酒石酸、EDTA、巯基二丙酸。

2. 防腐剂　尼泊金类等。

3. 保湿剂　甘油等。

（六）软膏剂制法

软膏剂的制法主要有研和法、熔和法和乳化法。

1. 研和法 适用于油溶性基质，尤其药物不溶于基质的小量制备。将药物细粉与少量基质或适宜液体研磨成细腻糊状，再递加其余基质研匀。其工艺流程为药物→粉碎过筛→基质→研匀→分剂量→质量检查→包装→成品。

操作程序及注意事项：药物应预先粉碎并过筛，以保证其粒度细小，易于分散均匀。研磨时需沿同一方向进行，且用力均匀，以确保药物与基质充分混合。若药物为挥发性物质，应在基质冷却后加入，避免药物挥发损失。

2. 熔和法 适用于由熔点较高的基质组成的软膏剂，如含有石蜡、蜂蜡等基质的软膏。将基质加热熔化，按熔点高低顺序加入，待全部基质熔化后，再将药物加入，搅拌均匀，直至冷却。其工艺流程为药物→粉碎过筛→熔融基质→混匀→冷凝→分剂量→质量检查→包装→成品。

操作程序及注意事项：加热时应控制温度，避免基质过热炭化。药物加入后应充分搅拌，确保药物在基质中均匀分散。冷却过程中也应持续搅拌，以防止基质分层。

3. 乳化法 用于制备乳剂型软膏剂。将油相和水相分别加热至一定温度（一般为 70～80℃），使各成分熔化或溶解，然后将水相缓缓加入油相中，边加边搅拌，直至乳化完全，冷却即得。其工艺流程为油相→加热熔化→保温水相→加热溶解→保温 →混合→乳化→冷凝→分剂量→质量检查→包装→成品乳化剂。

4. 操作程序及注意事项 油相和水相的温度应控制适宜，以保证乳化效果。搅拌速度和时间要适中，搅拌速度过快可能导致乳剂不稳定，搅拌时间过短则乳化不完全。乳化剂的选择和用量要恰当，不同类型的乳化剂适用于不同的软膏体系，用量过多或过少都会影响乳剂的稳定性。

重点小结

操作题要

答案解析

一、单选题

1. 关于凡士林的叙述错误的是

   A. 系一种固体混合物　　　　　　　　B. 化学性质稳定

   C. 起局部覆盖作用　　　　　　　　　D. 不刺激皮肤和黏膜

2. 下列关于油脂性基质的叙述错误的是

   A. 液状石蜡可调节软膏的稠度

   B. 硅酮可与其他油脂性基质合用制成防护性软膏

   C. 植物油对皮肤的渗透性较豚脂小

   D. 羊毛脂吸水后形成 O/W 型乳剂

3. 不会污染衣服的基质是

   A. 凡士林　　　　　　B. 液状石蜡　　　　　　C. 硅酮　　　　　　D. 蜂蜡

4. 改善凡士林吸水性的物质是

   A. 石蜡　　　　　　　B. 硅酮　　　　　　　　C. 单软膏　　　　　D. 羊毛脂

5. 有关软膏基质的叙述错误的是

   A. 凡士林的释药性及吸水性均差　　　　B. 聚乙二醇释药性及穿透性均好

   C. 豚脂涂展性及穿透性均好　　　　　　D. 羊毛脂吸水性及穿透性强

6. 最适用于大量渗出性伤患处的基质是

    A. 凡士林   B. 羊毛脂   C. 乳剂型基质   D. 水溶性基质

二、判断题（答案正确时用 T 表示，答案错误时用 F 表示）

1. 用于创伤面的软膏剂的特殊要求是无菌。

2. 常用来研磨药物粉末以利于基质混合的物质是液状石蜡。

3. 胆固醇为 O/W 型乳化剂。

三、简答题

油脂类软膏基质是由哪些物质组成的？请举例说明。

任务二 硫软膏的制备操作

【实训目的】

1. **掌握** 硫软膏的制备工艺与操作技能。

2. **熟悉** 制备过程中各类器材设备的正确使用方法。

3. **了解** 硫软膏的处方组成、作用机制及质量要求

4. **学会** 对制备的硫软膏进行质量检查与评价，能分析实验结果并解决常见问题。

【质量要求】

外观：软膏应色泽均匀、细腻、无粗糙感，无异物混入。粒度：升华硫颗粒应分散均匀，粒度符合相关标准。pH 应在 6.5~7.5。稳定性：在规定的贮藏条件下，软膏应保持物理性状稳定，无分层、变色、变质等现象。外观、粒度、pH、稳定性检查应符合《中国药典》规定。

【实训原理】

硫软膏是将升华硫与适宜基质混合研磨制成的外用半固体制剂。

【实训内容】

1. 制剂处方

R

升华硫	10g
凡士林	60g
液状石蜡	10g
羊毛脂	10g

2. 器材设备 乳钵、烧杯、药匙、天平、玻璃棒、酒精灯、火柴、恒温水浴锅、软膏刀、软膏板。

3. 试剂试药 升华硫（纯度99%）、凡士林、液状石蜡、羊毛脂、氢氧化钠溶液（0.1mol/L）、餐具洗涤剂。

4. 制备工艺

（1）称取升华硫10g，置于乳钵中，研成细粉，备用。分别称取凡士林、液状石蜡、羊毛脂，置于烧杯中，混合均匀，作为基质。

（2）水浴加热烧杯中的基质使它们完全融化，将称取的升华硫加入烧杯中的基质中。用玻璃棒搅拌，加热至保持温度在80℃左右，使硫充分分散。也可在软膏板上用软膏刀制备。

（3）用氢氧化钠溶液（0.1mol/L）调节硫软膏的pH至6.5～7.5，搅拌均匀。

（4）将分散好的硫基质倒入烧杯中。用玻璃棒不断搅拌，使升华硫均匀分布在基质中。

（5）待温度降至室温后，即可得到升华硫软膏，分装10克/瓶。

【制备流程】

升华硫研磨成细粉→基质（凡士林、液状石蜡、羊毛脂）熔融→加入升华硫细粉→恒温至80℃左右→完全溶解→冷却溶液→调节pH至6.5～7.5→凝固硫软膏→质检→包装。

【注意事项】

1. 升华硫研磨时应尽量研细，以保证在基质中能均匀分散，提高药物疗效。

2. 加热过程中要缓慢升温，不断搅拌，防止局部过热导致基质分解或升华硫升华。

3. 用氢氧化钠溶液调节pH值时，应逐滴加入，边加边搅拌并及时测定pH值，避免调节过度。

4. 实验过程中使用恒温水浴锅等加热设备时，要严格遵守操作规程，注意安全，防止烫伤、火灾等事故发生。

【考核标准】

项目	考核内容	分值	评分标准	实际得分
实验准备	着装仪表符合要求	5	未穿实训服、未戴头帽、未戴手套、露出发须、佩戴饰品、化妆、穿拖鞋，每项扣1分，最多扣5分	
	器材设备安全检查、洗净消毒	5	器具未洁净消毒，扣5分	
制剂配制	称量操作正确	10	（1）未按规定称量多称或少称、多称组分未按规定回收，每项扣1分，最多扣2分 （2）称量时不正确、取样不正确，每项扣1分，最多扣2分 （3）称量器具使用不正确，每项扣1分，最多扣2分 （4）称量不准确、不及时记录取体积、不给监视人核对，每次扣1分，最多扣2分 （5）称量组分有外散，每次扣1分，最多扣2分	
	制备硫软膏制剂规范	40	（1）制备容器选择不正确，多选少选一项扣5分 （2）升华硫研磨方法不正确，扣5分 （3）未将升华硫研磨成细粉，扣5分 （4）加热溶解过程操作不当，扣5分 （5）调节pH值方法不正确、不准确，扣5分 （6）冷却搅拌过程操作不规范，扣5分 （7）操作台面不净、没有及时清理，每项扣2分，最多扣5分 （8）成品未按要求处理，扣5分	
	操作熟练	20	（1）操作欠熟练，扣5分 （2）操作顺序错误、重做一次，扣5分 （3）规定时间内（20分钟）未完成操作，扣5分 （4）仪器损坏，扣5分	
	产品回收	5	未按要求回收剩余原料、成品，扣5分	
	操作台面整洁	5	（1）操作途中不整洁，扣2分 （2）制备结束后不整理桌面或不复位器具，扣3分	

续表

项目	考核内容	分值	评分标准	实际得分
成品	软膏质量符合要求	5	（1）软膏外观不符合要求，如色泽不均匀、有明显颗粒或分层，扣1分；若酸碱度超出规定范围，扣2分 （2）软膏黏稠度范围不符合要求，过稀或过稠，扣2分	
其他	遵守实训纪律和实验室规则，服从安排	5	制备过程中喧哗、不服从安排、浪费材料等情况，每项扣1分，最多扣5分	
	合计	100		

【软膏剂特性检查】

1. 外观检查　取适量制备好的硫软膏置于白色瓷板上，在自然光下观察其色泽是否均匀，有无粗糙感及异物，是否是黄色，是否有硫的特臭。

（1）操作过程

（2）结果记录

（3）药品判定　此项检查＿＿＿＿＿＿＿规定。

2. pH 值测定　用玻璃棒蘸取少量硫软膏，点在 pH 试纸上，与标准比色卡对照，或用 pH 计按照操作规程测定其 pH 值，判断是否在 6.5～7.5 范围内。

（1）操作过程

（2）结果记录

（3）药品判定　此项检查＿＿＿＿＿＿＿规定。

3. 粒度检查　取适量硫软膏，置于显微镜下，观察升华硫颗粒的大小及分散情况，判断是否符合规定。

（1）操作过程

（2）结果记录

（3）药品判定　此项检查＿＿＿＿＿＿＿规定。

重点小结

【硫软膏包装与贮藏】

1. 包装　选用适宜的软膏管，将制备好的硫软膏装入其中，注意包装应密封良好，防止污染和水分散失。

2. 贮藏　密闭，在 30℃ 以下保存。

操作题要

答案解析

一、单选题

1. 凡士林在硫软膏中的作用是

　　A. 油溶性基质　　　　B. 水溶性基质　　　　C. 调节稠度　　　　D. 增加吸水力

2. 液状石蜡在硫软膏中的作用是

　　A. 油溶性基质　　　　B. 防腐作用　　　　C. 增加药物稳定性　　D. 调节稠度

3. 羊毛脂在硫软膏中的作用是

　　A. 油溶性基质　　　　B. 增加吸水力　　　　C. 调节稠度　　　　D. 保湿作用

4. 不能用于眼膏剂基质的是

　　A. 石蜡　　　　　　　B. 硅酮　　　　　　　C. 单软膏　　　　　　D. 羊毛脂

5. 硫软膏中的硫具有

    A. 吸湿性   B. 升华性   C. 水解性   D. 氧化性

6. 硫软膏中起治疗作用的是

    A. 凡士林   B. 羊毛脂   C. 液状石蜡   D. 水杨酸

二、判断题（答案正确时用 T 表示，答案错误时用 F 表示）

1. 硫软膏给药途径外用。
2. 硫软膏不能用于皮肤破损的部位。
3. 硫软膏外观度检查符合规定就是合格药品。

三、简答题

硫软膏在本任务中的制法是什么？

任务三　氯化氨基汞软膏的制备操作

【实训目的】

1. 掌握　氯化氨基汞软膏的制备方法及操作要点。

2. 熟悉　软膏剂制备过程中常用器材设备的使用。

3. 了解　氯化氨基汞的性质及其在软膏剂中的应用特点。

4. 学会　对软膏剂质量进行初步检查与判断。

【质量要求】

软膏应均匀、细腻，涂于皮肤上无粗糙感。应具有适当的黏稠度，易于涂布而不融化，且黏稠度随季节变化应较小。氯化氨基汞在软膏中应分散均匀，含量准确。成品应无酸败、异臭、变色、变硬等变质现象，在常温下保存，不得有油水分离及胀气现象。本品外观、气味、氯化氨汞各项检查应符合《中国药典》规定。

【实训原理】

氯化氨基汞最细粉均匀分散在凡士林中，形成稳定的半固体制剂。

【实训内容】

1. 制剂处方

R

氯化氨基汞（最细粉）	5g
凡士林	95g

2. 器材设备　乳钵、烧杯、药匙、天平、玻璃棒、软膏板、软膏刀、药筛套装、恒温水浴锅。

3. 试剂试药　氯化汞、氨水、硝酸银试液、餐具洗涤剂。

4. 制备工艺

（1）取 25g 氯化汞，置于洁净的容器中，加入 400ml 温热的纯化水，搅拌使其完全溶解。溶液配制完成后，进行过滤操作，去除可能存在的不溶性杂质，随后将滤液转移至另一洁净容器中，放冷备用。

（2）量取 40ml 的 10% 氨水，置于一洁净的大烧杯中。将冷却后的氯化汞溶液缓缓加入氨水中，同时用玻璃棒不断搅拌，在此过程中可观察到有白色沉淀生成，此沉淀即为氯化氨基汞。

（3）沉淀生成后，向其中加入5%的氨水溶液，进行多次洗涤，以去除沉淀表面附着的氯化铵。洗涤方法为：加入适量5%氨水，搅拌后静置，待沉淀沉降，倾去上层清液，重复该操作直至洗涤液中检测不出氯化铵（可通过化学检测方法，如加入硝酸银溶液，若无白色沉淀生成，则表明氯化铵已除尽）。

（4）将洗涤后的沉淀自然沥干，或者置于低温（50℃以下）环境中烘干，得到干燥的氯化氨基汞，备用。

（5）使用天平准确称取5g氯化氨基汞，将其置于洁净的乳钵中粉碎成最细粉（六七号筛组合）备用（最细粉）。用天平精确称取95g凡士林，放入洁净的烧杯内。

（6）先将装有95g凡士林的烧杯置于恒温水浴锅水浴加热，待凡士林部分熔化（1/2～3/5）后移出，利用余热继续搅拌助其熔化。

（7）待温度降至50℃，将5g氯化氨基汞（最细粉）缓慢均匀加入凡士林中，搅拌均匀，即得。

（8）也可以在软膏板上加入凡士林，再加入氯化氨基汞，用软膏刀反复研和均匀，分装10克/瓶，即得。

【制备流程】

原药称量→溶解过滤→混合→搅拌→洗涤氯化氨基汞→干燥→溶解凡士林→混合研磨→包装→质检。

【注意事项】

1. 取凡士林加热使部分熔化（1/2～3/5），搅拌均匀，待温度降至50℃时，加入氯化氨基汞（最细粉），随加随搅拌，并持续搅拌至冷凝，即得。

2. 氯化氨基汞粉较粗，有时不易研细，亦有用氯化汞溶液加氨溶液临时制成新鲜的氯化氨基汞，与基质调匀，制成较细腻的软膏。

氯化氨基汞的制法：取氯化汞25g，溶解于400ml，温热的纯化水中。过滤、放冷，将其缓缓加入40ml氨水（10%）中并不断搅拌，即得氯化氨基汞的白色沉淀（按理论值应得23.21g），不断用5%氨水洗除氯化铵后，自然沥干或低温（50℃以下）处烘干，即可与基质调成软膏。

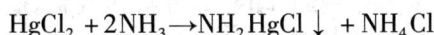

$$HgCl_2 + 2NH_3 \rightarrow NH_2HgCl \downarrow + NH_4Cl$$

3. 氯化汞溶液必须冷却后与氨水混合，以防氨水因受热而使NH_3散失，并可减少产品水解成碱式盐的倾向。

4. 不能将氨水倾入氯化汞溶液中，否则可能生成两种：$NH_2HgCl \cdot HgO$ 及 $NH_2HgOH \cdot HgO$ 等碱式盐。

5. 所生成的氯化氨基汞沉淀上，可带有未作用的氯化汞或氯化铵，若用纯化水洗涤杂质虽可除去，但成品也易水解，形成碱式盐而呈黄色。

6. 氯化氨基汞为白色无晶形粉末或易碎的块状物，无臭，在水或乙醇中不溶，遇光易分解，故应避光保存。

7. 氯化氨基汞虽不溶于水，但遇水（特别在50℃以上）能水解生成碱式盐。因此，本品用凡士林为基质，而不能用乳剂（O/W）作基质。

8. 氯化氨基汞遇热易分解结块，故加入基质中的温度不宜过高，一般在50℃左右。

9. 氯化氨基汞相对密度较大，易沉积后结块，故应用其最细粉且应充分搅拌至完全冷凝。

【考核标准】

项目	考核内容	分值	评分标准	实际得分
实验准备	着装仪表符合要求	5	未穿实训服、未戴头帽、未戴手套、露出发须、佩戴饰品、化妆、穿拖鞋，每项扣1分，最多扣5分	
	器材设备安全检查、洗净消毒	5	恒温水浴锅清洗消毒弃水、软膏板、软膏刀器具洁净消毒，未完成项每项扣2分，最多扣5分	
制剂配制	称量操作正确	10	（1）未按规定称量多称或少称、多称组分未按规定回收，每项扣1分，最多扣2分 （2）称量时瓶签对应不正确、取样不正确，每项扣1分，最多扣2分 （3）称量器具使用不正确，每项扣1分，最多扣2分 （4）称量不准确、不及时记录量取体积、不给监视人核对，每次扣1分，最多扣2分 （5）称量组分有外散，每次扣2分，最多扣2分	
	制备氯化氨基汞软膏制剂规范	48	（1）制备容器选择错误，如选用不耐热容器加热凡士林，扣5分 （2）氯化氨基汞研磨方法不正确，如未按同一方向研磨或研磨力度不均匀，扣5分 （3）未将氯化氨基汞研磨成最细粉，影响其在基质中的分散性，扣3分 （4）加热溶解凡士林过程操作不当，如加热温度过高导致凡士林碳化，扣5分 （5）调节软膏酸碱度（因氯化氨基汞水解可能影响酸碱度，虽未明确调节但需关注）方法不正确、不准确，每项扣5分，最多扣10分 （6）冷却搅拌过程操作不规范，如搅拌速度过快或过慢，导致氯化氨基汞沉淀或分散不均，扣5分 （7）操作台面不净，实验过程中有试剂残留、杂物未清理，每项扣2分，最多扣5分 （8）未及时清理台面，实验结束后仍残留大量试剂和杂物，每项扣2分，最多扣5分 （9）成品未按要求处理，如未及时装瓶、未贴标签，扣5分	
	操作熟练	12	（1）操作欠熟练，扣2分 （2）操作顺序错误、重做一次，扣4分 （3）规定时间内（20分钟）未完成操作，扣2分 （4）仪器损坏，扣4分	
	产品回收	5	未按要求回收剩余原料、成品，如未将多余的氯化氨基汞和凡士林妥善保存，扣5分	
	操作台面整洁	5	（1）操作途中不整洁，扣2分 （2）制备结束后不整理桌面或不复位器具，扣3分	
成品	软膏质量符合要求	5	软膏外观不符合要求、pH值不在规定范围等，每项扣3分，最多扣5分	
其他	遵守实训纪律和实验室规则，服从安排	5	制备过程中喧哗、不服从安排、浪费材料等情况，每项扣1分，最多扣5分	
合计		100		

【软膏剂特性检查】

1. 外观检查 在充足自然光且无眩光环境下，将氯化氨基汞软膏置于白色瓷质平板上，肉眼观察应色泽均一、质地细腻，无异物及色泽不均现象，呈现软膏的均一光滑特性。

（1）操作过程

（2）结果记录

（3）药品判定 此项检查_____规定。

2. 装量 重量法，取氯化氨基汞软膏 5 个，除去外盖和标签，容器外壁用适宜的方法清洁并干燥，分别精密称定重量，除去内容物，容器用适宜的溶剂洗净并干燥，再分别精密称定空容器的重量，求出每个容器内容物的装量与平均装量，每支装量不得少于 9.3g。

（1）操作过程

（2）结果记录

（3）药品判定　此项检查_____规定。

【氯化氨基汞软膏包装与贮藏】

1. 包装 选用适宜的软膏管。

2. 贮藏 阴凉，通风，干燥密封保存。

重点小结

答案解析

操作题要

一、单选题

1. 下列有关软膏剂的叙述错误的是

　　A. 软膏剂是将药物加入适宜基质中制成的一种半固体外用制剂

　　B. 软膏剂具有保护、润滑、局部治疗或全身治疗作用

　　C. 软膏剂按分散系统可分为溶液型、混悬型和乳状型三类

　　D. 软膏剂必须对皮肤无刺激性且无菌

2. 单独用作软膏基质的是

　　A. 植物油　　　　　B. 固体石蜡　　　　　C. 蜂蜡　　　　　D. 凡士林

3. 为取用方便，可以选用黏度较低的含水羊毛脂，含水羊毛脂是指

　　A. 含 10% 水分的羊毛脂　　　　　　　　B. 含 30% 水分的羊毛脂

　　C. 含 O/W 型乳化剂的羊毛脂　　　　　　D. 含 W/O 型乳化剂的羊毛脂

4. 软膏剂常用制备的方法有

　　A. 聚和法　　　　　B. 制粒法　　　　　C. 冷压法　　　　　D. 研和法

5. 将矿物药和氧化锌混研并调制到软膏剂基质中的方法叫作

　　A. 乳化法　　　　　B. 研和法　　　　　C. 粉碎法　　　　　D. 熔合法

6. 甘油常作为乳剂型软膏基质的

　　A. 保湿剂　　　　　B. 防腐剂　　　　　C. 助悬剂　　　　　D. 促渗剂

二、判断题（答案正确时用 T 表示，答案错误时用 F 表示）

1. 石蜡与液状石蜡为饱和烃混合物，常用于调节基质的稠度。

2. 羊毛脂属类脂类基质，可改善油脂性基质的吸水性。

3. 用一价皂乳化剂易形成 O/W 型乳剂型基质。

三、简答题

简述用研磨法制备软膏剂时药物加入的方法。

项目十一 乳膏剂的制备

任务一 按摩乳膏的制备操作

【实训目的】

1. **掌握** 按摩乳膏的乳化法制备流程及关键技术要点。
2. **熟悉** 按摩乳膏中各组分的作用及其对产品质量的影响。
3. **了解** 制备好的按摩乳膏包装及存放方法。
4. **学会** 乳膏的制备技术，为进入药品调制岗位打下工作基础。

【质量要求】

本制剂外观、稳定性检查、皮肤刺激检测等应符合《中国药典》规定。

【实训原理】

按摩乳膏采用乳化法制备。硬脂酸、十八醇、液状石蜡、单硬脂酸甘油酯和中药提取物等油性成分在加热条件下形成均匀的油相；甘油、十二烷基硫酸钠、三乙醇胺溶于纯化水形成水相。在较高温度（70~80℃）下将水相加入油相并搅拌，借助乳化剂（十二烷基硫酸钠、三乙醇胺）的作用，使油相和水相形成稳定的乳剂体系。中药提取物，在体系冷却至70℃左右时加入，此时体系黏度适宜，有利于其均匀分散，最终形成细腻、稳定的乳膏状产品。

【实训内容】

1. 制剂处方

R

芸香浸膏	1.0g
颠茄流浸膏	1.0g
乳香	0.51g
没药	0.51g
乌药	0.51g
川芎	0.51g
郁金	0.51g
水杨酸甲酯	100g
薄荷油	107g
肉桂油	2.0g
丁香油	2.0g
樟脑	5g
硬脂酸	30g
单硬脂酸甘油酯	60g
十八醇	40g

甘油	30g
十二烷基硫酸钠	12g
三乙醇胺	1g
纯化水	适量

2. 器材设备 乳钵、烧杯、药匙、天平、玻璃棒、酒精灯、恒温水浴锅、火柴、下口玻璃瓶（2500ml）、细口玻璃瓶（500ml）、过滤装置、比重瓶、电子天平（0.0001g）、比重计。

3. 试剂试药 芸香浸膏、颠茄流浸膏、乳香、没药、乌药、川芎、郁金、水杨酸甲酯、薄荷油、肉桂油、丁香油、樟脑、硬脂酸、单硬脂酸甘油酯、十八醇、甘油、十二烷基硫酸钠、三乙醇胺、纯化水、乙醇。

4. 制备工艺 乳香、没药、乌药、川芎、郁金加70%乙醇，浸渍提取二次，每次7天，合并浸提液，加入芸香浸膏、颠茄流浸膏，搅匀，滤过，滤液调整相对密度为0.83~0.87（20℃）。水杨酸甲酯、薄荷油、肉桂油、丁香油、樟脑五味与硬脂酸30g、单硬脂酸甘油酯60g、十八醇40g、甘油30g、十二烷基硫酸钠12g、三乙醇胺1g混匀，加至滤液中，加水至1000g，加热，搅拌，乳化，即得。

（1）准确称取处方中的十八种成分，分别做好标记和编号，准确核对和记录。

（2）在下口玻璃瓶内加入乳香、没药、乌药、川芎、郁金饮片，加70%乙醇淹过3cm左右，浸渍提取7天，打开下口，收集浸渍液于细口玻璃瓶中。

（3）在上述下口玻璃瓶中继续加入70%乙醇淹过3cm左右，浸渍提取7天，打开下口，浸提液收集于（1）中的细口玻璃瓶中，备用。

（4）在上述细口玻璃瓶的浸渍液中加入芸香浸膏、颠茄流浸膏，搅匀，用70%乙醇润湿的滤纸在漏斗上过滤，滤液储于烧杯中，用干燥至恒重的比重瓶，先加恒温在20℃的提取混合液称重，再在同一比重瓶中加水称重，检测和调整相对密度为0.83~0.87（20℃）。将混合液的烧杯置于水浴锅上加热至70~80℃，备用。

（5）水杨酸甲酯、薄荷油、肉桂油、丁香油、樟脑五味用少量乙醇溶解，备用。

（6）将硬脂酸、单硬脂酸甘油酯、十八醇、甘油、十二烷基硫酸钠、三乙醇胺、纯化水100ml在另一烧杯（已称重记录质量）中混合，水浴加热至70~80℃，搅拌均匀，并在70~80℃条件下加入步骤（4）制得的溶液，再加入（5）的混合液，在70~80℃下，搅拌烧杯里的混合溶液均匀。

（7）在（6）中的烧杯里加水至1000g，将其冷却至40℃左右，搅拌成乳膏状产品，分装70克/瓶。

【制备流程】

乳香、没药、乌药、川芎、郁金加70%乙醇浸提→加入芸香浸膏、颠茄流浸膏→过滤→制备水相（混合、加热、搅拌）→制备油相（混合、加热、搅拌）→乳化（水相加入油相，搅拌）→五味→加入药物乙醇液→搅拌成乳膏状产品→分装。

【注意事项】

1. 原料称取 各成分称取过程应迅速、准确并核对记录，防止其吸湿或挥发。

2. 加热温度控制 加热水相和油相时，需严格控制温度在规定范围内。加热水相时，温度不宜过高；加热油相时，温度达到70~80℃后应及时停止升温，避免温度过高导致油脂氧化、分解。

3. 搅拌操作 搅拌速度应根据不同阶段进行调整。在乳化阶段，搅拌速度需适当加快，以利于形成稳定的乳剂体系；在加入挥发性成分溶液后，搅拌速度不宜过快，防止产生过多气泡，影响乳膏质量。

【考核标准】

项目	考核内容	分值	评分标准	实际得分
实验准备	着装仪表符合要求	5	未穿实训服、未戴头帽、未戴手套、露出发须、佩戴饰品、化妆、穿拖鞋，每项扣1分，最多扣5分	
	乳膏制备相关的器材设备安全检查及洗净消毒	5	天平未校准、搅拌器器具洁净消毒，未完成项每项扣1分，最多扣5分	
制剂配制	称量操作正确	15	（1）未按规定称量多称或少称、多称组分未按规定回收，每项扣1分，最多扣3分 （2）称量时核对记录不正确、取样不正确，每项扣1分，最多扣2分 （3）称量器具使用不正确，每项扣1分，最多扣3分 （4）称量不准确、不及时记录量取体积、不给监视人核对，每次扣1分，最多扣4分 （5）称量组分有外散，每次扣1~3分，最多扣3分	
	按摩乳膏制备规范	40	（1）制备容器选择不正确，多选少选一项扣5分 （2）混合方法不正确，扣5分 （3）浸渍方法不正确，扣5分 （4）加热温度控制不当，每次扣2分 （5）乳化过程操作不规范，扣3分 （6）冷却速度控制不当，扣5分 （7）作台面不净、没有及时清理，每项扣2分，最多扣10分 （8）成品装量不足，扣5分	
	操作熟练	15	（1）操作欠熟练，扣3分 （2）操作顺序错误、重做一次，扣5分 （3）规定时间内（20分钟）未完成操作，扣5分 （4）仪器损坏，扣2分	
	产品回收	5	未按要求妥善处理剩余原料及产品，扣5分	
	操作台面整洁	5	（1）操作途中不整洁，扣2分 （2）制备结束后不整理桌面或不复位器具，扣3分	
成品	乳膏质量符合要求	5	乳膏外观不符合要求（如色泽不均、有颗粒、分层等），扣5分	
其他	遵守实训纪律和实验室规则，服从安排	5	制备过程中喧哗、不服从安排、浪费材料等情况，每项扣1分，最多扣5分	
合计		100		

【乳膏通则和特性检查】

1. 外观检查　按摩乳膏为白色乳膏气芳香。

（1）操作过程

（2）结果记录

（3）药品判定　此项检查_____规定。

2. 装量　重量法，取按摩乳膏3个，除去外盖和标签，容器外壁用适宜的方法清洁并干燥，分别精密称定重量，除去内容物，容器用适宜的溶剂洗净并干燥，再分别精密称定空容器的重量，求出每个容器内容物的装量与平均装量，每个装量不得少于67.9g。

（1）操作过程

（2）结果记录

（3）药品判定　此项检查_____规定。

【按摩乳膏的包装与贮藏】

1. 包装 棕色玻璃瓶包装。

2. 贮藏 遮光密闭保存。

【相关理论知识】

乳膏剂的基质对于其成型、稳定性及药效发挥至关重要，主要包含水相和油相、乳化剂、添加剂等。

（一） 油相和水相

1. 油相 凡士林，由多种烃类混合而成，性质稳定且无刺激性，能与多数药物配伍，尤其适合对水敏感的药物。石蜡可调节乳膏稠度，液状石蜡能使乳膏质地更均匀，便于涂抹。羊毛脂吸水性强，常与凡士林搭配，增强凡士林的吸水性与皮肤穿透性；蜂蜡则用于调节基质硬度，还可辅助乳化。还有油脂类。

2. 水相 聚乙二醇（PEG）类由乙二醇聚合而成，不同分子量的 PEG 混合可调节乳膏稠度，易溶于水，能与渗出液混合，药物释放快，但对皮肤有一定刺激性，长期使用可能致皮肤脱水干燥。卡波姆是丙烯酸与丙烯基蔗糖交联的聚合物，在水中迅速溶胀但不溶解，在碱性条件下（如加三乙醇胺）形成透明凝胶，可作凝胶剂或乳剂型基质的增稠剂，生物相容性与保湿性良好。还包括水及易溶于水的水性成分。

（二） 乳化剂

1. O/W 型乳化剂 除上述提及的钠皂、三乙醇胺皂类、脂肪醇硫酸（酯）钠类、聚山梨酯类外，还有泊洛沙姆、氢氧化镁、氢氧化铝等。这些乳化剂亲水性强，在制备 O/W 型乳膏时，能促使油相均匀分散于水相中形成稳定乳剂。

2. W/O 型乳化剂 钙皂亲油性强，可使水相均匀分散于油相中。羊毛脂除乳化外，其吸水性有助于改善基质保湿性能。单甘油酯和脂肪醇能调节基质稠度，增强乳剂稳定性。此外，氢氧化锌、氢氧化钙、司盘系列（如司盘80）也是常用的 W/O 型乳化剂。

（三） 添加剂

1. 防腐剂 为防止乳膏在储存过程中受微生物污染变质，常添加防腐剂。如对羟基苯甲酸酯类（尼泊金酯），其抗菌谱广，对霉菌、酵母菌和细菌都有抑制作用。苯甲酸及其盐类，在酸性环境下防腐效果较好。不饱和双键的山梨酸及其盐类，对霉菌和酵母菌的抑制作用较强，且毒性低。

2. 抗氧剂 某些乳膏成分易被氧化，影响质量与药效，需添加抗氧剂。常用的水溶性抗氧剂有亚硫酸钠、亚硫酸氢钠、维生素 C，它们能与氧发生反应，保护药物及基质不被氧化。生育酚（维生素 E）不仅是油溶性抗氧剂，还具有一定的护肤功效，可防止乳膏中油脂成分氧化酸败。

3. 增稠剂 用于调节乳膏的稠度，使其具有适宜的流动性与涂抹性。常用的增稠剂有羟丙甲纤维素、羧甲纤维素钠，它们能在水中溶胀形成胶体溶液，增加乳膏的黏度。黄原胶也是一种高效的增稠剂，能提高乳膏的稳定性，防止分层。

（四） 乳剂型基质

1. 水包油（O/W）型基质 常用乳化剂如钠皂、三乙醇胺皂类，凭借良好亲水性降低油水界面张力，实现油相在水相中的均匀分散。脂肪醇硫酸（酯）钠类（像十二烷基硫酸钠）乳化能力出色，能赋予乳膏细腻质地与良好稳定性。聚山梨酯类（例如吐温系列）不仅乳化，还具备增溶作用，利于药物溶解分散。该基质含水量高，外观乳白，质地轻薄无油腻感，对皮肤正常功能影响小，且因水相连续，促进药物释放与穿透皮肤，但易失水变硬，需添加甘油、丙二醇等保湿剂维持水分。

2. W/O 乳剂基质 二价皂、脂肪酸酯类、司盘类等。

【乳膏剂制法】

乳膏剂主要采用乳化法制备。乳化法包括胶溶法（干胶法和湿胶法）、新生皂法、两相交替加入法、机械法。

两相交替加入法制备流程如下。

油相→加热熔化→保温
水相→加热溶解→保温 ⎫→混合→乳化→冷凝→分剂量→质量检查→包装→成品
乳化剂 ⎭

操作程序及注意事项如下。

1. 原料预处理 按处方准确称取油相（如液状石蜡等）、水相（如甘油等）成分，分置容器。难溶药物预先粉碎过筛。

2. 加热熔化与溶解 分别将油相和水相加热至70～80℃。在此温度下，油相中的固体成分逐渐熔化，形成均一液体；水相中的溶质充分溶解，确保各成分分散均匀。以制备尿素乳膏为例，将油相中的液状石蜡、白凡士林等加热熔化，水相中的甘油、尼泊金酯在纯化水中加热溶解。

3. 混合乳化 在搅拌条件下，将乳化剂、水相缓慢加入油相中。保证水相均匀分散在油中，形成稳定乳剂。持续搅拌直至混合液冷却至室温，乳剂在冷却过程中逐渐稳定成型。

4. 质量检查 挥发性成分在混合液冷却至40℃以下加入，随后检查乳膏外观、药物含量等质量指标。

严格控制油相和水相的加热温度。温度过高致成分分解，过低使乳化不完全，影响乳膏质量与稳定性。搅拌速度和时间需适中。搅拌速度过快，易引入过多空气，使乳剂中出现气泡，影响乳膏外观与质量。时间过短分层，过长破坏乳剂结构。乳化剂选择与用量：依乳膏类型选乳化剂并严控用量，用量不当影响涂布和乳剂稳定性。

重点小结

操作题要

答案解析

一、单选题

1. 不能作为乳剂基质的是

    A. 凡士林   B. 硼酸钠   C. W/O 型乳剂基质   D. O/W 型乳剂基质

2. 以下为疏水性软膏基质的是

    A. 凡士林   B. 卡波姆   C. 泊洛沙姆   D. 硬脂酸钠

3. 乳剂型软膏给药途径是

    A. 喷雾   B. 内服   C. 注射   D. 外用

4. 乳剂型软膏中常加入吐温类作为

    A. 增稠剂   B. 乳化剂   C. 防腐剂   D. 吸收促进剂

5. 常温常压下有两种状态的基质是

    A. 凡士林   B. 液状石蜡   C. 硅酮   D. 蜂蜡

6. 花生油或棉籽油670g与蜂蜡330g加热熔合而成

    A. 石蜡   B. 硅酮   C. 单软膏   D. 羊毛脂

二、判断题（答案正确时用 T 表示，答案错误时用 F 表示）

1. 药物不溶于水其制成的乳膏一定是 W/O 型的乳膏。

2. 乳膏容易酸败。

3. 乳膏基质的构成只要有水和油就行。

三、简答题

简述乳化法制备乳膏剂的方法。

任务二 尿素乳膏的制备操作

【实训目的】

1. **掌握** 尿素乳膏规范制备流程，从原料准备到成品产出的操作细节。
2. **熟悉** 加热设备（如恒温水浴锅）的温度设置，将油相和水相加热至70~80℃；搅拌器的转速调节。
3. **了解** 尿素乳膏护肤原理及各成分协同作用机制。
4. **学会** 分析制备中乳膏质地、稳定性等问题并解决。

【质量要求】

本品外观、稳定性、皮肤刺激性检测等应符合《中国药典》规定。

【实训原理】

尿素乳膏是一种非油性乳膏，具有保湿、软化角质、抗炎、抗菌等作用。尿素作为一种保湿剂，可以增加皮肤的水合作用，缓解皮肤干燥。本实验采用尿素与多种保湿剂、抗炎剂、抗菌剂等原料混合制备尿素乳膏。

【实训内容】

1. 制剂处方

R

尿素	10g
三乙醇胺	0.2g
液状石蜡	5.7ml
白凡士林	3.8g
单硬脂酸甘油酯	3.8g
尼泊金酯	0.5g
甘油	7.6g
香精	适量
硬脂酸	7.6g
纯化水	适量
共制	100g

2. 器材设备 乳钵、烧杯、药匙、天平、玻璃棒、酒精灯、恒温水浴锅、火柴、量筒。

3. 试剂试药 尿素、硬脂酸、单硬脂酸甘油酯、白凡士林、液状石蜡、三乙醇胺、甘油、羟苯乙酯、香精、纯化水、乙醇、餐具洗涤剂。

4. 制备工艺

（1）依次将称取白凡士林、单硬脂酸甘油酯、硬脂酸、液状石蜡加入干净烧杯中。置于70~80℃恒温水浴锅，用玻璃棒缓慢搅拌，至形成均一、透明油相液体。

（2）另取一烧杯，加入纯化水，随后依次将尿素、三乙醇胺、甘油、尼泊金酯，搅拌至成分充分溶解。同样水浴加热至 70~80℃，使水相温度与油相一致。

（3）将加热至相同温度的水相缓慢、匀速地加入油相中，加入过程中务必同时开启搅拌装置，以适中的搅拌速度进行搅拌。

（4）乳化后的乳膏温度降至 40℃ 左右，加入适量香精搅拌均匀。随后停止搅拌，静置冷却，完全冷却后得到尿素乳膏成品，分装，10 克/瓶，规格 10g：2g。

【制备流程】

称取白凡士林、单硬脂酸甘油酯、硬脂酸、液状石蜡入干净烧杯→70~80℃恒温水浴，玻璃棒慢搅至成均一、透明油相液体。

另取烧杯加纯化水→依次加入尿素、三乙醇胺、甘油、尼泊金酯搅拌溶解→70~80℃水浴加热与油相温度一致。同温的水相缓慢匀速倒入油相，搅拌均匀。乳化乳膏降温至40℃左右加适量香精搅匀→停止搅拌，静置冷却得尿素乳膏成品。

【注意事项】

1. 油相和水相加热需精准控制温度在 70~80℃。温度过高，尿素等原料分解、硬脂酸氧化，影响质量；过低则原料难熔化、溶解，混合不均。

2. 乳化阶段搅拌速度关键，开始可适当加快，促油、水相快速混合，进程中逐渐减慢，保证乳剂颗粒均匀细腻，防止搅拌过度致乳膏稳定性降低。

【考核标准】

项目	考核内容	分值	评分标准	实际得分
实验准备	着装仪表符合要求	5	未穿实训服、未戴头帽、未戴手套、露出发须、佩戴饰品、化妆、穿拖鞋，每项扣 1 分，最多扣 5 分	
	乳膏制备相关的器材设备安全检查及洗净消毒	5	天平未校准、搅拌器器具未洁净，每项扣 1 分，最多扣 5 分	
制剂配制	称量操作正确	15	（1）未按规定称量多称或少称、多称组分未按规定回收，每项扣 1 分，最多扣 3 分 （2）称量时核对不正确、取样不正确，每项扣 1 分，最多扣 3 分 （3）称量器具使用不正确，每项扣 1 分，最多扣 3 分 （4）称量不准确、不及时记录量取体积、不给监视人核对，每次扣 1 分，最多扣 3 分 （5）称量组分有外散，每次扣 1~3 分，最多扣 3 分	
	尿素乳膏制备规范	40	（1）制备容器选择不正确，多选少选一项扣 2 分 （2）混合方法不正确，扣 3 分 （3）未将原料充分溶解或分散均匀，扣 5 分 （4）加热温度控制不当，扣 5 分 （5）乳化过程操作不规范，扣 5 分 （6）冷却速度控制不当，扣 5 分 （7）操作台面不净、没有及时清理，每项扣 2 分，最多扣 10 分 （8）成品未按要求处理，扣 5 分	
	操作熟练	15	（1）操作欠熟练，扣 3 分 （2）操作顺序错误、重做一次，扣 5 分 （3）规定时间内（20 分钟）未完成操作，扣 5 分 （4）仪器损坏，扣 2 分	
	产品回收	5	未按要求妥善处理剩余原料及产品，扣 5 分	
	操作台面整洁	5	（1）操作途中不整洁，扣 2 分 （2）制备结束后不整理桌面或不复位器具，扣 3 分	

项目	考核内容	分值	评分标准	实际得分
成品	乳膏质量符合要求	5	乳膏外观不符合要求（如色泽不均、有颗粒、分层等）、pH 值不在规定范围、微生物限度超标等，每项扣 1 分，最多扣 5 分	
其他	遵守实训纪律和实验室规则，服从安排	5	制备过程中喧哗、不服从安排、浪费材料等情况，每项扣 1 分，最多扣 5 分	
	合计	100		

【乳膏剂通则和特性检查】

1. 外观检查　尿素乳膏应细腻、均一，无明显颗粒和气泡，白色。

（1）操作过程

（2）结果记录

（3）药品判定　此项检查＿＿＿＿＿＿＿规定。

2. 装量　重量法，取尿素乳膏 5 个，除去外盖和标签，容器外壁用适宜的方法清洁并干燥，分别精密称定重量，除去内容物，容器用适宜的溶剂洗净并干燥，再分别精密称定空容器的重量，求出每个容器内容物的装量与平均装量，不得少于 9.3g。

（1）操作过程

（2）结果记录

（3）药品判定　此项检查＿＿＿＿＿＿＿规定。

重点小结

【尿素乳膏乳剂的包装与贮藏】

1. 包装　玻璃瓶包装。

2. 贮藏　密封在阴凉处保存。

操作题要

答案解析

一、单选题

1. 对于糜烂创面的治疗采用配制软膏的基质最好是

　　A. 凡士林　　　　　B. 甘油明胶　　　　C. W/O 型乳剂基质　　　D. O/W 型乳剂基质

2. 为软膏水性凝胶基质的是

　　A. 凡士林　　　　　B. 卡波姆　　　　　C. 泊洛沙姆　　　　　D. 硬脂酸钠

3. 乳剂型软膏基质与口服乳剂的区别在于

　　A. 油相的性状　　　B. 乳化剂用量　　　C. 乳化温度　　　　　D. 油相容积分数

4. 乳剂型软膏中常加入羟苯酯类作为

　　A. 增稠剂　　　　　B. 乳化剂　　　　　C. 防腐剂　　　　　　D. 吸收促进剂

5. 不污染衣服的基质是

　　A. 凡士林　　　　　B. 液状石蜡　　　　C. 硅酮　　　　　　　D. 蜂蜡

6. 改善凡士林吸水性的物质是

　　A. 石蜡　　　　　　B. 硅酮　　　　　　C. 单软膏　　　　　　D. 羊毛脂

二、判断题（答案正确时用 T 表示，答案错误时用 F 表示）

1. 乳膏剂也属于灭菌制剂，必须在无菌条件下制备。

2. 油脂类基质因含有不饱和双键，在长期贮存过程中易氧化，需加入抗氧化剂和防腐剂。

3. 凡士林基质适用于多量渗出液的患处使用，有黄、白两种，后者经漂白处理。

三、简答题

简述乳化法制备乳膏剂的工艺流程及注意事项。

项目十二　化学药散剂的制备

【实训目的】

1. **掌握**　散剂的概念、特点及制备方法；等量递增法的混合原则与操作要点。
2. **熟悉**　散剂的稳定性影响因素及包装贮藏要求。
3. **了解**　痱子粉的处方组成及各成分的作用。
4. **学会**　痱子粉的制备工艺与操作要点。

【质量要求】

痱子粉的粒度、干燥失重、外观均匀度、装量差异等应符合《中国药典》规定。

【实训原理】

痱子粉主要成分包括滑石粉、香料、硼酸、氧化锌等。其中，滑石粉具备润滑、遮光、稀释作用；硼酸有抗菌、消炎作用；香料为产品增添芳香；氧化锌具有收敛、防晒等作用。生产时，必须精准把控原料品质及配比，以保障产品质量。采用打底套色法、加液研磨法和等量滴加稀释法、共熔法配制。

【实训内容】

1. 制剂处方

R

水杨酸	0.46g
硼酸	3.40g
氧化锌	2.40g
淀粉	4.00g
升华硫	1.60g
麝香草酚	0.24g
薄荷脑	0.24g
薄荷油	0.24g
樟脑	0.24g
滑石粉	加至 40.0g

2. 分装计数　袋数＝总质量（g）/10（g），每袋重 10g。

3. 器材设备　电子天平、乳钵、国家标准的 R40/3 系列药筛、不锈钢药匙、称量纸、铝塑复合膜袋、混合机、防尘口罩。

4. 试剂药品　薄荷脑、樟脑、麝香草酚、薄荷油、水杨酸、硼酸、升华硫、氧化锌、淀粉、滑石粉。

5. 制备工艺

（1）按处方准确称量各组分，核对并记录。

（2）将水杨酸、淀粉、氧化锌、升华硫、滑石粉研细，过七号筛。

（3）硼酸用加液研磨法，加入适量的乙醇 2～4 滴，用力研磨过七号筛。

（4）取薄荷脑、麝香草酚、樟脑置乳钵中，研磨至全部液化，并与薄荷油研磨混合均匀，然后用少量滑石粉吸收，备用。

（5）将水杨酸、淀粉、氧化锌、升华硫、剩余滑石粉与硼酸混合均匀。

（6）将（4）（5）步骤中的混合物按等量递增法研磨混合均匀，过七号筛 2～3 次。

（7）按每包 10g 分装于铝塑复合膜袋中，贴上标签，避光保存。

【制备流程】

原料称量→粉碎→过筛→混合→分剂量→质量检查→包装。

【注意事项】

1. 处方组成成分较多，应按处方顺序称取药品，并做好标记。

2. 处方中的薄荷脑、麝香草酚和樟脑为共熔组分，研磨时会出现液化现象。制备时可将薄荷脑和樟脑混合研磨至共熔液化，加入薄荷油后，再用少量滑石粉吸收。

3. 处方中重量差异大的组分混合时需要按等量递增混合的原则。

【考核标准】

项目	考核内容	分值	评分标准	实际得分
实验准备	着装仪表符合要求	5	未穿实训服、未戴头帽、未戴手套、露出发须、佩戴饰品、化妆、穿拖鞋，每项扣 1 分，最多扣 5 分	
	仪器清洁与校准	5	乳钵未清洁、筛网未清洁、电子天平未校准，每项扣 2 分，最多扣 5 分	
制剂配制	称量操作正确	30	（1）未按规定称量多称或少称、多称组分未按规定回收，每项扣 5 分，最多扣 10 分 （2）称量时标签对应不正确、取样不正确，每项扣 3 分，最多扣 5 分 （3）称量器具使用不正确，每项扣 3 分，最多扣 5 分 （4）称量不准确、不及时记录量取体积、不给监视人核对，每次扣 3 分，最多扣 5 分 （5）称量组分有外散，每次扣 2 分，最多扣 5 分	
	混合均匀度	15	（1）肉眼可见不均匀，扣 5 分 （2）过筛后仍有结块，扣 5 分 （3）未按等量递增法混合扣 2 分，最多扣 5 分	
	分装密封性	5	（1）包装漏气，扣 2 分 （2）未按每包 10g 分装，扣 2 分 （3）未使用密封袋，扣 1 分	
	操作熟练	15	（1）操作顺序错误、重做一次，扣 5 分 （2）规定时间内（30 分钟）未完成操作，扣 5 分 （3）仪器损坏，扣 5 分	
	产品回收	5	未按要求规定回收，扣 5 分	
	操作台面整洁	5	（1）操作途中不整洁，扣 2 分 （2）制备结束后不整理桌面或不复位器具，扣 3 分	
成品	外观与粒度	10	（1）粉末有色斑或异物，扣 2 分 （2）粒度未通过七号筛，扣 3 分 （3）结块，扣 5 分	
其他	遵守实训纪律和实验室规则，服从安排	5	制备过程中喧哗、不服从安排、浪费材料等情况，每项扣 1 分，最多扣 5 分	
合计		100		

【散剂通则和特性检查】

1. 外观均匀度 取适量痱子粉平铺约 $5cm^2$ 在称量纸上，应呈现色泽均匀、无色斑、无花纹。

（1）操作过程

（2）结果记录

（3）药品判定 此项检查_____规定。

2. 干燥失重 取痱子粉约 1g，混合均匀，置干燥至恒重的扁形称量瓶中，在 105℃ 干燥至恒重。由减失的重量和取样量计算供试品的干燥失重。

（1）检查方法 供试品干燥时，应平铺在扁形称量瓶中，厚度不可超过 5mm。放入烘箱或干燥器进行干燥时，应将瓶盖取下，置称量瓶旁，或将瓶盖半开进行干燥；取出时，须将称量瓶盖好。置烘箱内干燥的供试品，应在干燥后取出置干燥器中放冷，然后称定重量。减失重量不得超过 2.0%。

（2）操作过程

（3）结果记录

（4）药品判定 此项检查_____规定。

3. 粒度 取痱子粉 10g，精密称定通过七号筛网的粉末重量应不低于总重量的 95%。

（1）操作过程

（2）结果记录

（3）药品判定 此项检查_____规定。

4. 装量差异 取痱子粉 10 袋，去除包装，分别称定重量，再与每份标示重量 10g 相比，按下表规定，超出重量差异限度（9.5～10.5）的不得多于 2 份，并不得有 1 份超出限度 1 倍。

平均装量	重量差异限度
10.0g	±5%

（1）操作过程

（2）结果记录

（3）药品判定 此项检查_____规定。

【痱子粉的包装与贮藏】

1. 包装 铝塑复合膜袋。

2. 贮藏 密闭、阴凉干燥处贮存。

【相关理论知识】

（一）散剂的概念与特点

散剂是指原料药物或与适宜的辅料经粉碎、均匀混合制成的干燥粉末状制剂。散剂是"形散而神不散"。

1. 优点

（1）与其他固体制剂相比，其表面积较大，可快速分散，药物溶出速率高，药效发挥迅速。

（2）制法简单，便于运输和携带，且生产成本较低。

（3）分剂量和服用方便，剂量容易控制，尤其适合小儿服用。

（4）对溃疡病和外伤流血等情况，可保护黏膜，吸收分泌物，促进凝血和愈合。

2. 缺点 散剂的药物表面积大，导致其臭味、刺激性及化学活性显著增强。正因如此，挥发性强、腐蚀性大、易吸湿或易风化的药物通常不适合制成散剂。同时，剂量较大的散剂在服用时的便利性也相对较差，不如片剂或丸剂易于服用。

（二）分类

1. 按用途分类　口服散剂和局部用散剂。

2. 按组成分类　单方散剂（单药组成）和复方散剂（含两种及以上药物）。

3. 按剂量分类　分剂量散剂（按单次剂量包装，多为内服）和不分剂量散剂（按总剂量包装，多为外用，需按医嘱取用）。

（三）质量要求

1. 制备散剂的原料药物均需粉碎。除另有规定外，口服用散剂应粉碎至细粉，儿科用散剂和局部用散剂则应粉碎至最细粉。

2. 散剂应保持干燥、疏松，混合均匀且色泽一致。含有毒性药、贵重药或小剂量药物的散剂，应采用等量递增法混匀，必要时过筛。

3. 多剂量包装的散剂应附带分剂量的用具。含有毒性药的口服散剂应采用单剂量包装。

4. 用于烧伤（不包括程度较轻的烧伤）、严重创伤或临床要求无菌的局部用散剂，必须符合无菌要求。

（四）散剂制备方法

散剂制备的一般工艺流程为原料→粉碎→过筛→混合→分剂量→质量检查→包装。

1. 粉碎　指借助机械力或者其他方法，将大块固体物料破碎和辗（研）磨成碎块、细粉甚至是超细粉的过程，粉碎后物料粒径的大小可达微米甚至纳米级。

通常药物原料粉碎遵循以下规则：①应保持药物组分和药理作用不变。②粉碎至需要的粉碎度，以节省功率的消耗，避免生产成本增加。粉碎过程中，应适时对粉碎的物料过筛，防止已达要求的粉末过度粉碎。③中药材的药用部分必须全部粉碎应用，对难粉碎部分不应随意丢弃，以免药粉含量改变。④粉碎毒性或刺激性较强的药物应采用相应的安全防护。

2. 粉碎方法　药物粉碎方法的选择取决于药物的性质、使用要求及设备条件。较常用的方法有干法粉碎、湿法粉碎、低温粉碎、超细粉碎等。

（1）**干法粉碎**　系将药物经适当干燥，降低其水分至一定限度使其脆性增加，然后进行粉碎的操作。

1）单独粉碎　一般药物通常采用单独粉碎，某些性质特殊的药物也必须单独粉碎，如氧化性与还原性物料必须单独粉碎，否则可能引起爆炸和燃烧。一些不耐热、易氧化和易燃烧的物料不仅应单独粉碎，而且应在充有二氧化碳或氮气等惰性气体的密闭系统中粉碎。毒剧药及需进行特殊处理的物料亦应单独粉碎。

2）混合粉碎　包括一般粉碎和特殊粉碎。一般粉碎系将两种及两种以上的硬度相似、性质相同、黏性的固体药料同时进行粉碎的方法。物料粉碎后，为了减少粉末的重新聚结，可将不同种物料混合后再粉碎。这样一种物料适度地渗入另一种物料中间，分子间内聚力减小，表面能降低，粉末不易重新聚结，并且粉碎与混合操作同时进行，可以提高生产效率。某些黏附性较强的药物，在粉碎过程中易黏附成块状而影响粉碎效率，可加入辅料混合粉碎。辅料细粉末能饱和药物表面自由能，阻止其聚集，从而改善粉碎效率。混合粉碎也可改善难溶性晶体药物的溶解速率。

特殊粉碎包括串料、串油、蒸罐。串料粉碎（针对含糖、粘液质药物粉碎，加入干燥粉末吸收液体成分）、串油粉碎（含油脂多的药物粉碎，加入干燥粉末吸收油性成分）、蒸罐粉碎（动物皮肉骨类药物先蒸软切割小块，再冷却急速粉碎）属于特殊粉碎。

（2）**湿法粉碎**　系指在药物中加适量水或其他液体一起研磨粉碎的方法。湿法粉碎使物料借助液体分子的辅助作用易于粉碎及粉碎得更细腻。水或其他液体的分子渗入药料颗粒的裂隙，减少药料分子间引力而利于粉碎。该法可避免粉碎时粉尘飞扬，有利于劳动保护，同时湿法粉碎在液体中进行减少了与空气的接触，降低了物料中易氧化成分受空气中氧的氧化作用，且亦避免了干法粉碎时的高温使物料中某些成分的破坏。湿法粉碎所选用的液体应不使药物膨胀，不影响药效，两者无相互作用，粉碎后易除去，即使少量残留也应符合安全性的要求。

湿法粉碎包括加液（水、乙醇）研磨（如溶于液体的非结晶性樟脑）法、水飞法（不溶于水的坚硬的矿物类药物等，加水研磨粉碎后过滤滤渣干燥即得，此法适用于矿物药、贝壳类、易燃易爆性药物的粉碎，如朱砂、炉甘石、滑石粉、珍珠等）。

（3）低温粉碎　系在粉碎之前或粉碎过程中将药物进行冷却，利用物料在低温时脆性增加、韧性与延伸性降低的性质以提高粉碎效果的方法。对于具有热塑性、强韧性、热敏性、挥发性及熔点低的药材常需低温粉碎。低温粉碎一般有下列三种方法：①物料先行冷却或在低温下迅速通过高速撞击式粉碎机粉碎；②粉碎机壳通入低温冷却水，在循环冷却下进行粉碎；③待粉碎物料与干冰或液化氮气混合再进行粉碎。如树脂、树胶、固体石蜡、玉竹、红参、牛膝等药物的粉碎。

（4）超细粉碎　也称超微粉碎。超细粉碎技术是将固体物料粉碎成直径小于 $10\mu m$ 粉体的一项技术。超细粉碎通过对物料的冲击、碰撞、剪切、研磨、分散等手段实现。药物超细粉碎后可增加其利用效率，提高疗效。超细粉碎的关键是方法、设备以及粉碎后的粉体分级，即不仅要求粉体极细，而且粒径分布要窄。如虫草、人参、羚羊角、三七、灵芝孢子等药物的粉碎，植物细胞破壁率达95%以上。

还有流（高压气流）能粉碎，适合于热敏或熔点低的药物的粉碎。

3. 粉碎机械　粉碎机的种类很多，不同的粉碎机粉碎出的粒度不同，适用的范围也不同，应按被粉碎物料的性质和所需要的粒度选择适宜的粉碎机。包括乳钵、万能磨粉机、锤击式粉碎机、球磨机、流能磨等。

（1）乳钵　结晶性、脆性、少量药物的粉碎采用瓷质乳钵，其吸附性大；毒性或贵重少量药物的粉碎采用玻璃或玛瑙乳钵，装量为容积的1/4，由内向外再由外向内进行粉碎；铁研船采用研磨、切割机制，适用于质脆不吸湿不与铁反应的少量药物的粉碎。

（2）球磨机　采用撞击和研磨机制，最适用于结晶性、硬而脆的药物粉碎，干法粉碎和湿法粉碎、单独粉碎、流能粉碎也可，毒性、贵重、吸湿性强、刺激性大的药物也可以适用。转速过快或过慢都不利于此器具粉碎，效率低时间长。

（3）锤击式粉碎机　采用撞击机制，适用于干燥质脆药物的粉碎，不适用高硬度和黏性物料粉碎。

（4）万能粉碎机　又称为柴田粉碎机，粉碎能力最大，劈裂、撞击机制，适用于动植物、硬度不大的矿物类药物粉碎，不适用于坚硬的油性药材的粉碎。

（5）振动磨　又称为超微粉碎机；流能磨又叫气流磨，适用于热敏性、低熔点药物粉碎，有"微粉机"之称；胶体磨适用于湿性物料粉碎。

（五）粉碎操作注意事项

1. 粉碎毒性药或刺激性较强的药物时，应注意劳动保护，以免中毒；粉碎易燃易爆药物时，要注意防火防爆。

2. 操作各种粉碎设备时注意安全，要严格遵守操作规程，严禁在开机的情况下向机器中伸手，以免发生安全事故。

（六）筛分

筛分是借助筛网孔径大小将物料进行分离的方法，多种物料过筛还能起到混合作用。

1. 药筛规格　以筛孔内径大小（μm）为根据，《中国药典》凡例将药筛分为九个等级：一号筛孔内径最大，依次减小，至九号筛的筛孔内径最小。目前制药工业上则习惯以目数表示筛号，即以每一英寸（25.4mm）长度上的筛孔数目表示，如每英寸有100个孔的筛号为100目筛，能通过该筛的粉末为100目粉，具体如表12-1所示。

表 12-1 药筛规格

筛号	一号筛	二号筛	三号筛	四号筛	五号筛	六号筛	七号筛	八号筛	九号筛
筛孔内径（μm）	2000±70	850±29	355±13	250±9.9	180±7.6	150±6.6	125±5.8	90±4.6	75±4.1
目数	10	24	50	65	80	100	120	150	200

2. 粉末分等 粉碎后的粉末必须经过相应规格药筛才能得到粒度比较均匀的粉末，以适应医疗和制剂生产需要。为了控制粉末的均匀度，《中国药典》规定了六种粉末等级。

（1）最粗粉 指能全部通过一号筛，但混有能通过三号筛不超过 20% 的粉末。

（2）粗粉 指能全部通过二号筛，但混有能通过四号筛不超过 40% 的粉末。

（3）中粉 指能全部通过四号筛，但混有能通过五号筛不超过 60% 的粉末。

（4）细粉 指能全部通过五号筛，并含能通过六号筛不少于 95% 的粉末。

（5）最细粉 指能全部通过六号筛，并含能通过七号筛不少于 95% 的粉末。

（6）极细粉 指能全部通过八号筛，并含能通过九号筛不少于 95% 的粉末。

（七）混合

混合系指使两种或两种以上物料相互交叉分散而达到均匀状态的操作。混合是散剂生产过程中的关键工序，混合操作以含量的均匀一致为目的，是保证制剂产品质量的重要措施之一。

1. 混合方法

（1）搅拌混合 系将各药粉置适当大小容器中搅匀的操作。此法简便但不易混匀，多作初步混合之用。

（2）研磨混合 系将各药粉置乳钵中，边研磨边混合的操作。此法适用于少量尤其是结晶性药物的混合。

（3）过筛混合 系将各药粉先搅拌作初步混合，再通过适宜孔径的筛网使之混匀的操作。由于较细、较重的粉末先通过筛网，故在过筛后仍须加以适当的搅拌，才能混合均匀。

（4）混合筒混合 有 V 型、双锥、圆筒型混合，一般填充 30%，密度相近粉末适宜圆筒型混合。

（5）三维混合 是最理想的混合机，时间短、效率高、均匀度高达 99%。

2. 影响混合均匀性的因素

（1）各组分比例量 各组分比例量相差过大时，不易混合均匀，此时应采用配研法（又称等量递增法）进行混合，即先用量大的组分饱和混合容器后，倾出，然后取量小的组分加入等体积量大的组分混匀后，再加入与此混合物等量的量大组分混匀，如此倍量增加量大的组分，直至全部混合均匀。此法尤其适用于含毒性药物、贵重药物和小剂量药物的混合。

（2）各组分的粒度与密度 各组分粒度相近时，物料容易混合均匀；相反，粒度相差较大时，由于粒子间的离析作用，物料不容易混合均匀。应先将粒径大的物料粉碎处理，力求各组分物料粒子大小一致后再进行混合。各组分密度相差较大时，在混合过程中存在自然分离的趋势，一般宜将质轻的组分先放入混合容器中，再加入质重者混合，这样可避免轻质组分浮于上部或飞扬，而重质组分沉于底部则不易混匀。

（3）混合时间 并非时间越长混合的均匀性越好，要通过试验确定合适的混合时间。

（4）含低共熔混合物的组分 当两种或两种以上的药物按一定的比例量研磨混合后，产生熔点降低而出现润湿和液化的现象称为共熔现象，此过程为共熔，形成的混合物为共熔物。常见产生共熔的药物有樟脑与苯酚、麝香草酚、薄荷脑，阿司匹林与对乙酰氨基酚和咖啡因等。含共熔组分的制剂是否需混合使其共熔，应根据共熔后对药理作用的影响及处方中所含其他固体成分数量的多少而定，前者采纳共熔，后者要避免，因为会使阿司匹林分解。

（5）颗粒的大小、形状 颗粒的粒度较均匀时易混匀；颗粒近球形时易混匀。

（6）其他 含液体成分时，可采用处方中其他固体成分；若液体量较大时，可另加赋形剂吸收；

若液体为无效成分且量过大时，可采取先蒸发再加赋形剂吸收的方法。

3. 混合设备 常用的混合操作设备槽型搅拌混合机，其搅拌桨呈S形适用于大量生产，制备固体制剂的软材采用此机器；混合筒混合机（V型－固体药物；双锥型、圆筒型、三维运动型－装载量可达容积的80%，是最理想的混合机。混合筒混合机适用于密度相近组分的混合）、药筛混合（不适用于质地相差大的组分的混合）和研磨器具混合（适用于结晶性小量药物，不适用于引湿性、氧化还原性、爆炸性药物混合）。

（八）分剂量

分剂量是将混合均匀的散剂，按剂量要求进行分装的过程。常用方法有目测法、重量法和滴定法。目测法操作比较简便但误差较大，适用于药房小量配制，但含毒性药的散剂严禁用此法。重量法较精确，但效率低，难以机械化，适用于含毒性药物散剂分剂量。滴定法效率高，可实现机械化生产，如目前国内散剂的自动分包机、分量机多采用滴定法分剂量。但散剂的流动性、堆密度、吸湿性以及容量药匙铲粉的方向、速度及刮粉角度的不同等均会影响分剂量的准确性。因此在整个分剂量过程中，要注意保持分装条件一致，并且要防止药物吸潮以减少误差。

（九）包装与储存

散剂的分散度大，故其吸湿性或风化性较显著。散剂吸湿后可发生多种变化，如湿润、失去流动性、结块等物理变化；变色、分解或效价降低等化学变化及微生物污染等生物学变化，所以防潮是保证散剂质量的重要措施。除控制散剂生产、储藏环境的湿度以外，还应选用适宜的包装材料和贮存条件以延缓散剂的吸湿。如复合膜为常用的新型包装材料，不易破碎，携带方便，密封性、防湿防潮性好，适合包装大多数散剂。散剂可单剂量包（分）装，多剂量包装者应附分剂量的用具。含有毒性药的口服散剂应单剂量包装。

散剂尤其含挥发性原料药物或易吸潮原料药物的散剂应密封贮存，放置于阴凉通风处以减少湿度（水分）、温度、光线、生物等因素的影响，生物制品应采用防潮材料包装。

重点小结

操作题要

答案解析

一、单选题

1. 痱子粉制备过程中，采用等量递增法混合的目的是
   A. 提高混合效率
   B. 确保微量成分均匀分散
   C. 减少混合时间
   D. 增加粉末的稳定性

2. 在痱子粉的制备中，薄荷脑和樟脑需要
   A. 直接混合
   B. 研磨至共熔液化后用滑石粉吸收
   C. 单独包装
   D. 与其他成分一起研磨

3. 关于散剂特点的说法错误的是
   A. 粒径小、比表面积大
   B. 易分散、起效快
   C. 包装、贮存、运输、携带较方便
   D. 尤其适宜湿敏感药物

4. 痱子粉制备过程中，各组分研磨后需要过
   A. 五号筛
   B. 六号筛
   C. 七号筛
   D. 八号筛

5. 化学药散剂照干燥失重测定法检查，减失重量不得超过
   A. 3.0%
   B. 15.0%
   C. 2.0%
   D. 10.0%

6. 关于粉碎目的叙述不正确的是
   A. 便于制备制剂
   B. 利于浸出有效成分
   C. 有利于发挥药效
   D. 有利于环境保护

二、判断题（答案正确时用 T 表示，答案错误时用 F 表示）

1. 痱子粉的混合均匀度可以通过肉眼观察来判断，无需其他检测手段。

2. 制备含有共熔成分散剂时，药物性质不发生改变时，可将共熔成分先共熔，再以其他成分吸收，使其分散均匀。

3. 散剂贮藏的环境应避光，且应分类保管，定期检查。

三、简答题

等量递增法怎样操作？

任务二 戊四硝酯粉的制备操作

【实训目的】

1. **掌握** 干法混合制备散剂的方法与操作要点。

2. **熟悉** 散剂的制备工艺流程；原辅料药的处理原则及质量要求。

3. **了解** 散剂制备的原理及影响质量的因素。

4. **学会** 散剂的混合制备技术，为未来开展散剂制备工作奠定基础。

【质量要求】

戊四硝酯粉的粒度、干燥失重、外观均匀度、装量差异、微生物限度等应符合《中国药典》（2025年版）规定。

【实训原理】

利用药物粉末与辅料粉末在混合设备中通过机械运动实现均匀混合，制得固体制剂。

【实训内容】

1. 制剂处方

R

戊四硝酯粉	10g
乳糖	30g
淀粉	10g

2. 分装计数 单剂量袋数 = 总质量（g）/0.05（g），共1000袋，每袋规格（标示量）0.01g。

3. 器材设备 小型粉碎机、不锈钢容器、电子天平、国家标准的 R40/3 系列药筛、不锈钢药匙、称量纸、混合机、手套、铝塑复合膜袋。

4. 试剂试药 四硝酸季戊四醇酯、乳糖、淀粉。

5. 制备工艺

（1）将四硝酸季戊四醇酯、乳糖和淀粉分别粉碎，过七号筛，收集于不锈钢容器中。

（2）将过筛后的粉末按处方比例准确称量，分别置于乳钵（大量生产采用混合机）中。

（3）研磨（启动混合机，混合）时间为15分钟，混合速度为中速，混合过程中定期观察粉末混合均匀度。

（4）混合完成后，取出粉末，检查均匀度，若不均匀则重新混合。

（5）将混合均匀的粉末分装于铝塑复合膜袋中，遮光、密封保存。

【制备流程】

原料称量→粉碎→过筛→混合→分剂量→质量检查→包装。

【注意事项】

1. 粉碎过程中应注意防尘和个人劳动保护，避免粉末飞扬造成损失或污染。
2. 操作时需佩戴一次性手套，避免微生物污染。
3. 粉碎过筛时应轻敲筛子，确保粉末完全通过筛网。
4. 混合过程中应定期观察粉末混合均匀度，确保混合均匀。
5. 所有制备工具必须消毒灭菌，确保无菌操作。
6. 戊四硝酸酯不溶于水，过热或撞击易发生爆炸，所以制备过程中严禁烟火和剧烈敲击。

【考核标准】

项目	考核内容	分值	评分标准	实际得分
实验准备	着装仪表符合要求	5	未穿实训服、未戴头帽、未戴手套、露出发须、佩戴饰品、化妆、穿拖鞋，每项扣1分，最多扣5分	
	制备器具安全检查、混合器具洗净消毒	5	制备器具未干燥、混合器具未干燥，每项扣2分，最多扣5分	
制剂配制	计算各成分取量正确	5	各成分量计算错误，每项扣2分；不带单位或单位错误，扣2分，最多扣3分	
	称量操作正确	15	（1）未按规定称量多称或少称、多称组分未按规定回收，每项扣1分，最多扣2分 （2）称量时瓶签对应不正确、取样不正确，每项扣1分，最多扣3分 （3）称量器具使用不正确，扣2分 （4）称量不准确、不及时记录量取体积、不给监视人核对，每次扣1分，最多扣3分 （5）称量组分有外散，每次扣2分，最多扣5分	
	制备戊四硝酯粉制备规范	40	（1）制备容器选择不正确，多选少选一项扣5分 （2）粉碎方法不正确，扣5分 （3）未粉碎成细粉，扣10分 （4）混合方法不正确，扣5分 （5）混合不均匀，扣5分 （6）分装不准确，扣5分 （7）未包装，扣5分	
	操作熟练	10	（1）操作欠熟练，扣2分 （2）操作顺序错误、重做一次，扣3分 （3）规定时间内（40分钟）未完成操作，扣2分 （4）仪器损坏，扣3分	
	产品回收	5	未按要求规定回收散剂，扣5分	
	操作台面整洁	5	（1）操作途中不整洁，扣2分 （2）制备结束后不整理桌面或不复位器具，扣3分	
成品	外观与粒度	5	散剂不均匀、有色斑，每项扣2分，最多扣5分	
其他	遵守实训纪律和实验室规则，服从安排	5	制备过程中喧哗、不服从安排、浪费材料等情况，每项扣1分，最多扣5分	
	合计	100		

【散剂通则和特性检查】

1. 粒度　取戊四硝酯粉 1g，精密称定通过七号筛网的粉末重量应不低于总重量的 95%。

（1）操作过程

（2）结果记录

（3）药品判定　此项检查＿＿＿＿＿＿规定。

2. 干燥失重　取戊四硝酯粉约 1g，混合均匀，置干燥至恒重的扁形称量瓶中，在 105℃ 干燥至恒重。由减失的重量和取样量计算供试品的干燥失重。

供试品干燥时，应平铺在扁形称量瓶中，厚度不可超过 5mm。放入烘箱或干燥器进行干燥时，应将瓶盖取下，置称量瓶旁，或将瓶盖半开进行干燥；取出时，须将称量瓶盖好。置烘箱内干燥的供试品，应在干燥后取出置干燥器中放冷，然后称定重量。减失重量不得超过 2.0%。

（1）操作过程

（2）结果记录

（3）药品判定　此项检查＿＿＿＿＿＿规定。

3. 外观均匀度　取适量戊四硝酯粉平铺约 5cm^2 在称量纸上，应呈现为白色或类白色的粉末，色泽均匀、无色斑、无花纹。

（1）操作过程

（2）结果记录

（3）药品判定　此项检查＿＿＿＿＿＿规定。

4. 重量差异　取戊四硝酯粉 10 袋，去除包装，分别称定重量，再与每份标示重量 0.05g 相比，如下表所示规定，超出重量差异限度（0.0425～0.0575g）的不得多于 2 份，并不得有 1 份超出限度 1 倍。

平均装量	重量差异限度
0.05g	±15%

（1）操作过程

（2）结果记录

（3）药品判定　此项检查＿＿＿＿＿＿规定。

5. 微生物限度　照非无菌产品微生物限度法（《中国药典》（2025 年版）四部）检查，符合规定。

（1）操作过程

（2）结果记录

（3）药品判定　此项检查＿＿＿＿＿＿规定。

【戊四硝酯粉的包装与贮藏】

1. 包装　采用铝箔袋或塑料瓶包装，密封。

2. 贮藏　遮光、密封在阴凉处保存。

重点小结

操作题要

答案解析

一、单选题

1. 散剂制备的工艺流程一般为

　　A. 粉碎→混合→分剂量　　　　　　　　B. 粉碎→过筛→混合→分剂量→质检包装

　　C. 粉碎→混合→质检包装　　　　　　　D. 粉碎→过筛→分剂量→质检包装

2. 不必单独粉碎的药物是

    A. 氧化性药物   B. 还原性药物   C. 性质相同的药物   D. 贵重药物

3. 有关过筛操作的叙述中，错误的是

    A. 含水量大的物料应适当干燥后再过筛

    B. 物料在筛网上堆积厚度要适宜

    C. 物料在筛网上运动速度愈快，过筛效率愈高

    D. 过筛时不需要不断振动

4. 散剂的制备中，不必需的辅料是

    A. 稀释剂   B. 吸收剂   C. 黏合剂   D. 润滑剂

5. 散剂的一般质量要求中，以下叙述错误的是

    A. 混合均匀   B. 色泽一致   C. 干燥无水分   D. 无异物

6. 最佳稀释散剂的辅料为

    A. 乳糖   B. 淀粉   C. 糊精   D. 葡萄糖

二、判断题（答案正确时用 T 表示，答案错误时用 F 表示）

1. 散剂粉碎的目的是增加药物的表面积，降低药物的稳定性，便于混合和提高生物利用度。

2. 散剂在制备过程中，所有药物成分都必须粉碎成极细粉才能混合。

3. 散剂的润滑剂添加量越多，其流动性越好。

三、简答题

散剂常用辅料有哪些？

项目十三 中药散剂的制备

任务一 解毒散的制备操作

【实训目的】

1. **掌握** 中药散剂的概念、特点及制备方法。
2. **熟悉** 中药散剂的稳定性影响因素及包装贮藏要求。
3. **了解** 解毒散的制备原理及影响质量的因素。
4. **学会** 解毒散的制备技术。

【质量要求】

解毒散的粒度、干燥失重、外观均匀度、装量差异、微生物限度等应符合《中国药典》规定。

【实训原理】

解毒散主要由氧化镁、鞣酸、药用炭三种成分组成。氧化镁具有中和胃酸、保护胃黏膜的作用；鞣酸具有收敛、止血、抗菌等作用；药用炭具有强大的吸附能力，能够吸附胃肠道内的毒素、气体和有害物质。通过将这三种成分按一定比例混合均匀，制成散剂可增加药物的分散性，提高药物的疗效和稳定性。

【实训内容】

1. 制剂处方

R

氧化镁	2.00g
鞣酸	2.00g
药用炭	4.00g

2. 分数计数 袋数＝总质量（g）/0.4（g），每袋重0.4g，分装20袋。

3. 器材设备 电子天平、乳钵、国家标准的 R40/3 系列药筛、手套、口罩、包装袋、混合机。

4. 试剂试药 氧化镁、鞣酸、药用炭。

5. 制备工艺

（1）将称取的氧化镁、鞣酸、药用炭分别置于乳钵中进行研磨。

（2）将研磨后的药物细粉分别通过五、六号筛进行过筛，使药物粉末更加均匀细腻，制成细粉，备用。

（3）将过筛后的药用炭、鞣酸、氧化镁细粉依次加入乳钵中（大量生产用混合机）中，进行充分混合。混合时应按照一定顺序，先将量少的药物加入，再加入量多的药物，边加入边搅拌，确保药物混合均匀。混合时间应根据药物的性质和混合器的性能确定，一般混合至药物颜色均匀一致为止。

（4）将混合均匀的解毒散粉末按照剂量要求分装，每袋分装0.4g。

【制备流程】

氧化镁单独研细→加鞣酸混合→加药用炭研磨→分剂量→质量检查→包装。

【注意事项】

1. 称量时要准确，避免误差过大影响药物疗效。
2. 研磨时注意用力均匀，防止药物结块。
3. 操作时需佩戴防护一次性手套，避免微生物污染。
4. 过筛时轻轻振动筛子，避免药物飞溅。
5. 混合时按照一定顺序，确保药物混合均匀。
6. 轻质氧化镁白色无定形粉末，密度为 $3.58g/cm^3$。鞣酸又称为单宁酸黄色或棕黄色粉末，密度为 $(2.12 \pm 0.1)g/cm^3$，活性炭黑色或深灰色粉末，密度为 $0.45 \sim 0.55g/cm^3$。三者采用打底套色法和配研法混合，并且密度大的轻质氧化镁最后加入混合。

【考核标准】

项目	考核内容	分值	评分标准	实际得分
实验准备	着装仪表符合要求	5	未穿实训服、未戴头帽、未戴手套、露出发须、佩戴饰品、化妆、穿拖鞋，每项扣1分，最多扣5分	
	制备器具安全检查、混合器具洗净消毒	5	制备器未洗净干燥、操作前未清洁台面，每项扣3分，最多扣5分	
制剂配制	计算各成分取量正确	5	各成分量计算错误，扣2分；不带单位或单位错误，扣3分	
	称量操作正确	15	（1）未按规定称量多称或少称、多称组分未按规定回收，每项扣1分，最多扣3分 （2）称量时核对不正确、取样方法不正确，每项扣1分，最多扣2分 （3）称量器具使用不正确，扣2分 （4）称量不准确、不及时记录量取体积、不给监视人核对，每次扣1分，最多扣3分 （5）称量组分有外散，每次扣2分，最多扣5分	
	制备解毒散制备规范	40	（1）制备容器选择不正确，多选少选一项扣5分 （2）粉碎方法不正确，扣5分 （3）未粉碎成细粉，扣10分 （4）混合方法不正确，扣5分 （5）混合不均匀，扣5分 （6）分装不准确，扣5分 （7）未包装，扣5分	
	操作熟练	10	（1）操作欠熟练，扣2分 （2）操作顺序错误、重做一次，扣3分 （3）规定时间内（20分钟）未完成操作，扣2分 （4）仪器损坏，扣3分	
	产品回收	5	未按要求规定回收散剂，扣5分	
	操作台面整洁	5	（1）操作途中不整洁，扣2分 （2）制备结束后不整理桌面或不复位器具，扣3分	
成品	外观与粒度	5	散剂不均匀、有色斑，每项扣3分，最多扣5分	
其他	遵守实训纪律和实验室规则，服从安排	5	制备过程中喧哗、不服从安排、浪费材料等情况，每项扣1分，最多扣5分	
合计		100		

【散剂通则和特性检查】

1. 粒度 取解毒散1g，精密称定通过六号筛网的粉末重量应不低于总重量的95%。

（1）操作过程

（2）结果记录

（3）药品判定　此项检查＿＿＿＿＿＿＿＿规定。

2. 干燥失重　取解毒散约 1g，混合均匀，置干燥至恒重的扁形称量瓶中，在 105℃ 干燥至恒重。由减失的重量和取样量计算供试品的干燥失重。

（1）检查方法　供试品干燥时，应平铺在扁形称量瓶中，厚度不可超过 5mm。放入烘箱或干燥器进行干燥时，应将瓶盖取下，置称量瓶旁，或将瓶盖半开进行干燥；取出时，须将称量瓶盖好。置烘箱内干燥的供试品，应在干燥后取出置干燥器中放冷，然后称定重量。减失重量不得超过 2.0%。

（2）操作过程

（3）结果记录

（4）药品判定　此项检查＿＿＿＿＿＿＿＿规定。

3. 外观均匀度　取适量解毒散平铺约 5cm² 在称量纸上，应呈现为干燥疏松黑色粉末，放大镜检查不能看见白色粉末，色泽均匀、无色斑、无花纹。

（1）操作过程

（2）结果记录

（3）药品判定　此项检查＿＿＿＿＿＿＿＿规定。

4. 重量差异

（1）检查方法　取解毒散 10 袋，分别称定重量，再与每袋标示重量 0.4g 相比，按下表规定，超出重量差异限度（0.36～0.44g）的不得多于 2 份，并不得有 1 份超出限度 1 倍。

平均装量	重量差异限度
0.4g	±10%

（2）操作过程

（3）结果记录

（4）药品判定　此项检查＿＿＿＿＿＿＿＿规定。

5. 微生物限度　照非无菌产品微生物限度法［《中国药典》（2025 年版）四部］检查，符合规定。

（1）操作过程

（2）结果记录

（3）药品判定　此项检查＿＿＿＿＿＿＿＿规定。

【解毒散的包装与贮藏】

1. 包装　将制备好的解毒散装入干燥、洁净的玻璃瓶或塑料袋中。

2. 贮藏　阴凉、干燥处，避免受潮、受热和光照。

【相关理论知识】

中药散剂的原料主要来源于天然中药材，相较于其他剂型，其原料消耗量较低，具有资源节约的优势。在制剂过程中，散剂无需像片剂或颗粒剂那样考察成型工艺，制备方法较为简便。根据药物质地及性质的不同，散剂的粉碎程度需满足特定要求：内服散剂通常需过 80～100 目筛，用于消化道溃疡病的散剂需过 120 目筛，以利于治疗和保护溃疡面；儿科及外用散剂需过 120 目筛，而经眼用散剂则需过 200 目筛。

中药散剂的剂型优势主要体现在以下几个方面：制备工艺简便，剂量可根据临床需求灵活调整；粉末状态易于消化吸收，对急症具有快速起效的特点；节约中药材资源，可降低慢性病患者的经济负担。然而，散剂也存在一定的局限性。由于其以粉末形式直接入药，挥发性成分在储存和使用过程中较难保留；此外，实际生产中，工艺优化、质量检测以及患者依从性等问题对散剂的规模化生产和临床应用构成了一定制约。

散剂的制备工艺通常包括干燥、粉碎、过筛、混合、分剂量、质量检查和包装等环节。其中，干燥、粉碎和混合是影响散剂质量的关键步骤，需严格控制工艺参数以确保产品质量的稳定性和均一性。

（一）干燥

中药散剂的干燥方法需根据药材的性质及成方剂型要求进行合理选择。传统干燥方式主要包括自然晾晒和热风烘干，现代干燥技术则涵盖喷雾干燥、红外及远红外辐射干燥、真空冷冻干燥和热泵干燥等。针对不同特性的药材，需采用适宜的干燥工艺以确保产品质量与稳定性。

对于黏性药材，应分类干燥以保证其易于粉碎并达到适宜的粉碎粒度；芳香性药材的干燥温度应严格控制在40℃以下，以避免挥发性有效成分的流失；树脂类药材需防止因高温导致发热软化而堵塞筛网；动物类药材则需避免高温处理，以免活性成分因热变性而失效。干燥工艺的选择与优化对散剂的质量控制具有重要意义，需综合考虑药材特性、有效成分的稳定性及后续加工要求。

（二）粉碎与过筛

散剂原始粉碎方法有捣、碾、研、锉等法，按照粉碎后的粒径大小有破碎和粉磨的区别，按照粉碎方式又可分为单独粉碎、混合粉碎、超微粉碎3种粉碎方式。单独粉碎主要针对贵细、毒剧、共粉易产生化学反应的药材；混合粉碎主要针对无法单独粉碎的药物或需特殊处理的药物，有混合后粉碎法与吸收后粉碎法。混合粉碎可节省时间、改善粉体性质、减少混合工序、缩短工艺流程，提高生产效率。超微粉碎主要用于名贵、质地较轻或较难粉碎的药材，如羚羊角、珍珠粉、孢子粉等，可有效提高利用率，加快吸收。依据药物特性及临床需求，选择适宜的粉碎技术，将药物粉碎并过筛，制得符合药用标准的细粉备用。

（三）混合

混合是指通过物理操作使多种固体粉末均匀分散的过程，旨在确保散剂中各组分均匀分布，色泽一致。常用的混合方法包括研磨混合法、搅拌混合法和过筛混合法。小量制备时，通常采用研磨后过筛的方式；而大量制备则多采用搅拌、过筛或搅拌后过筛的组合方法，以满足不同生产规模的需求。

（四）分剂量

分剂量系指将混合均匀的散剂，按照所需剂量分成相等重量份数的操作。

（五）包装

散剂的比表面积较大，易吸湿、结块，甚至变色、分解，从而影响疗效及服用。因此应选用适宜的包装材料和贮藏条件以延缓散剂的吸湿。常用的包装材料有玻璃纸、有光纸、蜡纸、玻璃瓶、塑料瓶、硬胶囊、铝塑袋及聚乙烯塑料薄膜袋等。

重点小结

答案解析

操作题要

一、单选题

1. 解毒散的主要成分不包括
   A. 氧化镁　　　　　B. 鞣酸　　　　　C. 药用炭　　　　　D. 淀粉

2. 解毒散的干燥失重
   A. 不超过2.0%　　　B. 不超过8.0%　　C. 不超过9.0%　　　D. 不超过10.0%

3. 解毒散的制备过程中，确保药物混合均匀的关键操作是
   A. 研磨　　　　　　B. 过筛　　　　　C. 混合　　　　　　D. 分装

4. 解毒散的临床应用不包括

    A. 食物中毒   B. 药物中毒   C. 胃肠炎   D. 牙周炎

5. 制备解毒散时，混合不均匀可能导致

    A. 药物颜色不一致   B. 疗效不稳定   C. 分装剂量不准确   D. 包装密封不良

6. 解毒散中具有吸附胃肠道毒素作用的成分是

    A. 氧化镁   B. 鞣酸   C. 药用炭   D. 淀粉

二、判断题（答案正确时用 T 表示，答案错误时用 F 表示）

1. 解毒散的制备过程中，研磨时用力越大越好，以确保药物粉末细腻。

2. 解毒散的干燥失重测定是在 105℃干燥至恒重。

3. 解毒散的混合步骤中，先加入量多的药物，再加入量少的药物。

三、简答题

解毒散的制备过程中，为什么要进行过筛操作？

任务二 口腔溃疡散的制备操作

【实训目的】

1. 掌握 口腔溃疡散的制备工艺及操作要点。

2. 熟悉 口腔溃疡散制备的设备和工具使用方法。

3. 了解 口腔溃疡散的质量要求和质量控制方法。

4. 学会 口腔溃疡散制备过程中的安全防护措施。

【质量要求】

口腔溃疡散的粒度、干燥失重、外观均匀度、装量差异、微生物限度等应符合《中国药典》规定。

【实训原理】

口腔溃疡散主要成分为青黛、枯矾、冰片，具有抗菌、消炎、止痛、并能很快修复溃疡等作用。将这些成分按一定比例混合均匀，制成散剂，可以增加药物的分散性，提高药物的疗效和稳定性。

【实训内容】

1. 制剂处方

R

青黛	240g
枯矾	240g
冰片	24g

2. 分装计数 袋数 = 总质量（g）/3（g），每袋重 3g 分装为 168g/袋。

3. 器材设备 电子天平、乳钵、手套、包装袋、混合机、铝塑复合膜袋、口罩、不锈钢药匙、国家标准的 R40/3 系列药筛、称量纸。

4. 试剂试药 青黛、枯矾、冰片。

5. 制备工艺

（1）按照处方准确称取青黛240g、枯矾240g、冰片24g，并核对准确记录读数。

（2）将称取的青黛、枯矾分别置于乳钵中进行研磨，使其成为细粉。

（3）将研磨后的药物细粉分别通过五、六号筛进行过筛，使药物粉末更加均匀细腻，制成细粉。

（4）将过筛后的枯矾打底，依次加入青黛24g、冰片24g、枯矾24g细粉于混合器（少量用乳钵）中，按配研法进行充分混合完全。混合时量少的药物先加入，后加入量多的药物，色深的青黛先加色浅的另两种药物后加，质轻或密度小的青黛先加、质重的另两种药物后加，边加入边搅拌，确保药物混合均匀。一般混合至药物颜色均匀一致为止。

（5）将混合均匀的口腔溃疡散粉末进行分装，每袋分装3g。

【制备流程】

原料称量→粉碎→过筛→混合→分剂量→质量检查→包装。

【注意事项】

1. 称量时要准确，避免误差过大影响药物疗效。

2. 研磨时注意用力均匀，防止药物结块。

3. 操作时需佩戴防护一次性手套，避免微生物污染。

4. 过筛时轻轻振动筛子，避免药物飞溅。

5. 混合时按照一定顺序，确保药物混合均匀。

6. 青黛为菘蓝（*Isatis indigotica* Fort.）的叶或茎叶经加工制得的干燥粉末、团块或颗粒，深蓝色的粉末，体轻，密度小于水，易飞扬；或呈不规则多孔性的团块、颗粒，用手搓捻即成细末。微有草腥气，味淡。白矾煅烧后为枯矾，密度2.5~3.5g/cm³，白色或淡黄白色，无玻璃样光泽；不规则的块状表面粗糙，凹凸不平或呈蜂窝状。体轻，质疏松而脆，手捻易碎，有颗粒感。气微，味微甘而极涩。天然冰片的密度为1.011~1.020g/cm³，因此配制时采用打底套色法和配研法以及重者后下混合原则混合。

【考核标准】

项目	考核内容	分值	评分标准	实际得分
实验准备	着装仪表符合要求	5	未穿实训服、未戴头帽、未戴手套、露出发须、佩戴饰品、化妆、穿拖鞋，每项扣1分，最多扣5分	
	制备器具安全检查、混合器具洗净消毒	5	制备器具未干燥、混合器具未干燥，每项扣3分，最多扣5分	
制剂配制	计算各成分取量正确	5	各成分量计算错误，每项扣1分，最多扣2分；不带单位或单位错误，扣2分，最多扣3分	
	称量操作正确	15	（1）未按规定称量多称或少称、多称组分未按规定回收，每项扣1分，最多扣2分 （2）称量时核对不正确、取样方法不正确，每项扣1分，最多扣3分 （3）称量器具使用不正确，扣2分 （4）称量不准确、不及时记录取量体积、不给监视人核对，每次扣1分，最多扣3分 （5）称量组分有外散，每次扣2分，最多扣5分	

续表

项目	考核内容	分值	评分标准	实际得分
制剂配制	制备口腔溃疡散制备规范	40	（1）制备容器选择不正确，多选少选一项扣5分 （2）粉碎方法不正确、过筛方法不正确，每项扣5分，最多扣10分 （3）未粉碎成细粉，扣5分 （4）混合方法不正确，扣5分 （5）混合顺序不正确，扣5分 （6）分装不准确，扣5分 （7）混合颜色不均匀，扣5分	
	操作熟练	10	（1）操作欠熟练，扣2分 （2）操作顺序错误、重做一次，扣2分 （3）规定时间内（40分钟）未完成操作，扣3分 （4）仪器损坏，扣3分	
	产品回收	5	未按要求规定回收散剂，扣5分	
	操作台面整洁	5	（1）操作途中不整洁，扣2分 （2）制备结束后不整理桌面或不复位器具，扣3分	
成品	外观与粒度	5	散剂不均匀、颜色不均，每项扣2分，最多扣5分	
其他	遵守实训纪律和实验室规则，服从安排	5	制备过程中喧哗、不服从安排、浪费材料等情况，每项扣1分，最多扣5分	
合计		100		

【散剂特性检查】

1. 粒度　取口腔溃疡散10g，精密称定通过六号筛网的粉末重量应不低于总质量的95%。

（1）操作过程

（2）结果记录

（3）药品判定　此项检查＿＿＿＿＿＿规定。

2. 水分　取口腔溃疡散2g，厚度为5mm以下平铺于干燥至恒重的扁称量瓶中，精密称定，开启瓶盖在105℃干燥5小时，将瓶盖盖好，移至干燥器中，冷却30分钟，精密称定，再在105℃干燥1小时，放冷，称重，至连续两次减重的差异不超过5mg为止，根据减失的质量，计算供试品中的含水量，水分不得超过9.0%。

（1）操作过程

（2）结果记录

（3）药品判定　此项检查＿＿＿＿＿＿规定。

3. 外观均匀度　取适量口腔溃疡散平铺约5cm²在称量纸上，应呈现为色泽均匀、无色斑、无花纹。

（1）操作过程

（2）结果记录

（3）药品判定　此项检查＿＿＿＿＿＿规定。

4. 重量差异　取口腔溃疡散10袋，去除包装，分别称定重量，再与每份标示重量3g相比，按下表规定，超出重量差异限度的不得多于2份，并不得有1份超出限度1倍。

平均装量	重量差异限度
3.0g	±7%

（1）操作过程

（2）结果记录

（3）**药品判定** 此项检查_____规定。

5. 微生物限度 照非无菌产品微生物限度法［《中国药典》（2025 年版）四部］检查，符合规定。

（1）操作过程

（2）结果记录

（3）**药品判定** 此项检查_____规定。

【口腔溃疡散包装与贮藏】

1. 包装 将制备好的解毒散装入干燥、洁净的玻璃瓶或塑料袋中。

2. 贮藏 密封保存。

重点小结

答案解析

操作题要

一、单选题

1. 口腔溃疡散的主要成分不包括

　　A. 青黛　　　　　　B. 枯矾　　　　　　C. 冰片　　　　　　D. 氧化镁

2. 口腔溃疡散制备过程中，过筛使用的筛子目数是

　　A. 60 目　　　　　　B. 70 目　　　　　　C. 100 目　　　　　　D. 120 目

3. 腔溃疡散的临床应用不包括

　　A. 口腔溃疡　　　　B. 咽喉肿痛　　　　C. 胃肠炎　　　　　D. 牙龈出血

4. 制备口腔溃疡散时，冰片的加入顺序是

　　A. 最先加入　　　　B. 最后加入　　　　C. 与青黛同时加入　　D. 无需特定顺序

5. 口腔溃疡散的重量差异限度（每袋 3g）是

　　A. ±5%　　　　　　B. ±7%　　　　　　C. ±10%　　　　　　D. ±15%

6. 制备口腔溃疡散时，冰片的作用是

　　A. 抗菌消炎　　　　B. 清热止痛　　　　C. 吸附毒素　　　　D. 中和胃酸

二、判断题（答案正确时用 T 表示，答案错误时用 F 表示）

1. 口腔溃疡散的制备过程中，混合时不需要按照顺序加入药物。

2. 冰片在口腔溃疡散中需单独研磨后直接分装。

3. 口腔溃疡散的制备过程中，研磨时用力均匀可以防止药物结块。

三、简答题

口腔溃疡散的制备过程中，为什么要进行混合操作？

项目十四 化学药颗粒剂的制备

任务一 维生素 C 颗粒的制备操作

【实训目的】

1. **掌握** 颗粒剂的概念、特点及湿法制备工艺的关键操作步骤。
2. **熟悉** 维生素 C 颗粒剂的处方组成及辅料的作用。
3. **了解** 维生素 C 的理化性质及制备过程中的稳定性控制方法。
4. **学会** 颗粒剂的质量检查方法，为药品生产岗位技能奠定基础。

【质量要求】

外观、粒度、水分、干燥失重、溶化性、微生物限度、装量差异等均应符合《中国药典》规定。

【实训原理】

采用湿法制粒工艺，将维生素 C 与辅料混合后加入黏合剂制软材，过筛制粒，干燥后整粒，最终制成流动性好、稳定性高的颗粒剂。

【实训内容】

1. 制剂处方

R

维生素 C	50g
淀粉	450g
枸橼酸	2g
10% 淀粉浆	适量

2. 器材设备 电子天平、粉碎机、国家标准的 R40/3 系列药筛、混合机、乳钵、制粒机（或手工筛网）、烘箱、整粒机、封口机、铝塑袋。

3. 试剂试药 维生素 C 原料、淀粉、枸橼酸、纯化水。

4. 制备工艺

（1）预处理 维生素 C、枸橼酸、淀粉分别粉碎，将维生素 C 与枸橼酸混合，过六号筛后避光保存，淀粉过五号筛备用。

（2）混合 将维生素 C、枸橼酸按等量递加稀释法（配研法）混合物与淀粉置于混合机（少量用乳钵）中，低速搅拌混合 10 分钟至均匀状态。

（3）淀粉浆的制备 称取淀粉 2g 加水至 20ml，加热糊化，制成 10% 的淀粉浆。

（4）制软材 在（2）中缓慢加入 10% 淀粉浆（温度 50~60℃），边加边搅拌至"握之成团、轻压即散"状态。

（5）制粒 软材通过 14 目筛网制粒，湿颗粒平铺于托盘，60℃烘箱干燥 1.5~2 小时（避免高温氧化）。

（6）整粒与包装 干燥颗粒过 12 目筛整粒，分装至铝塑袋（每袋 2g），密封避光在干燥处保存。

【制备流程】

预处理原料→混合辅料→制软材→制粒→干燥→整粒→质检→包装。

【注意事项】

1. 避光操作 维生素 C 对光敏感，全程需在避光条件下进行，避免与金属器皿接触。

2. 温度控制 干燥温度不得超过 60℃，防止维生素 C 被氧化。

3. 湿度控制 实验室相对湿度应 <60%，避免颗粒吸潮。生产场地温度一般为 18~26℃，相对湿度为 45%~65%。

4. 黏合剂用量 淀粉浆需逐量加入，避免软材过湿或过干。

5. 清场 实验结束后，所有设备需彻底清洁并消毒，防止交叉污染。

6. 处方分析 处方中的维生素 C 为主药，淀粉为稀释剂，柠檬酸为稳定剂，作为金属配位剂，提高颗粒剂稳定性，10% 淀粉浆为黏合剂。

【考核标准】

项目	考核内容	分值	评分标准	实际得分
实验准备	着装仪表符合要求	5	未穿实训服、未戴头帽、未戴手套、露出发须、佩戴饰品、化妆、穿拖鞋，每项扣 1 分，最多扣 5 分	
	设备检查与清洁	5	未清洁制粒机或烘箱，扣 3 分；未预热设备，扣 2 分	
维生素 C 颗粒配制	处方量计算准确	10	各成分量计算错误，每项扣 2 分，最多扣 5 分；不带单位或单位错误，扣 2 分，最多扣 5 分	
	称量操作规范	20	称量超限、未记录数据，每项扣 10 分，最多扣 20 分	
	软材质量合格	15	软材过湿或过干，扣 10 分；制粒筛网选择错误，扣 5 分	
	干燥温度与时间控制	10	温度超限或干燥不足，扣 10 分	
	整粒与总混操作	10	未过筛整粒或混合不均，扣 10 分	
成品质量	颗粒外观与水分	15	结块、色泽不均，扣 5 分；水分超标，扣 10 分	
	分装精度	10	装量差异超限，每袋扣 2 分，最多扣 10 分	
合计		100		

【颗粒剂通则和特性检查】

1. 外观检查 维生素 C 颗粒应干燥松散，色泽均匀，无变色或结块，黄色颗粒，味甜酸。

（1）操作过程

（2）结果记录

（3）药品判定 此项检查_____规定。

2. 粒度测定 按药典筛分法测定，维生素 C 颗粒不能通过一号筛与能通过五号筛的总和不得超过总质量的 15%。

（1）操作过程

（2）结果记录

（3）药品判定 此项检查_____规定。

3. 干燥失重 按照干燥失重测定法，取维生素 C 颗粒 2g，105℃ 干燥至恒重，减失重量不得超过 2.0%。

（1）操作过程

（2）结果记录

（3）药品判定　此项检查_____规定。

4. 溶化性试验　取维生素 C 颗粒 10g，加热水 200ml，搅拌 5 分钟，立即观察，可溶颗粒应全部溶化或轻微溶解。

（1）操作过程

（2）结果记录

（3）药品判定　此项检查_____规定。

5. 装量差异　取供试品 10 袋，除去包装，分别精密称取每袋内容物的重量，求出每袋内容物的装量与平均装量。每袋装量与平均装量相比较，超出装量差异限度的颗粒剂不得多于 2 袋（瓶），并不得有 1 袋（瓶）超出装量差异限度 1 倍。

平均装量	装量差异限度
2.0g	±7%

（1）操作过程

（2）结果记录

（3）药品判定　此项检查_____规定。

【维生素 C 颗粒包装与贮藏】

1. 包装　铝塑袋密封，每袋规格为 2g∶100mg，标注批号、生产日期、有效期。

2. 贮藏　避光、密封干燥处保存，温度≤25℃，相对湿度<60%。

【相关理论知识】

（一）辅料选择

颗粒剂常用的辅料有填充剂、润湿剂、着色剂，矫味剂、稳定剂等，本项目任务主要介绍填充剂、黏合剂与润湿剂，其他的辅料种类见项目三溶液型液体制剂的制备任务一。颗粒剂辅料的选用应根据药物性质、制备工艺、辅料的价格等因素来确定。

1. 填充剂　又称稀释剂，主要作用是用来增加制剂的重量和体积，有利于制剂成型，增加单剂量的使用质量而不改变药物的使用剂量，减少称量误差，提高药物使用的准确性，保证用药的有效性和安全性。常用的填充剂有淀粉、蔗糖、乳糖、微晶纤维素、无机盐类等。

（1）淀粉　常用的是玉米淀粉，为白色细微粉末，性质稳定、价格便宜、吸湿性小、外观色泽好，用淀粉作为填充剂制出的颗粒可压性差，压出的片剂过于松散，故在实际生产中常与可压性好的蔗糖、糊精按一定比例混合使用。

（2）蔗糖　为结晶性蔗糖制成的白色粉末，味甜，黏合力强。用蔗糖作为填充剂制出的颗粒具有较好的可压性，压出的片剂表面光滑美观，但缺点是吸湿性较强，长期贮存会使片剂的硬度增大，造成崩解度、溶出度超限，故除单独应用于口含片、可溶性片剂外，一般常与糊精，淀粉配合使用，也可用作干燥黏合剂。

（3）糊精　为水解淀粉不完全余下的产物，为白色或淡黄色粉末，缓慢溶于冷水，易溶于热水，不溶于乙醇，可用作干燥黏合剂。当含水量 5% 时，具有较强的黏结性，制颗粒时使用不当会造成压出的片面出现麻点、水印或造成片剂崩解或溶出迟缓，常与蔗糖、淀粉配合使用。

（4）乳糖　是由牛乳清中提取制得，为白色或类白色结晶性粉末、无臭、微甜。常用含有一分子水的结晶乳糖（即 α-含水乳糖），无吸湿性。制出的颗粒可压性好，压成的药片光洁美观，性质稳定可与大多数药物配伍。由喷雾干燥法制得的乳糖为非结晶性乳糖，其流动性好，可供粉末直接压片使用。

（5）预胶化淀粉　是将淀粉部分或全部胶化的产物，是一种改良淀粉。本品为白色或类白色粉末，具有良好的流动性、可压性、自身润滑性和干黏合性，并有较好的崩解作用，亦可用于粉末直接压片。

（6）微晶纤维素　是纤维素部分水解而制得的聚合度较小的结晶性纤维素，具有良好的可压性、较强的结合力，可用于粉末直接压片。

（7）甘露醇与山梨醇　此两种物质为同分异构体，为白色、无臭、具有甜味、溶解时吸热、有凉爽感，但价格较贵，一般用于咀嚼片、口腔用片的填充剂。

（8）无机盐类　是一些无机钙盐，如硫酸钙、磷酸氢钙及药用碳酸钙等，其中二水硫酸钙较为常用，其性质稳定，无臭无味，微溶于水，与多种药物均可配伍，制成的片剂外观光洁，硬度、崩解度均好，对药物也无吸附作用。但应注意硫酸钙对某些主药（如四环素类药物、喹诺酮类以及杂环类药物）的吸收有干扰，故使用时应注意。

2. 润湿剂　是指本身没有黏性，但能诱发待制粒物料的黏性，以利于制粒的液体。常用润湿剂有纯化水和乙醇。

（1）纯化水　适用于对水稳定的物料，但当处方中水溶性成分较多时可能发生结块、润湿不均匀干燥后颗粒较硬等现象，不适用于遇水水解的药物的润湿剂，此时最好选择一定浓度的乙醇代替。

（2）乙醇　适用于遇水易于分解或遇水黏性大的物料，常用浓度为30%～70%。具有药理活性，是肝药酶诱导剂。浓度越大极性越弱。

3. 黏合剂　是指本身具有黏性，能增加无黏性或黏性不足物料的黏性，从而有利于制粒的物质。常用的黏合剂如下。

（1）淀粉浆　由于淀粉价廉易得，且淀粉浆的黏性较好，故淀粉浆是制粒中最常用的黏合剂，常用浓度为5%～10%（溶剂为水、质量浓度）。淀粉浆的制法主要有煮浆法和冲浆法两种方法。

（2）羧甲纤维素钠（CMC－Na）　为无味、白色或近白色颗粒状粉末，几乎不溶于乙醇，具有良好的水溶性，溶于水后形成透明的胶状溶液，常用于可压性较差的药物。常用浓度为2%～10%（溶剂为水、质量浓度）。CMC－Na含水量少于10%时，在高湿条件下可以吸收大量的水（＞50%），这一性质在药品贮存过程中将改变药品的质量，如颗粒剂的硬度、片剂的硬度和崩解时间等。

（3）羟丙纤维素（HPC）　为无臭、无味、白色或淡黄色粉末，可溶于甲醇、乙醇、异丙醇和丙二醇中。既可作湿法制粒的黏合剂，也可作粉末直接压片的干黏合剂。

（4）羟丙甲纤维素（HPMC）　为无臭、无味、白色或乳白色纤维状或颗粒状粉末，溶于冷水、不溶于热水和乙醇，常用浓度2%～10%（溶剂为水或乙醇、质量浓度）。制备HPMC水溶液时，最好先将HPMC加入总体积20%～30%的热水（80～90℃）中，充分溶胀分散，然后降温，再加入冷水至总体积。

（5）甲基纤维素（MC）　为无臭、无味、白色至黄白色颗粒或粉末，溶于冷水中，几乎不溶于热水和乙醇，常用浓度2%～10%（溶剂为水、质量浓度）。可用于水溶性及水不溶性物料的制粒。颗粒压缩成形性好，且不随时间变硬。

（6）乙基纤维素（EC）　为无臭、无味、白色或淡褐色粉末，不溶于水、溶于乙醇等有机溶剂，常用2%～10%（溶剂为乙醇、质量浓度）。本品的黏性较强，且胃肠液中不溶解，会对片剂的崩解及药物的释放产生阻滞作用，目前常用作缓、控释制剂的包衣材料。

（7）聚乙烯吡咯烷酮（PVP）　为无臭、无味、白色粉末，既溶于水，又溶于乙醇，常用浓度2%～20%（溶剂为水或乙醇、质量浓度）。可用于水溶性物料（用PVP水溶液或醇溶液）或水不溶性物料（用PVP醇溶液）制粒，还可用作直接压片的干黏合剂。PVP具有较强吸湿性，PVP制得的片剂随贮存时间延长而变硬，故常用作泡腾片和咀嚼片的黏合剂。

（8）聚乙二醇（PEG）　因分子量不同而有不同的规格，常用规格为PEG4000、PEG6000，白色或近白色蜡状粉末，PEG 溶于水和乙醇，常用浓度为 10%～50%（溶剂为水或乙醇、质量浓度），制得颗粒压缩成形性好，片剂不变硬，适用于水溶性或水不溶性物料制粒。

（9）其他黏合剂　2%～10%明胶溶液（溶剂为水、质量浓度）、50%～70%蔗糖溶液（溶剂为水或乙醇、质量浓度）等。

（二）颗粒剂制法

制粒技术是药物制剂生产过程中重要的技术之一，根据制粒时采用的润湿剂或黏合剂的不同将制粒技术分为湿法制粒技术、干法制粒技术两大类。不同的制粒技术所制得颗粒的形状、大小等有所差异，应根据制粒目的、物料性质等来选择适当的制粒技术。

1. 湿法制粒技术　是指物料加入润湿剂或液态黏合剂进行制粒的方法，是目前国内医药企业应用最广泛的方法。根据制粒时采用的设备不同，湿法制粒技术有以下几种。

（1）挤压制粒技术　是先将处方中原辅料混合均匀后加入黏合剂制软材，然后将软材用强制挤压的方式通过具有一定大小的筛孔而制粒的方法。常用的制粒设备有螺旋挤压式、篮式叶片挤压式、环模辊压式、摇摆挤压式等。

1）操作程序及注意事项　挤压制粒的工艺流程：药物＋辅料→粉碎→过筛→混合→加入润湿剂或黏合剂→制软材→制湿颗粒→干燥颗粒→整粒→质检→包装。

在挤压制粒过程中，制软材是关键步骤，其关系到所制颗粒质量。制软材首先应根据物料的性质来选择适当的黏合剂或润湿剂，以能制成适宜软材最小用量为原则；其次选择适当的揉混强度、混合时间、黏合剂温度。制软材时的揉混强度越大、混合时间越长，物料的黏性越大，制成的颗粒越硬；黏合剂的温度高时，黏合剂用量可酌情减少，反之可适量增加。软材的质量往往靠经验来控制，即以"轻握成团，轻压即散"为准，可靠性与重现性较差，但这种制粒方法简单，使用历史悠久。

2）挤压制粒技术的特点　①颗粒的粒度可由筛网的孔径大小调节，颗粒粒径范围在 0.3～80μm，粒度分布范围窄，颗粒形状为圆柱状、角柱状；②颗粒的松软程度可用不同黏合剂及其加入节律来控制，以适应不同需要；③制粒过程步骤多、劳动强度大，不适合大批量和连续生产。

3）挤压制粒技术在制粒过程中易出现的问题及原因　①颗粒过粗、过细、粒度分布范围过大，主要原因是筛网选择不当等；②颗粒过硬，主要原因是黏合剂黏性过强或用量过多等；③色泽不均匀，主要原因是物料混合不匀或干燥时有色成分的迁移等；④颗粒流动性差，主要原因有黏合剂或润滑剂的选择不当、颗粒中细粉太多或颗粒含水量过高等；⑤筛网"疙瘩"现象，主要原因是黏合剂的黏性太强、用量过大等。

（2）高速混合制粒技术　是先将物料加入高速搅拌制粒机的容器内，搅拌混匀后加入黏合剂或润湿剂高速搅拌制粒方法。常用的设备为高速搅拌制粒机，分为卧式和立式两种。

1）操作程序及注意事项　高速混合制粒技术的工艺流程：药物＋辅料→粉碎→过筛→混合→加入润湿剂或黏合剂→制湿颗粒→干颗粒→整粒→质检→包装。

2）高速混合制粒技术的特点　①在一个容器内进行混合、捏合、制粒过程；②与挤压制粒相比具有省工序、操作简单、快速等优点；③可制出不同松紧度的颗粒；④不易控制颗粒成长过程。

3）高速混合制粒技术在制粒过程中易出现的问题及原因　①黏壁，主要原因有黏合剂选择不当或用量太多、搅拌时间太长等；②颗粒中细粉太多，主要原因有黏合剂选择不当或用量太少、搅拌速度与剪切速度不当等；③制出颗粒中有团块，主要原因是搅拌速度与剪切速度不当、制粒时间长、黏合剂喷洒不均匀（主要原因有喷入的距离、雾化程度、加液速度以及加液量不当）等。

（3）流化床制粒技术　利用气流作用，使容器内物料粉末保持悬浮状态时，润湿剂或液体黏合向流化床喷入使粉末聚结成颗粒的方法。常用的设备是流化床制粒机。

1）操作程序及注意事项　流化床制粒的工艺流程：药物＋辅料→粉碎→过筛→混合→加入润湿剂或黏合剂→制粒→整粒→质检→包装。

控制干燥速度和喷雾速率是流化床制粒操作的关键。进风量与进风温度影响干燥速度，一般量大、进风温度高，干燥速度快，颗粒粒径小，易碎；但进风量太小、进风温度太低，物料过湿结块，使物料不能呈流化状态，故应根据溶剂的种类（水或有机溶剂）和物料对热敏感程度选择适当的进风量与进风温度。喷雾速度太快，物料不能及时干燥，使物料不能呈流化状态；喷雾速度过慢，颗粒粒径小，细粉多，而且雾滴粒径的大小也会影响颗粒的质量，故除选择适当喷雾速度外，还应使雾滴粒径大小适中。

2）流化床制粒技术的特点　①在同一台设备内进行混合、制粒、干燥，甚至包衣等操作，简化工艺、节约时间、劳动强度低；②颗粒松散，密度小，强度小，粒度分布均匀，流动性与可压性好；③捕尘袋的清洗困难、控制不当易产生污染。

3）流化床制粒技术在制粒过程中易出现的问题及原因　①塌床，塌床的主要现象是在制粒过程中，处于流化状态的固体床在短时间（通过不超过 5 分钟）失去上升的动力，而沉降到容器或导流板上，最终处于静止状态，其根本原因是黏合剂的加入速度大于干燥速度，具体的原因有黏合剂的喷液速度过快、雾化压力降低、进风温度下降、进风湿度突然升高等；②风沟床，风沟床的典型现象是容器内出现气流短路，进风气流迅速从局部物料中穿过，而其他物料处于相对较慢运动或静止状态，通常原因是物料局部过湿等；③物料冲顶，物料冲顶是指制粒过程中，大部分物料被吹到捕尘袋上，使颗粒无法继续进行，产生原因主要有物料粒径过细、进风强度过大或反吹失灵等；④湿颗粒干燥所需时间延长，一般湿颗粒的干燥时间在 5~10 分钟即可，但有时干燥 30 分钟颗粒仍偏湿，其原因有制粒过程中出现大的结块（主要原因是设备故障）、进风量设置过小、进风温度过低、风机故障捕尘袋通透性变差等；⑤制粒过程中产生较多的细粉或粗颗粒，主要原因有物料过细或过粗、进风温度过高或过低、雾化压力太大或太小、黏合剂的黏度太小或太大、喷雾流量太小或太大；⑥物料黏结在槽底，主要原因有流化床负压不够、喷枪故障或大量物料聚集在喷嘴附近影响了黏合剂的雾化、进风温度过高（引起低熔点的物料熔融，而黏结在物料槽的导流板）等。

（4）喷雾干燥制粒技术　是将物料溶液或混悬液喷雾于干燥室内，在热气流的作用下使雾滴中的水分迅速蒸发以直接获得球状干燥细颗粒的方法。该法可在数秒内完成药液的浓缩与干燥，用于制粒的原料液含水量可达 70%~80%，并能连续操作。如以干燥为目的称为喷雾干燥，以制粒为目的称为喷雾制粒。该法采用的设备为喷雾干燥制粒机。

1）操作程序及注意事项　喷雾干燥制粒的工艺流程：药物＋辅料→溶液或混悬液→喷雾雾化→雾滴干燥→颗粒分级收集→质检→包装。

根据物料的性质和不同的制粒目的选择雾化器，是合理应用喷雾干燥制粒法的关键。常用的雾化器有三种，即压力式雾化器、气流式雾化器、离心式雾化器，其中压力式雾化器是我国目前普遍采用的一种，它适用于低黏性料液；气流式雾化器结构简单，适合于任何黏度或稍带固体的料液；离心式雾化器适合于高黏度或带固体颗粒的料液。

2）喷雾干燥制粒技术的特点　①由液体原料直接干燥得到粉状固体颗粒；②干燥速度快，物料的受热时间短，适合于热敏性物料的制粒；③所得颗粒多为中空球状粒子，具有良好的溶解性、分散性和流动性；④设备费用高、能量消耗大、操作费用高、黏性大的料液易黏壁。

3）喷雾干燥制粒技术在制粒过程中易出现的问题及原因　①黏壁，主要原因有药液浓度太高、干燥温度过高，药液的流量不稳定、设备安装不当（如气体通道与液体通道的轴心不重合、喷嘴轴线不在干燥腔的中心垂线上）等；②喷头堵塞，主要原因有药液未过滤或浓缩过浓、药液的黏度太大等；③结块，主要原因是干燥温度太低等。

（5）转动制粒技术　是指将物料混合均匀后，加入一定的润湿剂或黏合剂，在转动、摇动、搅拌作用下使药粉聚结成球形粒子的方法。经典的转动制粒设备为容器转动制粒机，即圆筒选择制粒机倾斜转动锅。这种转动制粒机多用于药丸的生产，可制备 2~3mm 以上大小的药丸，但由于粒度分布较宽，在使用上受到一定的限制，操作过程多凭经验控制。

转动制粒的关键是喷浆流量和供粉的速率，在生产过程中必须随时调节并保持合理的配比，物料达到最佳润湿程度。因喷浆流量过快，则物料过湿，颗粒变大且易粘连、变形，干燥后颗粒过硬；喷浆流速过慢，物料不能充分润湿，造成颗粒大小不一、色泽不匀、易碎、细粉过多等。

1）操作程序及注意事项　转动制粒的工艺流程：药物＋辅料→粉碎→过筛→混合→一部分物料投入转动制粒机→喷入润湿剂或黏合剂→形成母核→加入其余部分物料→喷入润湿剂或黏合剂→至所需粒度→干颗粒→质检→包装。

2）转动制粒技术的特点　颗粒圆整，但生产时间长、效率低。

2. 干法制粒技术　在原料粉末中不加任何液体，靠压缩力的作用使粒子间距减小而产生结合力，按一定大小和形状直接压缩成所需颗粒，或先将粉末压缩成片状或饼状物后，重新粉碎成所需大小的颗粒。也就是将物料粉末混匀后用适宜的设备压成大片，然后再破碎成大小适宜的颗粒，或直接将原料干挤压成颗粒的操作。该法不添加任何液体黏合剂，靠压缩力的作用使粒子间产生结合力，因此，适用于热敏性物料、遇水易分解的药物。常用的设备是干法制粒机。

（1）操作程序及注意事项　干法制粒的工艺流程：药物＋辅料→粉碎→过筛→混合→压块/片→粉碎→整粒→质检→包装。

（2）干法制粒的分类

1）滚压法　将药物和辅料混合均匀后，通过转速相同的两个滚筒之间的缝隙，将物料滚压成一定形状、硬度适宜的板状物，再破碎成一定粒径的颗粒。

2）重压法　又称为大片法，是指药物和辅料混合均匀后，用重型压片机压成直径一般为20mm左右的片坯，再粉碎成所需粒度的颗粒。由于压片机所需压力较大，冲模等设备损耗率较大，细粉量多，故目前很少应用。

（3）采用干法制粒时的注意事项　①药物与辅料的性质要相近，这样可以避免混合不均匀。因为物料的堆密度、粒度分布等物理性质相近时混合的均匀性才好，特别是当主药含量少时，成品需要做含量均匀度测定；②不溶性润滑剂要最后加入。一定要等其他的辅料混合均匀后，再加入不溶性润滑剂并且要控制好混合时间，否则会影响崩解和溶出；③混合后需做含量测定；④压片时要特别注意各种异常情况。压片过程中可能会因为设备振动等原因造成片子裂片、均匀度差、硬度、片重超限等现象，随时跟踪记录，及时解决，保证产品质量。

重点小结

操作题要

答案解析

一、单选题

1. 维生素 C 颗粒制备中，柠檬酸的主要作用是
   A. 抗氧化剂　　　　　B. 填充剂　　　　　C. 崩解剂　　　　　D. 黏合剂

2. 维生素 C 颗粒制软材时，淀粉浆的浓度应为
   A. 5%　　　　　　　B. 10%　　　　　　C. 15%　　　　　　D. 20%

3. 维生素 C 颗粒的干燥温度需控制在
   A. 80℃　　　　　　B. 70℃　　　　　　C. 60℃　　　　　　D. 50℃

4. 维生素 C 颗粒制备中，淀粉的作用是
   A. 抗氧化　　　　　B. 润滑剂　　　　　C. 润湿剂　　　　　D. 填充剂兼崩解剂

5. 按《中国药典》（2025 年版）要求，维生素 C 颗粒的干燥失重应不超过
   A. 3.0%　　　　　　B. 2.0%　　　　　　C. 8.0%　　　　　　D. 10.0%

6. 制备软材的理想状态是

    A. 松散无黏性   B. 完全湿润   C. 黏结成块   D. 握之成团、轻压即散

二、判断题（答案正确时用 T 表示，答案错误时用 F 表示）

1. 维生素 C 对光稳定，实验过程中无需避光操作。

2. 淀粉浆需加热至 50～60℃以增强黏性。

3. 维生素 C 颗粒的粒度要求为不过一号筛（2000μm）和过五号筛的质量之和不得过 15%。

三、简答题

简述维生素 C 颗粒制备中为何需控制干燥温度，并列举具体措施。

任务二　阿莫西林颗粒的制备操作

【实训目的】

1. **掌握**　化学药颗粒剂的湿法制粒工艺及关键操作要点。
2. **熟悉**　阿莫西林颗粒的处方组成及辅料的作用原理。
3. **了解**　阿莫西林的理化性质及制备过程中的稳定性控制方法。
4. **学会**　颗粒剂的质量检查方法（如溶化性等），为药品生产岗位技能奠定基础。

【质量要求】

外观、粒度、水分、干燥失重、溶化性、微生物限度、装量差异等均应符合《中国药典》规定。

【实训原理】

采用湿法制粒工艺，将阿莫西林与辅料（蔗蔗糖、糊精）混合均匀后，加入乙醇作为润湿剂制软材，过筛制粒，低温干燥后整粒，最终制成稳定性高、流动性好的颗粒剂。蔗蔗糖作为填充剂，糊精兼具填充和崩解作用，乙醇作为润湿剂辅助黏合。

【实训内容】

1. 制剂处方

R

阿莫西林原粉	50g
蔗蔗糖	400g
糊精	50g
乙醇	适量

2. 器材设备　电子天平、混合机、制粒机（或手工筛网）、烘箱、整粒机、国家标准的 R40/3 系列药筛、封口机、铝塑袋。

3. 试剂试药　阿莫西林原粉（符合《中国药典》标准）、蔗蔗糖、糊精、乙醇（浓度70%）。

4. 制备工艺

（1）预处理　阿莫西林原粉过六号筛，避光保存，蔗蔗糖、糊精分别过五号筛，混合均匀备用。

（2）混合　将阿莫西林原粉与蔗蔗糖、糊精置于混合机中，低速搅拌10分钟至均匀。

（3）制软材　缓慢加入70%乙醇（用量为粉末总质量的15%～20%），边加边搅拌至"握之成团、轻压即散"状态。

（4）制粒　制好的软材通过14目筛网制粒，湿颗粒平铺于托盘，60℃烘箱干燥1.5～2小时（避免

高温导致药物降解）。

（5）整理与包装　干燥后的颗粒过 12 目筛整粒，分装至铝塑袋（每袋 3g），密封避光保存。

【制备流程】

预处理原料→混合辅料→制软材→制粒→干燥→整粒→质检→包装。

【注意事项】

1. 避光操作　阿莫西林对光敏感，全程需在避光条件下进行。

2. 温度控制　干燥温度不得超过 60℃，防止药物分解失效。

3. 乙醇使用　乙醇易燃，操作时远离明火，通风良好。

4. 湿度控制　实验室相对湿度应 <60%，避免颗粒吸潮。

5. 设备清洁　实验结束后，所有设备需彻底清洁并消毒，防止交叉污染。

【考核标准】

项目	考核内容	分值	评分标准	实际得分
实验准备	着装仪表符合要求	5	未穿实训服、未戴头帽、未戴手套、露出发须、佩戴饰品、化妆、穿拖鞋，每项扣 1 分，最多扣 5 分	
	设备检查与清洁	5	未清洁制粒机或烘箱，扣 3 分；未预热设备，扣 2 分	
制剂配制	处方量计算准确	10	各成分量计算错误，每项扣 2 分，最多扣 5 分；不带单位或单位错误，扣 2 分，最多扣 5 分	
	称量操作规范	20	称量超差、未记录数据，每项扣 10 分，最多扣 20 分	
	软材质量合格	15	软材过湿或过干，扣 5 分；制粒筛网选择错误，扣 5 分；附加剂选择错误，扣 5 分	
	干燥温度与时间控制	10	温度超限、干燥不足，每项扣 5 分，最多扣 10 分	
	整粒与总混操作	10	未过筛整粒、混合不均，每项扣 5 分，最多扣 10 分	
成品质量	颗粒外观与水分	15	结块、色泽不均扣 5 分；干燥失重超标扣 10 分	
	分装精度	10	装量差异超限，每袋扣 2 分，最多扣 10 分	
合计		100		

【颗粒剂通则和特性检查】

1. 外观检查　阿莫西林颗粒为颗粒和粉末的混合物，气芳香，应干燥松散，色泽均匀，无变色或结块。

（1）操作过程

（2）结果记录

（3）药品判定　此项检查_____规定。

2. 粒度测定　按药典筛分法测定，不能通过一号筛与能通过五号筛的总和不得超过总质量的 15%。

（1）操作过程

（2）结果记录

（3）药品判定　此项检查_____规定。

3. 干燥失重　测定法（《中国药典》（2025 年版））测定，干燥失重不得超过 2.0%。

（1）操作过程

（2）结果记录

（3）药品判定　此项检查＿＿＿＿＿＿＿＿规定。

4. 溶化性试验　取颗粒 3g，加 50ml 温水搅拌 3 分钟，立即观察，可溶颗粒应全部溶化或轻微溶解。

（1）操作过程

（2）结果记录

（3）药品判定　此项检查＿＿＿＿＿＿＿＿规定。

5. 装量差异　取供试品 10 袋（瓶），除去包装，分别精密称走每袋（瓶）内容物的重量，求出每袋（瓶）内容物的装量与平均装量。每袋（瓶）装量与平均装量相比较（凡无含量测定的颗粒剂或有标示装量的颗粒剂，每袋（瓶）装量应与标示装量比较），超出装量差异限度的颗粒剂不得多于 2 袋（瓶），并不得有 1 袋（瓶）超出装量差异限度 1 倍。

平均装量	装量差异限度
3.0g	±7%

（1）操作过程

（2）结果记录

（3）药品判定　此项检查＿＿＿＿＿＿＿＿规定。

【阿莫西林颗粒包装与贮藏】

1. 包装　铝塑袋密封，每袋 3g，标注批号、生产日期、有效期。

2. 贮藏　避光、阴凉干燥处保存。

重点小结

答案解析

操作题要

一、单选题

1. 阿莫西林颗粒制备中，乙醇的主要作用是

A. 填充剂　　B. 润湿剂　　C. 崩解剂　　D. 抗氧化剂

2. 阿莫西林颗粒干燥温度应控制在

A. 80℃　　B. 70℃　　C. 60℃　　D. 50℃

3. 制备软材时，乙醇的用量应控制为粉末总质量的

A. 15%~20%　　B. 5%~10%　　C. 25%~30%　　D. 35%~40%

4. 阿莫西林颗粒的粒度检查中，不过一号筛（2000μm）与过 5 号筛（180μm）的细粒的总和不得多于颗粒剂总重量的

A. 5%　　B. 10%　　C. 15%　　D. 20%

5. 阿莫西林颗粒的干燥失重要求是

A. ≤3.0%　　B. ≤2.0%　　C. ≤8.0%　　D. ≤10.0%

6. 下列辅料中，兼具填充和崩解作用的是

A. 蔗蔗糖　　B. 糊精　　C. 硬脂酸镁　　D. 羟丙甲纤维素

二、判断题（答案正确时用 T 表示，答案错误时用 F 表示）

1. 阿莫西林颗粒制备中，干燥温度不得超过 60℃，以防止药物分解失效。

2. 制粒过程中，软材的理想状态是"握之成团，轻压即散"。

3. 阿莫西林对光稳定，实验过程中无需避光操作。

三、简答题

简述阿莫西林颗粒制备中乙醇用量的控制原则及对软材状态的影响。

项目十五 中药颗粒剂的制备

任务一 — 清颗粒的制备操作

【实训目的】

1. **掌握** 中药颗粒剂的概念、特点及制备工艺流程；湿法制粒的操作要点及质量控制方法。
2. **熟悉** 一清颗粒的处方组成、辅料的选用原则及制备工艺流程。
3. **了解** 颗粒剂干燥、整粒及包装的工艺原理及影响因素。
4. **学会** 颗粒剂成品质量检查方法，为中药制剂生产奠定实践基础。

【质量要求】

外观、粒度、水分、干燥失重、溶化性、微生物限度、装量差异等均应符合《中国药典》规定。

【实训原理】

一清颗粒剂是通过提取药材有效成分，浓缩成浸膏后加入适宜辅料，经制粒、干燥制成的固体制剂。本实验采用水提醇沉法提取黄连、大黄、黄芩中的有效成分，经浓缩、制粒等工艺制备一清颗粒。

【实训内容】

1. 制剂处方

R

黄连	165g
大黄	200g
黄芩	250g
糊精	80g
蔗蔗糖	50g
乙醇	适量

2. 器材设备 多功能提取罐、旋转蒸发仪、喷雾干燥机（或烘箱）、摇摆式颗粒机、国家标准的R40/3 系列药筛、电子天平、不锈钢托盘、烧杯、量筒、pH 试纸、干燥箱、封口机、包装袋。

3. 试剂试药 黄连、大黄、黄芩（饮片，符合《中国药典》标准）、糊精、蔗蔗糖、乙醇（70%）、纯化水。

4. 制备工艺

（1）药材前处理 黄连、大黄、黄芩饮片洗净，60℃烘干，粉碎过20 目筛备用。

（2）提取 称取处方量药材，加10 倍量纯化水浸泡30 分钟，煎煮2 次（首次1.5 小时，第二次1 小时），合并滤液。

（3）浓缩 滤液减压浓缩至相对密度1.25～1.30（60℃）的浸膏。

（4）醇沉 浓缩液中加乙醇使含醇量达60%，静置24 小时，过滤，滤液回收乙醇至无醇味。

（5）干燥 滤液干燥至浸膏，再喷雾干燥（进风温度180℃，出风温度80℃）得干膏粉；若无喷雾干燥机，可摊盘于60℃烘箱干燥后粉碎过五号筛。

（6）制粒 干膏粉与糊精、蔗蔗糖混合均匀，加70%乙醇适量制软材，过14 目筛制湿颗粒。

（7）干燥与整粒　湿颗粒60℃干燥2小时，过一号筛整粒，剔除细粉。

（8）包装　按每袋7.5g分装，密封，阴凉干燥处保存，每1g颗粒相当于饮片0.98g。

【制备流程】

药材处理→提取→浓缩→醇沉→干燥→混合→制粒→干燥→整粒→质检→包装。

【注意事项】

1. 提取时需控制火候，防止焦糊；浓缩浸膏密度需严格测定。
2. 醇沉后需充分静置，避免有效成分损失。
3. 制软材时乙醇应逐滴加入，以"握之成团，轻压即散"为度。
4. 干燥温度不宜过高，防止颗粒变色或有效成分分解。
5. 操作中需佩戴防护手套、口罩，避免粉尘吸入。

【考核标准】

项目	考核内容	分值	评分标准	实际得分
实验准备	着装仪表符合要求	5	未穿实训服、未戴头帽、未戴手套、露出发须、佩戴饰品、化妆、穿拖鞋，每项扣1分，最多扣5分	
	设备检查与清洁	5	未清洁制粒机或烘箱，扣3分；未预热设备，扣2分	
制剂配制	处方量计算准确	10	各成分量计算错误，每项扣2分，最多扣5分；不带单位或单位错误，扣2分，最多扣5分	
	称量操作规范	20	称量超差、未记录数据，每项扣10分，最多扣20分	
	软材质量合格	15	软材过湿或过干，扣10分；制粒筛网选择错误，扣5分	
	干燥温度与时间控制	10	温度超限或干燥不足，扣10分	
	整粒与总混操作	10	未过筛整粒或混合不均，扣10分	
成品质量	颗粒外观与水分	15	结块、色泽不均，扣5分；水分超标，扣10分	
	分装精度	10	装量差异超限，每袋扣2分，最多扣10分	
合计		100		

【颗粒剂通则和特性检查】

1. 外观检查　一清颗粒为黄褐色颗粒，微微甜、苦，应干燥松散，色泽均匀，无变色或结块。

（1）操作过程

（2）结果记录

（3）药品判定　此项检查＿＿＿＿＿＿＿规定。

2. 粒度测定　按药典筛分法测定，一清颗粒不能通过一号筛与能通过五号筛的总和不得超过总质量的15%。

（1）操作过程

（2）结果记录

（3）药品判定　此项检查＿＿＿＿＿＿＿规定。

3. 水分　一清颗粒照水分测定法（《中国药典》（2025年版））测定，水分不得超过8%。

（1）操作过程

（2）结果记录

（3）药品判定　此项检查＿＿＿＿＿＿＿规定。

4. 溶化性试验 取一清颗粒 3g，加 50ml 温水搅拌 3 分钟，立即观察，可溶颗粒应全部溶化或轻微溶解。

（1）操作过程

（2）结果记录

（3）药品判定 此项检查_____规定。

5. 装量差异 取一清颗粒 10 袋，除去包装，分别精密称走每袋内容物的重量，求出每袋内容物的装量与平均装量。每袋装量与平均装量相比较，超出装量差异限度的颗粒剂不得多于 2 袋，并不得有 1 袋超出装量差异限度 1 倍。

平均装量	装量差异限度
7.5g	±5%

（1）操作过程

（2）结果记录

（3）药品判定 此项检查_____规定。

【一清颗粒包装与贮藏】

1. 包装 铝塑复合膜袋密封包装，每袋 7.5g。

2. 贮藏 于阴凉干燥处，避免受潮。

重点小结

答案解析

操作题要

一、单选题

1. 一清颗粒制备中，醇沉步骤的目的是

　A. 增加有效成分溶解度　　　　　　　B. 去除多糖和蛋白质

　C. 改善颗粒口感　　　　　　　　　　D. 提高干燥效率

2. 一清颗粒的提取工艺中，首次煎煮时间为

　A. 0.5 小时　　　B. 1 小时　　　C. 1.5 小时　　　D. 2 小时

3. 浓缩浸膏的相对密度（60℃测定）应控制在

　A. 1.10～1.15　　B. 1.20～1.25　　C. 1.30～1.35　　D. 1.40～1.45

4. 一清颗粒的干燥温度应不超过

　A. 50℃　　　B. 60℃　　　C. 70℃　　　D. 80℃

5. 制粒时加入的润湿剂是

　A. 70% 乙醇　　B. 纯化水　　　C. 蜂蜜　　　D. 淀粉浆

6. 根据《中国药典》（2025 年版），一清颗粒的水分含量不超过

　A. 5.0%　　　B. 8.0%　　　C. 10.0%　　　D. 12.0%

二、判断题（答案正确时用 T 表示，答案错误时用 F 表示）

1. 醇沉时需将乙醇缓慢加入浓缩液，并静置 24 小时以上。

2. 喷雾干燥的进风温度应设置为 180℃，出风温度 80℃。

3. 一清颗粒的溶化性要求为 10g 颗粒加入 200ml 热水后 5 分钟内完全溶解。

三、简答题

简述水提醇沉法在一清颗粒制备中的作用及操作注意事项。

任务二 二丁颗粒的制备操作

【实训目的】

1. 掌握 中药颗粒剂的制备工艺流程；水提醇沉法的操作要点及质量控制方法。

2. 熟悉 清热解毒类药材的提取与浓缩技术；辅料在制粒中的作用及选用原则。

3. 了解 二丁颗粒的处方组成及临床应用；《中国药典》对颗粒剂的质量标准要求。

4. 学会 颗粒剂的成品质量检查方法，为中药制剂生产实践奠定基础。

【质量要求】

外观、粒度、水分、溶化性、微生物限度、装量差异等符合《中国药典》规定。

【实训原理】

二丁颗粒为清热解毒类中药复方制剂，通过水提醇沉法提取紫花地丁、板蓝根等药材中的有效成分（如黄酮类、有机酸类），浓缩后加入辅料制粒成型。本实验采用湿法制粒工艺，确保颗粒均匀性和稳定性。

【实训内容】

1. 制剂处方

R

紫花地丁	250g
板蓝根	250g
蒲公英	250g
半边莲	250g
糊精	250g
蔗蔗糖	250g
乙醇（70%）	适量

2. 器材设备 多功能提取罐、旋转蒸发仪、喷雾干燥机（或烘箱）、摇摆式颗粒机、国家标准的R40/3 系列药筛（振动筛）、电子天平、不锈钢托盘、烧杯、量筒、pH 试纸、干燥箱、封口机、铝塑复合膜袋、3000ml 锥形瓶、过滤装置全套。

3. 试剂试药 紫花地丁、板蓝根、蒲公英、半边莲（饮片）、糊精、蔗蔗糖、乙醇（70%）、纯化水。

4. 制备工艺

（1）药材前处理 核对品种，领取物料。

（2）提取 称取处方量药材，加8 倍量纯化水于多功能提取罐内浸泡30 分钟，煎煮1 小时，用锥形瓶收集煎煮液；继续往多功能提取罐内加水8 倍，煎煮1.5 小时，收集煎煮液于前锥形瓶内，合并混匀，混合液过滤。

（3）混合 混合液用过滤器过滤（少量用漏斗滤纸，大量用板框式过滤器），收集滤液于锥形瓶中。

（4）醇沉 浓缩液中缓慢加入乙醇使含醇量达65%，静置24 小时，过滤，回收乙醇至无醇味。

（5）浓缩 滤液减压浓缩至相对密度1.20～1.25（60℃测）的浸膏。

（6）干燥 浸膏喷雾干燥（进风温度170℃，出风温度75℃）得干膏粉；若无喷雾干燥机，可摊盘于60℃烘箱干燥后粉碎过五号筛。

（7）制粒　干膏粉与糊精、蔗蔗糖混合均匀，加70%乙醇适量制软材（以"握之成团，轻压即散"为度），过10目筛制湿颗粒。

（8）干燥与整粒　湿颗粒60℃干燥2小时，过1号筛整粒，剔除细粉。

（9）包装　按每袋20g分装，密封，阴凉干燥处保存。

【制备流程】

药材处理→提取→浓缩→醇沉→干燥→混合→制粒→干燥→整粒→质检→包装。

【注意事项】

1. 煎煮时需控制火候，避免暴沸导致有效成分损失。
2. 醇沉后需充分静置，确保杂质沉淀完全。
3. 制软材时乙醇应逐滴加入，避免局部过湿或结块。
4. 干燥温度不得超过65℃，防止黄酮类成分氧化分解。
5. 操作中需佩戴防护口罩、手套，避免粉尘吸入及乙醇接触明火。

【考核标准】

项目	考核内容	分值	评分标准	实际得分
实验准备	着装仪表符合要求	5	未穿实训服、未戴头帽、未戴手套、露出发须、佩戴饰品、化妆、穿拖鞋，每项扣1分，最多扣5分	
	设备检查与清洁	5	未清洁制粒机或烘箱，扣3分；未预热设备，扣2分	
制剂配制	处方量计算准确	10	各成分量计算错误，每项扣2分，最多扣5分；不带单位或单位错误，扣2分，最多扣5分	
	称量操作规范	20	称量超差、未记录数据，每项扣10分，最多扣20分	
	软材质量合格	15	软材过湿或过干，扣10分；制粒筛网选择错误，扣5分	
	干燥温度与时间控制	10	温度超限或干燥不足，扣10分	
	整粒与总混操作	10	未过筛整粒或混合不均，扣10分	
成品质量	颗粒外观与水分	15	结块、色泽不均，扣5分；水分超标，扣10分	
	分装精度	10	装量差异超限，每袋扣2分，最多扣10分	
合计		100		

【颗粒剂通则和特性检查】

1. 外观检查　二丁颗粒为棕褐色的颗粒，微甜、微苦，应干燥松散，色泽均匀，无变色或结块。

（1）操作过程

（2）结果记录

（3）药品判定　此项检查＿＿＿＿＿＿＿＿规定。

2. 粒度测定　按药典筛分法测定，二丁颗粒不能通过一号筛与能通过五号筛的总和不得超过总质量的15%。

（1）操作过程

（2）结果记录

（3）药品判定　此项检查＿＿＿＿＿＿＿＿规定。

3. 水分　照水分测定法（《中国药典》（2025年版））测定水分不得超过8%。

（1）操作过程

（2）结果记录

（3）药品判定　此项检查＿＿＿＿＿＿＿＿规定。

4. 溶化性试验　取颗粒 3g，加 50ml 温水搅拌 3 分钟，立即观察，可溶颗粒应全部溶化或轻微溶解。

（1）操作过程

（2）结果记录

（3）药品判定　此项检查＿＿＿＿＿＿＿＿规定。

5. 装量差异　取供试品 10 袋，除去包装，分别精密称取每袋内容物的重量，求出每袋内容物的装量与平均装量。每袋装量与平均装量相比较，超出装量差异限度的颗粒剂不得多于 2 袋，并不得有 1 袋超出装量差异限度 1 倍。

平均装量	装量差异限度
20g	±5%

（1）操作过程

（2）结果记录

（3）药品判定　此项检查＿＿＿＿＿＿＿＿规定。

【二丁颗粒包装与贮藏】

1. 包装　铝塑复合膜袋密封包装，每袋 20g。

2. 贮藏　于阴凉干燥处，避免受潮，密封保存。

重点小结

答案解析

操作题要

一、单选题

1. 二丁颗粒制备中，煎煮药材时的加水量为药材量的

　A. 5 倍　　　　　　　　　　　　　　B. 8 倍

　C. 10 倍　　　　　　　　　　　　　 D. 12 倍

2. 二丁颗粒浓缩浸膏的相对密度（60℃测定）应控制在

　A. 1.15～1.20　　　　　　　　　　　B. 1.40～1.45

　C. 1.30～1.35　　　　　　　　　　　D. 1.20～1.25

3. 二丁颗粒醇沉时，浓缩液中乙醇的终浓度需达到

　A. 50%　　　　　　　　　　　　　　B. 65%

　C. 75%　　　　　　　　　　　　　　D. 85%

4. 二丁颗粒制粒时，乙醇的浓度应选择

　A. 50%　　　　　　　　　　　　　　B. 70%

　C. 90%　　　　　　　　　　　　　　D. 无水乙醇

5. 二丁颗粒干燥后的颗粒需过筛整粒，筛网目数为

　A. 10 目　　　　　　　　　　　　　 B. 12 目

　C. 14 目　　　　　　　　　　　　　 D. 16 目

6. 二丁颗粒的溶化性要求为

    A. 5 分钟内完全溶解

    B. 10 分钟内完全溶解

    C. 15 分钟内完全溶解

    D. 20 分钟内完全溶解

二、判断题（答案正确时用 T 表示，答案错误时用 F 表示）

1. 二丁颗粒紫花地丁、板蓝根、蒲公英需先煎煮后粉碎。

2. 醇沉时需将乙醇快速倒入浓缩液以提高效率。

3. 制软材时乙醇用量过多会导致颗粒过硬。

三、简答题

简述二丁颗粒制备中为何需控制浓缩浸膏的相对密度，并说明具体操作要求。

项目十六 化学药片剂的制备

任务一 对乙酰氨基酚咀嚼片的制备操作

【实训目的】

1. **掌握** 咀嚼片与压制片的辅料区别和制粒特点。
2. **熟悉** 咀嚼片的辅料要求。
3. **了解** 咀嚼片的质量控制特点。
4. **学会** 咀嚼片主药与辅料的合理搭配。

【质量要求】

对乙酰氨基酚咀嚼片外观应完整光洁，色泽均匀，有适应的硬度和耐磨性，以免包装、运输过程中发生磨损或破碎，除另有规定外，对于非包衣片，应符合片剂脆碎度检查法的要求。根据需要可加入矫味剂、芳香剂和着色剂等附加剂。

【实训原理】

该片剂的制备依据湿法制粒压片工艺要求，制备过程包括处方拟定、物料准备、粉碎、过筛、混合、制湿颗粒、干燥、整粒、压片前处理、压片、质检和包装。

【实训内容】

1. 制剂处方

R

对乙酰氨基酚	500g
微晶纤维素（MCC）	100g
甘露醇	165g
山梨醇	30g
阿斯帕坦	5g
硬脂酸镁	10g
羟丙甲纤维素（HPMC）	20g
柠檬酸	5g
香精（如橙味）	3g
共制	50000 片

2. 规格 每片规格为80mg，共压片6250片，片重0.15g。片重计算方法有以下两种方法。

$$片重 = \frac{干颗粒重 + 压片前加入的辅料重}{应压总片数}$$

例：欲制备每片含左氧氟沙星0.25g的片剂，投料50万片，共制得干颗粒178.5kg，在压片前又加入润滑剂硬脂酸镁1.5kg，求片重应多少？

$$片重 = \frac{干颗粒重 + 压片前加入的辅料重}{应压总片数} = \frac{178.5 + 1.5}{500000} \times 1000 = 0.36g$$

$$片重 = \frac{每片含主药量(标示量或规格)}{总混合后颗粒中主药的百分含量(实测值)}$$

例：某片剂每片含主药量 0.19g，测得颗粒中主药百分含量为 95%，平均片重为多少克？

解：片重 = 0.19/95% = 0.2g

3. 器材设备 药匙、电子天平、500ml 烧杯、100ml 量筒、滴管、玻璃棒、水浴锅、铁架台、玻璃乳钵、国家标准的 R40/3 系列药筛（振动筛）、烘箱、旋转式压片机、片剂硬度检测仪、片剂脆碎度检测仪、六管崩解仪。

4. 试剂试药 对乙酰氨基酚、微晶纤维素（MCC）、甘露醇、硬脂酸镁、山梨醇、羟丙甲纤维素、柠檬酸。

5. 制备工艺

（1）原料预处理 对乙酰氨基酚过 80～100 目筛，确保粒径均匀，辅料（如 MCC、甘露醇等）过 60～80 目筛备用。

（2）混合 将主药与填充剂（MCC、甘露醇、山梨醇）等按等量递加法混合均匀。

（3）制粒 湿法制粒：用 5% HPMC 水溶液（或乙醇－水混合液）作为黏合剂，缓慢加入粉末中制软材；过 16～20 目筛制粒，湿颗粒于 50～60℃干燥至水分≤3%。

（4）整粒与混合 干燥颗粒过 24 目筛整粒，加入硬脂酸镁、香精、阿斯帕坦等剩余辅料，混合均匀。

（5）压片 使用旋转压片机片，控制片重差异±5%，硬度 4～8kPa（确保咀嚼口感）。

【制备流程】

原料预处理→混合→制软材制颗粒→干燥颗粒→整粒→总混→压片。

【注意事项】

1. 制软材时黏合剂需逐量加入，避免颗粒过湿或过干，以"握之成团，轻压即散"为度。

2. 干燥温度≤60℃，防止对乙酰氨基酚热分解。

3. 压片前需调节环境湿度（RH≤40%），防止粘冲。如果粘冲，增加润滑剂用量或降低环境湿度；片剂硬度不足，调整黏合剂浓度或压片压力。

【考核标准】

项目	考核内容	分值	评分标准	实际得分
实验准备	着装仪表	5	未穿实训服、未戴头帽、未戴手套、露出发须、佩戴饰品、化妆、穿拖鞋，每项扣 1 分，最多扣 5 分	
制剂配制	实训记录	5	未正确、及时记录实验的现象、数据，扣 3 分；不带单位或单位错误扣，2 分	
	称量物料	10	未按照实际操作计算处方中的药物用量，未准确称量药物，扣 5 分；未按时完成实验步骤正确操作及电子天平的使用，扣 5 分	
	制备黏合剂	10	制备淀粉浆时要未控制好温度，使淀粉浆糊化，每项扣 5 分，最多扣 10 分	
	制软材制粒	10	淀粉浆用量不恰当，过干或者过湿，扣 5 分；筛网选择错误，扣 5 分	
	干燥颗粒	10	干燥颗粒时未控制好温度，温度超过 65℃，药物受热分解，每项扣 5 分，最多扣 10 分	
	压力调节	10	压片时未调节好压力，出现裂片或松片，每项扣 5 分，最多扣 10 分	

项目	考核内容	分值	评分标准	实际得分
制剂配制	外观检查	5	压好的片剂未及时称重和外观检查，扣5分	
	操作熟练	20	（1）操作欠熟练，扣5分 （2）操作顺序错误、重做一次，扣5分 （3）规定时间内未完成操作，扣5分 （4）仪器损坏，扣5分	
	产品回收	5	未按要求规定回收，扣5分	
	操作整洁	5	（1）操作途中不整洁，扣2分 （2）制备结束后不整理操作台或不复位器具，扣3分	
其他	遵守实训纪律和实验室规则，服从安排	5	制备过程中喧哗、不服从安排、浪费材料等情况，每项扣1分，最多扣5分	
合计		100		

【片剂通则和特性检查】

1. 外观　对乙酰氨基酚咀嚼片黄色片完整光洁，色泽均匀。

（1）操作过程

（2）结果记录

（3）药品判定　此项检查_____规定。

2. 重量差异　取对乙酰氨基酚咀嚼片20片，精密称定总重量，求得平均片重后，再分别精密称定每片的重量，每片重量与平均片重比较，按表中的规定，超出重量差异限度的不得多于2片，并不得有1片超出限度1倍。

平均片重或标示片重	重量差异限度
0.15g	±7.5%

（1）操作过程

（2）结果记录

（3）药品判定　此项检查_____规定。

【对乙酰氨基酚咀嚼片包装与贮藏】

1. 包装　塑料瓶密封包装，每瓶100片。

2. 贮藏　遮光，密封在阴凉处保存。

【相关理论知识】

（一）片剂的定义与特点

片剂系指原料药物或与适宜的辅料制成的圆形片状或异形片状的固体制剂。其特点包括易于携带、存储和服用；生产过程机械化程度高，产量大，成本低；质量稳定，剂量准确。

（二）片剂的分类

片剂按其制备、用法和作用的不同，可分为压制片、包衣片、多层片、泡腾片、咀嚼片、含片、舌下片、肠溶片、分散片、缓释片、控释片、阴道片、植入片、注射片等。

（三）片剂的制备方法

片剂的制备方法根据工艺不同，主要分为以下几种。

1. 湿法制粒压片 湿法制粒是将药物和辅料混合后加入液体黏合剂制成颗粒，再进行干燥、整粒和压片。优点包括外观美观、流动性好、压缩成形性好，是应用最广泛的压片方法。如挤压制粒、高速搅拌制粒、流化床制粒、喷雾制粒压片。

2. 干法制粒压片 干法制粒是将药物和辅料混合后直接压缩成大片状或板状，再粉碎成所需大小的颗粒。适用于热敏性或遇水易分解的药物。如重压法（大片法）、滚压法压片。

3. 直接压片

（1）粉末（结晶）直接压片 是将药物的结晶细粉（结晶性药物如维生素C、溴化钾、硫酸亚铁、碘化钾等）与适宜的辅料混匀后，不制粒而直接压制成片的方法。本法工艺简单，有利于片剂生产的连续化和自动化，具有生产工序少、设备简单、辅料用量少、产品崩解或溶出较快等优点。适用于对湿热不稳定的药物。

（2）空白颗粒压片法 是将药物粉末和预先制好的辅料颗粒（空白颗粒）混合进行压片的方法。该法适合于对湿热敏感，不宜湿法制粒，如阿司匹林，而且压缩成形性差的药物，也可用于含药量较少的物料制片。这类药物可借助辅料的优良压缩特性而制成片剂。

（四）片剂制备的关键工艺

片剂制备的关键工艺包括混合、制粒、压片和包衣。

1. 混合 药物和辅料需充分混合均匀。

2. 制粒 湿法制粒和干法制粒是常见的制粒方式。

3. 压片 控制合适的压力和速度，避免片剂过硬或过软。

4. 包衣 增加片剂的稳定性、掩盖不良气味，改善外观。

（五）片剂的辅料

1. 辅料 系指片剂中除主药外一切物质的总称，亦称赋形剂，为非治疗性物质。加入辅料的目的是使药物在制备过程中具有良好的流动性和可压性，能顺利流进模孔；有一定的黏结性，以便加压成型；不粘贴冲模和冲头；遇体液能迅速崩解、溶解、吸收而产生应有的疗效。根据片剂中常用的辅料的主要功能不同，辅料可以分为填充剂、润湿剂、黏合剂、崩解剂及润滑剂等。

2. 填充剂 又称稀释剂，是指用以增加片剂的重量和体积，以利于片剂成型和分剂量的辅料。常用的填充剂有淀粉、乳糖、甘露醇、微晶纤维素、硫酸钙等。

3. 润湿剂 是指可使物料润湿以产生足够强度的黏性以利于制成颗粒的液体。润湿剂本身无黏性或黏性不强，但可诱发物料本身黏性。片剂生产中常用的润湿剂有纯化水和不同浓度的乙醇溶液。

4. 黏合剂 是指能使无黏性或黏性较小的物料聚集黏结成颗粒或压缩成型的具有黏性的固体粉末或黏稠液体，这种辅料称为黏合剂。黏合剂本身具有一定黏性，可以增强各组分粒子间的结合力，以利于制粒和压片。常用的黏合剂有聚维酮（PVP）、淀粉浆、糖浆、羟丙甲纤维素（HPMC）、羧甲纤维素钠（CMC-Na）等。

5. 崩解剂 是指能促使片剂在胃肠道内迅速崩解成小粒子的辅料。崩解剂主要用于压制片，除希望药物缓慢释放的口含片、植入片、长效片等外，一般均需加入崩解剂。崩解剂大都是亲水性物质，有较好的吸水性和膨胀性，以促使片剂崩解。常用的崩解剂有淀粉、羧甲基淀粉钠、羟丙基淀粉、交联羧甲纤维素钠、交联聚维酮等。崩解剂的加入方法有内加法、外加法、内外加法、特殊加法。

6. 润滑剂 系指为了使片剂在制备过程中能顺利地加料和出片，减少黏冲，降低颗粒与颗粒、药片与模孔壁之间的摩擦力，使片面光滑美观的辅料。常用的润滑剂有疏水性的硬脂酸镁、滑石粉、氢化植物油、亲水性的微粉硅胶、聚乙二醇（PEG）等。

（六）片剂的质量要求

1. 外观 片剂外观应完整光洁，色泽均匀，有适宜的硬度和耐磨性，以免包装、运输过程中发生磨损或破碎。

2. 重量差异　照下述方法检查，应符合规定。

检查法　取供试品 20 片，精密称定总重量，求得平均片重后，再分别精密称定每片的重量，每片重量与平均片重比较（凡无含量测定的片剂或有标示片重的中药片剂，每片重量应与标示片重比较），按表中的规定，超出重量差异限度的不得多于 2 片，并不得有 1 片超出限度 1 倍。

平均片重或标示片重	重量差异限度
0.3g 以下	±7.5%
0.3g 及 0.3g 以上	±5%

糖衣片的片芯应检查重量差异并符合规定，包糖衣后不再检查重量差异。薄膜衣片应在包薄膜衣后检查重量差异并符合规定。

凡规定检查含量均匀度的片剂，一般不再进行重量差异检查。

3. 硬度与脆碎度　《中国药典》（2025 年版）对片剂的硬度未作统一规定，但规定了脆碎度的检查方法。根据《中国药典》（2025 年版）四部"通则 0923 片剂脆碎度检查法"，用于检查非包衣片的脆碎情况及其他物理强度，如压碎强度等，具体要求见下。

检查法　片重为 0.65g 或以下者取若干片，使其总重约为 6.5g；片重大于 0.65g 者取 10 片。用吹风机吹去片剂脱落的粉末，精密称重，置圆筒中，转动 100 次。取出，同法除去粉末，精密称重，减失重量不得过 1%，且不得检出断裂、龟裂及粉碎的片。本试验一般仅做 1 次。如减失重量超过 1% 时，应复测 2 次，3 次的平均减失重量不得过 1%，并不得检出断裂、龟裂及粉碎的片。

4. 崩解时限　除另有规定外，照崩解时限检查法（通则 0921）检查，应符合规定。阴道片照融变时限检查法（通则 0922）检查，应符合规定。咀嚼片不进行崩解时限检查。

凡规定检查溶出度、释放度、分散均匀度的片剂，一般不再进行崩解时限检查。

（1）一般的压制片、糖衣片、薄膜衣片、泡腾片、肠溶衣片的崩解时限检查各不相同。

（2）咀嚼片一般不检查崩解时限。栓剂、阴道片检查融变时限。

（3）含片在 10 分钟内均不应全部崩解或溶化。

（4）口崩片应在 1 分钟内全部崩解。

（5）可溶片（水温 20℃ ±5℃）应在 3 分钟内全部崩解。

（6）泡腾片（水温 20℃ ±5℃）应在 5 分钟内全部崩解。舌下片应在 5 分钟内全部崩解。

（7）普通压制片应在 15 分钟内全部崩解。

（8）滴丸、硬胶囊、薄膜衣片应在 30 分钟内全部崩解；软胶囊、化学糖衣片、中药糖衣片、中药薄膜衣片应在 60 分钟内全部崩解。

（9）肠衣片、肠溶胶囊在盐酸溶液（9→1000）中 2 小时不崩解，应在磷酸盐缓冲液（pH 6.8）中 1 小时内全部崩解。

（10）结肠定位肠溶片在盐酸溶液（9→1000）中 2 小时不崩解，在 pH 为 6.8 的磷酸盐缓冲液中不崩解。

（11）结肠肠溶胶囊在盐酸溶液（9→1000）中 2 小时不崩解，在磷酸盐缓冲液（pH 6.8）中 3 小时不崩解，在磷酸盐缓冲液（pH 7.8）中 1 小时内崩解。

人工胃液　取稀盐酸 16.4ml，加水约 800ml 与胃蛋白酶 10g，摇匀后，加水稀释成 1000ml，即得。

人工肠液　即磷酸盐缓冲液（含胰酶）（pH 6.8）

5. 含量均匀度　每片标示量小于 25mg 或主药含量小于 25% 时，需检查含量均匀度。凡检查含量均匀度的制剂，不再检查重（装）量差异。

6. 溶出度　系指活性药物从片剂、胶囊剂或颗粒剂等普通制剂在规定条件下溶出的速率和程度，在缓释制剂、控释制剂、肠溶制剂及透皮贴剂等制剂中也称释放度。

《中国药典》（2025 年版）收载的溶出度测定方法有第一法（篮法）、第二法（桨法）、第三法（小杯法）、第四法（桨碟法）、第五法（转筒法）、第六法（流池法）、第七法（往复筒法）、第八法（往复架法）、第九法（扩散池法）。

7. 发泡量 泡腾片照下述方法检查，应符合规定。

检查法 取 25ml 具塞刻度试管（内径 1.5cm，若片剂直径较大，可改为内径 2.0cm）10 支，按规定加水一定量，置 37℃±1℃水浴中 5 分钟，各管中分于 6ml，且少于 4ml 的不得超过 2 片。

8. 分散均匀性 分散片照下述方法检查，应符合规定。

检查法 照崩解时限检查法（通则 0921）检查，不锈钢丝网的筛孔内径为 710μm，水温为 15～25℃；取供试品 6 片，应在 3 分钟内全部崩解并通过筛网，如有少量不能通过筛网，但已软化成轻质上漂且无硬心者，符合要求。

9. 片剂脆碎度检查法 本法用于检查非包衣片的脆碎情况及其他物理强度，如压碎强度等。

（1）仪器装置 内径约为 287.0mm±4.0mm，深度为 38.0mm±2.0mm，内壁抛光，一边可打开的透明耐磨塑料圆筒。筒内有一自中心轴套向外壁延伸的弧形隔片（内径为 80.5mm±5.0mm，内弧表面与轴套外壁相切），使圆筒转动时，片剂产生滚动。圆筒固定于同轴的水平转轴上，转轴与电动机相连，转速为每分钟（25±1）转。每转动一圈，片剂滚动或滑动至筒壁或其他片剂上。

（2）检查法 片重为 0.65g 或以下者取若干片，使其总重约为 6.5g；片重大于 0.65g 者取 10 片。吹去片剂脱落的粉末，精密称重，置圆筒中，转动 100 次。取出，同法除去粉末，精密称重，减失重量不得过 1%，且不得检出断裂、龟裂及粉碎的片。本试验一般仅做 1 次。如减失重量超过 1% 时，应复测 2 次，3 次的平均减失重量不得过 1%，并不得检出断裂、龟裂及粉碎的片。

如供试品的形状或大小使片剂在圆筒中形成不规则滚动时，可调节圆筒的底座，使与桌面成约 10°的角，试验时片剂不再聚集，能顺利下落。

对于形状或大小在圆筒中形成严重不规则滚动或特殊工艺生产的片剂，不适于本法检查，可不进行脆碎度检查。

对易吸水的制剂，操作时应注意防止吸湿（通常控制相对湿度小于 40%）。

10. 微生物限度 以动物、植物、矿物来源的非单体成分制成的片剂，生物制品片剂，以及黏膜或皮肤炎症或腔道等局部用片剂（如口腔贴片、外用可溶片、阴道片、阴道泡腾片等），照非无菌产品微生物限度检查：微生物计数法（通则 1105）和控制菌检查法（通则 1106）及非无菌药品微生物限度标准（通则 1107）检查，应符合规定。规定检查杂菌的生物制品片剂，可不进行微生物限度检查。

（七） 片剂的包装与贮藏

1. 包装 片剂一般均应密封包装，要防潮、隔绝空气等以防止变质和保证卫生标准符合要求。片剂包装通常采用以下两种形式。

（1）多剂量包装 将若干片包装于一个容器内，常用的容器多为玻璃瓶或塑料瓶，也有用软性薄膜、纸塑复合膜、金属箔复合膜等制成的药袋。

（2）单剂量包装 将片剂单个隔开分别包装，每片均处于密封状态，为单剂量包装，既提高对产品的保护作用，也有利于杜绝污染。

1）泡罩包装 亦称水眼泡。采用无毒铝箔和无毒聚氯乙烯硬片，在平板泡罩式或吸泡式包装机上，经热压形成的泡罩式包装。

2）窄条式包装 由两层膜片（铝塑复合膜、双纸塑料复合膜等）经黏合或热压形成的带状包装，较泡罩式简便、成本也稍低。

2. 贮藏 片剂应密封贮存，防止受潮、发霉变质、变质。除另有规定外，一般应将包装好的片剂放在阴凉（20℃以下）、通风、干燥处贮藏。

（八）常见问题及解决方法

片剂制备过程中可能出现的问题包括裂片、松片、黏冲、片重差异大等，解决方法如下。

（1）控制物料水分、优化压片压力、选择合适的辅料、改进制粒工艺。

（2）片剂的制备涉及多个环节，从原料选择到最终包装，每个步骤都需严格控制，以确保产品质量和稳定性。

重点小结

答案解析

操作题要

一、单选题

1. 崩解剂的常用加法不包括

    A. 内加法　　　　　　B. 外加法　　　　　　C. 随机加法　　　　　　D. 特殊加法

2. 片剂制备过程中可能出现的问题不包括

    A. 裂片　　　　　　　B. 松片　　　　　　　C. 黏冲　　　　　　　D. 颜色加深

3. 不检查微生物限度的片剂是

    A. 口含片　　　　　　B. 外用可溶片　　　　C. 阴道片　　　　　　D. 阴道泡腾片

4.《中国药典》（2025 年版）收载的溶出度测定方法有

    A. 8 种　　　　　　　B. 9 种　　　　　　　C. 6 种　　　　　　　D. 5 种

5. 对乙酰氨基酚咀嚼片中硬脂酸镁的作用是

    A. 润滑剂　　　　　　B. 润湿剂　　　　　　C. 黏合剂　　　　　　D. 崩解剂

6. 咀嚼片的崩解时限要求为

    A. 15 分钟　　　　　　B. 30 分钟　　　　　　C. 不检查　　　　　　D. 60 分钟

二、判断题（答案正确时用 T 表示，答案错误时用 F 表示）

1. 人工胃液的主要成分是稀盐酸、胰酶。

2. 凡检查含量均匀度的制剂，不再检查重（装）量差异。

3. 咀嚼片常用的稀释剂是淀粉。

三、简答题

片剂的制备方法有哪几种？

任务二　复方碳酸氢钠片的制备操作

【实训目的】

1. **掌握**　片剂的概念，片剂的制备方法，湿法制粒制备工艺。
2. **熟悉**　片剂的特点及其分类，片剂常用辅料及其特性。
3. **了解**　干法制粒压片法和粉末直接压片法，片剂质量检查的内容及检查方法。
4. **学会**　片剂的制备方法。

【质量要求】

原料药与辅料混合均匀。压片前的物料或颗粒应控制水分，以适应制片工艺的需要，防止片剂在储存期间发霉变质。片剂外观应完整光洁，色泽均匀，有适应的硬度和耐磨性，以免包装、运输过程中发生磨损或破碎，除另有规定外，对于非包衣片，应符合片剂脆碎度检查法的要求。片剂的质量检查应符合要求。除另有规定外，片剂应密封储存。

【实训原理】

复方碳酸氢钠片的制备依据湿法制粒压片工艺。

【实训内容】

1. 制剂处方

R

碳酸氢钠	300g
薄荷油	2ml
淀粉	15g
10%淀粉浆	适量
硬脂酸镁	1.5g
共制	1000 片

2. 引入片重计算公式

$$片重 = \frac{干颗粒重 + 压片前加入的辅料重}{应压总片数}$$

3. 器材设备
药匙、电子天平、100ml 烧杯、25ml 量杯、滴管、玻璃棒、酒精灯、铁丝网、铁架台、玻璃乳钵、国家标准的 R40/3 系列药筛（振动筛）、烘箱、单冲压片机、片剂硬度检测仪、片剂脆碎度检测仪、六管崩解仪。

4. 试剂试药
碳酸氢钠、薄荷油、淀粉、硬脂酸镁、枸橼酸。

5. 制备工艺

（1）10%淀粉浆的制备 将0.2g枸橼酸溶于约20ml纯化水中，再加入淀粉约2g搅匀，边加热边搅拌，制成10%淀粉浆，放冷待用。

（2）制颗粒 取碳酸氢钠通过80目药筛，加入10%淀粉浆混匀制成软材（握之成团，轻压即散）挤压通过10~12目药筛制得颗粒。

（3）干燥整粒 将湿颗粒于50℃以下烘干，温度可逐渐增至65℃，使快速干燥，干颗粒通过16目药筛整粒。

（4）总混 再用80目筛筛出部分细粉，将此细粉与薄荷油拌匀，加入干淀粉与硬脂酸镁混合，用40目筛过筛后，与干粉混合，在密闭容器中放置4小时，使颗粒将薄荷油吸收。

（5）压片 调节片重、压力，将上述物料用单冲压片机压片，共制1000片。

【制备流程】

制备淀粉浆→加药物制软材→制颗粒→干燥颗粒→整粒→总混压片。

【注意事项】

1. 本品用10%淀粉浆作黏合剂，淀粉浆制法如下。

（1）煮浆法 取淀粉徐徐加入全量的水，不断搅匀，避免结块，加热并不断搅拌至沸，放冷即得。

（2）冲浆法 取淀粉加少量冷水，搅匀，然后冲入一定量的沸水，不断搅拌，至成半透明糊状，此法适宜小量制备。

2. 湿颗粒干燥温度不宜过高，因碳酸氢钠在潮湿情况下受高温易分解，生成碳酸钠，使颗粒表面带黄色。为了使颗粒快速干燥，故调制软材时，调制不宜太湿，黏合剂用量不宜过多，开始时在50℃以下将大部分水分逐出后，再逐渐升高至65℃左右，使其完全干燥。

3. 干粒中须加薄荷油，防止压片时常易造成裂片现象，故湿颗粒应制得大小均匀，干颗粒中通过60目筛的细粉不得超过1/3。

4. 薄荷油也可用少量烯乙醇稀释后，用喷雾器喷于颗粒上，混合均匀，在密闭容器中放置24～48小时，使颗粒将薄荷油吸收，然后进行压片，否则压出的片剂呈现油的斑点。

【考核标准】

项目	考核内容	分值	评分标准	实际得分
实验准备	着装仪表	5	未穿实训服、未戴头帽、未戴手套、露出发须、佩戴饰品、化妆、穿拖鞋，每项扣1分，最多扣5分	
制剂配制	实训记录	5	未正确、及时记录实验的现象、数据，扣3分；不带单位或单位错误，扣2分	
	称量物料	10	未按照实际操作计算处方中的药物用量，未准确称量药物，扣5分；未按时完成实验步骤正确操作，未使用正确电子天平，扣5分	
	制备黏合剂	10	制备淀粉浆时没有控制温度、使淀粉浆糊化，每项扣5分，最多扣10分	
	制软材制粒	10	淀粉浆用量不恰当，过干或者过湿，扣5分；筛网选择错误，扣5分	
	干燥颗粒	10	干燥颗粒时未控制好温度，温度超过65℃，药物受热分解，每项扣5分，最多扣10分	
	压力调节	10	压片时未调节好压力，出现裂片或松片，每项扣5分，最多扣10分	
	外观检查	5	压好的片剂未及时称重和外观检查，扣5分	
	操作熟练	20	（1）操作欠熟练，扣5分 （2）操作顺序错误、重做一次，扣5分 （3）规定时间内未完成操作，扣5分 （4）仪器损坏，扣5分	
	产品回收	5	未按要求规定回收，扣5分	
	操作整洁	5	（1）操作途中不整洁，扣2分 （2）制备结束后不整理操作台或不复位器具，扣3分	
其他	遵守实训纪律和实验室规则，服从安排	5	制备过程中喧哗、不服从安排、浪费材料等情况，每项扣1分，最多扣5分	
合计		100		

【片剂通则和特性检查】

1. 外观 复方碳酸氢钠片完整光洁，白色均匀。

（1）操作过程

（2）结果记录

（3）药品判定 此项检查_____规定。

2. 重量差异 检查法 取复方碳酸氢钠片20片，精密称定总重量，求得平均片重后，再分别精密称定每片的重量，每片重量与平均片重比较（凡无含量测定的片剂或有标示片重的中药片剂，每片重量应与标示片重比较），按表中的规定，超出重量差异限度的不得多于 2 片，并不得有 1 片超出限度 1 倍。

平均片重	重量差异限度
0.3g	±5%

（1）操作过程

（2）结果记录

（3）药品判定　此项检查＿＿＿＿＿＿＿＿规定。

3. 崩解时限　除另有规定外，照崩解时限检查法（通则 0921）检查，应符合规定。复方碳酸氢钠片应在 15 分钟内全部崩解。

（1）操作过程

（2）结果记录

（3）药品判定　此项检查＿＿＿＿＿＿＿＿规定。

【复方碳酸氢钠片包装与贮藏】

1. 包装　塑料瓶密封包装，每瓶 100 片。

2. 贮藏　于干燥处密封保存。

重点小结

答案解析

操作题要

一、单选题

1. 一般当药物的剂量在多少毫克以下必须加入填充剂方能成型

　　A. 30　　　　　　　　B. 50　　　　　　　　C. 80　　　　　　　　D. 100

2. 片剂辅料中可作为崩解剂的是

　　A. 淀粉糊　　　　　　B. 硬脂酸镁　　　　　C. 羧甲淀粉钠　　　　D. 滑石粉

3. 片剂辅料中既可做填充剂又可做黏合剂与崩解剂的物质是

　　A. 淀粉浆　　　　　　B. 蔗糖　　　　　　　C. 微晶纤维素　　　　D. 乙基纤维素

4. 湿法制粒压片工艺的目的是改善主药的

　　A. 可压性和流动性　　　　　　　　　　　B. 崩解性和溶出性

　　C. 防潮性和稳定性　　　　　　　　　　　D. 润滑性和抗黏着性

5. 压片时表面出现凹痕，这种现象称为

　　A. 裂片　　　　　　　B. 松片　　　　　　　C. 黏冲　　　　　　　D. 迭片

6. 普通片剂即压制片的崩解时限要求为

　　A. 15 分钟　　　　　　B. 30 分钟　　　　　　C. 45 分钟　　　　　　D. 60 分钟

二、判断题（答案正确时用 T 表示，答案错误时用 F 表示）

1. 对湿、热不稳定且可压性差的药物，可采用湿法制粒技术。

2. 泡腾片是以碳酸氢钠与枸橼酸为崩解剂。

3. 颗粒不够干燥或药物易吸湿导致裂片。

三、简答题

试写出湿法制粒压片的工艺流程。

项目十七 中药片剂的制备

任务一 复方甘草片的制备操作

【实训目的】

1. **掌握** 中药提取物浸膏粉制粒压片的工艺过程。
2. **熟悉** 浸膏粉性质与润湿剂的合理搭配。
3. **了解** 浸膏粉作为制片原料的质量标准。
4. **学会** 浸膏制备中药片的方法。

【质量要求】

复方甘草片的外观、重量差异、崩解时限等均应符合《中国药典》规定。

【实训原理】

复方甘草片的制备依据湿法制粒压片工艺要求，通过中药浸出提取干燥后粉碎、过筛、混合、制湿颗粒、干燥、整粒、压片、质检和包装。

【实训内容】

1. 制剂处方

R

甘草浸膏（粉末）	12.5g
氯化铵	6g
糊精	80g
50%乙醇	适量
滑石粉	1.5g
共制	1000片

2. 器材设备 药匙、天平、25ml量杯、滴管、玻璃棒、玻璃乳钵、16目药筛、18目药筛、60目药筛、国家标准的R40/3系列药筛（振动筛）、烘箱、单冲压片机、片剂硬度检测仪、片剂脆碎度检测仪、六管崩解仪、万能粉碎机。

3. 试剂试药 甘草浸膏、氯化铵、糊精、乙醇、滑石粉。

4. 制备工艺

（1）润湿剂配制 将95%乙醇稀释成50%的乙醇200ml。

（2）制软材 用取甘草浸膏（粉末），加氯化铵及糊精适量，充分混合，加50%乙醇作湿润剂，迅速制成软材，立即通过16目药筛二次制粒。

（3）干燥整粒 湿颗粒用70℃以下温度干燥，干颗粒先通过18目药筛整粒，加滑石粉作润滑剂混匀。

（4）压片 调节片重、压力，将上述物料用单冲压片机压片，共制1000片，片重0.1g。

【制备流程】

制备润湿剂→制软材→制颗粒→干燥颗粒→整粒→总混压片。

【注意事项】

1. 甘草浸膏为块状甘草浸膏，取用时先放在冰库中冷却，剥去包皮纸，打碎成小块（含水量约15%），如在冬季不必先行冷却。将小块置衬有牛皮纸的烘盘中，纸上撒布少量淀粉，以免粘连。然后在80℃左右干燥约24小时，使含水量降至约1%左右。取出松脆的甘草浸膏，经万能磨粉机粉碎，过60目筛，得甘草浸膏干粉，即可供配料用。操作应在低温车间或相对湿度70%以下进行。如所用甘草浸膏为软膏状制品（含甘草酸在20%以上），可先在水浴上加热溶化，加淀粉适量拌和，使成50%甘草膏粉，再依上法制粒后压片。

2. 本品中含有油质，压片时易产生裂片或松片等现象，故干粒中细粉不宜过多，以不超过30%为宜，干粒中所含水分以保持在5%为宜。油类成分加入后，应密闭放置3~4小时，使油类渗入干粒中，以免压片时，药片表面产生油斑。

3. 本品用稀乙醇（50%）作润湿剂，在制软材或制粒操作时均须迅速，以免醇挥发后，使软材变硬或结块，影响制粒。湿粒亦应迅速干燥，以免湿粒粘连或结块。糊精为填充剂，滑石粉为润滑剂，甘草浸膏、氯化铵为主药。

【考核标准】

项目	考核内容	分值	评分标准	实际得分
实验准备	着装仪表符合要求	5	未穿实训服、未戴头帽、未戴手套、露出发须、佩戴饰品、化妆、穿拖鞋，每项扣1分，最多扣5分	
制剂配制	实训记录	5	未正确、及时记录实验的现象、数据，扣3分；不带单位或单位错误，扣2分	
	操作正确	10	未按照实际操作计算处方中的药物用量，未正确称量药物，扣5分；未按时完成实验步骤正确操作，未正确使用仪器；扣5分	
	粉碎原料	5	粉碎甘草浸膏时未注意控制温度，产生粘黏，扣5分	
	制软材制粒	10	润湿剂用量过多，制作软材时不迅速，没有立即通过16目筛二次制粒，每项扣5分，最多扣10分	
	干燥颗粒	10	干燥颗粒时未控制好温度，温度过高，干燥颗粒时的温度未控制在70℃以内，扣10分	
	压片	10	压片时干粒中细粉过多（超过30%），没有调节好压力，产生了裂片和松片，每项扣5分，最多扣10分	
	外观检查	10	压好的片剂未及时称重，扣5分；未外观检查，或片剂外观颜色不均匀、有油斑，每项扣2分，最多扣5分	
	操作熟练	20	（1）操作欠熟练，扣5分 （2）操作顺序错误、重做一次，扣5分 （3）规定时间内未完成操作，扣5分 （4）仪器损坏，扣5分	
	产品回收	5	未按要求规定回收，扣5分	
	操作台面整洁	5	（1）操作途中不整洁，扣2分 （2）制备结束后不整理操作台或不复位器具，扣3分	

项目	考核内容	分值	评分标准	实际得分
其他	遵守实训纪律和实验室规则，服从安排	5	制备过程中喧哗、不服从安排、浪费材料等情况，每项扣1分，最多扣5分	
	合计	100		

【片剂通则和特性检查】

1. 外观　复方甘草片棕色片剂，外观完整光洁，色泽均匀。

（1）操作过程

（2）结果记录

（3）药品判定　此项检查＿＿＿＿＿＿规定。

2. 重量差异　检查法　取复方甘草片20片，精密称定总重量，求得平均片重后，再分别精密称定每片的重量，每片重量与平均片重比较，按表中的规定，超出重量差异限度的不得多于2片，并不得有1片超出限度1倍。

平均片重	重量差异限度
0.1g	±7.5%

（1）操作过程

（2）结果记录

（3）药品判定　此项检查＿＿＿＿＿＿规定。

3. 崩解时限　除另有规定外，照崩解时限检查法（通则0921）检查，应符合规定。复方甘草片应在15分钟内全部崩解。

（1）操作过程

（2）结果记录

（3）药品判定　此项检查＿＿＿＿＿＿规定。

【复方甘草片包装与贮藏】

1. 包装　塑料瓶密封包装，每瓶100片。

2. 贮藏　密封，在干燥处保存。

重点小结

答案解析

操作题要

一、单选题

1. 复方甘草片的主要成分是

　　A. 糊精　　　　　　B. 50%乙醇　　　　　C. 滑石粉　　　　　D. 氯化铵

2. 复方甘草片采用的制粒方法是

　　A. 湿法制粒　　　　B. 干法制粒　　　　　C. 空白制粒　　　　D. 粉末直接制粒

3. 复方甘草片制备的关键环节是

　　A. 物料粉碎　　　　B. 制备软材　　　　　C. 整粒和干燥　　　D. 压片和包装

4. 甘草浸膏是

　　A. 半固体　　　　　　B. 液体　　　　　　C. 固体　　　　　　D. 饮片

5. 压片车间或压片室的相对湿度最好保持在

　　A. 65% 以下　　　　B. 80% 以下　　　　C. 30% 以下　　　　D. 20% 以下

6. 复方甘草片整粒的目的是

　　A. 选出适宜粒径的颗粒　　　　　　　B. 符合颗粒剂粒径的特性要求

　　C. 除去颗粒剂中的全部细粉　　　　　D. 保持压片前物料的流动性和可压性

二、判断题（答案正确时用 T 表示，答案错误时用 F 表示）

1. 复方甘草片制备中加 50% 乙醇的目的是润湿剂。

2. 复方甘草片的主要成分是甘草酸和氯化铵。

3. 复方甘草片制备处方中的糊精可以用淀粉替代。

三、简答题

用稀乙醇做润湿剂的注意事项是什么？

任务二　三七片的制备操作

【实训目的】

1. **掌握**　中药片剂的概念，湿法制粒压片的工艺过程。

2. **熟悉**　其他中药片的制备方法。

3. **了解**　中药原料处理的原则。

4. **学会**　中药片的制备方法。

【质量要求】

三七片的外观、重量差异、崩解时限等均应符合《中国药典》规定。

【实训原理】

三七片的制备依据湿法制粒压片工艺要求，通过中药浸出提取干燥后粉碎、提取、混合、制湿颗粒、干燥、整粒、压片、质检和包装。

【实训内容】

1. 制剂处方

R

三七细粉	250g
淀粉	70g
羧甲淀粉钠	15g
硬脂酸镁	5g
羟丙甲纤维素	10g
共制	1000 片

2. 器材设备　药匙、天平、25ml 量杯、500ml 烧杯、滴管、水浴锅、玻璃棒、玻璃乳钵、16 目药

筛、18 目药筛、80 目药筛、烘箱、单冲压片机、片剂硬度检测仪、片剂脆碎度检测仪、六管崩解仪。

3. 试剂试药 三七细粉、淀粉、羧甲基淀粉钠、硬脂酸镁、羟丙甲纤维素。

4. 制备工艺

（1）药材提取 本次采用水提醇沉法。水煎煮 2 次，滤液浓缩后加乙醇至含醇量 60%，静置 24 小时，取上清液浓缩成浸膏。

（2）干燥 浸膏采用喷雾干燥（进风温度≤120℃）或真空干燥（60~80℃），粉碎成细粉（过 80 目筛），检测总皂苷含量（≥5%）。

（3）辅料准备 淀粉、羧甲基淀粉钠（CMS-Na）、硬脂酸镁等辅料需过 80 目筛，控制水分≤5%。

（4）混合与制粒 将三七浸膏细粉与淀粉按比例逐步混合，再加入 CMS-Na 混合均匀，由于组分比例悬殊应采用等量递增法。

（5）也可以直接用三七，粉碎为细粉，与淀粉、CMS-Na 采用等量递增法混合。

（6）制粒方法 湿法制粒：以 50%~70% 乙醇为（4）或（5）的润湿剂，制软材（手握成团，轻压即散），过 16~20 目筛制粒。

（7）干燥整粒 湿颗粒在 60℃以下干燥至水分≤5%（水分过高易黏冲，过低易脆碎）。干燥颗粒过 18 目筛整粒，加入硬脂酸镁（总用量 0.5%~1%），混合 5~10 分钟。

（8）压片包衣 调整片重为 0.5g/片（根据规格调整）并压片，每片含三七 0.25g。将包衣材料羟丙甲纤维素（HPMC）溶于水（浓度 5%~8%），加入增塑剂（如聚乙二醇），调整包衣锅转速 10~20r/min，进风温度 40~50℃，片床温度 35~40℃，包衣增重 1%~3%，确保片芯完全覆盖，外观光滑无裂纹。

【制备流程】

药材提取或三七细粉→制软材→制颗粒→干燥颗粒→整粒→压片→包衣。

【注意事项】

1. 乙醇提取时需防爆，车间需符合防爆要求。

2. 提取时避免高温长时间处理，浓缩时控制温度≤80℃，防止皂苷类成分分解。

3. 硬脂酸镁需避免与酸性成分接触，防止结块。

4. 制粒水分需严格控制在 5% 以下，防止压片黏冲。

【考核标准】

项目	考核内容	分值	评分标准	实际得分
实验准备	着装仪表符合要求	5	未穿实训服、未戴头帽、未戴手套、露出发须、佩戴饰品、化妆、穿拖鞋，每项扣 1 分，最多扣 5 分	
制剂配制	实训记录	5	未正确、及时记录实验的现象、数据，扣 3 分；不带单位或单位错误，扣 2 分	
	操作正确	10	未按照实际操作计算处方中的药物用量，未正确称量药物，扣 5 分；未按时完成实验步骤正确操作，未正确使用仪器，扣 5 分	
	粉碎原料	5	粉碎三七浸膏时未控制如温度，产生粘黏，扣 5 分	

续表

项目	考核内容	分值	评分标准	实际得分
制剂配制	制软材制粒	10	润湿剂用量过多，制作软材时不迅速，没有立即通过16目筛二次制粒，每项扣5分，最多扣10分	
	干燥颗粒	10	干燥颗粒时未控制好温度，温度过高，干燥颗粒时的温度未控制在70℃以内，扣10分	
	压片	10	压片时干粒中细粉过多（超过30%），没有调节好压力，产生裂片和松片，每项扣5分，最多扣10分	
	外观检查	10	压好的片剂未及时称重，扣5分；未外观检查，或片剂外观颜色不均匀、有油斑，每项扣2分，最多扣5分	
	操作熟练	20	（1）操作欠熟练，扣5分 （2）操作顺序错误、重做一次，扣5分 （3）规定时间内未完成操作，扣5分 （4）仪器损坏，扣5分	
	产品回收	5	未按要求规定回收，扣5分	
	操作台面整洁	5	（1）操作途中不整洁，扣2分 （2）制备结束后不整理桌面或不复位器具，扣3分	
其他	遵守实验室纪律和实验室规则，服从安排	5	制备过程中喧哗、不服从安排、浪费材料等情况，每项扣1分，最多扣5分	
合计		100		

【片剂通则和特性检查】

1. 外观　三七片为棕色片剂，外观完整光洁，色泽均匀。

（1）操作过程

（2）结果记录

（3）药品判定　此项检查＿＿＿＿＿＿＿＿规定。

2. 重量差异　检查法　取三七片20片，精密称定总重量，求得平均片重后，再分别精密称定每片的重量，每片重量与平均片重比较，按表中的规定，超出重量差异限度的不得多于2片，并不得有1片超出限度1倍。

平均片重	重量差异限度
0.35g	±5%

（1）操作过程

（2）结果记录

（3）药品判定　此项检查＿＿＿＿＿＿＿＿规定。

3. 崩解时限　除另有规定外，照崩解时限检查法（通则0921）检查，应符合规定。三七片应在15分钟内全部崩解。

（1）操作过程

（2）结果记录

（3）药品判定　此项检查＿＿＿＿＿＿＿＿规定。

【三七片包装与贮藏】

1. 包装　塑料瓶密封包装，每瓶100片。

2. 贮藏　密封，在干燥处保存。

重点小结

操作题要

一、单选题

1. 片剂制粒的主要目的是
   A. 增加片剂的重量和体积　　　　　B. 提高生产效率，降低制造成本
   C. 改善原辅料的可压性　　　　　　D. 增加片剂的硬度

2. 对湿热不稳定的物料应采用的制粒是
   A. 流化床制粒　　　　　　　　　　B. 摇摆式颗粒机制粒
   C. 高效混合制粒　　　　　　　　　D. 干法制粒

3. 以下与干燥速率无关的因素是
   A. 湿物料中所含绝干物料的质量　　B. 干燥时间
   C. 被干物料的干燥面积　　　　　　D. 临界含水量

4. 以下可作为片剂包衣材料的是
   A. 淀粉　　　　　B. 甘露醇　　　　　C. 硫酸钙　　　　　D. 羟丙甲纤维素

5. 颗粒向模孔中填充不均匀可能会造成
   A. 裂片　　　　　B. 黏冲　　　　　C. 片重差异超限　　　D. 崩解超时限

6. 薄膜衣片的崩解时限要求为
   A. 15 分钟　　　　B. 30 分钟　　　　C. 45 分钟　　　　D. 60 分钟

二、判断题（答案正确时用 T 表示，答案错误时用 F 表示）

1. 凡规定检查溶出度、释放度的片剂，一般不再进行崩解时限检查。
2. 辅料系指片剂中除主药外一切物质的总称。
3. 片剂的制备方法可以分为湿法制粒压片、干法制粒压片、直接压片。

三、简答题

简述中药片剂的定义及分类。

项目十八 注射剂剂型的制备

任务一 盐酸普鲁卡因注射剂的制备操作

【实训目的】

1. **掌握** 注射剂的概念、特点和组成；盐酸普鲁卡因注射剂制备的方法和操作要点。
2. **熟悉** 盐酸普鲁卡因的制备工艺流程；对原辅料的处理与质量要求。
3. **了解** 盐酸普鲁卡因的制备原理及影响因素。
4. **学会** 盐酸普鲁卡因注射剂的制备技术。

【质量要求】

盐酸普鲁卡因注射剂必须符合含量、pH 及特定检查项目：装量、可见异物、无菌检查、热原检查或内毒素检查《中国药典》质量标准规定。

【实训原理】

根据相似相溶原理，将盐酸普鲁卡因和氯化钠溶于注射用水，经 pH 调节后制备成均匀的无菌无热原的注射给药的液体制剂。

【实训内容】

1. 制剂处方

R

盐酸普鲁卡因	20g
氯化钠	5.4g
盐酸（0.1mol/L）	适量
注射用水加至	1000ml

2. 器材设备 分析天平、量筒、移液管、磁力搅拌器、配液罐、pH 计、活性炭、0.22μm 微孔滤膜过滤器、布氏漏斗、真空泵、安瓿瓶、安瓿瓶灌装机、安瓿熔封机、高压蒸汽灭菌锅、干热灭菌箱、澄清度检测仪、紫外 – 可见分光光度计、热原检测试剂、超声波清洗机、护目镜、一次性 PE 无菌手套、实训服、锐器盒。

3. 试剂试药 盐酸普鲁卡因、氯化钠、注射用水、盐酸（0.1mol/L）。

4. 制备工艺

（1）溶解 盐酸普鲁卡因与氯化钠分次溶解于 800ml 注射用水，搅拌至澄清。

（2）去热原 加 0.1% 针用活性炭，60℃搅拌 20 分钟吸附热原。

（3）除杂 45~50℃，粗滤（布氏漏斗）后，精滤（0.22μm 滤膜除菌）。

（4）pH 调节 用 0.1mol/L 盐酸调节 pH 至 4.2~4.4（实时监测）。

（5）灌装与灭菌 棕色安瓿瓶避光灌装（2ml：0.04g）→熔封→100℃湿热灭菌 30 分钟。

（6）灭菌后梯度冷却（避免热冲击导致安瓿破裂）。

【制备流程】

注射用水约 800ml→氯化钠→搅拌溶解→加盐酸普鲁卡→溶解→加入 0.1mol/L 的盐酸溶液调节 pH→再加水至足量→搅匀→过滤→分装→中性玻璃容器中→100℃ 30 分钟灭菌。

【注意事项】

1. 盐酸普鲁卡因水溶液不稳定,易水解氧化形成有毒苯胺,溶液由无色澄清透明变为淡黄或棕黄,配制时应保持 pH 在 4.2~4.4,最终产品的 pH 为 3.5~6.0。

2. 氧、光照、灭菌温度及铜、铝等金属离子可使本品发生变色反应,配置和灌装应在避光环境下进行。灌封区域的洁净度必须达到 C 级背景下的局部 A 级,其他配制区域洁净度为 C 级。

3. 灭菌条件应控制在 100℃ 流通蒸汽 30 分钟,灭菌结束后开启灭菌器,放至冷却,该流程中,温度和时间都会导致本品变黄。

4. 本品配置过程中需用活性炭处理,因活性炭特性会导致盐酸普鲁卡因注射液体积缩小 20% 左右,在配置本品时应适当增加投料。

5. 处方中的氯化钠用于调节等渗,抑制盐酸普鲁卡因水解、稳定本品的作用。1 克盐酸普鲁卡因的氯化钠等渗当量为 0.18,需加入的氯化钠为 $x = 0.9V - E_w = 9 - 0.18 \times 20 = 5.4g$。1% 盐酸普鲁卡因注射液的冰点降低值为 0.122,在 100ml 注射液中需加的氯化钠为 $x = (0.52 - 0.122 \times 2)/0.578 = 0.48$ 克,1000ml 注射液中需加氯化钠为 $0.48 \times 10 = 4.8g$。

【考核标准】

项目	考核内容	分值	评分标准	实际得分
实验准备	着装仪表符合要求	5	未穿实训服、未戴头帽、未戴手套、露出发须、佩戴饰品、化妆、穿拖鞋,每项扣 1 分,最多扣 5 分	
	注射液器具安全检查、洗净消毒	5	注射剂制备所用器材没有消毒除菌,每项扣 1 分,最多扣 5 分	
制剂配制	计算各成分取量正确	10	各成分量计算错误,每项扣 2 分,最多扣 5 分;不带单位或单位错误,扣 2 分,最多扣 5 分	
	称量操作正确	22	(1) 未按规定称量,多称或少称、多称组分未按规定回收,每项扣 1 分,最多扣 2 分 (2) 称量时核对不正确、取样不正确,每项扣 3 分,最多扣 5 分 (3) 称量器具使用不正确,每项扣 3 分,最多扣 5 分 (4) 称量不准确、不及时记录、不给监视人核对,每次扣 3 分,最多扣 5 分 (5) 称量组分有外散,每次扣 2 分,最多扣 5 分	
	制备盐酸普鲁卡因注射剂规范	25	(1) 制备容器选择不正确,多选少选一项扣 2 分 (2) 未分次溶解,扣 2 分 (3) 未完全溶解,扣 2 分 (4) 未加活性炭过滤,扣 2 分 (5) pH 未调至规定值内,扣 2 分 (6) 未过滤后精滤,扣 5 分 (7) 操作台混乱,不洁净,每项扣 2 分,最多扣 8 分 (8) 包装容器错误,扣 2 分	
	操作熟练	13	(1) 操作顺序错误、重做一次,扣 5 分 (2) 规定时间内未完成操作,扣 5 分 (3) 仪器损坏,每样扣 2 分,最多扣 3 分	

续表

项目	考核内容	分值	评分标准	实际得分
制剂配制	产品回收	5	未按要求规定回收，扣5分	
	操作台面整洁	5	（1）操作途中不整洁，扣2分 （2）制备结束后不整理桌面或不复位器具，扣3分	
成品	溶液澄明	5	注射剂溶液变黄、不澄清，每项扣3分，最多扣5分	
其他	遵守实训纪律和实验室规则，服从安排	5	制备过程中喧哗、不服从安排、浪费材料等情况，每项扣1分，最多扣5分	
合计		100		

【制剂通则和特性检查】

1. 外观 盐酸普鲁卡因注射液外观为无色透明溶液。

（1）操作过程

（2）结果记录

（3）药品判定 此项检查_____规定。

2. pH检查 盐酸普鲁卡因注射液 pH 应保持在 $3.5 \sim 6.0$。

（1）操作过程

（2）结果记录

（3）药品判定 此项检查_____规定。

3. 可见异物检查 有灯检法和光散射法，一般用灯检法，要求暗室中，光照度在 $1000 \sim 4000$lx 范围内。无色注射液 $1000 \sim 1500$lx。透明塑料容器 $2000 \sim 3000$lx。查看色块、纤毛等可视异物。检查人员视力要求 4.9 或以上，无色盲。检查办法：取 20 支（瓶），除标签，擦净外壁，手持样品颈部慢慢旋转、翻转，不可使样品产生气泡，放置样品在检查装置的遮光板边缘，依次在黑色、白色背景板下，目视检查（样品与眼睛距离为 25cm）。

（1）操作过程

（2）结果记录

（3）药品判定 此项检查_____规定。

4. 细菌内毒素 鲎试剂检查法，每 1mg 盐酸普鲁卡因中含内毒素的量应小于 0.20EU。

（1）操作过程

（2）结果记录

（3）药品判定 此项检查_____规定。

5. 装量 取盐酸普鲁卡因注射液 5 支，将内容物分别用相应体积的干燥注射器（2ml）及注射针头抽尽，然后注入经标化的 5ml 量入式量筒，在室温下检视，每支装量均不得少于其标示量 1.0ml。

（1）操作过程

（2）结果记录

（3）药品判定 此项检查_____规定。

6. 无菌检查 参照《中国药典》（2025 年版）四部通则，应符合规定。

（1）操作过程

（2）结果记录

（3）药品判定 此项检查_____规定。

7. 细菌内热原检查 参照《中国药典》（2025 年版）四部通则方法检查，应符合规定。

（1）操作过程

（2）结果记录

（3）药品判定　此项检查＿＿＿＿＿＿＿＿＿＿规定。

【盐酸普鲁卡因注射剂的包装与贮藏】

1. 包装　2ml（40mg），安瓿瓶熔封。

2. 贮藏　遮光，密闭保存。

【相关理论知识】

注射剂系指原料药物或与适宜的辅料制成的供注入体内的无菌制剂。注射剂可分为注射液（溶液型、乳状液型、混悬型）、注射用无菌粉末和注射用浓溶液等。

注射剂中主要用到的辅料有溶剂和附加剂。

（一）注射剂溶剂

常用的溶剂包括水性溶剂和非水性溶剂。

1. 水性溶剂　最常用的为注射用水，也可以用0.9%氯化钠溶液或其他适宜的水溶液。注射用水通常用纯化水经过蒸馏后所收集的水，应符合细菌内毒素限度的要求，《中国药典》（2025年版）四部药用辅料注射用水和通则0261附2的规定，注射剂所用注射用水应为澄明的液体，无臭且氨含量≤0.00002%，细菌内毒素应小于0.25EU/ml；总有机氯、电导率、硝酸盐与亚硝酸盐、氨、细菌内毒素和微生物检测均应符合规定。

2. 灭菌注射用水　为注射用水按照注射剂生产工艺所得，不添加任何防腐成分，其质量应符合《中国药典》（2025年版）二部规定，灭菌注射用水灌装规格与临床需要相适应，避免大规格或多次使用造成污染，包括1ml、2ml、3ml、5ml、10ml、20ml、50ml、500ml、1000ml、3000ml（冲洗用）多种规格。

3. 非水溶剂　常用包括芝麻油、大豆油、茶油等植物油，其中以大豆油为主，《中国药典》（2025年版）四部药用辅料中规定，注射用的大豆油质量要求应为淡黄色的澄清液体，皂化值为188～195，碘值为126～140，酸值不得大于0.2。因有些患者对某些植物油产生变态反应，所以此产品标签上应标注名称，该溶剂应储存在避光、密闭容器中。

其他的注射用非水溶剂有甘油、聚乙二醇、丙二醇、乙醇、油酸乙酯、苯甲酸苄酯、二甲基亚砜和肉豆蔻酸异丙酯等，由于上述溶剂能与水混溶，一般可与水混合使用，以此增加药物的溶解度或稳定性。

（二）附加剂

配制注射剂时，为确保注射剂的安全性、有效性和稳定性，除主药和溶剂外还会加入附加剂，用以增加药物溶解度；稳定药物理化性质；抑制溶液中微生物生长；减轻注射时的疼痛或对组织的刺激性等。常见的附加剂如下。

1. pH调节剂　常用的有盐酸、氢氧化钠、碳酸氢钠和磷酸盐缓冲对、醋酸盐缓冲对、酒石酸盐缓冲对、枸橼酸和枸橼酸钠、乳酸等。

2. 增溶剂、乳化剂、润湿剂　聚氧乙烯蓖麻油、聚山梨酯20/40/80、聚乙二醇40蓖麻油。

3. 抗氧剂　焦亚硫酸钠、维生素C、亚硫酸氢钠、亚硫酸钠、硫代硫酸钠、硫脲、焦性没食子酸。

4. 抑菌剂　苯甲醇、羟丙丁酯、苯酚、硫柳汞。

5. 助悬剂　明胶、甲基纤维素、羧甲纤维素、果胶。

6. 稳定剂　肌酐、甘氨酸、烟酰胺、辛酸钠。

7. 络合剂　重金属离子来源：原辅料、溶剂、金属设备容器、橡皮塞。常用的重金属络合剂有依地酸钙钠、依地酸二钠，也可用枸橼酸盐或酒石酸盐。一般可与抗氧剂合用。

8. 惰性气体　以驱除安瓿空间的空气（常用的 N_2 和 CO_2 两种），惰性气体须净化后使用。

9. 保护剂　乳糖、麦芽糖、蔗糖、人血白蛋白。

10. 渗透压调节剂　输液时，临床上不能使用低渗输液，除特殊药物甘露醇等临床要求有较高渗透压的输液外，一般输液都要求等渗。等渗溶液是指与血浆、泪液等体液具有相等渗透压的溶液，可用物理化学实验法测得；等张溶液系指与红细胞膜张力相等的溶液，用生物学方法测得。常用的渗透压调节剂有氯化钠、葡萄糖等。等渗调节计算方法如下。

（1）冰点降低数据法　通常，人血浆和泪液的冰点值为 $-0.52℃$，按物理化学原理，任何溶液的冰点调整至 $-0.52℃$ 时，即与血浆或泪液等渗。

$$W = (0.52 - a) / b$$

式中，W 为配制 100ml 等渗溶液需加入等渗调节剂的用量，g；a 为未调节的药物溶液的冰点降低度数之和，℃；b 为 1%（g/ml）等渗调节剂的冰点降低度数，℃。

依据：冰点相同的稀溶液具有相等的渗透压。计算通式为

$$\sum_{i=1}^{n} m_i f_i = 0.52$$

式中，m 为配制 100ml 等渗溶液药物的克数，g；f 为药物溶液（1%）的冰点下降度数，℃。

（2）氯化钠等渗当量法　与 1g 药物呈等渗效应的氯化钠质量，即氯化钠等渗当量

$$X = 0.009V - EW$$

式中，X 为配成 V 毫升等渗溶液所需的 NaCl 的量，g；V 为欲配制溶液的体积，ml；E 为药物的氯化钠等渗当量（可查表或测定）；W 为配液所用药物的重量，g；0.09 为每 1ml 等渗氯化钠溶液中所含氯化钠的质量。

计算通式为

$$m_{NaCl} \times V_{NaCl} = \sum_{i=1}^{n} E_i m_i$$

式中，E_i 为 1g 某药物相当于氯化钠的质量，g；m_i 为某药物在 Vml 注射液中的质量，g。

（三）热原

热原通常是指微生物主要是革兰阴性菌产生的内毒素，微量即可使恒温动物体温升高，以脂多糖为活性中心，是脂多糖、蛋白质和磷脂组成的复合物，可在溶剂、原料、辅料、器具、用具、管道、装置、环境、贮存过程中传播，热原通常具有以下特性。

1. 水溶性　在水或水溶液中为分子态。

2. 不挥发性　虽然热原本身并没有挥发性，但会随蒸汽流通。

3. 耐热性　通常在 $160\sim170℃$，干热灭菌 2 小时；$250℃$，干热灭菌 45 分钟可破坏。在热压灭菌法中，$126℃$ 15 分钟、$121℃$ 30 分钟、$116℃$ 40 分钟可杀死微生物及其芽孢。

4. 可滤性　热原大小在 $1\sim5nm$，采用超滤装置即可滤过。

5. 其他　除上述特性外，热原可被活性炭吸附，可被强酸、强碱、强氧化剂或超声破坏。

（四）小容量注射剂制法

稀配法和浓配法。

1. 稀配法　工艺流程：原料溶解→配制→粗滤→精滤→灌装→封口→灭菌→灯检→印字→包装。

本法适用于配制原料质量好，不易产生可见异物的小剂量注射剂，是指将全部的原料及辅料加至全溶剂中，配成所需浓度的注射剂，随后过滤，灌装。

2. 浓配法　工艺流程：原辅料称重→浓配→过滤→稀配→过滤→灌装→压塞→轧盖→灭菌→灯检→贴标签→包装。

本法适用于配制原料质量一般，易产生可见异物问题的大剂量注射剂，是指将原料先加入部分溶剂

中配制成浓溶液，溶解（或加热溶解）过滤后（再加入其他辅料），再将全部溶剂加入滤液至所需浓度，溶解度小的杂质在浓配时可以被过滤除去。为保证质量，在浓配时也可用热处理冷藏法，即先加热至100℃，再冷却至0~4℃，静置，经此处理后将冷却滤液过滤，再加入全部溶剂计量。

当处方中含有两种及以上药物时，先将难溶性药物溶解或两种药物分别溶解后再混合，最后加至规定量；若存在易氧化药物，应先加抗氧剂，后加药物。

部分注射液由于色泽或可见性异物的原因，配制时需加活性炭［《中国药典》（2025年版）四部药用辅料］处理，活性炭具有吸附、脱色、助滤及除杂质作用。使用时，将注射用规格（针用）的活性炭，注入药液中加热煮沸一定时间，适当搅拌，稍冷后即可过滤。需注意，针用活性炭使用前应在150℃干燥3~4小时，进行活化处理，一般用量为0.1%~1.0%。使用时应注意活性炭可能对有效成分的吸附，从而影响药物含量的问题。活性炭在酸性pH 3~5条件下吸附能力强，一般均在酸性环境中使用，吸附时间20~30分钟为宜，通常加热煮沸后冷却至45~50℃（临界吸附温度）时在进行滤过除碳，一般分次吸附比一次吸附效果好。配液所用注射用水，贮存时间不得超过12小时。配制的药液，需经过pH、含量等质量检查，合格后方可使用。

（五）注意事项

1. 配液用具和容器一般不宜使用铝、铜、铁等金属器皿，通常采用搪瓷、玻璃、聚乙烯塑料、316L不锈钢、耐酸耐碱陶瓷和无毒聚氯乙烯等。所有的用具和容器使用前应用洗涤剂清晰清洗，然后用纯化水反复冲洗，最后再用新鲜的注射用水润洗或灭菌后使用。

2. 配制注射液时应在洁净的环境中进行，一般不要求无菌，但所用器具及原料附加剂尽可能无菌，以减少污染。

3. 配制剧毒药品注射液时，严格称量与校核，并谨防交叉污染。

4. 对不稳定的药物更应注意调配顺序（先加稳定剂或通惰性气体等），有时要控制温度与避光操作。

5. 对于不易滤清的药液可加0.1%~0.3%活性炭处理，小量注射液可用纸浆混炭处理。活性炭常选用一级针用炭或"767"型针用炭，可确保注射液质量。使用活性炭时还应注意其对药物（如生物碱盐等）的吸附作用，要通过加炭前后药物含量的变化，确定能否使用。活性炭在酸性溶液中吸附作用较强，最高吸附能力可达1∶0.3，在碱性溶液中有时出现"胶溶"或脱吸附，反而使溶液中杂质增加，故活性炭最好用酸碱处理并活化后使用。

6. 配制油性注射液，器皿必须干燥，配制时注射用油应先经150℃干热灭菌1~2小时，冷却至适宜温度（一般在主药熔点以下20~30℃），趁热配制、过滤（一般在60℃以下），温度不宜过低，否则黏度增大不易过滤。溶液应进行半成品质量检查（如pH值、含量），合格后方可过滤。

（六）输液剂类型

输液剂又称大容量注射液，系指由静脉滴注输入人体血液中的大剂量（除另有规定外，一般不小于100ml，生物制品一般不小于50ml）注射液。

1. 电解质类 用于补充水分、电解质、纠正酸碱平衡。例如，氯化钠注射液、碳酸氢钠注射液、乳酸钠注射液。

2. 营养输液 又分为糖类及多元醇输液、氨基酸输液、脂肪乳输液等。用于补充体液、营养及热量。例如，糖类（葡萄糖、果糖、木糖醇等）注射液、氨基酸注射液、脂肪乳注射液等。

3. 胶体输液 用于提高或维持血浆渗透压的制剂。例如，右旋糖酐、羟乙基淀粉、变性明胶注射液等。

重点小结

4. 治疗型输液 需将静脉滴注的治疗药物与渗透压调节剂制成输液剂，方便临床使用。例如替硝唑输液。

操作题要

一、单选题

1. 盐酸普鲁卡因注射液处方中氯化钠的主要作用是

    A. 主药成分　　　　B. 等渗调节剂　　　　C. pH 调节剂　　　　D. 抗氧剂

2. 盐酸普鲁卡因注射液的除菌步骤包括

    A. 仅用活性炭吸附　　　　　　　　　　B. 0.22μm 微孔滤膜过滤 + 活性炭吸附

    C. 高压蒸汽灭菌　　　　　　　　　　　D. 紫外线照射

3. 配制盐酸普鲁卡因注射液时需严格控制的 pH 范围是

    A. 3.5 ~ 4.0　　　B. 4.2 ~ 4.4　　　C. 4.5 ~ 5.0　　　D. 5.0 ~ 7.0

4. 配制盐酸普鲁卡因注射液时灭菌条件应选择

    A. 121℃、15 分钟　　　　　　　　　　B. 100℃、30 分钟

    C. 80℃、60 分钟　　　　　　　　　　 D. 160℃ 干热灭菌 2 小时

5. 活性炭使用前需

    A. 直接加入药液　　　　　　　　　　　B. 150℃ 干燥活化 3 小时

    C. 紫外线照射 30 分钟　　　　　　　　D. 无需处理

6. 盐酸普鲁卡因注射液处方中加入盐酸的主要目的是

    A. 增加药物溶解度　　　　　　　　　　B. 调节渗透压

    C. 抑制微生物生长　　　　　　　　　　D. 稳定药物 pH 防止水解

二、判断题（答案正确时用 T 表示，答案错误时用 F 表示）

1. 盐酸普鲁卡因注射液需采用 121℃ 高压蒸汽灭菌 15 分钟以确保无菌性。

2. 配制盐酸普鲁卡因注射液时，活性炭使用前需在 150℃ 干燥活化 3 小时以增强吸附能力。

3. 盐酸普鲁卡因注射液的 pH 应控制在 5.0 ~ 7.0 以符合《中国药典》对注射用水的要求。

三、简答题

请阐述盐酸普鲁卡因注射液制备过程中使用活性炭的目的、操作要点及注意事项。

任务二　山梨醇注射液的制备操作

【实训目的】

1. **掌握**　山梨醇注射液的配制工艺、无菌操作技术及质量控制要点。
2. **熟悉**　输液剂的灭菌方法、过滤工艺及设备操作。
3. **了解**　山梨醇的理化性质及影响质量的因素。
4. **学会**　输液剂的制备技术。

【质量要求】

山梨醇注射液检查项目包括可见异物、细菌内毒素、热原、无菌、pH、不溶性微粒、色泽等应符合《中国药典》要求。

【实训原理】

利用山梨醇和注射用水混合溶解均匀，制备大溶剂的注射液。

【实训内容】

1. 制剂处方

R

山梨醇	250g
稀盐酸	适量（调节 pH）
注射用水加至	1000ml

2. 器材设备 电子天平、不锈钢配制罐、可控温加热套、温度计、0.45μm 微孔滤膜及滤器、0.22μm 无菌级滤膜及滤器、全自动或半自动液体灌装机、输液瓶胶塞压盖机、湿热灭菌柜、色水检漏仪或真空检漏仪、玻璃瓶、药用丁基橡胶塞、pH 计、渗透压计。

3. 试剂试药 山梨醇（注射用级）、注射用水、稀盐酸。

4. 制备工艺

（1）溶解 按处方量精确称取山梨醇（例如，配制 25% 溶液，需 250g 山梨醇/1L 溶液），分批加原料至注射用水，搅拌至完全溶解（可适当加热至 60~80℃）需避免高温分解。

（2）去热原 加入活性炭，为总体积的 0.15%。

（3）调 pH 稀盐酸调节山梨醇溶液 pH4.5~6.5。

（4）初滤 用 0.45μm 滤膜去除不溶性颗粒。终端除菌过滤：0.22μm 无菌滤膜，确保药液无菌。

（5）灌装 灌装根据规格（如 100ml、250ml）定量灌装，避免药液接触空气时间过长。封口，防止微生物污染，本法分装为 100ml/瓶。

（6）灭菌及检查密封性 121℃、15 分钟灭菌（需验证山梨醇热稳定性），灭菌后通过色水法或真空检漏法检测包装密封性检查及检查密封性。

【制备流程】

溶解药品→除热原→调节 pH→定容→过滤→定量灌装→灭菌→检查密封性→质检→包装。

【注意事项】

1. 山梨醇易吸潮，称量需快速，配制环境相对湿度 45%~65%。

2. 避免高温长时间加热，灭菌后需检测分解产物，因为山梨醇具有还原性，是六碳六醇羟基糖。

3. 高浓度山梨醇溶液低温可能析出结晶，使用前需检查并复溶。

4. 成品需避光密封贮藏（如棕色瓶或避光袋）。

【考核标准】

项目	考核内容	分值	评分标准	实际得分
实验准备	着装仪表符合要求	5	未穿实训服、未戴头帽、未戴手套、露出发须、佩戴饰品、化妆、穿拖鞋，每项扣 1 分，最多扣 5 分	
	注射液器具安全检查、洗净消毒	5	注射剂制备所用器材没有消毒除菌，每项扣 1 分，最多扣 5 分	

续表

项目	考核内容	分值	评分标准	实际得分
制剂配制	计算各成分取量正确	10	各成分量计算错误，每项扣2分，最多扣5分；不带单位或单位错误，扣2分，最多扣5分	
	称量操作正确	22	（1）未按规定称量多称或少称、多称组分未按规定回收，每项扣1分，最多扣2分 （2）称量时核对不正确、取样不正确，每项扣3分，最多扣5分 （3）称量器具使用不正确，每项扣3分，最多扣5分 （4）称量不准确、不及时记录量取体积、不给监视人核对，每次扣3分，最多扣5分 （5）称量组分有外散，每次扣2分，最多扣5分	
	制备山梨醇注射液规范	25	（1）制备容器选择不正确，多选少选一项扣2分 （2）未分次溶解，扣2分 （3）未完全溶解，扣2分 （4）pH未调至规定值内，扣2分 （5）未粗过滤后精滤，扣5分 （6）操作台混乱，不洁净，每项扣4分，最多扣8分 （7）包装容器错误，扣2分	
	操作熟练	13	（1）操作顺序错误、重做一次，扣5分 （2）规定时间内未完成操作，扣5分 （3）仪器损坏，每样扣2分，最多扣3分	
	产品回收	5	未按要求规定回收，扣5分	
	操作台面整洁	5	（1）操作途中不整洁，扣2分 （2）制备结束后不整理桌面或不复位器具，扣3分	
成品	溶液澄明	5	注射剂溶液变黄，不澄清或有明显颗粒项，扣5分	
其他	遵守实训纪律和实验室规则，服从安排	5	制备过程中喧哗、不服从安排、浪费材料等情况，每项扣1分，最多扣5分	
合计		100		

【输液通则和特性检查】

1. 外观 山梨醇注射液为无色澄清液体。

（1）操作过程

（2）结果记录

（3）药品判定 此项检查_____规定。

2. pH 检查 山梨醇注射液 pH 应为 4.5~6.5。

（1）操作过程

（2）结果记录

（3）药品判定 此项检查_____规定。

3. 可见异物及不溶性微粒检查 《中国药典》规定用微孔滤膜法：100ml 以上的静脉滴注用注射液，每 1ml 中含 $10\mu m$ 以上的微粒不得超过 25 粒，$25\mu m$ 以上的微粒不得超过 3 粒。可见异物检查符合规定后，还应进行不溶性微粒检查。可见异物检查时，如发现崩盖、歪盖、松盖、漏气的成品，亦应挑出。

（1）操作过程

（2）结果记录

（3）药品判定 此项检查_____规定。

4. 热原 取山梨醇注射液，依法检查（通则1142），剂量按家兔体重每 1kg 注射 10ml，应符合规定。

（1）操作过程

（2）结果记录

（3）药品判定　此项检查＿＿＿＿＿＿＿＿规定。

5. 渗透压摩尔浓度　冰点下降法测定渗透压摩尔浓度，应符合规定 285～310mOsmol/kg。

（1）操作过程

（2）结果记录

（3）药品判定　此项检查＿＿＿＿＿＿＿＿规定。

6. 最低装量　取山梨醇注射液 1 瓶，开启注意避免损失，然后注入经标化的 100ml 量入式量筒，在室温下检视，不得少于其标示装量 100ml。

（1）操作过程

（2）结果记录

（3）药品判定　此项检查＿＿＿＿＿＿＿＿规定。

7. 无菌　取山梨醇注射液，经薄膜过滤法处理，以金黄色葡萄球菌为阳性对照菌，依法检查（通则 1101），应符合规定。

（1）操作过程

（2）结果记录

（3）药品判定　此项检查＿＿＿＿＿＿＿＿规定。

【山梨醇注射液的包装与贮藏】

1. 包装　瓶型/袋型。

2. 贮藏　25℃以下阴凉避光处，相对湿度≤65%；禁止冷冻。

重点小结

答案解析

操作题要

一、单选题

1. 山梨醇注射液的 pH 范围在《中国药典》（2025 年版）应为
   A. 3.0～5.0　　　 B. 4.5～6.5　　　　 C. 6.0～8.0　　　　　 D. 7.0～7.5

2. 大容量注射液（输液剂）的装量要求是
   A. ≥50ml
   B. ≥100ml（生物制品≥50ml）
   C. ≤50ml
   D. ≥200ml

3. 注射用输液剂的灭菌工艺通常为
   A. 湿热灭菌（121℃）
   B. 干热灭菌
   C. 无菌分装＋冻干工艺
   D. 紫外线灭菌

4. 山梨醇注射液终端除菌过滤应使用的滤膜孔径是
   A. 0.45μm　　　 B. 0.22μm　　　 C. 1.2μm　　　　 D. 5.0μm

5. 输液剂中不溶性微粒的检查标准（≥10μm）为
   A. 每 1ml≤20 粒　 B. 每 1ml≤25 粒　 C. 每 1ml≤50 粒　 D. 每 1ml≤100 粒

6. 以下注射液属于胶体类输液剂的是
   A. 葡萄糖注射液　 B. 右旋糖酐注射液　 C. 氯化钠注射液　 D. 维生素 C 注射液

二、判断题（答案正确时用 T 表示，答案错误时用 F 表示）

1. 山梨醇注射液可添加抑菌剂以提高稳定性。

2. 注射用浓溶液需稀释后使用，通常装量为≤50ml。

3. 配制输液剂时，活性炭的常用量为溶液总量的 1%～3%。

三、简答题

简述山梨醇注射液的制备工艺流程。

项目十九 注射用浓溶液和注射用无菌粉末的制备

任务一 **乳果糖浓溶液的制备操作**

【实训目的】

1. 掌握 注射用浓溶液的概念、特点和组成；制备注射用浓溶液的方法和操作要点。

2. 熟悉 注射用浓溶液的制备工艺流程；对原辅料的选择和质量要求。

3. 了解 注射用浓溶液的制备原理及影响质量的因素。

4. 学会 注射用浓溶液的制备技术。

【质量要求】

检查项目包括可见异物、细菌内毒素、热原、无菌、pH、不溶性微粒、色泽、重金属等应符合《中国药典》要求。

【实训原理】

将药物原料按规定比例溶于注射用水中，经过滤、灌装、灭菌、贴标签，确保生产出符合质量标准的无菌注射用浓溶液制剂。

【实训内容】

1. 制剂处方

R

乳果糖	667g
注射用水	加至 1000ml

2. 器材设备 电子天平、配液罐、搅拌器（机械/磁力）、滤纸/滤膜（0.22/0.45μm）、活性炭吸附系统、筒式过滤器或板框过滤器、减压蒸发器（旋转蒸发仪或薄膜蒸发器）、pH 计、筒式预过滤器、0.22μm 滤芯（无菌级别）、洗瓶机、灭菌设备（干热/湿热灭菌柜）、灌装机、熔封机/压盖机、贴标机、贴标机、洁净工作台/层流罩、真空泵、压力监测系统、环境监测设备。

3. 试剂试药 乳果糖、注射用水、烧杯、量筒。

4. 制备工艺

（1）称配料 将乳果糖浓溶液按照处方量进行称量配料。

（2）配制 将称量好的乳果糖加入配液罐中，开启搅拌，加入适量的注射用水使其完全溶解（可加热至40℃溶解后逐步降低至5℃）。

（3）溶液澄清与纯化 溶液通过过滤、活性炭吸附等方法去除溶液中的杂质。首先用滤纸或滤膜进行初步过滤，去除大颗粒杂质；然后加入适量的活性炭，在60~70℃下搅拌30分钟，吸附溶液中的色素和有机杂质；最后再次过滤，去除活性炭和残留的杂质。

（4）浓缩与调配 纯化后的乳果糖溶液采用减压蒸发的方法进行浓缩，pH 值调节至 3.0~7.0，采用筒式过滤器 +0.22μm 滤芯过滤除菌。

（5）灌装 无菌环境下（C级背景下的A级），将过滤后的乳果糖浓溶液灌装到预先清洗和消毒的100ml瓶子中，对灌装好的瓶子进行密封然后进行外包装，贴上标签，标明药品名称、规格、生产日期、有效期等信息，确保包装完整、美观。

【制备流程】

药品溶解→过滤→活性炭吸附→浓缩→罐装→质检→包装。

【注意事项】

1. 使用电子天平精确称量乳果糖的量，确保处方的准确性，确保乳果糖原料符合药用标准，无杂质、无变质。

2. 在溶解过程中，注意控制溶液的温度，避免过高或过低的温度影响乳果糖的稳定性。

3. 使用滤纸或滤膜进行初步过滤时，确保滤纸或滤膜的孔径合适，活性炭吸附过程中，确保溶液搅拌均匀。

4. 减压蒸发浓缩过程中，严格控制温度和压力，pH 计精确测量和调节溶液的 pH 值，确保其在 $3.0 \sim 7.0$，确保过滤除菌系统中的筒式过滤器和 $0.22\mu m$ 滤芯完好无损，能够有效去除细菌和其他微生物。

5. 确保所有使用的仪器设备清洁干净，无残留物和微生物污染。

【考核标准】

项目	考核内容	分值	评分标准	实际得分
实验准备	着装仪表符合要求	5	未穿实训服、未戴头帽、未戴手套、露出发须、佩戴饰品、化妆、穿拖鞋，每项扣 1 分，最多扣 5 分	
	注射液器具安全检查、洗净消毒	5	注射剂制备所用器材未消毒除菌，每项扣 1 分，最多扣 5 分	
制剂配制	计算各成分取量正确	10	各成分量计算错误，每项扣 2 分，最多扣 5 分；不带单位或单位错误，扣 2 分，最多扣 5 分	
	称量操作正确	22	（1）未按规定称量多称或少称、多称组未按规定回收，每项扣 1 分，最多扣 2 分 （2）称量时核对不正确、取样不正确，每项扣 3 分，最多扣 5 分 （3）称量器具使用不正确，每项扣 3 分，最多扣 5 分 （4）称量不准确、不及时记录量取体积、不给监视人核对，每次扣 3 分，最多扣 5 分 （5）称量组分有外散，每次扣 2 分，最多扣 5 分	
	制备乳果糖浓溶液规范	25	（1）制备容器选择不正确，多选少选一项扣 2 分 （2）未分次溶解，扣 2 分 （3）未完全溶解，扣 2 分 （4）pH 未调至规定值内，扣 3 分 （5）未过滤后精滤，扣 5 分 （6）操作台混乱、不洁净，每项扣 4 分，最多扣 8 分 （7）容器错误，扣 3 分	
	操作熟练	13	（1）操作顺序错误、重做一次，扣 5 分 （2）规定时间内未完成操作，扣 5 分 （3）仪器损坏，每样扣 2 分，最多扣 3 分	
	产品回收	5	未按要求规定回收，扣 5 分	
	操作台面整洁	5	（1）操作途中不整洁，扣 2 分 （2）制备结束后不整理桌面或不复位器具，扣 3 分	

项目	考核内容	分值	评分标准	实际得分
成品	溶液澄明	5	注射剂溶液变黄、不澄清或有明显颗粒，扣5分	
其他	遵守实训纪律和实验室规则，服从安排	5	制备过程中喧哗、不服从安排、浪费材料等情况，每项扣1分，最多扣5分	
	合计	100		

【注射用浓溶液通则和特性检查】

1. 性状 乳果糖浓溶液为无色至浅棕黄色的澄清黏稠液体。

（1）操作过程

（2）结果记录

（3）药品判定 此项检查_____规定。

2. 相对密度 乳果糖浓溶液相对密度为 1.260 ~ 1.390。

（1）操作过程

（2）结果记录

（3）药品判定 此项检查_____规定。

3. pH 检查 乳果糖浓溶液 pH 应在 3.0 ~ 7.0。

（1）操作过程

（2）结果记录

（3）药品判定 此项检查_____规定。

4. 不溶性微粒检查 《中国药典》规定用微孔滤膜法：100ml 以上的静脉滴注用注射液，每 1ml 中含 10μm 以上的微粒不得超过 25 粒，25μm 以上的微粒不得超过 3 粒。

（1）操作过程

（2）结果记录

（3）药品判定 此项检查_____规定。

5. 可见异物检查（灯检法） 检查人员应进行远距离和近距离视力测验，均应为 4.9 及以上（矫正后视力应为 5.0 及以上）；应无色盲。乳果糖浓溶液中有大量气泡产生影响观察时，需静置足够时间至气泡消失后检查。暗室进行，1 瓶按直、横、倒三步法旋转检视，1000 ~ 1500lx，不得检查出金属屑、玻璃屑、长度超过 2mm 的纤维、最大粒径超过 2mm 的块状物以及静置一定时间后轻轻旋转时肉眼可见的烟雾状微粒沉积物、无法计数的微粒群或摇不散的沉淀，以及在规定时间内较难计数的蛋白质絮状物等明显可见异物。

（1）操作过程

（2）结果记录

（3）药品判定 此项检查_____规定。

6. 热原 取乳果糖浓溶液，依法检查（通则 1142），剂量按家兔体重每 1kg 注射 10ml，应符合规定。

（1）操作过程

（2）结果记录

（3）药品判定 此项检查_____规定。

7. 渗透压摩尔浓度 冰点下降法测定渗透压摩尔浓度，乳果糖浓溶液应符合规定 285 ~ 310mOsmol/kg。

（1）操作过程

（2）结果记录

（3）药品判定　此项检查_____规定。

8. 最低装量　取乳果糖浓溶液 1 瓶，开启注意避免损失，然后注入经标化的 100ml 量入式量筒，在室温下检视，不得少于其标示装量 100ml。

（1）操作过程

（2）结果记录

（3）药品判定　此项检查_____规定。

9. 无菌　取乳果糖浓溶液，经薄膜过滤法处理，以金黄色葡萄球菌为阳性对照菌，依法检查（通则 1101），应符合规定。

（1）操作过程

（2）结果记录

（3）药品判定　此项检查_____规定。

【乳果糖浓溶液包装与贮藏】

1. 包装　100ml 玻璃瓶装。

2. 贮藏　遮光，密封保存。

【相关理论知识】

注射用浓溶液是注射剂的一种，系指药物制成的供临用前稀释后静脉滴注用的无菌浓溶液。根据分散体系的不同分为注射用浓缩水溶液和预乳化浓缩油溶液等。注射用浓缩水溶液是以水溶性介质为分散介质的浓缩液，适用于对水稳定的药物；预乳化浓缩油溶液是由药物、油溶液、乳化剂或潜溶剂等共同制备的浓缩油溶液，可增加难溶性药物的溶解度，临用前加入水相分散介质经自乳化从而形成乳化液。

（一）　注射用浓溶液和注射用无菌粉末主要特点

1. 增加患者适应性和耐受性。注射用浓溶液是在临用前稀释后注射。可灵活选择各种稀释剂。如葡萄糖注射液、氯化钠注射液、甘露醇注射液等，使患者选择更广、耐受性更好，提高了患者的顺应性。

2. 提高药物的稳定性，便于贮存。注射用浓溶液是将药物浓缩成浓度较高的溶液，与低浓度相比，溶液不容易变质，提高了药物的稳定性，有利于长期贮存。

3. 操作简单、方便。配制成浓溶液的注射剂，只需用适量的稀释剂稀释后即可给药，缩短了配药时间，使操作更加简便快捷。

注射用无菌粉末也被称为粉针剂，系指将药物制备成无菌粉末或无菌的块状物，临床使用前需用无菌溶液配制成澄清透明溶液或均匀混悬液。适用于在水溶液中不稳定、对湿热敏感的药物（如抗生素、酶或血浆制品等）。目前市面上常见的有青霉素 G 的钠盐或钾盐、酶或头孢菌素等。

依据生产工艺的不同，可将注射用无菌粉末分为两种：一种通过冷冻干燥工艺制得，常见的有生物制品中的辅酶 A 等；另一种则是由灭菌溶剂或喷雾干燥法精制而得的无菌药物粉末在避菌条件下分装而得，常见于抗生素类药品，如青霉素等。

（二）　注射用浓溶液配制法

1. 注射用浓缩水溶液

工艺流程：原料准备→溶解混合→过滤除菌→调整 pH→浓缩→包装储存。

原料准备：确保药物的高纯度和质量，注射用水、助溶剂、稳定剂等其他辅料，均需符合注射用标准。

（1）溶解混合　溶解过程中，可能需要控制温度、搅拌速度等参数，以确保药物的溶解效果和稳定性。含有多种成分的注射液，需要将各成分准确称量后，依次加入溶解体系中。

（2）过滤除菌　粗过滤，用较大孔径的滤器，如砂滤棒、滤纸去除较大的杂质颗粒。精过滤，用微孔滤膜等精过滤设备去除微小的杂质和可能存在的微生物，确保溶液的澄明度和无菌性。除菌过滤：采用 0.22μm 以下的微孔滤膜进行除菌过滤，确保溶液中不含活菌。

（3）调整 pH　用 pH 计对过滤后的溶液进行 pH 测定，根据测定结果，使用适量的酸或碱溶液对溶液的 pH 进行调整。

（4）浓缩　中药浸出液浓缩有蒸发、反渗透法等，根据溶液形式选择合适的浓缩方法，蒸发浓缩时，需要控制温度、压力等参数，避免药物因高温或长时间受热而发生降解。在浓缩过程中，要不断监测溶液的浓度和密度，确保达到预期的浓缩效果。

（5）包装储存　无菌灌装，将浓缩后的溶液在无菌条件下进行灌装，确保产品的无菌性和稳定性。可选择用西林瓶、安瓿瓶等遮光密封保存。

2. 注射用预乳化浓缩油溶液

工艺流程：药物原料与辅料→溶解药物→配制预乳化浓缩液→过滤除菌→罐装包装。

（1）药物原料准备　选择高纯度的药物作为原料药，确保其符合药用标准。根据需要选择合适的辅料，如乳化剂、油相、潜溶剂、抗氧剂等。

（2）溶解　将药物溶解在有机溶剂或油相中与油相、乳化剂、潜溶剂等辅料按一定比例混合，充分搅拌使其溶解。

（3）配制预乳化浓缩液　将溶解好的药物与处方中的其他组分混合，搅拌均匀，形成透明澄清的预乳化浓缩液，60～100℃水浴中搅拌，使药物和其他组分充分溶解并混合均匀。

（4）过滤与除菌　配制好的预乳化浓缩液通过滤纸或滤膜进行初步过滤，去除大颗粒杂质，筒式过滤器 0.22μm 滤芯过滤除菌，确保溶液无菌。

（5）灌装与包装　在无菌环境下（B 级背景下的 A 级），将过滤后的预乳化浓缩液灌装到预先清洗和消毒的安瓿瓶或西林瓶中，对灌装好的瓶子进行密封，然后进行外包装，贴上标签，标明药品名称、规格、生产日期、有效期等信息。

（三）注射用粉针剂制法

1. 无菌分装制品　无菌分装，通常是将符合注射要求的药物粉末，在高度无菌技术条件下直接分装至洁净灭菌的西林瓶中，密封成粉针剂。若药物能耐受一定的温度，则可以进行补充灭菌。在此之前应充分了解药物热稳定性、物料的临界相对湿度、物料的粉末晶型与松密度。

工艺流程：原材料准备→分装→灭菌和异物检查→印字→贴签→包装。

（1）原材料准备　西林小瓶（低硼硅或中硼硅材质）与胶塞按规定处理并灭菌除热原。小瓶用旋转式超声波洗瓶机，经注射用水、洁净压缩空气三洗三冲，再通过隧道式干热灭菌机干燥、灭菌、除热原（隧道内热风热分布合格，热穿透 F 值 >1365，内毒素挑战试验下降 3 个对数单位，配备高温高效过滤器实现局部层流），洗净后在层流洁净空气保护下存放不超过 8 小时。胶塞清洗、灭菌、干燥，依润滑程度决定是否硅化，现灭菌现用，存放时间需验证。无菌原料可用无菌结晶法、喷雾干燥法或发酵法制备，必要时粉碎、过筛。

（2）分装　在 B 级的局部 A 级洁净环境按无菌工艺操作，使用螺杆式或气流式分装机等。进瓶、分装、压塞或封口在局部 A 级层流装置下进行，分装后立即加塞、轧铝盖密封。

（3）灭菌和异物检查　耐热品种（如青霉素）可补充灭菌；不耐热品种严格无菌操作。异物检查采用 X 光检测、半自动灯检或目检。

（4）印字、贴签与包装　机械化操作，印贴含药物名称、规格、批号、用法等信息的标签后装盒。

2. 注射用冷冻干燥制品

工艺流程：药液准备→预冻→一次干燥（升华干燥）→二次干燥（解吸干燥）→密封保存。

　　注射用冷冻干燥制品是将药物先制成无菌水溶液，进行无菌灌装，再经过冷冻干燥，在无菌条件下封口制成的粉针剂，通常用于一些在水中稳定但加热后即刻分解失效的药物。

　　冷冻干燥技术是指将含有大量水分的物料预先进行降温，冻结成冰点以下的固体，在真空条件下使冰直接升华，以水蒸气形式去除，进而得到干燥产品的一种技术。其工艺流程包括测定产品低共熔点、配液、滤过和分装、预冻、升华、干燥、再干燥、加塞、封口。

　　（1）测定产品低共熔点　新产品冻干需先预测低共熔点，控制产品温度在其之下，以确保冷冻干燥顺利进行。低共熔点是水溶液冷却时，冰和溶质同时析出低共熔混合物的温度。

　　（2）配液、滤过和分装　原辅料、西林小瓶按规定处理后，在 B 级背景的局部 A 级洁净环境下配液、无菌过滤并分装。药物剂量和浓度低时可加适宜赋形剂（如甘露醇等），浓度控制在 3% ~ 25%。溶液经两级 $0.22\mu m$ 微孔滤膜无菌串联滤过后，分装于灭菌西林瓶，液面深度 1 ~ 2cm，不超瓶深二分之一，预留较大余留空间。

　　（3）预冻　恒压降温，将温度降至低于共熔点 10 ~ 20℃，保证药液完全冻结。有速冻法（降温快，形成细微冰晶，适用于酶类等生物活性物质，但可能冻结不实）和慢冻法（降温慢，冻结实，结晶较粗），依药液性质选择。

　　（4）升华干燥　冷冻体系恒温减压至一定真空度后关闭冷冻机，缓缓加热供能，使水分基本除尽，结构复杂、黏度大及熔点低的制品（如蜂蜜等）采用反复预冻升华法。升华完成后，根据产品性质升温至0℃或25℃，维持一定时间抽尽残留水分。

　　（5）加塞、封口　冷冻干燥结束，从冷冻机取出分装瓶加塞、封口。部分设备有自动加塞装置，在瓶取出前自动压塞防污染，分装时用带通气孔丁基胶塞，半插入胶塞利于水分升华。

　　3. 注意事项　装量差异，物料流动性为主要因素，药粉吸潮性、晶型粒度、粉末松密度及机械设备性能等也有影响。依据具体情况采取对应方法，重点控制分装环境相对湿度。

　　（1）不溶性微粒检查按《中国药典》（2025 年版）四部通用技术要求和指导原则，注射用无菌粉末需进行不溶性微粒检查。这是由于药物粉末制备工艺步骤多，污染机会增加，导致溶解后出现纤毛小点使检查不合格。应当从原料精制处理开始，严控环境洁净度，防止污染。

　　（2）无菌问题检查具有局限性，药品无菌检查合格仅代表抽查部分无菌，不涵盖全部产品。

　　（3）无菌生产工艺操作稍有疏忽易局部污染，微生物在固体粉末中繁殖慢不易察觉，风险大。应当关注生产各环节，确保无菌室洁净环境，通过设备设施确认及每半年的培养基模拟灌装试验确认无菌生产条件。

重点小结

　　（4）储存中瓶装无菌粉末吸潮变质，多因橡胶塞透气、铝盖密封不严。装瓶后应对瓶子、橡胶塞配套进行密封防潮性能测定和确认。

操作题要

答案解析

一、单选题

1. 在乳果糖浓溶液的制备过程中，决定浓度准确的关键步骤是
　　A. 称量乳果糖　　B. 溶解乳果糖　　　　C. 过滤除菌　　　　D. 灌装密封

2. 在乳果糖浓溶液的制备中，用于溶液浓缩的设备是
　　A. 电子天平　　　B. 配液罐　　　　　　C. 减压蒸发器　　　D. 灭菌设备

3. 在乳果糖浓溶液的制备过程中，用于去除溶液中杂质的方法不包括
　　A. 滤纸过滤　　　B. 活性炭吸附　　　　C. 离子交换树脂　　D. 蒸馏

4. 在乳果糖浓溶液的制备中，调节溶液 pH 的范围应为

    A. 3.0～5.0   B. 4.5～6.5   C. 5.0～7.0   D. 3.5～4.5

5. 在乳果糖浓溶液的制备过程中，可以用于最终产品包装的材料是

    A. 安瓿瓶   B. 试管   C. 烧杯   D. 量筒

6. 在乳果糖浓溶液的制备中，以下确保溶液无菌的关键步骤是

    A. 称量   B. 溶解   C. 过滤除菌   D. 灌装

二、判断题（答案正确时用 T 表示，答案错误时用 F 表示）

1. 在乳果糖浓溶液的制备过程中，溶解乳果糖时可以加热至任意温度以加速溶解。

2. 乳果糖浓溶液的制备中，过滤除菌步骤可以完全去除溶液中的所有杂质。

3. 乳果糖浓溶液的最终包装需要在无菌环境下进行。

三、简答题

简述乳果糖浓溶液的制备工艺流程。

任务二　注射用青霉素钠的制备操作

【实训目的】

1. **掌握**　粉针剂的概念、特点和组成；无菌分装法制备粉针剂的过程和操作要点。
2. **熟悉**　无菌分装和冷冻冻干的制备工艺流程；对原料药的质量要求和处理原则。
3. **了解**　粉针剂的制备原理及影响质量的因素。
4. **学会**　无菌分装的制备技术。

【质量要求】

检查项目包括异物、粉末细度或结晶度、热原、无菌等应符合《中国药典》要求。

【实训原理】

将原料药物与助溶剂、黏合剂一起混合制备注射用无菌分装制品。

【实训内容】

1. 制剂处方

R

青霉素钠	0.6（100 万单位）
甘氨酸	0.012
羧甲纤维素钠	0.0036

2. 器材设备　电子天平、混合机、混合桶、洁净容器、刮板式分装器或螺旋式自动分装机、加塞装置、轧盖机、碘量瓶、滴定管、容量瓶、移液管、pH 计。

3. 试剂试药　青霉素钠、甘氨酸、羧甲纤维素。

4. 制备工艺

（1）原料准备　将检验合格的青霉素钠原料和辅料（如甘氨酸、羧甲纤维素等）按配方比例称量好，分别放置在洁净的操作台上。

（2）容器准备　无菌条件下采用结晶法或喷雾干燥法制备，必要时在无菌条件 B 级下进行粉碎、过筛等操作，制得符合分装要求的注射用无菌粉末。西林瓶 180℃ 干热灭菌 1.5 小时，胶塞洗净后硅化

处理 125℃ 干热灭菌 2.5 小时，灭菌好的空瓶置于净化空气 A 级下存放，存放时间低于 24 小时。

（3）设备准备　开启混合机，检查其运行状态是否良好，如电机是否正常运转、混合桶是否清洁等。同时，确保混合机的洁净度符合药品生产要求，避免对原料造成污染。

（4）混合操作　将青霉素钠原料和辅料依次加入混合机的混合桶中，注意加入顺序，一般先加入量大的成分，再加入量小的成分，以保证混合均匀。

盖好混合桶盖子，启动混合机，按照设定的转速和时间进行混合。混合时间一般为 15～30 分钟，具体时间根据混合机的型号和混合效果确定。

（5）混合后处理　混合完成后，关闭混合机，打开混合桶盖子，将混合好的青霉素钠粉末用洁净的容器盛装起来，做好标识，注明混合批次、时间等信息，以便后续分装操作使用。

（6）无菌粉末的分装　A 级洁净环境中无菌进行，手工分装采用刮板式分装器，机械分装设备有螺旋式自动分装机、直管式自动分装机和真空吸粉自动分装机等。根据分装机的操作说明书，调整分装机的计量装置，设置好分装量。一般每瓶分装量根据药品规格而定，如 0.12g（20 万单位）、0.24g、0.48g、0.6g、0.96g、2.4g（400 万单位）。本实训分装为 0.24g/瓶。同时，调整好加塞装置的位置和压力，确保胶塞能够准确地压紧在西林瓶口。

（7）灭菌和异物检查　选用适宜的灭菌方法进行补充灭菌。

（8）轧盖操作　将分装并加塞好的西林瓶放置在轧盖机的工作台上，启动轧盖机，将铝盖准确地轧在胶塞上，使铝盖与胶塞紧密贴合，确保药品的密封性。轧盖过程中要注意操作规范，避免对瓶体和铝盖造成损坏。

（9）印字包装　检验合格的产品进入印字工序，目前生产均已实现机械化、自动化。

【制备流程】

原材料准备→分装→灭菌和异物检查→印字→贴签→包装。

【注意事项】

1. 该制剂生产过程中涉及大量机器，使用中注意保护。

2. 吸潮和含水量、药物的晶态、粒度、比容以及机械设备性能等会影响物料流动性，从而影响装量差异，应根据具体情况分别采取相应的措施。

3. 在注射剂的生产过程中应尽可能缩短配制时间，防止微生物与热原的污染及原料药物变质。

4. 注重温度的控制。温度是否适宜会对其发酵工艺产生直接的影响作用，因为温度会对酶的活性产生影响，进而会对菌体生长代谢产生一定影响。

5. 有的药物粉末吸潮后还会引起分解变质。吸潮一般认为是由于胶塞透气性和铝盖松动所致，故要进行橡胶塞密封检测。另外铝盖压紧后，必要时采用蜡封确保封口严密，此外无菌分装室的相对湿度应控制在药物的临界相对湿度以下。

6. 处方中各成分的作用如下。

（1）青霉素钠主要成分。

（2）甘氨酸在青霉素钠的制备过程中主要起到以下作用。

1）稳定剂　甘氨酸可以提高青霉素钠的稳定性，防止其在制备和储存过程中发生降解。

2）缓冲剂　甘氨酸具有缓冲作用，可以调节和维持溶液的 pH 值，确保青霉素钠在适宜的 pH 环境中制备和储存。

3）改善溶解性　甘氨酸可以改善青霉素钠的溶解性，使其更容易溶解于水或其他溶剂中，从而提高其生物利用度。

（3）羧甲纤维素钠（CMC－Na）在青霉素钠的制备过程中主要起到以下作用。

1）增稠剂 CMC – Na具有良好的增稠效果，可以增加溶液的黏度，使青霉素钠在制备过程中更加稳定，不易分层或沉淀。

2）稳定剂 CMC – Na可以作为稳定剂，防止青霉素钠在制备和储存过程中发生物理或化学变化，从而延长其保质期。

3）悬浮剂 CMC – Na可以作为悬浮剂，使青霉素钠在溶液中均匀分布，避免其在制备过程中发生聚集或沉淀。

4）改善药物性能 CMC – Na可以改善青霉素钠的药物性能，如提高其在体内的吸收率和生物利用度。

【考核标准】

项目	考核内容	分值	评分标准	实际得分
实验准备	着装仪表符合要求	5	未穿实训服、未戴头帽、未戴手套、露出发须、佩戴饰品、化妆、穿拖鞋，每项扣1分，最多扣5分	
	注射液器具安全检查、洗净消毒	5	注射剂制备所用器材未消毒除菌，每项扣1分，最多扣5分	
制剂配制	计算各成分取量正确，每组配制处方量的1/5	10	各成分量计算错误，每项扣2分，最多扣5分；不带单位或单位错误，扣2分，最多扣5分	
	称量操作正确	22	（1）未按规定称量多称或少称、多称组分未按规定回收，每项扣1分，最多扣2分 （2）称量时瓶签对应不正确、取样不正确，每项扣3分，最多扣5分 （3）称量器具使用不正确，每项扣3分，最多扣5分 （4）称量不准确、不及时记录量取体积、不给监视人核对，每次扣3分，最多扣5分 （5）称量组分有外散，每次扣2分，最多扣5分	
	制备青霉素钠粉针剂规范	20	（1）制备容器选择不正确，多选少选一项扣2分 （2）未先大后小投料，扣2分 （3）混合好后未做标识注明混合批次、时间等信息，每项扣2分，最多扣4分 （4）瓶体或铝盖破损，扣2分；产品包装未印相关信息，扣2分 （5）操作台混乱、不洁净，每项扣2分，最多扣4分 （6）包装容器错误、重量差异不符合要求，每项扣2分，最多扣4分	
	操作熟练	20	（1）操作欠熟练，扣5分 （2）操作顺序错误，重做一次，扣5分 （3）规定时间内未完成操作，扣5分 （4）仪器损坏，每样扣2分，最多扣5分	
	产品回收	5	未按要求规定回收产品，扣5分	
	操作台面整洁	3	制备结束后不整理桌面或不复位器具，扣3分	
成品	药品外观	5	非白色结晶性粉末、分散度不够，每项扣2分，最多扣5分	
其他	遵守实训纪律和实验室规则，服从安排	5	制备过程中喧哗、不服从安排、浪费材料等情况，每项扣1分，最多扣5分	
合计		100		

【粉针剂通则和特性检查】

1. 外观 注射用青霉素钠为白色结晶性粉末。

（1）操作过程

（2）结果记录

（3）药品判定   此项检查_____规定。

2. 干燥失重检查   取注射用青霉素钠约 1g，干燥至恒重的扁形称量瓶中，精密称定，除另有规定外，在 105℃ 干燥至恒重。由减失的重量和取样量计算供试品的干燥失重。减失重量不得过 1.0%。

（1）操作过程

（2）结果记录

（3）药品判定   此项检查_____规定。

3. 无菌检查   滤膜过滤法培养 14 天，无微生物生长。

（1）操作过程

（2）结果记录

（3）药品判定   此项检查_____规定。

4. 不溶性微粒   取注射用青霉素钠，按标示量加微粒检查用水制成每 1ml 中含 60mg 的溶液，依光阻法或显微镜法检查（通则 0903），每 1g 样品中含 $10\mu m$ 及 $10\mu m$ 以上的微粒不得过 6000 粒，含 $25\mu m$ 及 $25\mu m$ 以上的微粒不得过 600 粒。

（1）操作过程

（2）结果记录

（3）药品判定   此项检查_____规定。

5. 装量差异   取供试品 5 瓶，除去铝盖和瓶签（若为纸标签，用水润湿后除去纸屑；若为直接在玻璃上印字标签，用适当有机溶媒擦除字迹），容器外壁用乙醇洗净，置干燥器内放置 1～2 小时，干燥后，分别编号，依次放于固定位置。若有 1 瓶装量超过装量差异规定，则另取 10 瓶重复上述操作。

平均装量	装量差异限制
0.15g～0.5g	±7%

（1）操作过程

（2）结果记录

（3）药品判定   此项检查_____规定。

【注射用青霉素钠包装与贮藏】

1. 包装   小西林瓶包装，0.24g/瓶。

2. 贮藏   密闭，在凉暗干燥处保存。

重点小结

答案解析

操作题要

一、单选题

1. 在青霉素粉针制剂的制备过程中，以下操作最关键步骤是

    A. 称量青霉素钠   B. 混合操作   C. 分装   D. 灭菌

2. 在青霉素粉针制剂的制备中，用于粉末的分装设备是

    A. 电子天平   B. 混合机   C. 刮板式分装器   D. 轧盖机

3. 在青霉素粉针制剂的制备过程中，以下用于最终产品的包装材料是

    A. 安瓿瓶   B. 试管   C. 烧杯   D. 量筒

4. 在青霉素粉针制剂的制备中，以下确保溶液无菌的关键步骤是

    A. 称量   B. 混合   C. 分装   D. 灭菌

5. 在青霉素粉针制剂的制备过程中，以下用于容器灭菌的方法是

A. 紫外线灭菌　　　　B. 干热灭菌　　　　　C. 湿热灭菌　　　　D. 化学灭菌

6. 在青霉素粉针制剂的制备中，以下混合操作的关键参数是

A. 温度　　　　　　　B. 时间　　　　　　　C. 压力　　　　　　D. 湿度

二、判断题（答案正确时用 T 表示，答案错误时用 F 表示）

1. 在青霉素粉针制剂的制备过程中，混合操作的时间一般为 15 ~ 30 分钟。

2. 青霉素粉针制剂的制备中，分装量根据药品规格而定，如 0.24g、0.96g、2.4g 等。

3. 青霉素粉针制剂的最终包装不需要在无菌环境下进行。

三、简答题

简述注射用青霉素的制备工艺流程。

项目二十 电解质型输液的制备

任务一 氯化钠注射液的制备操作

【实训目的】

1. **掌握** 氯化钠注射液的处方组成、制备原理及工艺流程。
2. **熟悉** 溶液过滤、灭菌及无菌分装等关键操作技术。
3. **了解** 注射剂的质量控制标准。
4. **学会** 氯化钠注射液的制备技术。

【质量要求】

氯化钠注射液外观为无色澄明液体，无可见异物；pH 为 4.5~7.0；含氯化钠应为标示量的 95.0%~105.0%（氯化钠浓度 0.9%）；符合注射剂无菌检查要求。注射液渗透压与人体血浆等渗（285~310mOsmol/L）。

【实训原理】

氯化钠注射液为等渗电解质溶液，通过溶解、过滤、灭菌等工艺制备。实验采用稀配法，将氯化钠溶于注射用水中，加入活性炭吸附热原及杂质，经多级过滤去除活性炭及不溶性微粒，调节溶液至适宜 pH，灌封后热压灭菌，最终制得无菌注射液。

【实训内容】

1. 制剂处方

R

氯化钠（注射用）	9g
活性炭（注射用级）	1g
注射用水加至	1000ml

2. 器材设备 电子天平、磁力搅拌器、0.22μm 微孔滤膜及过滤器、高压灭菌锅、pH 计、输液瓶（100ml）、量筒、烧杯、注射器（50ml）、电热套、量筒（量入式）。

3. 试剂试药 氯化钠（注射级）、活性炭（针用级）、盐酸（0.1mol/L）、氢氧化钠（0.1mol/L）、注射用水。

4. 制备工艺

（1）称量与溶解 称取氯化钠 9g，加入约 800ml 热注射用水（50~60℃），搅拌至完全溶解。加入 1g 活性炭，搅拌 10 分钟吸附杂质。

（2）过滤与调 pH 用 0.22μm 微孔滤膜过滤，去除活性炭及不溶物。测定滤液 pH，用盐酸或氢氧化钠调节至半成品 pH 5.4~5.6。

（3）补液与二次过滤 补加注射用水至 1000ml，再次过滤确保澄明度，调 pH 4.5~7.0。

（4）灌装与封口 将药液分装至 100ml 输液瓶中，加胶塞密封。

（5）灭菌 115.5℃热压湿热灭菌 30 分钟，冷却后取出。

【制备流程】

称量溶解→吸附过滤→调 pH→补液定容→灌装→灭菌→质检。

【注意事项】

1. 无菌操作，全程在 C 级洁净台中进行，器具需预先灭菌，灌封在 A 级洁净区域进行。

2. 温度控制，溶解时水温不宜超过 60℃，避免氯化钠结晶析出。

3. 活性炭使用，吸附后需彻底过滤，避免残留炭粒。

4. 灭菌时间，严格控制在 30 分钟，确保灭菌效果。

5. 氯化钠注射液为等渗的灭菌水溶液，半成品最好控制在 pH 5.4~5.6，对可见异物的控制有利。

6. 氯化钠注射液对玻璃有侵蚀作用，常在灭菌或久置后产生白点或闪光薄片，所以最好贮存于中性硬质玻璃瓶中。在有效期内如贮存时间太长应再进行可见异物检查，符合要求才能流通。

【考核标准】

项目	考核内容	分值	评分标准	实际得分
实验准备	着装仪表符合要求	5	未穿实训服、未戴头帽、未戴手套、露出发须、佩戴饰品化妆、穿拖鞋，每项扣1分，最多扣5分	
	器具安全检查、洗净消毒	5	未完成器具洁净消毒，每项扣3分，最多扣5分	
称量与溶解	称量准确，溶解温度控制规范	20	误差 > ±5%，扣10分；水温超标，扣10分	
过滤与调 pH	过滤操作规范，pH 调节准确（4.5~7.0）	20	未使用微孔滤膜，扣10分；pH 超限，扣10分	
灭菌与分装	罐装无菌，灭菌时间准确	20	罐装时药液外溅，扣10分；灭菌超时，扣10分	
成品质量	溶液澄明，pH 合格，无菌性达标	20	可见异物或pH超限，扣10分；微生物检测阳性，扣10分	
实验记录	数据记录完整，台面整洁	10	记录缺失，扣5分；操作台脏乱，扣5分	
合计		100		

【输液通则和特性检查】

1. 外观 肉眼观察氯化钠注射液为无色澄明液体。

（1）操作过程

（2）结果记录

（3）药品判定 此项检查＿＿＿＿＿＿规定。

2. pH 值检查 用 pH 计测定，范围 4.5~7.0。

（1）操作过程

（2）结果记录

（3）药品判定 此项检查＿＿＿＿＿＿规定。

3. 无菌试验 按《中国药典》方法进行培养，结果应为阴性。

（1）操作过程

（2）结果记录

（3）药品判定 此项检查＿＿＿＿＿＿规定。

4. 渗透压摩尔浓度 测定毫摩尔渗透压（参考值：285~310mOsmol/kg）。

（1）操作过程

（2）结果记录

（3）药品判定　此项检查＿＿＿＿＿＿＿＿＿规定。

5. 装量　取氯化钠注射液 1 瓶，开启注意避免损失，然后注入经标化的 100ml 量入式量筒，在室温下检视，不得少于其标示装量 100ml。

（1）操作过程

（2）结果记录

（3）药品判定　此项检查＿＿＿＿＿＿＿＿＿规定。

【氯化钠注射液包装与贮藏】

1. 包装　无菌条件下分装至玻璃瓶或塑料输液袋，密封避光。

2. 贮藏　25℃以下阴凉处密闭保存，避免冷冻。

【相关理论知识】

（一）基本理论知识

1. 电解质输液的定义与作用　电解质输液是一类含有多种电解质成分的注射液，主要用于补充体液和电解质，调节体内酸碱平衡和渗透压。这类输液在临床上广泛应用于治疗脱水、电解质紊乱、酸碱失衡等，是维持患者生命体征稳定的重要药物形式。

2. 电解质输液实例　常见成分包括氯化钠（NaCl）、氯化钾（KCl）、碳酸氢钠（$NaHCO_3$）、乳酸钠（$C_{35}HO_3Na$）等，这些成分在体内解离为离子，参与细胞内外的电解质平衡和生理功能调节。

3. 电解质输液的分类　根据电解质输液的成分和用途，可将其分为以下几类。

（1）等渗电解质输液　渗透压与人体血浆渗透压相近（285～310mOsmol/kg），主要用于补充体液和维持电解质平衡。常见的等渗电解质输液包括 0.9% 氯化钠注射液（生理盐水）、5% 葡萄糖氯化钠注射液、复方氯化钠注射液（林格氏液）。

（2）高渗电解质输液　渗透压高于人体血浆渗透压，主要用于快速脱去水分和电解质，用于脱水。例如 3% 氯化钠注射液、10% 氯化钾注射液。

（3）碱性电解质输液　主要用于纠正代谢性酸中毒，常见成分包括碳酸氢钠和乳酸钠。

（4）酸性电解质输液　较少见，主要用于纠正代谢性碱中毒，如氯化铵注射液。

4. 电解质输液的制备原理　电解质输液的制备基于溶液的溶解、过滤、灌封和灭菌等工艺流程，其核心原理如下。

（1）溶解　电解质（如氯化钠、碳酸氢钠等）在注射用水中溶解，形成均匀的澄明溶液。溶解过程中需控制温度和搅拌速度，以确保成分完全溶解且不引入杂质。

（2）过滤　溶液经过多级过滤，去除微粒杂质和微生物，确保输液的澄明度和无菌性。通常采用 0.45μm 精滤和 0.22μm 除菌过滤的微孔滤膜进行过滤。

（3）灌封　将过滤后的溶液灌装至输液袋或安瓿瓶中，并进行密封处理。灌封过程需在无菌条件下进行，避免污染。

（4）灭菌　灌封后的输液需进行灭菌处理，常用方法为热压灭菌法（121℃，15～30 分钟）。灭菌过程需严格控制温度和时间，以确保无菌性的同时避免成分分解。

5. 电解质输液的质量控制　是确保其安全性和有效性的重要环节，主要包括以下内容。

（1）外观检查　溶液应澄明，无可见异物，色泽均匀。输液袋或安瓿瓶应密封良好，无渗漏。

（2）pH 值测定　电解质输液的 pH 值应符合药典规定范围。

重点小结

（3）渗透压测定　输液的渗透压应与人体血浆渗透压相近（等渗输液）或符合临床使用要求（高渗或低渗输液）。

（4）无菌检查　按照药典规定的方法进行无菌检查，确保输液中无微生物污染。

（5）含量测定　采用高效液相色谱法（HPLC）或离子色谱法（IC）测定输液中电解质成分的含量，确保其符合标示量。

操作题要

答案解析

一、单选题

1. 氯化钠注射液规定的灭菌温度和时间应为
    A. 100℃，30 分钟　B. 115.5℃，30 分钟　　C. 121℃，5 分钟　　　D. 130℃，15 分钟

2. 氯化钠注射液的渗透压调节目标为
    A. 高渗溶液　　　　B. 等渗溶液　　　　　C. 低渗溶液　　　　D. 任意渗透压

3. 氯化钠注射液成品的 pH 值范围应为
    A. 3.2～6.5　　　　B. 4.5～7.0　　　　　C. 6.0～8.5　　　　D. 7.0～7.5

4. 制备氯化钠注射液时，溶解水温应控制在
    A. 25℃　　　　　　B. 50～60℃　　　　　C. 70～80℃　　　　D. 90℃ 以上

5. 下列不属于氯化钠注射液质量检查项目的是
    A. 溶散时限　　　　B. 渗透压　　　　　　C. 无菌性　　　　　D. 澄明度

6. 制备氯化钠注射液时，活性炭的主要作用是
    A. 调节 pH 值　　　B. 吸附热原和杂质　　C. 增加氯化钠溶解度D. 作为等渗调节剂

二、判断题（答案正确时用 T 表示，答案错误时用 F 表示）

1. 氯化钠注射液灌封灭菌后可直接在室温下密闭长期保存。

2. 制备氯化钠注射液时，若活性炭未彻底过滤，可能导致药液出现可见异物。

3. 氯化钠注射液的灭菌时间若超过 20 分钟，可能破坏溶液的稳定性。

三、简答题

简述活性炭在氯化钠注射液制备中的作用及使用注意事项。

任务二　碳酸氢钠注射液的制备操作

【实训目的】

1. **掌握**　碳酸氢钠注射液的制备原理和工艺流程。

2. **熟悉**　注射液制备的基本操作技能，包括称量、溶解、过滤、灌封和灭菌等。

3. **了解**　碳酸氢钠注射液的质量控制要点及相关标准。

4. **学会**　碳酸氢钠注射液的制备操作。

【质量要求】

碳酸氢钠溶液应澄明，无可见异物，色泽均匀；溶液 pH 值等应符合《中国药典》规定；确保溶液无菌。

【实训原理】

碳酸氢钠注射液是一种常用的电解质补充剂，主要用于纠正代谢性酸中毒、碱化尿液等。其制备原

理是将碳酸氢钠溶解于注射用水中，经过过滤、灌封和灭菌等工艺，制成无菌、澄明的注射液。碳酸氢钠在水中溶解后，可释放出碳酸氢根离子，调节体内酸碱平衡。

【实训内容】

1. 制剂处方

R

碳酸氢钠	5g
依地酸二钠	0.1g
注射用水加至	1000ml

2. 器材设备 烧杯（500ml、1000ml）、玻璃棒、漏斗、0.45μm 微孔滤膜、1000ml 容量瓶、电子天平（精度 0.01g）、超声波清洗器、高压蒸汽灭菌器、无菌操作台、注射液灌封设备（可选用简易手动灌封装置）、量筒（量入式）。

3. 试剂试药 碳酸氢钠（注射用级）、依地酸二钠（注射用级）、注射用水。

4. 制备工艺

（1）称量 使用电子天平准确称取 5.0g 碳酸氢钠，置于干净的烧杯中。

（2）溶解 向烧杯中加入约 800ml 注射用水，用玻璃棒搅拌使碳酸氢钠完全溶解。必要时可使用超声波清洗器辅助溶解，但需注意控制时间和温度，避免溶液过热。

（3）过滤 将溶解好的溶液通过 0.45μm 微孔滤膜过滤，去除可能存在的微粒杂质，确保溶液澄明。

（4）定容 将过滤后的溶液转移至 1000ml 容量瓶中。

（5）灌封 在无菌操作台内，使用注射液灌封设备将溶液灌装至安瓿瓶或输液袋中，每瓶（袋）装量根据需要设定（100ml），并进行封口。

（6）灭菌 将灌封好的注射液置于高压蒸汽灭菌器中，105℃热压灭菌 30 分钟，灭菌后自然冷却至室温 2 小时以上再开启灭菌柜取出。

（7）制剂通则和特性检查 外观澄明，无可见异物；pH 为 7.5～8.5；溶液无菌。

【制备流程】

称量→溶解→过滤→定容→灌封→灭菌→质检。

【注意事项】

1. 实验过程中需严格遵守无菌操作规范，所有操作应在无菌操作台内进行。

2. 碳酸氢钠溶解时需充分搅拌，确保完全溶解，避免溶液浑浊。

3. 过滤时应选择合适的滤膜孔径，确保溶液澄明度。

4. 灌封过程中注意控制灌装量的准确性，避免装量差异过大。

5. 灭菌时间和温度需严格按照规定执行，避免过度灭菌影响药品质量。

6. 碳酸氢钠注射液为灭菌水溶液，在加热灭菌时易分解生成碳酸钠和二氧化碳，使该注射液 pH 升高，对注射的机体产生刺激甚至溶血作用，因此在配制碳酸氢钠注射液时要充入二氧化碳，控制溶液 pH 7.8～8.0，灭菌后 pH 略上升，仍可符合《中国药典》规定的 pH 7.5～8.5。

7. 碳酸氢钠注射液对玻璃的腐蚀性较大，玻璃中的钙离子、镁离子能与碳酸氢钠反应生成沉淀，常在灭菌或久置后产生白点或白块，在碳酸氢钠注射液中加入 0.01% 依地酸二钠可有效控制可见异物检查。

【考核标准】

项目	考核内容	分值	评分标准	实际得分
实验准备	着装仪表符合要求	5	未穿实训服、未戴头帽、未戴手套、露出发须、佩戴饰品化妆、穿拖鞋，每项扣1分，最多扣5分	
	器具安全检查、洗净消毒	5	完成器具洁净消毒，每项扣3分，最多扣5分	
制备过程	溶解、过滤、灌封、灭菌操作规范，溶液澄明，无菌操作规范	45	每项操作不规范扣5分，最多扣25分；溶液不澄明，扣10分；灭菌不规范，扣10分	
制剂特性检查	外观、pH值、无菌检查符合要求	15	每项不符合要求扣5分，最多扣15分	
实验报告	实验报告内容完整，数据准确，分析合理	15	报告不完整，扣5分；数据错误，扣5分；分析不合理，扣5分	
实验纪律	实验过程中遵守纪律，操作安全，实验结束后清理台面	15	违反纪律，扣5分；操作不安全，扣5分；未清理台面，扣5分	
合计		100		

【注射液通则和特性检查】

1. 外观 溶液澄明，无可见异物，色泽均匀。

（1）操作过程

（2）结果记录

（3）药品判定 此项检查＿＿＿＿＿＿规定。

2. pH值检查 用pH计测定，范围7.5～8.5。

（1）操作过程

（2）结果记录

（3）药品判定 此项检查＿＿＿＿＿＿规定。

3. 无菌检查 按照药典规定方法进行无菌检查，结果应为无菌。

（1）操作过程

（2）结果记录

（3）药品判定 此项检查＿＿＿＿＿＿规定。

4. 渗透压摩尔浓度 测定毫摩尔渗透压（参考值：285～310mOsmol/kg）。

（1）操作过程

（2）结果记录

（3）药品判定 此项检查＿＿＿＿＿＿规定。

5. 装量 取碳酸氢钠注射液1瓶，开启注意避免损失，然后注入经标化的100ml量入式量筒，在室温下检视，不得少于其标示装量100ml。

（1）操作过程

（2）结果记录

（3）药品判定 此项检查＿＿＿＿＿＿规定。

【碳酸氢钠注射液包装与贮藏】

1. 包装 无菌条件下分装至安瓿瓶或输液袋，密封。

2. 贮藏 灭菌后阴凉处密闭保存，避免阳光直射。

重点小结

答案解析

操作题要

一、单选题

1. 碳酸氢钠注射液灭菌条件为
   A. 100℃，30分钟　B. 105℃，30分钟　　　C. 115℃，5分钟　　　D. 130℃，5分钟

2. 下列包装材料适合用于遮光贮藏碳酸氢钠注射液的是
   A. 透明玻璃安瓿　　B. 棕色玻璃安瓿　　　C. 无色聚乙烯袋　　　D. 普通塑料瓶

3. 碳酸氢钠注射液的 pH 范围应为
   A. 3.2～6.5　　　　B. 4.5～7.0　　　　　C. 6.0～8.5　　　　　D. 7.5～8.5

4. 精滤碳酸氢钠溶液时，滤膜孔径应选择
   A. 0.22μm　　　　　B. 0.45μm　　　　　C. 1.0μm　　　　　　D. 5.0μm

5. 下列不属于碳酸氢钠注射液外观的是
   A. 溶液澄明无异物 B. 无色　　　　　　　C. 有悬浮物　　　　　D. 色泽明亮

6. 碳酸氢钠注射液的保存
   A. 密闭，避免阳光直射，防冻　　　　　　C. 可吸潮　　　　　　D. 湿润条件

二、判断题（答案正确时用 T 表示，答案错误时用 F 表示）

1. 碳酸氢钠注射液灭菌后需立即冷却至0℃以保持稳定性。
2. 灌封操作可在任意环境下进行。
3. 碳酸氢钠注射液若出现轻微浑浊，可继续使用。

三、简答题

简述碳酸氢钠注射液制备流程中的关键控制点及注意事项。

项目二十一 营养型输液的制备

任务一 葡萄糖注射液的制备操作

【实训目的】

1. 掌握 葡萄糖注射液的处方组成、制备原理及工艺流程。

2. 熟悉 溶液过滤、灌装、高压灭菌等关键操作技术。

3. 了解 注射剂的质量控制标准及稳定性评价方法。

4. 学会 葡萄糖注射液的制备技术。

【质量要求】

葡萄糖注射液外观为无色澄明液体，无可见异物；pH 为 3.2~6.5；含葡萄糖应为标示量的 95.0%~105.0%，无菌、无热原。

【实训原理】

葡萄糖注射液为灭菌水溶液，以葡萄糖为主药，注射用水为溶剂，通过溶解、过滤、灭菌等工艺制备。活性炭可吸附热原及杂质，调节 pH 值可提高溶液稳定性，高压湿热灭菌确保无菌性。

【实训内容】

1. 制剂处方

R

葡萄糖（注射用）	50g
活性炭（注射用）	1g
注射用水加至	1000ml

2. 器材设备 电子天平、磁力搅拌器、0.22μm 微孔滤膜及过滤器、高压灭菌锅、pH 计、安瓿瓶或输液瓶（50ml）、量筒、烧杯、注射器（50ml）、电热套、量筒（量入式）。

3. 试剂试药 葡萄糖（注射用）、活性炭（注射用）、盐酸（0.1mol/L）、氢氧化钠（0.1mol/L）、注射用水。

4. 制备工艺

（1）称量与溶解 称取葡萄糖 50g，加入约 100ml 煮沸的注射用水，搅拌至完全溶解，使成 55% 左右的浓溶液，加 1% 盐酸溶液调节 pH 为 3.8~4.0。加入 0.1g 活性炭，搅拌加热煮沸 30 分钟。

（2）过滤与调 pH 上述溶液保持在 45~50℃，用 0.22μm 微孔滤膜过滤，去除活性炭及不溶物。测定滤液 pH 值，用盐酸或氢氧化钠调节 pH 至 3.8~4.0。

（3）补液与二次过滤 补加注射用水至 1000ml，再次过滤确保澄明度，再用盐酸或氢氧化钠调节 pH 至 3.2~6.5。

（4）灌装与封口 将药液分装至 50ml 安瓿瓶或输液瓶中，熔封或加胶塞密封。

（5）灭菌 115.5℃ 热压湿热灭菌 30 分钟，冷却后取出。

【制备流程】

称量溶解→吸附过滤→调 pH→补液定容→灌装→灭菌→质检。

【注意事项】

1. 全程在洁净台中进行，器具需预先灭菌。

2. 溶解葡萄糖时水温不宜超过 100℃，避免葡萄糖焦化。

3. 使用吸附后需彻底过滤，避免残留炭粒。

4. 灭菌时间严格控制在 30 分钟，避免高温破坏药液稳定性。

5. 浓配法和用 1% 盐酸溶液调节 pH，是中和胶粒上的电荷；加热煮沸是使糊精水解、蛋白质凝聚，与加入的活性炭吸附，滤过出去。

6. 葡萄糖注射液加热温度过高、加热时间过长会产生 5 – HMF，其再进一步分解乙酰丙酸和甲酸，同时聚合为聚合物。所以为了避免变色，要严格控制灭菌温度和时间，调 pH 为 3.8~4.0。

【考核标准】

项目	考核内容	分值	评分标准	实际得分
实验准备	着装仪表符合要求	5	未穿实训服、未戴头帽、未戴手套、露出发须、佩戴饰品化妆、穿拖鞋，每项扣 1 分，最多扣 5 分	
	灭菌完成	5	灭菌不全，扣 5 分	
称量与溶解	称量准确，溶解温度控制规范	20	称量误差超出范围 ±5%，扣 10 分；水温超标，扣 10 分	
过滤与调 pH	过滤操作规范，pH 调节准确	20	未使用微孔滤膜，扣 10 分；pH 超限，扣 10 分	
灭菌与分装	罐装无菌，灭菌时间准确	20	药液外溅，扣 10 分；灭菌超时，扣 10 分	
成品质量	溶液澄明，pH 合格，无菌性达标	20	可见异物或 pH 超限，扣 10 分；微生物检测阳性，扣 10 分	
实验记录	数据记录完整，台面整洁	10	记录缺失，扣 5 分；操作台脏乱，扣 5 分	
合计		100		

【注射剂通则和特性检查】

1. 外观 肉眼观察葡萄糖注射液为无色澄明液体。

（1）操作过程

（2）结果记录

（3）药品判定 此项检查_____规定。

2. pH 检查 用 pH 计测定，葡萄糖注射液 pH 应为 3.2~6.5。

（1）操作过程

（2）结果记录

（3）药品判定 此项检查_____规定。

3. 无菌检查 按照药典规定方法进行无菌检查，葡萄糖注射液应为无菌。

（1）操作过程

（2）结果记录

（3）药品判定 此项检查_____规定。

4. 渗透压摩尔浓度 测定毫摩尔渗透压（参考值：285～310mOsmol/kg）。

（1）操作过程

（2）结果记录

（3）药品判定 此项检查_____规定。

5. 最低装量 取葡萄糖注射液1瓶，开启注意避免损失，然后注入经标化的100ml量入式量筒，在室温下检视，不得少于其标示装量100ml。

（1）操作过程

（2）结果记录

（3）药品判定 此项检查_____规定。

【葡萄糖注射液包装与贮藏】

1. 包装 无菌条件下分装至安瓿瓶或输液袋，密封避光。

2. 贮藏 25℃以下阴凉处密闭保存，避免冷冻。

【相关理论知识】

（一）营养型输液的定义与分类

1. 定义 营养型输液是指通过静脉途径为患者提供能量、必需营养素（如葡萄糖、脂肪、氨基酸、电解质及维生素等）的灭菌溶液，用于纠正或预防营养不良，维持机体代谢平衡。

2. 分类

（1）能量型输液 以葡萄糖为主要成分，提供快速能量。

（2）脂肪乳型输液 含脂肪乳剂，提供必需脂肪酸和能量。

（3）氨基酸型输液 含必需氨基酸和非必需氨基酸，用于蛋白质合成。

（4）复合型输液 多种营养素混合，如葡萄糖－氨基酸－脂肪乳三腔袋输液。

（二）主要成分及其作用

1. 葡萄糖

（1）作用 快速供能，维持血糖水平，减少蛋白质分解。

（2）稳定性 高温或碱性条件下易分解生成5－羟甲基糠醛（5－HMF），需控制pH（3.2～6.5）及灭菌时间。

2. 脂肪乳

（1）组成 大豆油、卵磷脂（乳化剂）、甘油（等渗调节剂）。

（2）作用 提供必需脂肪酸（如亚油酸）和长效能量（9kcal/g）。

（3）稳定性 需高压均质（50MPa）形成粒径＜1μm的乳滴，避免脂肪微粒聚集。

3. 氨基酸

（1）作用 促进蛋白质合成，纠正负氮平衡。

（2）配比 需符合人体必需氨基酸比例（如8种必需氨基酸＋非必需氨基酸）。

4. 电解质与维生素

作用 维持水电解质平衡，补充维生素缺乏（如氯化钠、碳酸氢钠、维生素B、维生素C）。

（三）制备工艺原理

1. 溶液型输液（如葡萄糖注射液）

（1）溶解与过滤 活性炭吸附热原，0.22μm微孔滤膜除菌。

（2）灭菌 115.5℃高压湿热灭菌30分钟，避免高温分解。

2. 乳剂型输液（如脂肪乳注射液）

（1）乳化技术　卵磷脂降低油水界面张力，高压均质形成稳定 O/W 型乳剂。

（2）灭菌　终端灭菌需严格控制时间，避免乳滴破裂。

3. 复合型输液

（1）分腔配制　不同成分分装于独立腔室，临用前混合以避免理化反应。

（2）关键控制点　无菌操作（洁净台环境、器具灭菌）；pH 调节；粒径控制（脂肪乳微粒需 <
1μm）。

（四） 质量控制标准

1. 理化指标

（1）外观　溶液澄明无可见异物，脂肪乳呈均匀乳白色。

（2）pH 值　符合《中国药典》规定范围。

（3）含量测定　葡萄糖注射液采用旋光法或 HPLC，脂肪乳注射液通过乳滴粒径分布检测。

2. 微生物指标

（1）无菌性　按药典方法培养，结果需为阴性。

（2）细菌内毒素　鲎试剂法检测，限值≤0.5EU/ml。

3. 稳定性试验

（1）离心试验　3000r/min 离心 15 分钟（脂肪乳无分层）。

（2）加速试验　40℃、相对湿度 75% 下放置 6 个月，成分无显著降解。

重点小结

答案解析

操作题要

一、单选题

1. 葡萄糖注射液的灭菌温度和时间应为
　　A. 100℃，30 分钟　　　　　　　　　　B. 121℃，15 分钟
　　C. 115.5℃，30 分钟　　　　　　　　　D. 130℃，10 分钟

2. 活性炭在制备葡萄糖注射液中的作用是
　　A. 调节 pH　　　　B. 吸附热原　　　　C. 增加溶解度　　　　D. 抗氧化

3. 葡萄糖注射液的 pH 应为
　　A. 3.2～6.5　　　　B. 6.0～8.5　　　　C. 7.0～7.5　　　　D. 8.0～9.0

4. 制备葡萄糖注射液时，以下操作顺序正确的是
　　A. 溶解→灭菌→过滤→灌装　　　　　　B. 溶解→过滤→调 pH→灌装→灭菌
　　C. 溶解→调 pH→灭菌→过滤→灌装　　　D. 溶解→过滤→灌装→灭菌

5. 葡萄糖注射液的质量检查项目中，不包括
　　A. 溶散时限　　　B. 澄明度　　　　C. 无菌性　　　　D. 热原检查

6. 葡萄糖注射液的贮藏条件是
　　A. 25℃以下密闭保存　　　　　　　　　B. 2～8℃冷藏
　　C. 室温长期保存　　　　　　　　　　　D. 冷冻保存

二、判断题（答案正确时用 T 表示，答案错误时用 F 表示）

1. 葡萄糖注射液灭菌后可直接在室温下长期保存。

2. 活性炭在葡萄糖注射液制备中用于调节溶液的 pH 值。

3. 葡萄糖注射液灭菌时间若超过 30 分钟，可能导致葡萄糖分解生成 5－羟甲基糠醛（5－HMF）。

三、简答题

简述高压灭菌对葡萄糖稳定性的影响及控制措施。

任务二 脂肪乳注射液（C$_{14\sim24}$）的制备操作

【实训目的】

1. 掌握 脂肪乳注射液的处方组成和制备原理及工艺流程。

2. 熟悉 均质化、高压灭菌等关键操作技术。

3. 了解 脂肪乳注射液的质量控制标准及稳定性评价方法。

4. 学会 脂肪乳注射液的制备，为进入药厂或药品相关行业打下基础。

【质量要求】

脂肪乳注射液外观应表面无油滴，静置时不分层，振摇后不挂壁。脂肪乳所用乳化剂需要满足无毒、无刺激性、无溶血、无过敏反应、无热原，且具有较好的生物相容性等条件。静脉用乳状液型注射液中90%的乳滴粒径应在1μm以下，除另有规定外，不得有大于5μm的乳滴。要求脂肪乳注射液物理稳定性好、安全性高、载药量高。

【实训原理】

脂肪乳注射液为水包油（O/W）型乳剂，以卵磷脂或泊洛沙姆为乳化剂，甘油为等渗调节剂，通过高压均质和灭菌工艺制成。乳化剂降低油水界面张力，形成稳定微粒乳化膜；高压灭菌确保无菌性，同时需避免高温破坏卵磷脂结构。

【实训内容】

1. 制剂处方

R

注射用大豆油（注射用）	100g
蛋黄卵磷脂（注射用）	12g
甘油（注射用）	22g
注射用水	适量
共制	1000ml

2. 器材设备 实验型高压均质机（乳匀机）、高速剪切仪（如高速组织捣碎机）、激光粒度分析仪、电子分析天平、水浴超声仪、圆底烧瓶、玻璃棒、烧杯、量筒、0.45μm无菌微孔滤膜、玻璃瓶、橡胶塞、铝盖、旋转高压灭菌器、量筒（量入式）。

3. 试剂试药 注射用大豆油、卵磷脂、注射用甘油、注射用水、氢氧化钠。

4. 制备工艺

（1）取3g卵磷脂和25g注射用大豆油，在氮气流下加入圆底烧瓶；60℃水浴超声使卵磷脂完全溶解于注射用大豆油中，用0.2μm微孔滤膜滤过，制得油相。

（2）取5.5g注射用甘油，置于烧杯中，加入250ml注射用水，搅拌均匀，用0.2μm微孔滤膜滤过，制得水相。

（3）搅拌下将油相恒速加入水相中，使用高速剪切仪在10000r/min的条件下剪切1分钟，形成粗乳。将乳剂继续转入高压乳匀机中，设定压力 600Pa，高压均质循环 6 次，在氮气流下，再经 0.45μm 无菌微孔滤膜除菌，即得营养型脂肪乳注射液。

（4）用 0.1mol/L 的 NaOH 溶液调节乳剂 pH 至 6.0～8.5。

（5）将制得的脂肪乳注射液分别灌装于 100ml【100ml：10g（大豆油）：1.2g 卵磷脂】玻璃瓶中，充氮气，加橡胶塞及压铝盖。经旋转高压灭菌器 121℃灭菌 20 分钟，冷却，于 2～25℃储存，不可冰冻，否则油滴会变大。

【制备流程】

制得油相→制得水相→形成粗乳→高压均质循环→调 pH→无菌过滤→分装灭菌。

【注意事项】

1. 制备粗乳时，应保证有足够大的剪切力，确保粗乳形成，不出现油水分层。

2. 卵磷脂存在相转化温度，在卵磷脂相转化温度附近制备的脂肪乳粒径较小且粒度分散更均匀，分散体系更稳定。但随着温度越高，磷脂氧化速度变快，同时增加体系动能，乳滴更易聚集，因此，制备过程中温度不能过高。

3. 均质压力过高可能导致乳滴破裂，需逐步调整。

4. 脂肪乳通常选用植物油为大豆油、橄榄油、红花油等，所用油必须符合注射用油质量控制标准。

5. 全程在洁净台中进行，器具需预先灭菌。

6. 本品为 O/W 乳剂，体积小，供能强，是一种高能量肠外营养液。1L 20% 静脉注射脂肪乳供热量相当于 10L 5% 葡萄糖注射液供热量。静脉注射乳剂的乳化剂有卵磷脂、大豆磷脂和泊洛沙姆 188 等，卵磷脂最好，国内多采用大豆磷脂。处方中可以加稳定剂油酸钠，甘油为等渗调节剂。

7. 为了保证产品的质量稳定，整个操作过程应在氮气流下进行。

【考核标准】

项目	考核内容	分值	评分标准	实际得分
实验准备	着装仪表符合要求	5	未穿实训服、未戴头帽、未戴手套、露出发须、佩戴饰品化妆、穿拖鞋，每项扣 1 分，最多扣 5 分	
	器具灭菌完成	5	灭菌不全，扣 5 分	
称量与配制	称量准确，油相水相加热规范	20	物料称量误差 >±5%，扣 10 分；加热温度超标 60℃，扣 10 分	
均质操作	均质压力与次数符合要求	20	乳化压力或次数不足，扣 10 分；未记录参数，扣 10 分	
灭菌与分装	过滤分装无菌，灭菌时间准确	20	未用 0.2μm 微孔滤膜过滤，扣 10 分；灭菌超时，扣 10 分	
成品质量	乳液均匀，pH 合格，无菌性达标	20	分层或 pH 超限，扣 10 分；微生物检测阳性，扣 10 分	
实验记录	数据记录完整，台面整洁	10	记录缺失，扣 5 分；操作台脏乱，扣 5 分	
合计		100		

【乳剂输液通则和特性检查】

1. 外观　肉眼观察脂肪乳注射液应为均匀白色乳状液体。

（1）操作过程

（2）结果记录

（3）药品判定　此项检查_____规定。

2. 粒径检测 取脂肪乳注射液，用激光粒度仪测定，90% 的乳滴粒径应在 1 μm 以下，除另有规定外，不得有大于 5 μm 的乳滴。

（1）操作过程

（2）结果记录

（3）药品判定 此项检查_____规定。

3. pH 检查 用 pH 计测定，脂肪乳注射液 pH 为 6.0 ~ 8.5。

（1）操作过程

（2）结果记录

（3）药品判定 此项检查_____规定。

4. 无菌试验 按《中国药典》方法进行培养，脂肪乳注射液结果应为阴性。

（1）操作过程

（2）结果记录

（3）药品判定 此项检查_____规定。

5. 离心试验 3000r/min 离心 15 分钟，脂肪乳注射液无油层析出。

（1）操作过程

（2）结果记录

（3）药品判定 此项检查_____规定。

【脂肪乳注射液包装与贮藏】

1. 包装 无菌条件下分装至玻璃瓶或塑料输液袋，充氮密封。

2. 贮藏 25℃ 以下避光密封保存，避免冷冻。

重点小结

答案解析

操作题要

一、单选题

1. 脂肪乳注射液灭菌温度和时间应为

　　A. 100℃，30 分钟　B. 121℃，20 分钟　　　　C. 115℃，20 分钟　　　D. 130℃，10 分钟

2. 脂肪乳注射液的粒径要求中，90% 以上的微粒应小于

　　A. 1 μm　　　　　　　B. 500nm　　　　　　　C. 100nm　　　　　　　D. 5 μm

3. 脂肪乳注射液的乳化剂是

　　A. 甘油　　　　　　　B. 卵磷脂　　　　　　　C. 大豆油　　　　　　　D. 氯化钠

4. 脂肪乳注射液制备油相时，卵磷脂的溶解温度应控制在

　　A. 室温（25℃）内　B. 40℃ 内　　　　　　　C. 60℃ 内　　　　　　　D. 80℃ 内

5. 脂肪乳注射液离心试验的转速和时间分别为

　　A. 2000r/min，10 分钟　　　　　　　　　　　B. 1500r/min，5 分钟

　　C. 4000r/min，20 分钟　　　　　　　　　　　D. 3000r/min，15 分钟

6. 脂肪乳注射液的外观要求为

　　A. 均匀乳白色液体　　　　　　　　　　　　　B. 浑浊乳白色液体

　　C. 透明无色　　　　　　　　　　　　　　　　D. 颗粒状

二、判断题（答案正确时用 T 表示，答案错误时用 F 表示）

1. 卵磷脂在脂肪乳注射液中主要起等渗调节作用。

2. 脂肪乳注射液灭菌后可直接在室温下长期保存。

3. 脂肪乳注射液制备过程要求均质压力。

三、简答题

简述高压均质在脂肪乳注射液制备中的作用。

项目二十二 胶体型和含药输液的制备

任务一 右旋糖酐 70 氯化钠注射液的制备操作

【实训目的】

1. **掌握** 右旋糖酐 70 氯化钠注射液的概念、特点及制备方法。
2. **熟悉** 胶体型输液的制备工艺流程及质量控制要点。
3. **了解** 右旋糖酐 70 氯化钠的理化性质及其在临床中的应用。
4. **学会** 右旋糖酐 70 氯化钠注射液的制备技术，为未来从事药物制剂工作打下基础。

【质量要求】

右旋糖酐 70 氯化钠注射液外观为无色或微黄色的澄明液体，无可见异物；pH 为 4.0 ~ 7.0；右旋糖酐 70 氯化钠注射液含量应符合标示量的 95.0% ~ 105.0%，溶液无菌。

【实训原理】

右旋糖酐 70 氯化钠注射液是一种高分子多糖，具有良好的扩容作用，常用于治疗低血容量性休克。右旋糖酐 70 氯化钠注射液是通过将右旋糖酐 70、氯化钠溶解于注射用水中，经过滤、灌装、灭菌等步骤制备而成的胶体型输液。其制备过程中需严格控制溶液的 pH 值、右旋糖酐 70 的相对分子质量及无菌条件，以确保制剂的安全性和有效性。

【实训内容】

1. 制剂处方

R

右旋糖酐 70	60g
氯化钠	9g
注射用水加至	1000ml

2. 器材设备 电子天平、磁力搅拌器、无菌玻璃容器、0.22μm 微孔滤膜、输液瓶（500ml）、无菌灌装设备、pH 计、温度计、量筒（量入式）。

3. 试剂试药 右旋糖酐 70（主药）、注射用水、氯化钠（等渗调节剂）、盐酸（用于调节 pH）、氢氧化钠（用于调节 pH）。

4. 制备工艺

（1）称取右旋糖酐 70 60g 和氯化钠 9g，置于无菌玻璃容器中。

（2）加入适量注射用水，磁力搅拌至右旋糖酐 70 完全溶解（避免剧烈搅拌引入气泡）。

（3）用盐酸或氢氧化钠调节溶液的 pH 至 5.0 ~ 6.0。

（4）补加注射用水至 1000ml，继续搅拌至溶液均匀，调 pH 至 4.0 ~ 7.0。

（5）用 0.22μm 微孔滤膜过滤溶液，除去不溶性杂质。

（6）将滤液灌装至无菌输液瓶中，每瓶 500ml（500ml：30g 右旋糖酐 70：4.5g 氯化钠），立即密封。

（7）过滤灭菌，因右旋糖酐 70 高温易降解，采用 0.22μm 微孔滤膜过滤除菌。

（8）冷却至室温，进行质量检查。

【制备流程】

称量溶解→调 pH→补液定容→过滤→灌装→灭菌→质检。

【注意事项】

1. 右旋糖酐 70 易吸湿，分子量较大，一般为 64000~76000，称量时应迅速操作，避免吸湿影响称量准确性。

2. 溶解右旋糖酐 70 时，应充分搅拌以确保完全溶解。

3. 调节 pH 时，应逐滴加入盐酸或氢氧化钠，避免 pH 波动过大。

4. 过滤时应使用 0.22μm 微孔滤膜，确保溶液无菌。

5. 灌装过程中应保持无菌操作，避免微生物污染。

6. 灭菌后应进行无菌检查和热原检查，确保制剂的安全性。

【考核标准】

项目	考核内容	分值	评分标准	实际得分
实验准备	着装仪表符合要求	5	工作服不洁、不整、戴首饰、化浓妆、戴耳环、披头散发等，每项不符合要求扣 1 分，最多扣 5 分	
	器具安全检查、洗净消毒	5	未完成器具洁净消毒，每项扣 3 分，最多扣 5 分	
	计算各成分取量正确	10	各成分量计算错误，每项扣 2 分，最多扣 5 分；不带单位或单位错误，扣 2 分，最多扣 5 分	
制剂配制	称量操作正确	25	（1）未按规定称量多称或少称、多称组分未按规定回收，每项扣 3 分，最多扣 5 分 （2）称量时核对不正确、取样不正确，每项扣 3 分，最多扣 5 分 （3）称量器具使用不正确，每项扣 3 分，最多扣 5 分 （4）称量不准确、不及时记录取体积、不给监视人核对，每次扣 3 分，最多扣 5 分 （5）称量组分有外散，每次扣 2~5 分，最多扣 5 分	
	制备右旋糖酐 70 氯化钠注射液规范	30	（1）制备容器选择不正确、多选少选一项，扣 5 分 （2）溶解方法不正确，扣 4 分 （3）未调节 pH 至 5.0~6.0，扣 4 分 （4）未补加注射用水至 1000ml，扣 4 分 （5）过滤方法不正确，扣 4 分 （6）灌装不规范，扣 3 分 （7）灭菌不规范，扣 3 分 （8）未进行质量检查，扣 3 分	
	操作熟练	15	（1）操作顺序错误、重做一次，扣 5 分 （2）规定时间内（15 分钟）未完成操作，扣 5 分 （3）仪器损坏，扣 5 分	
成品	溶液澄明	5	溶液不澄明，扣 5 分	
其他	遵守实训纪律和实验室规则	5	不遵守实训纪律和实验室规则，扣 5 分	
合计		100		

【胶体输液通则和特性检查】

1. 外观 右旋糖酐 70 氯化钠注射液为无色，稍带黏性的澄明液体，有时显轻微的乳光，无可见异物。

（1）操作过程

（2）结果记录

（3）药品判定　此项检查＿＿＿＿＿＿＿规定。

2. pH 值检查　右旋糖酐 70 氯化钠注射液 pH 应为 4.0 ~ 7.0。

（1）操作过程

（2）结果记录

（3）药品判定　此项检查＿＿＿＿＿＿＿规定。

3. 无菌检查　右旋糖酐 70 氯化钠应符合《中国药典》无菌检查法的规定。

（1）操作过程

（2）结果记录

（3）药品判定　此项检查＿＿＿＿＿＿＿规定。

4. 热原检查　右旋糖酐 70 氯化钠注射液应符合《中国药典》热原检查法的规定。

（1）操作过程

（2）结果记录

（3）药品判定　此项检查＿＿＿＿＿＿＿规定。

5. 渗透压摩尔浓度　测定毫摩尔渗透压（参考值：285 ~ 310mOsmol/kg）。

（1）操作过程

（2）结果记录

（3）药品判定　此项检查＿＿＿＿＿＿＿规定。

6. 最低装量　取右旋糖酐 70 氯化钠注射液 1 瓶，开启注意避免损失，然后注入经标化的 500ml 量入式量筒，在室温下检视，不得少于其标示装量 500ml。

（1）操作过程

（2）结果记录

（3）药品判定　此项检查＿＿＿＿＿＿＿规定。

【右旋糖酐 70 氯化钠注射液包装与贮藏】

1. 包装　无菌输液瓶，密闭。

2. 贮藏　阴凉、密闭干燥处保存，避免阳光直射。

【相关理论知识】

（一）定义与分类

1. 胶体型输液

（1）定义　以高分子物质（如右旋糖酐、羟乙基淀粉等）为主要成分的胶体溶液，通过增加血浆渗透压，维持血容量，用于治疗低血容量性休克或改善微循环。

（2）分类

1）血浆代用品　如右旋糖酐注射液、羟乙基淀粉氯化钠注射液。

2）营养型胶体溶液　如脂肪乳注射液（兼具胶体与营养功能）。

2. 含药输液

（1）定义　将治疗性药物溶解或分散于适宜溶剂中制成的无菌注射液，直接通过静脉给药发挥药理作用。

（2）分类

1）电解质型　如氯化钠注射液、碳酸氢钠注射液。

2）治疗型　如甲硝唑注射液（抗厌氧菌）、葡萄糖酸钙注射液（补钙）。

（二）　制备原理

1. 胶体型输液的稳定性原理

（1）高分子物质的分散性　通过控制相对分子质量（如右旋糖酐平均相对分子质量为 4 万 ~ 7 万）和浓度（6% ~ 10%），形成稳定的胶体分散体系。

（2）渗透压调节　与人体血浆等渗（平均约为 300mOsmol/kg），避免红细胞溶血。

$$毫渗透压摩尔浓度（mOsmol/kg）= \frac{每千克溶剂中溶解的溶质克数}{分子量} \times n \times 1000$$

式中，n 为溶质分子溶解或解离时形成的粒子数。在理想溶液中，例如右旋糖酐 $n = 1$，碳酸氢钠 $n = 2$，氯化钙 $n = 3$，枸橼酸钠 $n = 4$，硫酸镁 $n = 2$。

2. 含药输液的溶解与稳定性

（1）药物溶解性　选择适宜溶剂（如注射用水、生理盐水）和助溶剂（如丙二醇）。

（2）pH 调节　通过稀盐酸或氢氧化钠调节至药物稳定范围。

（3）抗氧化处理　对光、氧敏感的药物需添加抗氧剂（如亚硫酸氢钠）或避光操作。

（三）　关键步骤

1. 原料处理

（1）胶体型　高分子物质需预先过筛（80 ~ 100 目）避免结块。

（2）含药型　主药与辅料（如氯化钠）需符合药典纯度标准。

2. 溶解与分散

（1）胶体型　高分子物质需缓慢加入注射用水，磁力搅拌至完全溶解（避免剧烈搅拌引入气泡）。

（2）含药型　主药溶解后调节 pH，必要时采用活性炭吸附热原。

3. 过滤除菌　使用 0.22μm 微孔滤膜进行终端过滤，去除微生物及微粒。

4. 灭菌

（1）热压灭菌　适用于耐高温药物（126℃，15 分钟）。

（2）过滤灭菌　适用于热不稳定药物（如右旋糖酐需避免高温降解）。

（四）　无菌操作

胶体型和含药输液的制备需严格遵循无菌操作规范，核心内容如下。

1. 胶体稳定性　通过控制分子量、浓度和渗透压确保疗效与安全性。

2. 药物稳定性　优化 pH、溶剂及灭菌条件以维持药物活性。

3. 终端质量控制　澄明度、无菌性、热原检查为关键质检环节。

重点小结

答案解析

操作题要

一、单选题

1. 右旋糖酐 70 氯化钠注射液灭菌的常用方法是

    A. 热压灭菌（121℃，15 分钟）　　　　B. 过滤灭菌

    C. 流通蒸汽灭菌（100℃，30 分钟）　　D. 干热灭菌

2. 右旋糖酐 70 氯化钠注射液的贮藏条件应为

    A. 冷冻保存　　　　　　　　　　　　　B. 阴凉避光处，温度≤25℃

    C. 常温避光保存　　　　　　　　　　　D. 冷藏（2 ~ 8℃）

3. 制备右旋糖酐 70 氯化钠注射液时，过滤步骤使用的微孔滤膜孔径为

    A. 0.22μm   B. 0.45μm   C. 0.10μm   D. 0.50μm

4. 右旋糖酐 70 氯化钠注射液中加入氯化钠的主要作用是

    A. 调节渗透压   B. 增加药物溶解度

    C. 抑制微生物生长   D. 作为抗氧化剂

5. 右旋糖酐 70 氯化钠注射液外观为

    A. 黄色液体   B. 透明液体

    C. 无色浑浊   D. 无色，稍带黏性的澄明液体

6. 右旋糖酐 70 氯化钠注射液根据输液用途分类是

    A. 营养型   B. 电解质型   C. 胶体型   D. 含糖型

二、判断题

1. 右旋糖酐 70 氯化钠注射液制备时需使用高温灭菌以确保无菌性。

2. 右旋糖酐 70 氯化钠注射液配制后可直接暴露于强光下保存。

3. 制备右旋糖酐 70 氯化钠注射液时，灌装前需调节 pH 至 4.0～7.0。

三、简答题

简述右旋糖酐 70 氯化钠注射液的制备工艺流程。

任务二　甲硝唑注射液的制备操作

【实训目的】

1. **掌握**　注射剂的概念、分类及无菌操作的基本要求。
2. **熟悉**　甲硝唑注射液的处方设计原理及制备工艺流程。
3. **了解**　注射剂的质量控制标准及常见问题的解决方法。
4. **学会**　使用灭菌设备（如高压灭菌器、微孔滤膜过滤装置）的操作。

【质量要求】

甲硝唑注射液溶液外观应为无色至微黄色的澄明液体，无可见异物；溶液 pH 为 4.5～7.0；甲硝唑标示量为 93.0%～107.0%；无菌；无热原。

【实训原理】

甲硝唑注射液为抗厌氧菌及抗滴虫药物，需在无菌条件下制备。通过溶解、过滤、灭菌等步骤，确保药物成分均匀分散并符合注射剂的质量标准。

【实训内容】

1. 制剂处方

R

甲硝唑	5g
氯化钠	8.5g
注射用水加至	1000ml

2. 器材设备　电子天平、磁力搅拌器、微孔滤膜（0.22μm）滤器、无菌玻璃容器、无菌注射剂瓶（50ml）、高压灭菌器、pH 计、澄明度检测仪、热封机、量筒（量入式）。

3. 试剂试药　甲硝唑原料药（符合药典标准）、氯化钠、注射用水、稀盐酸（调节 pH 用）、氢氧化钠溶液（调节 pH 用）。

4. 制备工艺

（1）称量与溶解　准确称取甲硝唑 5.0g 和氯化钠 8.5g，置于无菌玻璃容器中；加入约 800ml 注射用水，加入 0.02%～0.05% 针用活性炭搅拌至完全溶解。

（2）调节 pH　用 pH 计检测溶液 pH，滴加稀盐酸或氢氧化钠溶液调节 pH 至 3.5～5.5。

（3）定容与过滤　补加注射用水至 1000ml，混匀；用 0.22μm 微孔滤膜过滤，除去微粒及微生物，调节 pH 为 4.5～7.0。

（4）灌装与封口　将滤液分装至无菌注射剂瓶中，每瓶 20ml∶100mg；立即用铝盖密封，避免污染。

（5）灭菌　采用热压灭菌法（115.5℃，30 分钟）或流通蒸汽灭菌（100℃，30 分钟）。

（6）质检与贴签　冷却后检查澄明度、pH 值及无菌性，合格后贴标签，注明批号、有效期。

【制备流程】

称量溶解→调 pH→定容过滤→灌装→灭菌→质检。

【注意事项】

1. 无菌操作。全程需在洁净工作台或无菌环境中进行，人员需穿戴无菌服、口罩及手套。

2. 过滤要求。微孔滤膜使用前需用注射用水冲洗，避免滤膜堵塞或污染。

3. 灭菌验证。灭菌后需进行生物指示剂测试，确保灭菌效果。

4. 避光储存。甲硝唑遇光易分解，成品需避光保存。

5. 处方中的氯化钠为等渗调节剂。

【考核标准】

项目	考核内容	分值	评分标准	实际得分
实验准备	着装仪表符合要求	5	工作服不洁、不整、戴首饰、化浓妆、戴耳环、披头散发等，每项不符合要求扣 1 分，最多扣 5 分	
	器具安全检查、洗净消毒	5	未完成器具洁净消毒，每项扣 3 分，最多扣 5 分	
称量操作	称量精确，误差≤±1%	15	称量不规范，扣 5 分；超过误差范围，扣 10 分	
pH 调节	pH 控制在 4.5～7.0	10	超范围，扣 10 分	
过滤与灌装	滤膜使用正确，灌装无泄漏	20	滤膜使用错误，扣 10 分；污染或泄漏，扣 10 分	
灭菌操作	灭菌参数准确，记录完整	15	参数错误，扣 10 分；记录不完整，扣 5 分	
成品质量	澄明度、pH、无菌检查合格	20	一项不合格扣 10 分，最多扣 20 分	
实验台面整理	操作台清洁，废料处理规范	10	操作台未整理，扣 5 分；废料处理不规范，扣 5 分	
合计		100		

【含药输液通则和特性检查】

1. 澄明度　照《中国药典》注射剂澄明度检查法，甲硝唑注射液为无色至橙黄色的澄明液体，无可见异物。

（1）操作过程

（2）结果记录

（3）药品判定　此项检查＿＿＿＿＿＿＿规定。

2. 无菌检查　按薄膜过滤法进行，甲硝唑注射液应无微生物生长。

（1）操作过程

（2）结果记录

（3）药品判定　此项检查_____规定。

3. 热原检查　家兔法或细菌内毒素法，甲硝唑注射液应符合规定。

（1）操作过程

（2）结果记录

（3）药品判定　此项检查_____规定。

4. 渗透压摩尔浓度　甲硝唑注射液测定毫摩尔渗透压（参考值：285～310mOsmol/kg）。

（1）操作过程

（2）结果记录

（3）药品判定　此项检查_____规定。

5. 最低装量　取甲硝唑注射液1瓶，开启注意避免损失，然后注入经标化的25ml量入式量筒，在室温下检视，不得少于其标示装量20ml。

（1）操作过程

（2）结果记录

（3）药品判定　此项检查_____规定。

【甲硝唑注射液包装与贮藏】

1. 包装　棕色安瓿瓶或避光注射剂瓶，密封保存。

2. 贮藏　阴凉避光处，温度不超过25℃。

重点小结

操作题要

答案解析

一、单选题

1. 甲硝唑注射液的灭菌条件通常为

　　A. 100℃，30分钟　　　　　　　　　　B. 115.5℃，30分钟

　　C. 80℃，60分钟　　　　　　　　　　D. 60℃，120分钟

2. 甲硝唑注射液的质量要求中，含量测定范围为标示量的

　　A. 90.0%～110.0%　　　　　　　　　B. 93.0%～107.0%

　　C. 85.0%～115.0%　　　　　　　　　D. 98.0%～102.0%

3. 调节甲硝唑注射液pH的目的是

　　A. 提高药物溶解度　　　　　　　　　B. 增强药物稳定性

　　C. 减少注射疼痛　　　　　　　　　　D. 以上均是

4. 制备甲硝唑注射液时，过滤步骤使用的微孔滤膜孔径为

　　A. 0.45μm　　　B. 0.10μm　　　　C. 0.22μm　　　D. 0.50μm

5. 甲硝唑注射液的贮藏条件要求是

　　A. 阴凉避光处，温度≤25℃　　　　　B. 常温避光保存

　　C. 冷藏保存（2～8℃）　　　　　　　D. 冷冻保存

6. 甲硝唑注射液的质量检查中，不包括

　　A. 澄明度　　　B. 热原检查　　　　C. 无菌性　　　D. 重金属含量

二、判断题

1. 甲硝唑注射液需避光保存以防止分解。

2. 甲硝唑注射液制备中使用的过滤方法是微孔滤膜孔径为 $0.22\mu m$ 的滤器，以确保无菌性。

3. 制备甲硝唑注射液时，灭菌后需进行生物指示剂测试以验证灭菌效果。

三、简答题

简述甲硝唑注射剂制备中过滤灭菌的适用范围及操作要点。

项目二十三 眼膏剂的制备

任务一 氧氟沙星眼膏的制备操作

【实训目的】

1. **掌握** 氧氟沙星眼膏的制备工艺及无菌操作要点。
2. **熟悉** 眼膏基质的灭菌处理和药物混合技巧。
3. **了解** 眼膏剂的质量检查项目及《中国药典》（2025 年版）标准。
4. **学会** 氧氟沙星眼膏制备过程中的质量控制方法，为从事相关制剂生产工作奠定基础。

【质量要求】

1. **外观** 均匀细腻，无颗粒、异物，色泽一致（淡黄色或黄色）。
2. **无菌** 不得检出金黄色葡萄球菌、铜绿假单胞菌。
3. **最低装量** 平均装量不少于标示装量，且每个容器装量不少于标示装量的 93%。

【实训原理】

氧氟沙星经粉碎过筛后，与灭菌基质熔合均匀，通过无菌分装制成半固体制剂，利用基质的物理特性实现药物缓释。

【实训内容】

1. 制剂处方

R

氧氟沙星	3g
凡士林	800g
羊毛脂	100g
液状石蜡	100g
共制	1000g

2. 器材设备 电子天平、药匙、称量纸、乳钵、不锈钢锅、电炉、水浴锅、玻璃棒、温度计、无菌分装器、眼膏管（5g 装）、镊子、剪刀、75% 乙醇棉球、无菌纱布、无菌工作服、口罩、帽子、手套、烧杯、干热灭菌器、乳匀机、显微镜。

3. 试剂试药 氧氟沙星、凡士林、羊毛脂、液状石蜡、75% 乙醇。

4. 制备工艺

（1）基质处理 凡士林、羊毛脂、液状石蜡混合，150℃ 干热灭菌 1~2 小时，冷却至 50℃，置于洁净区 B 级或相当于 B 级。

（2）乳钵 150℃ 干热灭菌 1~2 小时，冷却至 50℃，置于洁净区 B 级或相当于 B 级。

（3）药物处理 氧氟沙星粉碎过 150~200 目筛（八九号筛组合），置无菌乳钵中。

（4）混合操作 取少量温基质与药物研匀，分次加入剩余基质，单向研磨至无颗粒（等量递加法）。大量生产时用乳匀机制备。

（5）无菌分装　分装器灭菌后，在无菌室或无菌柜相当于 A 级洁净区，分装每支眼膏管装量 5g，密封，质检、贴签。

【制备流程】

基质处理（加热熔融、灭菌、冷却）→药物准备（称量、研细）→混合（基质与药物搅拌均匀）→无菌分装→质量检查→包装。

【注意事项】

1. 整个制备过程应在无菌环境下进行，操作人员需穿戴无菌工作服、口罩、帽子和手套，使用的器材设备需提前灭菌处理。

2. 加热基质时要注意火候，避免基质过热炭化，影响眼膏质量。

3. 称取药物和基质时，要严格按照处方量准确称量，称量后及时清理称量工具，防止交叉污染。

4. 搅拌药物与基质时，动作要迅速、均匀，确保药物分散均匀，避免出现药物聚集或颗粒不均匀的情况。

5. 分装过程中，要注意眼膏管的清洁和干燥，避免水分或杂质混入眼膏中。

6. 制备过程中若出现异常情况，如药物结块、基质分层等，应及时分析原因并采取相应措施处理。

【考核标准】

项目	考核内容	分值	评分标准	实际得分
实验准备	着装仪表符合要求	5	未穿实训服、未戴头帽、未戴手套、露出发须、佩戴饰品、化妆、穿拖鞋，每项扣 1 分，最多扣 5 分	
	器材设备灭菌处理	5	设备未灭菌或灭菌不彻底，每项扣 3 分，最多扣 5 分	
制剂配制	计算各成分取量正确	10	成分量计算错误，每项扣 2 分，最多扣 5 分；单位错误，扣 2 分，最多扣 5 分	
	称量操作正确	10	（1）未按规定称量、称量器具使用不当、称量不及时记录等，每项扣 3 分，最多扣 5 分 （2）称量组分外散，每次扣 2 分，最多扣 5 分	
	制备氧氟沙星眼膏规范	25	（1）基质处理方法错误、药物未研极细粉、混合不均匀、分装操作不规范等，每项扣 2 分，最多扣 10 分 （2）制备容器选择不当，扣 5 分 （3）未进行无菌操作，扣 10 分	
	操作熟练	20	（1）操作欠熟练，扣 5 分 （2）操作顺序错误、重做一次，扣 5 分 （3）规定时间内（30 分钟）未完成操作，扣 5 分 （4）仪器损坏，扣 5 分	
	产品回收	5	未按要求规定回收眼膏，扣 5 分	
	操作台面整洁	5	（1）操作途中不整洁，扣 2 分 （2）制备结束后不整理桌面或不复位器具，扣 3 分	
成品	成品质量检查合格	10	外观、装量、无菌、粒度等检查不合格，每项扣 3 分，最多扣 10 分	
其他	遵守实训纪律和实验室规则，服从安排	5	制备过程中喧哗、不服从安排、浪费材料等情况，每项扣 1 分，最多扣 5 分	
合计		100		

【眼膏剂通则和特性检查】

1. 外观　氧氟沙星眼膏为白色至黄色软膏或几乎无色至淡黄色凝胶型基质软膏。自然光下观察质地、色泽均匀。

（1）操作过程

（2）结果记录

（3）药品判定　此项检查_____规定。

2. 粒度　取 3 个容器的氧氟沙星眼膏，将内容物全部挤于适宜的容器中，搅拌均匀，取 3mg 氧氟沙星眼膏（或相当于主药 10μg）置于载玻片上，涂成薄层，薄层面积相当于盖玻片面积，共涂 3 片；照粒度和粒度分布测定法（通则 0982 第一法）测定，每个涂片中大于 50μm 的粒子不得过 2 个，且不得检出大于 90μm 的粒子。

（1）操作过程

（2）结果记录

（3）药品判定　此项检查_____规定。

3. 无菌　按《中国药典》无菌检查法操作应无菌。

（1）操作过程

（2）结果记录

（3）药品判定　此项检查_____规定。

4. 装量　重量法　取氧氟沙星眼膏 5 个，除去外盖和标签，容器外壁用 75% 乙醇清洁并干燥，分别精密称定重量，除去内容物，容器用 75% 乙醇洗净并干燥，再分别精密称定空容器的重量，求出每个容器内容物的装量与平均装量，均不少于 4.65g。如有 1 个容器装量不符合规定，则另取 5 个复试，应全部符合规定。

（1）操作过程

（2）结果记录

（3）药品判定　此项检查_____规定。

【氧氟沙星眼膏包装与贮藏】

1. 包装　氧氟沙星眼膏采用眼膏管包装，包装应严密，防止污染。

2. 贮藏　遮光，密封，在阴凉干燥处保存。

【相关理论知识】

（一）基质

眼膏剂常用的基质主要有凡士林、羊毛脂、液状石蜡。凡士林性质稳定，无刺激性，但吸水性差；羊毛脂吸水性强，能使眼膏与泪液更好地混合；液状石蜡可调节基质的稠度，使眼膏易于涂布。三者按一定比例混合使用，可形成适宜的眼膏基质。

重点小结

（二）制备方法

眼膏剂的制备方法主要有研和法、熔和法。本次氧氟沙星眼膏制备采用熔和法，先将基质加热熔融，再加入药物混合均匀。研和法适用于药物与基质均不易加热熔融的情况，将药物与基质在乳钵中研磨混合。

操作题要

一、单选题

1. 制备氧氟沙星眼膏时，基质干热灭菌的温度和时间通常是
　　A. 120℃，30 分钟　　　　　　　　B. 150℃，1～2 小时
　　C. 180℃，30 分钟　　　　　　　　D. 200℃，1 小时

2. 氧氟沙星眼膏制备中，若药物是水不溶性，应粉碎全过筛号是
　　A. 五号　　　　　　B. 六号　　　　　　C. 八号　　　　　　D. 九号

3. 氧氟沙星眼膏的包装材料通常选用
　　A. 塑料瓶　　　　　B. 玻璃安瓿　　　　C. 眼膏管　　　　　D. 铝箔袋

4. 制备氧氟沙星眼膏时，为保证均匀细腻，可选用的设备是
　　A. 小型粉碎机　　　B. 乳匀机　　　　　C. 离心机　　　　　D. 搅拌机

5. 氧氟沙星眼膏质量检查项中，不包括
　　A. 水分含量　　　　B. 无菌检查　　　　C. 粒度检查　　　　D. 装量检查

6. 制备氧氟沙星眼膏时，操作过程中使用的手套应为
　　A. 普通手套　　　　B. 一次性塑料手套　C. 无菌手套　　　　D. 橡胶手套

二、判断题（答案正确时用 T 表示，答案错误时用 F 表示）

1. 制备氧氟沙星眼膏时，基质无需灭菌处理也能保证眼膏质量。
2. 氧氟沙星若为水溶性药物，可直接与眼膏基质混合制备眼膏。
3. 制备氧氟沙星眼膏时，使用的所有器材设备只需清洗干净，不必进行灭菌。

三、简答题

制备氧氟沙星眼膏时，保证眼膏质量的关键操作有哪些？

任务二　红霉素眼膏的制备操作

【实训目的】

1. 掌握　眼膏剂的概念、特点、组成及制备方法；红霉素眼膏的制备工艺和操作要点；设备灭菌、分装设备的安全使用方法。

2. 熟悉　眼膏剂的制备流程、原辅料处理原则及无菌操作规范。

3. 了解　眼膏剂的成型原理及影响质量的关键因素。

4. 学会　红霉素眼膏的制备技术。

【质量要求】

1. 原料与基质要求　红霉素应为药用规格，粉碎后过九号筛（≤75μm），确保无颗粒感。眼膏基质（凡士林∶液状石蜡∶羊毛脂＝8∶1∶1）需经150℃干热灭菌1～2小时，不得检出微生物。

2. 成品质量标准　外观：均匀、细腻，无异物，色泽一致。安全性：无刺激性，无菌检查（不得检出金黄色葡萄球菌、铜绿假单胞菌）合格。物理检查：最低装量等符合《中国药典》规定。

【实训原理】

通过热熔法将红霉素极细粉与灭菌基质混合，形成均匀的半固体制剂。基质提供物理支撑，同时使

药物在眼部缓慢释放，发挥药效。

【实训内容】

1. 制剂处方

R

红霉素	0.5g（或 50 万 U）
液状石蜡	10g
凡士林	80g
羊毛脂	10g
共制	100g

2. 器材设备　干热灭菌箱、高压蒸汽灭菌锅、电子天平（0.01g）、乳钵、无菌分装器、眼膏管（5g/支）、不锈钢药匙、无菌工作服、口罩、手套、75% 乙醇棉球、显微镜。

3. 试剂试药　红霉素、眼膏基质（凡士林、液状石蜡、羊毛脂按 8∶1∶1 比例）、75% 乙醇、灭菌注射用水。

4. 制备工艺

（1）基质处理　按比例称取凡士林、液状石蜡、羊毛脂，置于不锈钢容器中。放入干热灭菌箱，150℃灭菌1.5小时，在无菌室冷却至室温备用。

（2）药物预处理　红霉素研细后过九号筛，确保粉末细腻。

（3）混合与成型　取少量灭菌基质加入无菌乳钵，分次加入红霉素极细粉，按同一方向研磨至均匀糊状。逐步加入剩余基质，充分研磨至无颗粒感。

（4）无菌分装　将混合好的眼膏通过无菌分装器注入眼膏管，每支装量5g。

（5）密封后贴签，注明品名、批号、规格。

【制备流程】

基质称量→干热灭菌→药物粉碎过筛→基质与药物研磨混合→无菌分装→质量检查→包装。

【注意事项】

1. 无菌操作　制备环境需符合 GMP 的 B 级洁净区要求，所有器具、容器均需灭菌。灌封区为 A 级洁净区。

2. 人员　操作人员需穿戴灭菌工作服、手套，避免直接接触物料。

3. 混合要点　研磨时按"等量递加法"操作，确保药物分散均匀。基质温度不宜过高，避免红霉素受热降解。

4. 质量控制　分装过程中随时检查装量差异，剔除重量不合格产品。成品需进行无菌检查和粒度测定（不得检出 >90μm 颗粒）。

【考核标准】

项目	考核内容	分值	评分标准	实际得分
实验准备	着装仪表符合要求	5	工作服不洁不整、戴首饰、化浓妆、戴耳环、披头散发等，每项扣1分，最多扣5分	
	器材设备灭菌处理	10	设备未灭菌或灭菌不彻底，每项扣3分，最多扣10分	

续表

项目	考核内容	分值	评分标准	实际得分
制剂配制	处方计算准确	5	剂量计算错误或单位错误，每项扣2分，最多扣5分	
	称量操作规范	25	（1）未按规定称量、多称或少称、多称组分未按规定回收，每项扣2分，最多扣5分 （2）称量时瓶签对应不正确、取样不正确，每项扣3分，最多扣5分 （3）称量器具使用不正确，每项扣3分，最多扣5分 （4）称量不准确、不及时记录、不给监视人核对，每次扣3分，最多扣5分 （5）称量组分有外散，每次扣1分，最多扣5分	
	制备红霉素眼膏规范	20	（1）制备容器选择错误，扣2分 （2）分装操作不规范，扣3分 （3）未遵循无菌操作，扣5分 （4）未进行质量检查，扣5分 （5）未包装，扣5分	
	操作熟练	15	（1）操作欠熟练，扣2分 （2）操作顺序错误、重做一次，扣5分 （3）规定时间内（30分钟）未完成操作，扣3分 （4）仪器损坏，每样扣2分，最多扣5分	
	产品回收	5	未按要求规定回收眼膏，扣5分	
	操作台面整洁	5	（1）操作途中不整洁，扣2分 （2）制备结束后不整理桌面或不复位器具，扣3分	
成品	成品质量检查合格	5	眼膏不均匀、有颗粒感等，扣5分	
其他	遵守实训纪律和实验室规则，服从安排	5	制备过程中喧哗、不服从安排、浪费材料等情况，每项扣1分，最多扣5分	
合计		100		

【眼膏剂通则和特性检查】

1. 外观 红霉素眼膏应为白色至黄色的软膏。取样品自然光下观察质地、色泽均匀细腻，无异物。
（1）操作过程
（2）结果记录
（3）药品判定 此项检查_____规定。

2. 无菌 按《中国药典》无菌检查法操作，红霉素眼膏应无菌。
（1）操作过程
（2）结果记录
（3）药品判定 此项检查_____规定。

3. 最低装量 重量法 取红霉素眼膏5支，除去外盖和标签，容器外壁用75%乙醇清洁并干燥，分别精密称定重量，除去内容物，容器用75%乙醇洗净并干燥，再分别精密称定空容器的重量，求出每个容器内容物的装量与平均装量，均不少于4.65g。如有1个容器装量不符合规定，则另取5个复试，应全部符合规定。
（1）操作过程
（2）结果记录
（3）药品判定 此项检查_____规定。

【红霉素眼膏的包装与贮藏】

1. 包装　采用眼膏管包装，密封严密。

2. 贮藏　密封，在阴凉干燥处（不超过20℃）保存。

操作题要

重点小结

答案解析

一、单选题

1. 制备眼膏剂时，对眼膏基质的灭菌方法通常采用

　　A. 干热灭菌法　　　B. 湿热灭菌法　　　　C. 紫外线灭菌法　　　D. 化学灭菌法

2. 红霉素眼膏中，红霉素的作用是

　　A. 基质　　　　　　B. 防腐剂　　　　　　C. 主药　　　　　　　D. 增稠剂

3. 眼膏剂制备过程中，药物与基质混合时，一般采用

　　A. 搅拌混合法　　　B. 研磨混合法　　　　C. 溶解法　　　　　　D. 熔融法

4. 制备红霉素眼膏时，常选用的眼膏基质是

　　A. 凡士林　　　　　　　　　　　　　　　B. 羊毛脂

　　C. 凡士林、羊毛脂与液状石蜡的混合物　　D. 蜂蜡

5. 红霉素眼膏制备时，若药物为不溶性固体粉末制成极细粉，应先将其

　　A. 粉碎并过6号筛　　　　　　　　　　　B. 粉碎并过8号筛

　　C. 粉碎并过100目筛　　　　　　　　　　D. 粉碎并过120目筛

6. 以下关于红霉素眼膏制备的说法，错误的是

　　A. 制备过程应在无菌条件下进行　　　　　B. 可以加入适量的抑菌剂

　　C. 眼膏剂灌封后应进行质量检查　　　　　D. 眼膏剂启用后最多可使用4周

二、判断题（答案正确时用 T 表示，答案错误时用 F 表示）

1. 制备红霉素眼膏时，为了使眼膏更细腻，所有原料都需要进行研磨至极细粉状态。

2. 眼膏剂制备过程中，只要保证最终成品无菌，制备环境无需严格无菌。

3. 制备红霉素眼膏时，若采用的凡士林质量较好，可不进行灭菌处理直接使用。

三、简答题

制备红霉素眼膏时保证质量的关键操作有哪些？

项目二十四 滴眼剂的制备

任务一 鱼腥草滴眼液的制备操作

【实训目的】

1. **掌握** 鱼腥草滴眼液的概念、特点、组成及制备方法；鱼腥草滴眼液的制备工艺与操作要点。
2. **熟悉** 鱼腥草滴眼液生产过程中对原辅料的处理原则、质量要求以及生产环境的洁净标准。
3. **了解** 鱼腥草滴眼液的制备原理；影响鱼腥草滴眼液质量的因素。
4. **学会** 对制备的滴眼液进行质量检查，为从事滴眼剂相关生产、质量控制工作奠定基础。

【质量要求】

1. **外观** 应澄清，不得有可见异物。色泽均匀一致，呈淡黄色至棕黄色。
2. **最低装量检查法** 符合《中国药典》（2025 年版）规定，每支装量应不少于标示装量的 93%。
3. **渗透压摩尔浓度** 应为 285～320mOsmol/kg，以保证滴眼时的舒适性，避免对眼睛产生刺激。
4. **pH 检查** pH 应控制在 5.5～7.5，接近人体泪液的 pH，减少对眼部的刺激。
5. **无菌** 必须保证无菌，不得含有任何微生物，以防止眼部感染。
6. **微生物限度** 除另有规定外，应符合《中国药典》（2025 年版）微生物限度检查法的相关规定。

【实训原理】

鱼腥草滴眼液主要利用鱼腥草中的有效成分 4-萜品醇、α-松油醇、甲基正壬酮、乙酸龙脑酯，通过适当的提取、精制方法获得提取物，再加入适宜的辅料，如渗透压调节剂、pH 调节剂等，配制成具有特定浓度，经过滤、灌装等处理后制成滴眼剂，用于眼部疾病的治疗或缓解眼部不适症状。

【实训内容】

1. 制剂处方

R

新鱼腥草	2000g（以鲜品计）
氯化钠	7g
羟苯乙酯	0.3g
聚山梨酯 80	5g
注射用水	适量
共制	1000ml

2. 器材设备 多功能提取罐、板框压滤机、微孔滤膜过滤器（0.45μm、0.22μm 微孔滤膜）、灌装机、无菌操作柜、pH 计、渗透压摩尔浓度测定仪、脉动真空压力蒸汽灭菌器、环氧乙烷灭菌器、灌装机、电子天平、量筒、烧杯、玻璃棒、不锈钢容器、洁净工作服、口罩、手套、护目镜、伞棚仪等。

3. 试剂试药 新鲜鱼腥草（主药）、氯化钠（等渗调节剂）、羟苯乙酯（抑菌剂）、聚山梨酯 80（增溶、乳化、润滑与成型辅助）、注射用水、乙醇（用于设备清洁与消毒）、稀盐酸、氢氧化钠溶液（0.1mol/L）。

4. 制备工艺

（1）鱼腥草预处理　取新鲜鱼腥草，去除杂质、残根，用清水洗净后沥干水分。

（2）提取　将洗净的鱼腥草切碎，投入圆底烧瓶中（大量生产用多功能提取罐），安装冷凝管、温度计，加入适量的饮用水，浸泡30分钟后，加热至微沸，保持微沸状态提取1小时，用锥形瓶收集蒸馏液。重复提取2次，合并三次蒸馏液近2000ml。洗净蒸馏装置。

（3）二次蒸馏　将上述（2）蒸馏液再倒入圆底烧瓶中，安装冷凝管、温度计，用锥形瓶收集蒸馏液1000ml。规模化生产用多功能提取罐蒸馏提取。

（4）三次蒸馏　将上述（3）蒸馏液再倒入圆底烧瓶中，安装冷凝管、温度计，加注射用水1000ml，再进行蒸馏，用锥形瓶收集蒸馏液900ml。（2）（3）（4）操作在 D 级环境下进行。

（5）配制　在 B 级环境下，在精馏液900ml 中，加入氯化钠7g、聚山梨酯80 5g 及羟苯乙酯0.3g，混匀，加注射用水在量筒中（规模化生产用不锈钢混合器）制成1000ml。

（6）调节 pH 值　在 B 级洁净环境下用适量的稀盐酸或稀盐酸、氢氧化钠溶液（0.1mol/L）调节药液的 pH 值，使其在5.5 ~ 7.5。

（7）调节渗透压　在 B 级环境下使用渗透压摩尔浓度测定仪测定药液的渗透压摩尔浓度，根据测定结果，适当添加氯化钠或注射用水，将渗透压摩尔浓度调节至285 ~ 320mOsmol/kg。

（8）粗滤　在 B 级环境下通过0.45μm 微孔滤膜过滤器进行初滤，进一步除去微小颗粒杂质。

（9）精滤除菌　在 B 级环境下将粗滤的药液通过0.22μm 微孔滤膜过滤器进行过滤除菌，滤液收集于无菌容器中。

（10）灌装　在洁净（A 级）区灌装，8ml/瓶。

（11）包装　灌装完成后，及时进行包装，贴上标签，注明产品名称、规格、生产日期、有效期等信息。

（12）处方中鱼腥草为主药，氯化钠为等渗调节剂，吐温80（聚氧乙烯油酸脱水山梨醇酯）为增溶剂、羟苯乙酯为抑菌剂。

【制备流程】

鱼腥草预处理→提取→过滤→浓缩→调配（加辅料、调节 pH 值、调节渗透压）→过滤除菌→灌装→包装。

【注意事项】

1. 新鲜鱼腥草应妥善保存，避免变质，提取前需确保清洗干净，防止杂质混入药液。

2. 提取过程中要严格控制加热温度和时间，避免有效成分损失。

3. 过滤操作时，注意滤膜的正确安装和使用，防止漏液，过滤后及时清洗过滤设备。

4. 调配过程中，各种辅料的称取要准确，搅拌应充分，确保药液均匀。

5. 调节 pH 值和渗透压时，应缓慢加入调节试剂，边加边测定，避免调节过度。

6. 过滤除菌和灌装操作必须在洁净环境下进行，操作人员需严格遵守无菌操作规程，穿戴好洁净工作服、口罩、手套等。

7. 设备使用前后要进行清洁和消毒，避免交叉污染。

8. 制备量少用以上方法，在无菌操作箱（柜）进行（配制前2小时用紫外线灭菌）。制备量大的多功能提取罐、板框式压滤机等设备，在洁净车间生产。操作过程中产生的废弃物应分类处理，按照环保要求进行处置。

9. 鱼腥草滴眼液滴入眼睑内，一次一滴，一日六次，七天为一疗程治疗急性卡他性结膜炎，十天为一疗程治疗流行性结膜炎。

【考核标准】

项目	考核内容	分值	评分标准	实际得分
实验准备	着装仪表符合要求	5	工作服不洁不整、戴首饰、化妆、戴耳环、露发等，每项扣1分，最多扣5分	
	制备器具安全检查、洗净消毒	5	未对设备进行安全检查、器具未洗净消毒，每项扣3分，最多扣5分	
制剂配制	计算各成分取量正确	10	成分量计算错误，每项扣2分，最多扣5分；单位错误，扣2分，最多扣5分	
	称量操作正确	10	（1）称量超限、未记录数据，扣5分 （2）器具使用不当，扣5分	
	制备鱼腥草滴眼液规范	30	（1）提取/过滤/调配等步骤错误，每项扣2分，最多扣5分 （2）无菌操作不规范，扣5分 （3）未按规定过滤，扣3分 （4）蒸馏浓缩操作不当，扣2分 （5）pH值、渗透压调节不当，每项扣2分，最多扣5分 （6）过滤除菌、灌装操作不符合无菌要求，每项扣2分，最多扣5分 （7）未进行质量检查、成品未包装，每项扣2分，最多扣5分	
	操作熟练	20	（1）操作欠熟练，扣5分 （2）操作顺序错误、重做一次，扣5分 （3）规定时间内（30分钟）未完成操作，扣5分 （4）仪器损坏，扣5分	
	产品回收	5	未按要求回收鱼腥草滴眼液，扣5分	
	操作台面整洁	5	（1）操作途中不整洁，扣2分 （2）制备结束后不整理桌面或不复位器具，扣3分	
成品	成品质量检查合格	5	（1）溶液不澄明、无可见异物、色泽不均匀，每项扣1分，最多扣2分 （2）pH、渗透压调节不正确，每项扣1分，最多扣3分	
其他	遵守实训纪律和实验室规则，服从安排	5	制备过程中喧哗、不服从安排、浪费材料等情况，每项扣1分，最多扣5分	
合计		100		

【滴眼液通则和特性检查】

1. 外观 取鱼腥草滴眼液5支，在伞棚仪中，白色背景，在3000lx光照下，肉眼观察，应澄清，无可见异物，色泽均匀一致。

（1）操作过程

（2）结果记录

（3）药品判定 此项检查＿＿＿＿＿＿规定。

2. 最低装量检查法 取鱼腥草滴眼液5支，将内容物分别倒入经标化的量入式量筒（或适宜容器）内，检视，每个装量与标示装量相比较，均不得少于其标示量93%（7.5ml）。开启时注意避免损失，分别将内容物倾尽。

（1）操作过程

（2）结果记录

（3）药品判定 此项检查＿＿＿＿＿＿规定。

3. 渗透压摩尔浓度 使用渗透压摩尔浓度测定仪，按照检测操作规程测定鱼腥草滴眼液的渗透压摩尔浓度，应在 285 ~ 320mOsmol/kg 范围内。

（1）操作过程

（2）结果记录

（3）药品判定 此项检查_____规定。

4. pH 值检查 用 pH 计测定鱼腥草滴眼液的 pH 值，应在 5.5 ~ 7.5。

（1）操作过程

（2）结果记录

（3）药品判定 此项检查_____规定。

5. 无菌检查 按照《中国药典》（2025 年版）无菌检查法进行检查鱼腥草滴眼液，应符合无菌要求。

（1）操作过程

（2）结果记录

（3）药品判定 此项检查_____规定。

6. 微生物限度 按照《中国药典》（2025 年版）微生物限度检查法进行检查鱼腥草滴眼液，应符合相关规定。

（1）操作过程

（2）结果记录

（3）药品判定 此项检查_____规定。

【鱼腥草滴眼液包装与贮藏】

1. 包装 采用经过消毒的塑料瓶包装。

2. 贮藏 遮光，密闭，在阴凉处（不超过20℃）保存，避免高温、光照和潮湿环境对药物质量的影响。

【相关理论知识】

（一）滴眼剂的组成

滴眼剂主要由药物、溶剂、附加剂等组成。药物是发挥治疗作用的关键成分；溶剂一般为注射用水，要求纯度高，无热原；附加剂包括渗透压调节剂、pH 调节剂、抑菌剂、增稠剂等，理化性质稳定，不影响主药性质，不与主药发生理化反应，以保证药物的稳定性、安全性和有效性。

（二）渗透压调节剂

常用的渗透压调节剂有氯化钠、葡萄糖、硼砂、硝酸钠等。其作用是调节滴眼剂的渗透压，使其与人体泪液的渗透压相近，减少滴眼时的不适感，防止对眼组织造成损伤。在制备鱼腥草滴眼液时，通过添加适量的氯化钠来调节渗透压。

（三）pH 调节剂

常用的 pH 调节剂有盐酸溶液、氢氧化钠溶液、硼酸溶液、硼砂溶液、磷酸盐缓冲溶液等。滴眼剂的 pH 值对药物的稳定性和刺激性有重要影响，合适的 pH 值可以保证药物的疗效，减少对眼部的刺激。在制备过程中，使用稀盐酸或氢氧化钠溶液调节鱼腥草滴眼液的 pH 值至适宜范围。一般调到 pH5 ~ 9。

（四）抑菌剂

为防止微生物污染，滴眼剂中常加入抑菌剂。常用的抑菌剂有有机汞类（抑制绿脓杆菌）、季铵盐类、山梨酸（还原性）、苯氧乙醇（抑制铜绿假单胞菌）、羟苯乙酯、三氯叔丁醇等。在鱼腥草滴眼液中，添加羟苯乙酯作为抑菌剂，抑制微生物的生长繁殖，保证产品在有效期内的质量安全。但抑菌剂的使用应符合相关规定，避免对眼部产生不良影响。抑菌剂要求在1小时内杀灭铜绿假单胞菌、金黄色葡萄球菌。

（五）增稠剂

增稠剂可增加滴眼剂的黏度，延长药物在眼部的停留时间，提高药物的生物利用度。常用的增稠剂有甲基纤维素、聚维酮、聚乙烯醇、羟丙甲纤维素等。在某些滴眼剂中，根据需要添加适量的增稠剂，但在鱼腥草滴眼液中，一般不添加增稠剂，以保证其良好的流动性和澄明度。此外还有增溶剂、助溶剂、抗氧剂等。滴眼液滴入结膜囊内主要经角膜和结膜两条途径吸收，影响滴眼液药物吸收的因素有药物的亲水亲油性、泪液的量、药物的黏度。

（六）中药滴眼剂的制备方法

1. 药物性质稳定的滴眼剂制备方法　对于药物性质稳定的滴眼剂，如鱼腥草滴眼液，一般采用以下制备方法：原辅料准备→药物提取（若为中药需提取）→过滤→调配（加辅料、调节 pH 值、渗透压等）→过滤除菌→灌装→包装。在制备过程中，要严格控制各个环节的操作条件，确保产品质量。

重点小结

2. 药物性质不稳定的滴眼剂制备方法　对于药物性质不稳定的滴眼剂，如遇热、光易分解的药物，在制备过程中需采取特殊的措施，如低温操作、避光操作等。同时，加入抗氧剂和重金属络合剂等附加剂来提高药物的稳定性。

操作题要

答案解析

一、单选题

1. 鱼腥草滴眼剂制备时，鱼腥草药材提取常采用的方法是
　　A. 渗漉法　　　　　B. 水蒸气蒸馏法　　　C. 回流提取法　　　D. 超声提取法

2. 鱼腥草滴眼剂中常加入的调节渗透压的物质是
　　A. 氯化钠　　　　　B. 葡萄糖　　　　　　C. 甘露醇　　　　　D. 聚乙二醇

3. 制备鱼腥草滴眼剂时，为了增加药物的溶解度，可加入的附加剂是
　　A. 苯扎溴铵　　　　B. 聚山梨酯 80　　　　C. 硫柳汞　　　　　D. 硼砂

4. 鱼腥草滴眼剂在灌封前，需要进行的关键操作是
　　A. 搅拌　　　　　　B. 过滤　　　　　　　C. 加热　　　　　　D. 冷却

5. 鱼腥草滴眼剂制备过程中，用于杀灭微生物的方法通常是
　　A. 干热灭菌法　　　B. 湿热灭菌法　　　　C. 紫外线灭菌法　　D. 过滤除菌法

6. 鱼腥草滴眼剂的 pH 一般应控制在
　　A. 2.0～4.0　　　　B. 4.0～6.0　　　　　C. 5.5～7.5　　　　D. 8.0～10.0

二、判断题（答案正确时用 T 表示，答案错误时用 F 表示）

1. 制备鱼腥草滴眼剂时，为提高效率，可将鱼腥草药材与其他辅料一起直接加入饮用水中进行加热提取。

2. 在鱼腥草滴眼剂中加入的抑菌剂量多，抑菌效果越好，对眼睛的刺激性也一定越小。

3. 鱼腥草滴眼剂制备完成后，只要全面质量检查完全符合要求，就可以判定其质量完全合格。

三、简答题

简述鱼腥草滴眼剂的制备工艺流程。

任务二　硝酸毛果芸香碱滴眼液的制备操作

【实训目的】

1. 掌握　硝酸毛果芸香碱滴眼液的制备工艺、操作要点以及滴眼剂的基本概念、特点和组成。

2. 熟悉　硝酸毛果芸香碱滴眼液制备过程中对原辅料的处理要求、质量标准以及生产环境的洁净规范。

3. 了解　硝酸毛果芸香碱滴眼液的制备原理，探究影响其质量的因素，如药物稳定性、无菌性等。

4. 学会　对制备的硝酸毛果芸香碱滴眼液进行全面的质量检查，为今后从事滴眼剂制剂制备相关工作积累实践经验。

【质量要求】

1. 外观　无色至微黄色澄明液体，无可见异物。

2. pH 值　$4.0 \sim 6.0$。

3. 渗透压摩尔浓度　$280 \sim 320 mOsmol/kg$。

4. 无菌　不得检出微生物。

5. 最低装量检查法　单支装量不少于标示装量93％。

【实训原理】

硝酸毛果芸香碱滴眼液是将硝酸毛果芸香碱溶解于适宜的溶剂（注射用水）中，加入适量的辅料（如渗透压调节剂、pH 调节剂等），配制成具有特定浓度的溶液，经过滤灭菌、无菌灌装等处理后制成滴眼剂。

【实训内容】

1. 制剂处方

R

硝酸毛果芸香碱	5g
氯化钠	7.9g
羟苯乙酯	0.3g
注射用水	加至1000ml

2. 器材设备　电子天平、量筒、烧杯、玻璃棒、不锈钢桶、微孔滤膜过滤器（$0.22\mu m$、$0.45\mu m$ 微孔滤膜）、pH 计、渗透压摩尔浓度测定仪、可见异物或澄明度检测仪（伞棚仪）、无菌操作柜、脉动真空压力蒸汽灭菌器、环氧乙烷灭菌器、灌装机、洁净工作服、口罩、手套、护目镜等。

3. 试剂试药　硝酸毛果芸香碱（主药）、氯化钠（等渗调节剂）、羟苯乙酯（抑菌剂）、注射用水、稀盐酸、氢氧化钠溶液（0.1mol/L）、乙醇（用于设备清洁与消毒）。

4. 制备工艺

（1）原辅料准备　按处方量准确称取硝酸毛果芸香碱、氯化钠、羟苯乙酯。称取前检查电子天平是否校准，确保称量准确。

（2）溶解　将称取的氯化钠加入适量注射用水中，搅拌使其完全溶解；再将硝酸毛果芸香碱加入氯化钠溶液中，搅拌至完全溶解；最后加入羟苯乙酯，搅拌使其溶解均匀。

（3）调节 pH 值　用稀盐酸或氢氧化钠溶液（0.1mol/L）调节药液的 pH 值，使其在 4.0～6.0，边加边搅拌，并用 pH 计测定。

（4）调节渗透压　使用渗透压摩尔浓度测定仪测定药液的渗透压摩尔浓度，根据测定结果，适当添加氯化钠或注射用水，将渗透压摩尔浓度调节至 280～320mOsmol/kg。

（5）过滤　将配制好的药液先通过 0.45μm 微孔滤膜过滤器进行粗滤，除去较大颗粒杂质；再通过 0.22μm 微孔滤膜过滤器进行精滤，确保药液无菌、无可见异物，pH 调节在 8.0～9.8。

（6）灌装　在洁净（A 级或无菌室）的环境下，使用手动操作将精滤后的药液定量灌装至滴眼剂瓶中，每支装量为 10ml：50mg。

（7）包装　灌装完成后，及时进行包装，贴上标签，注明产品名称、规格、生产日期、有效期、批准文号等信息。

【制备流程】

原辅料准备→溶解→调节 pH 值→调节渗透压→过滤→灌装→包装。

【注意事项】

1. 原辅料称量时要准确，使用前检查药品的质量、有效期等，避免使用变质或过期药品。检查计量器具检定合格证。

2. 溶解过程中搅拌要充分，确保药物和辅料完全溶解，但搅拌速度不宜过快，防止产生过多气泡。

3. 调节 pH 值和渗透压时，应缓慢加入调节试剂，边加边测定，避免调节过度。

4. 过滤操作时，注意滤膜的正确安装和使用，防止漏液，过滤后及时清洗过滤设备。

5. 灌装操作必须在洁净环境下进行，操作人员需严格遵守无菌操作规程，穿戴好洁净工作服、口罩、手套等。

6. 设备使用前后要进行清洁和消毒，避免交叉污染。

7. 实验过程中产生的废弃物应分类处理，按照环保要求进行处置。

8. 硝酸毛果芸香碱具有一定毒性，操作时应避免接触皮肤和眼睛，如不慎接触，应立即用大量清水冲洗，并及时就医。

9. 硝酸毛果芸香碱在碱性溶液中不稳定，所以调 pH 弱酸性。

10. 硝酸毛果芸香碱遇光或高温要分解，所以应避光、密闭凉暗处保存。

11. 生产量少时在无菌操作柜内进行，大量生产时，灌封前在 B 级洁净区进行，灌封在 A 级洁净区进行，采用流通蒸汽灭菌。

12. 处方中硝酸毛果芸香碱为主药，氯化钠为等渗调节剂，羟苯乙酯为抑菌剂，注射用水为溶媒。

【考核标准】

项目	考核内容	分值	评分标准	实际得分
实验准备	着装仪表符合要求	5	工作服不洁不整、戴首饰、化妆、戴耳环、披头散发等，每项扣 1 分，最多扣 5 分	
	制备器具安全检查、洗净消毒	5	未对设备进行安全检查、器具未洗净消毒，每项扣 3 分，最多扣 5 分	

续表

项目	考核内容	分值	评分标准	实际得分
制剂配制	计算各成分取量正确	10	每组配制处方量的1/5，成分量计算错误，每项扣2分，最多扣5分；单位错误，扣2分，最多扣5分	
	称量操作正确	20	（1）未按规定称量、多称或少称、多称组未回收，每项扣1分，最多扣3分 （2）称量时瓶签对应不正确、取样不正确，每项扣1分，最多扣3分 （3）称量器具使用不当，扣4分 （4）称量不准确、未及时记录、不给监视人核对，每次扣3分，最多扣5分 （5）称量组分外散，每次扣2分，最多扣5分	
	制备硝酸毛果芸香碱滴眼液规范	20	（1）制备容器选择不当，多选或少选一项扣2分 （2）溶解方法错误，扣3分 （3）pH、渗透压调节不当，每项扣2分，最多扣5分 （4）过滤操作不符合要求，扣3分 （5）灌装不符合无菌要求，扣2分 （6）未进行质量检查，扣3分 （7）成品未包装，扣2分	
	操作熟练	20	（1）操作欠熟练，扣5分 （2）操作顺序错误、重做一次，扣5分 （3）规定时间内（30分钟）未完成操作，扣5分 （4）仪器损坏，扣5分	
	产品回收	5	未按要求回收剩余眼液，扣5分	
	操作台面整洁	5	（1）操作途中不整洁，扣2分 （2）制备结束后不整理桌面或不复位器具，扣3分	
成品	成品质量检查合格	5	溶液不澄明、有可见异物、色泽不均匀，每项扣2分，最多扣5分	
其他	遵守实训纪律和实验室规则，服从安排	5	制备过程中喧哗、不服从安排、浪费材料等情况，每项扣1分，最多扣5分	
合计		100		

【滴眼液通则和特性检查】

1. 外观 取硝酸毛果芸香碱滴眼液5支，在伞棚仪中，白色背景，在3000lx光照下，肉眼观察，应无色澄清的液体，无可见异物，色泽均匀一致。

（1）操作过程

（2）结果记录

（3）药品判定 此项检查＿＿＿＿＿＿规定。

2. 最低装量检查法 取硝酸毛果芸香碱滴眼液10支，将内容物分别倒入经标化的量入式量筒（或适宜容器）内，检视，每个装量与标示装量相比较，均不得少于其标示装量93%。开启时注意避免损失，分别将内容物倾尽。

（1）操作过程

（2）结果记录

（3）药品判定 此项检查＿＿＿＿＿＿规定。

3. 渗透压摩尔浓度 使用渗透压摩尔浓度测定仪，按照检测操作规程测定硝酸毛果芸香碱滴眼液的渗透压摩尔浓度，应在280～320mOsmol/kg范围内。

（1）操作过程

（2）结果记录

（3）药品判定 此项检查＿＿＿＿＿＿规定。

4. pH 值检查　用 pH 计测定硝酸毛果芸香碱滴眼液的 pH 值，应在 $4.0 \sim 6.0$。

（1）操作过程

（2）结果记录

（3）药品判定　此项检查_____规定。

5. 无菌检查　按照《中国药典》（2025 年版）无菌检查法进行检查硝酸毛果芸香碱滴眼液，应符合无菌要求。

（1）操作过程

（2）结果记录

（3）药品判定　此项检查_____规定。

6. 微生物限度　按照《中国药典》（2025 年版）微生物限度检查法检查硝酸毛果芸香碱滴眼液，应符合相关规定。

（1）操作过程

（2）结果记录

（3）药品判定　此项检查_____规定。

【硝酸毛果芸香碱滴眼液包装与贮藏】

1. 包装　采用 75% 乙醇消毒的塑料瓶包装。

2. 贮藏　遮光，密封，在凉暗处（不超过 20℃）保存，避免高温、光照和潮湿环境对药物质量的影响。

重点小结

答案解析

操作题要

一、单选题

1. 硝酸毛果芸香碱滴眼液制备时，其溶剂通常选用

　　A. 纯化水　　　　　B. 注射用水　　　　　C. 纯化水　　　　　D. 灭菌注射用水

2. 硝酸毛果芸香碱滴眼液配制操作中调节 pH 值的物质是

　　A. 稀盐酸　　　　　　　　　　　　B. 稀盐酸或氢氧化钠溶液

　　C. 氢氧化钠溶液　　　　　　　　　D. 硼砂溶液

3. 硝酸毛果芸香碱滴眼液制备过程中，加入氯化钠的主要目的是

　　A. 抑菌　　　　　B. 调节渗透压　　　　C. 增加药物溶解度　　D. 稳定 pH 值

4. 本操作中，硝酸毛果芸香碱滴眼液除菌的方法是

　　A. 干热灭菌法　　　B. 湿热灭菌法　　　C. 滤过除菌法　　　D. 紫外线灭菌法

5. 制备硝酸毛果芸香碱滴眼液时，为防止药物水解，滴眼液 pH 调节至

　　A. 弱碱性　　　　B. 强碱性　　　　　C. 强酸性　　　　　D. 弱酸性

6. 硝酸毛果芸香碱滴眼液中渗透压检测项目是

　　A. pH　　　　　　B. 无菌　　　　　　C. 澄明度　　　　　D. 渗透压摩尔浓度

二、判断题（答案正确时用 T 表示，答案错误时用 F 表示）

1. 硝酸毛果芸香碱滴眼液制备中，所有原料都可直接加入注射用水中进行溶解。

2. 调节硝酸毛果芸香碱滴眼液 pH 值时，pH 值越高越好，能增强药物稳定性。

3. 硝酸毛果芸香碱滴眼液制备完成后，必须进行严格微生物限度检查，确保使用安全 。

三、简答题

简述硝酸毛果芸香碱滴眼液制备的主要步骤及各步骤的注意事项。

任务三　磺胺醋酰钠滴眼液的制备操作

一、磺胺醋酰钠滴眼剂的制备过程

【实训目的】

1. **掌握**　磺胺醋酰钠滴眼液的处方组成、制备工艺（溶解→配制→过滤→灌装）及无菌操作要点。
2. **熟悉**　磺胺醋酰钠滴眼液 pH 值（8.0～9.8）和渗透压（280～320mOsmol/kg）的精准调节方法。
3. **了解**　滴眼剂的除菌要求（如微孔滤膜过滤）及质量检查项目（无菌、装量、可见异物）。
4. **学会**　对制备的磺胺醋酰钠滴眼液进行全面、严格的质量检查，为未来从事滴眼剂制剂制备相关工作积累实践经验。

【质量要求】

1. **外观**　无色澄明液体，无可见异物。
2. **pH 值**　8.0～9.8（电位法测定）。
3. **渗透压摩尔浓度**　280～320mOsmol/kg。
4. **无菌**　不得检出微生物。
5. **最低装量检查法**　单支装量不少于标示装量的 93%。

【实训原理】

磺胺醋酰钠滴眼液是将磺胺醋酰钠溶解于适宜的溶剂（注射用水）中，添加适量的辅料（如渗透压调节剂、pH 调节剂等），配制成具有特定浓度的溶液。通过过滤、灭菌等处理，制成可供眼部使用的滴眼剂，利用磺胺醋酰钠的抗菌作用，治疗眼部感染性疾病。

【实训内容】

1. 制剂处方

R

磺胺醋酰钠	100g
氯化钠	8g
硫代硫酸钠	1g
羟苯乙酯	3g
注射用水	加至 1000ml

2. 器材设备　电子天平、量筒、烧杯、玻璃棒、不锈钢容器、微孔滤膜过滤器（0.22μm、0.45μm）、无菌操作柜、脉动真空压力蒸汽灭菌器、环氧乙烷灭菌器、灌装机、pH 计、渗透压摩尔浓度测定仪、可见异物检查仪、澄明度检测仪、洁净工作服、口罩、手套、护目镜等。

3. 试剂试药　磺胺醋酰钠（主药）、硫代硫酸钠（抗氧剂）、氯化钠（等渗调节剂）、羟苯乙酯（抑菌剂）、注射用水（溶剂）、稀盐酸、氢氧化钠、乙醇（用于设备清洁与消毒）。

4. 制备工艺

（1）原辅料准备　依据处方量，使用电子天平精确称取磺胺醋酰钠、氯化钠、硫代硫酸钠、羟苯乙酯。称取前，仔细检查电子天平是否校准，确保称量准确无误。

（2）溶解　将羟苯乙酯溶于适量煮沸的注射用水中。另取磺胺醋酰钠、硫代硫酸钠、氯化钠溶于适量煮沸的注射用水中。搅拌至完全溶解。

（3）将两液合并，加水至全量。

（4）调节 pH 值　用稀盐酸或氢氧化钠溶液（0.1mol/L）小心调节药液的 pH 值，使其稳定在8.0～9.8。调节过程中，边加边搅拌，并用 pH 计随时监测 pH 值变化。也可用磷酸盐缓冲液调节 pH。

（5）调节渗透压　运用渗透压摩尔浓度测定仪测定药液的渗透压摩尔浓度，根据测定结果，适量添加氯化钠或注射用水，将渗透压摩尔浓度精准调节至 280～320mOsmol/kg。

（6）过滤　先将配制好的药液通过 0.45μm 微孔滤膜过滤器进行粗滤，去除较大颗粒杂质；再通过 0.22μm 微孔滤膜过滤器进行精滤，确保药液无菌、无可见异物。

（7）灌装　在 A 级的环境下，使用灌装机将精滤后的药液定量灌装至滴眼剂瓶中，每支装量 10ml。也可以在 100℃流通蒸汽灭菌 30 分钟。

（8）包装　灌装完成后，立即进行包装，贴上标签，注明产品名称、规格、生产日期、有效期、批准文号等信息。

【制备流程】

原辅料准备→溶解→调节 pH 值→调节渗透压→过滤→灌装→包装。

【注意事项】

1. 原辅料称量务必准确，使用前仔细检查药品的质量、有效期等，严禁使用变质或过期药品。

2. 溶解过程中搅拌要充分，确保药物和辅料完全溶解。

3. 调节 pH 值和渗透压时，应缓慢加入调节试剂，边加边测定，避免调节过度。

4. 过滤操作时，严格注意滤膜的正确安装和使用，防止漏液，过滤后及时清洗过滤设备。

5. 灌装操作必须在 A 级洁净环境下进行，操作人员需严格遵守无菌操作规程，穿戴好洁净工作服、口罩、手套等。

6. 设备使用前后要进行清洁和消毒，避免交叉污染。

7. 实训过程中产生的废弃物应分类处理，按照环保要求进行处置。

8. 磺胺醋酰钠可能引起过敏反应，操作时避免接触皮肤和眼睛，如不慎接触，应立即用大量清水冲洗，并及时就医。

9. 处方中磺胺醋酰钠为主药，氯化钠为等渗调节剂，硫代硫酸钠为抗氧剂，羟苯甲脂为抑菌剂。

【考核标准】

项目	考核内容	分值	评分标准	实际得分
实验准备	着装仪表符合要求	5	工作服不洁不整、戴首饰、化浓妆、戴耳环、披头散发等，每项扣1分，最多扣5分	
	器具灭菌（烧杯、滤器）	5	未灭菌或灭菌记录不全，每项扣2分，最多扣5分	
制剂配制	处方量计算与称量	10	每组配制处方量的1/5，成分量计算错误，每项扣2分，最多扣5分；单位错误，每项扣2分，最多扣5分	
	称量操作正确	20	（1）未按规定称量，多称或少称、多称组分未回收，每项扣3分，最多扣5分 （2）称量时瓶签对应、取样不正确，每项扣3分，最多扣5分 （3）称量器具使用不当，每项扣3分，最多扣5分 （4）称量不准确、未及时记录、不给监视人核对，每项扣2分，最多扣5分	

项目	考核内容	分值	评分标准	实际得分
制剂配制	制备磺胺醋酰钠滴眼液规范	20	(1) 制备容器选择不当，多选或少选一项扣2分，最多扣5分 (2) 溶解方法错误，扣3分 (3) pH 值偏离范围8.0~9.8，扣5分 (4) 灌装不符合无菌要求，扣3分 (5) 未进行质量检查，扣2分 (6) 成品未包装，扣2分	
	操作熟练	20	(1) 操作欠熟练，扣5分 (2) 操作顺序错误、重做一次，扣5分 (3) 规定时间内（30分钟）未完成操作，扣5分 (4) 仪器损坏，扣5分	
	产品回收	5	未按要求回收磺胺醋酰钠滴眼液，扣5分	
	操作台面整洁	5	(1) 操作途中不整洁，扣2分 (2) 制备结束后不整理桌面或不复位器具，扣3分	
成品	成品质量检查合格	5	溶液不澄明、有可见异物、色泽不均匀，每项扣2分，最多扣5分	
其他	遵守实训纪律和实验室规则，服从安排	5	制备过程中喧哗、不服从安排、浪费材料等情况，每项扣1分，最多扣5分	
合计		100		

【滴眼液通则和特性检查】

1. 外观 取磺胺醋酰钠滴眼液5支，在伞棚仪中，白色背景，在3000lx 光照下，肉眼观察，应澄清，无可见异物，色泽均匀一致。

（1）操作过程

（2）结果记录

（3）药品判定 此项检查_____规定。

2. pH 检查 磺胺醋酰钠滴眼液应在8.0~9.8。

（1）操作过程

（2）结果记录

（3）药品判定 此项检查_____规定。

3. 渗透压摩尔浓度 磺胺醋酰钠滴眼液渗透压摩尔浓度应在280~320mOsmol/kg 范围内。

（1）操作过程

（2）结果记录

（3）药品判定 此项检查_____规定。

4. 可见异物 取磺胺醋酰钠滴眼液置澄明度检测仪下观察，无可见异物。

（1）操作过程

（2）结果记录

（3）药品判定 此项检查_____规定。

5. 最低装量检查法 取磺胺醋酰钠滴眼液5支，将内容物分别倒入经标化的量入式量筒（或适宜容器）内，检视，每个装量与标示装量相比较，均不得少于其标示装量93% 即9.3ml。开启时注意避免损失，分别将内容物倾尽。

（1）操作过程

（2）结果记录

（3）药品判定 此项检查_____规定。

【磺胺醋酰钠滴眼液包装与贮藏】

1. 包装　采用无菌塑料瓶包装，包装材料应符合药用要求，密封性良好，防止微生物污染和药物泄漏。

重点小结

2. 贮藏　遮光，密封，在阴凉处（不超过20℃）保存，避免高温、光照和潮湿环境对药物质量的影响。

操作题要

答案解析

一、单选题

1. 磺胺醋酰钠滴眼液制备时，调节 pH 值可采用
   　　A. 盐酸　　　　　　B. 硫酸　　　　　　C. 磷酸缓冲液　　　D. 醋酸

2. 制备磺胺醋酰钠滴眼液时，为防止磺胺醋酰钠被氧化，常加入的抗氧剂是
   　　A. 亚硫酸氢钠　　　B. 焦亚硫酸钠　　　C. 硫代硫酸钠　　　D. 维生素 C

3. 磺胺醋酰钠滴眼液中，用来调节渗透压的物质通常是
   　　A. 葡萄糖　　　　　B. 甘露醇　　　　　C. 氯化钠　　　　　D. 蔗糖

4. 磺胺醋酰钠滴眼液制备过程中，粗品磺胺醋酰钠精制时，使用的溶剂是
   　　A. 乙醇　　　　　　B. 丙酮　　　　　　C. 水　　　　　　　D. 稀盐酸

5. 配制磺胺醋酰钠滴眼液的注射用水需经过
   　　A. 灭菌　　　　　　B. 过滤　　　　　　C. 蒸馏　　　　　　D. 煮沸

6. 磺胺醋酰钠滴眼液成品质量检查不包括
   　　A. 热原　　　　　　B. 可见异物　　　　C. 含量测定　　　　D. 无菌检查

二、判断题（答案正确时用 T 表示，答案错误时用 F 表示）

1. 磺胺醋酰钠滴眼液制备中，反应温度越高，反应速度越快，对产品质量越有利。

2. 制备磺胺醋酰钠滴眼液时，必须使用注射用水进行配制。

3. 磺胺醋酰钠滴眼液的 pH 值对其稳定性和疗效无影响。

三、简答题

磺胺醋酰钠滴眼液制备时，精制磺胺醋酰钠粗品的目的是什么？

项目二十五 化学药栓剂的制备

任务一 甘油栓的制备操作

【实训目的】

1. **掌握** 甘油栓的概念、特点和组成；热熔法制备甘油栓的方法和操作要点。
2. **熟悉** 甘油栓的制备工艺流程；甘油栓的原辅料处理原则及质量要求。
3. **了解** 甘油栓的制备原理及影响质量的因素。
4. **学会** 热熔法制备栓剂的制备技术，为进入药品生产行业打下工作基础。

【质量要求】

原料药物要求：制备栓剂用的甘油原料药物必须是药用规格，质地均匀、色泽一致。

基质要求：硬脂酸钠药用规格，与主药不发生化学反应，不影响主药的质量检查、理化性质稳定，放置过程中不易霉变，不影响生物利用度，对黏膜无刺激性、无毒、无过敏，硬脂酸钠在液状石蜡润滑剂下易于脱模，其软化点一般在70℃、熔点140~150℃。脂肪酸类酸值在0.2以下，皂化值应在200~245，碘值小于7，室温下硬度适宜，塞入腔道时不变形和不破裂，在正常人体温下易软化、融化或溶解并能与体液混合或溶解于其中，逐渐释放药物发挥局部或全身作用。

甘油栓剂所用内包装材料应无毒性，并不得与原料药物或基质发生理化作用。

【实训原理】

利用黏稠的甘油与加入的固体基质脂肪酸钠分散并混合均匀制成的固体制剂。

【实训内容】

1. 制剂处方

R

甘油	1820g
硬脂酸钠	180g
共制	1000 粒

也可以用：甘油24g，碳酸钠0.6g，硬脂酸2.4g，纯化水3ml制备甘油栓15粒。

2. 粒数计算 粒数 = 总质量（g）/2（g），每丸重2g。实际制备处方量的1/100。

3. 器材设备 小型粉碎机、不锈钢面盆或瓷盆、方盘（20cm×20cm）、金属筛或尼龙筛、温度计、电磁炉或煤气炉及锅、一次性手套、铲刀、水浴锅、干燥箱、药匙、量杯（25ml）、烧杯（100ml）、玻璃棒（30cm）、电子天平（0.01g）、制纯化水机、包装纸（50cm×50cm）、栓模。

4. 原料与辅料 甘油、硬脂酸钠、液状石蜡、纯化水。

5. 制备工艺 制备10粒 取甘油于100ml小烧杯（药厂生产用配液缸）中，在沸水浴（药厂生产用蒸汽夹层锅）内加热（药厂加热至120℃），加入研细干燥的硬脂酸钠，不断搅拌，使硬脂酸钠溶解，继续保温在85~95℃，直至溶液澄清，滤过，浇模，冷却成型，脱模，即得。具体操作如下。

（1）硬脂酸钠研细过筛、105℃干燥 4 小时。

（2）水浴锅加热至水沸腾。

（3）洗净 100ml 烧杯称量 18.2g 甘油，用夹子固定，置于水浴锅中。

（4）烧杯保持温度 85～95℃，不断搅拌下加入硬脂酸钠，使硬脂酸钠溶解至溶液澄清。

（5）栓模洗净，模内均匀布满涂抹液状石蜡，将上述溶液注入模内至稍微溢出模口。

（6）冷却成型，用软膏刀光滑地削去溢出模外的固体。

（7）脱模。

（8）质检，包装。

【制备流程】

甘油加热至 120℃→硬脂酸钠→熔化→加入药物→混合→栓模润滑→注模→冷却→脱模→质量检查→内包装→外包装→栓剂。

【注意事项】

1. 原料药和辅料都必须是药用规格。

2. 脂肪酸钠易吸水，所以要粉碎后要干燥，注意干燥的温度和时间。

3. 脂肪酸钠与甘油混溶的温度要控制在 85～95℃，控制加热温度和时间，以免变黄。

4. 操作时需佩戴防护一次性手套，避免微生物污染。

5. 粉碎过筛全部通过六号筛，并含能通过七号筛不少于 95% 的粉末。

6. 制备环境按 GMP 要求应至少在 D 级及以上。

7. 栓模要用与药物和基质不相混溶的液状石蜡润滑，便于脱模，过多会使栓剂尖端缺失，过少则栓剂难以脱模。

8. 药物和基质混匀后趁热倾入冷却并涂有液状石蜡润滑剂的栓模中，防止药物冷却析出。

9. 取出栓剂时应从基部推出，多余的液状石蜡用滤纸搽吸。

【考核标准】

项目	考核内容	分值	评分标准	实际得分
实验准备	着装仪表符合要求	5	未穿实训服、未戴头帽、未戴手套、露出发须、佩戴饰品、化妆、穿拖鞋，每项扣 1 分，最多扣 5 分	
	制栓器具安全检查、洗净消毒	5	未对设备进行安全检查、器具未洗净消毒，每项扣 3 分，最多扣 5 分	
制剂配制	计算各成分取量正确	10	每组配制处方量的 1/100，各成分量计算错误，每项扣 2 分，最多扣 5 分；不带单位或单位错误，扣 2 分，最多扣 5 分	
	称量操作正确	22	（1）未按规定称量、多称或少称、多称组分未按规定回收，每项扣 2 分，最多扣 5 分 （2）称量时瓶签对应不正确、取样不正确，扣 3 分 （3）称量器具使用不正确，每项扣 2 分，最多扣 4 分 （4）称量不准确、不及时记录、不给监视人核对，每次扣 3 分，最多扣 5 分 （5）称量组分有外散，每次扣 1 分，最多扣 5 分	

项目	考核内容	分值	评分标准	实际得分
制剂配制	制备甘油栓制剂规范	18	（1）制备容器选择不正确，多选少选一项扣2分 （2）粉碎方法不正确，扣2分 （3）未粉碎成细粉，扣2分 （4）融化温度不正确，扣2分 （5）混合有流失或散落，扣2分 （6）和药注模不正确，扣2分 （7）方盘不净、栓膜没有涂液状石蜡、栓剂成型不好、栓剂未经质检，每项扣1分，最多扣3分 （8）甘油栓不整洁、未包装，每项扣1分，最多扣3分	
	操作熟练	20	（1）操作欠熟练，扣5分 （2）操作顺序错误、重做一次，扣5分 （3）规定时间内（20分钟）未完成操作，扣5分 （4）仪器损坏，扣5分	
	产品回收	5	未按要求规定回收甘油栓剂，扣5分	
	操作台面整洁	5	（1）操作途中不整洁，扣2分 （2）制备结束后不整理桌面或不复位器具，扣3分	
成品	溶液澄明	5	栓剂不均匀、有色斑，扣5分	
其他	遵守实训纪律和实验室规则，服从安排	5	制备过程中喧哗、不服从安排、浪费材料等情况，每项扣1分，最多扣5分	
合计		100		

【栓剂通则和特性检查】

1. 外观　甘油栓为无色或几乎无色的透明或半透明栓。

（1）操作过程

（2）结果记录

（3）药品判定　此项检查＿＿＿＿＿＿规定。

2. 重量差异　取甘油栓10粒，精密称定总重量，求得平均粒重后，再分别精密称定每粒的重量。每粒重量与平均粒重相比较，按表中的规定，超出重量差异限度的不得多于1粒，并不得超出限度1倍。

平均粒重	重量差异限度
2g	±7.5%

（1）操作过程

（2）结果记录

（3）药品判定　此项检查＿＿＿＿＿＿规定。

3. 微生物限度　除另有规定外，照非无菌产品微生物限度检查：微生物计数法（通则1105）和控制菌检查法（通则1106）及非无菌药品微生物限度标准（通则1107）检查，应符合规定。

（1）操作过程

（2）结果记录

（3）药品判定　此项检查＿＿＿＿＿＿规定。

4. 融变时限　取甘油栓3粒，在室温放置1小时后，分别放在3个金属架的下层圆板上，装入各自的套筒内，并用挂钩固定。除另有规定外，将上述装置分别垂直浸入盛有不少于4L的$37.0℃±0.5℃$水的容器中，其上端位置应在水面下90mm处。容器中装一转动器，每隔10分钟在溶液中翻转该装置一次。

结果判定　除另有规定外，脂肪性基质的栓剂 3 粒均应在 30 分钟内全部融化、软化或触压时无硬心。如有 1 粒不符合规定，应另取 3 粒复试，均应符合规定。

（1）操作过程

（2）结果记录

（3）药品判定　此项检查＿＿＿＿＿＿＿＿＿＿规定。

【甘油栓的包装与贮藏】

1. 包装　铝箔或塑料包装。

2. 贮藏　在 30℃ 以下密封贮存和运输，防止因受热、受潮而变形、发霉、变质。

【相关理论知识】

（一）基本概念

栓剂系指原料药物（化学药物、生物制品、中药等）与适宜基质（脂溶性基质、水溶性基质）等制成供腔道给药的固体制剂。栓剂因使用的腔道不同，分为直肠栓、阴道栓和尿道栓。阴道栓可分为普通栓和膨胀栓。阴道膨胀栓系指含药基质中加入具有吸水膨胀功能的内芯后制成的栓剂；膨胀内芯系以脱脂棉或粘胶纤维等经加工灭菌制成。

栓剂可以发挥局部作用：给药后药物不通过吸收进入血液循环，只在给药部位发挥药理作用，在腔道内起抗菌消炎、润滑、收敛、杀虫、止痒和局部麻醉等作用。栓剂也可以发挥全身作用如镇痛、镇静、兴奋、抗菌消炎药物的栓剂等，一般直肠用药发挥全身作用，其主要是通过以下三种途径吸收：塞入肛门深度 2～5cm 经上直肠静脉入门静脉由肝代谢后进入血液循环；塞入肛门约 2cm 浅部经中下直肠静脉入下腔静脉进入血液循环；黏膜吸收直接进入淋巴循环。

栓剂直肠给药一般用于全身治疗，与口服制剂比较，有着许多口服用药所不具备的独特优点：①药物不受胃肠 pH 或酶的破坏；②减少药物对肝脏的毒副作用，避免肝脏对药物的首过效应；③栓剂直肠给药可减轻对胃黏膜的刺激性；④对不能或不愿吞服药物的患者或儿童，直肠给药较为方便，同时也是呕吐患者或昏迷病人治疗用药的有效途径之一。

栓剂的缺点：有异样感、用药时间受限制、储存要求特殊、使用不便、成本较高、生产效率低等。

（二）栓剂基质

1. 脂溶性基质

（1）可可豆脂　是从梧桐科植物可可树种仁提取的白色或淡黄色、蜡状略带巧克力香味的固体脂肪，10～20℃ 脆性大易粉碎成粉末。可可豆称为饱腹度性价比之王，富含黄酮类和多酚，都是强效的抗氧化剂。可可豆脂性质稳定、可塑性好（加入 10% 羊毛脂塑性更佳）、无刺激性。可可豆脂有 α、β、γ 三种晶型，三种同质晶型中 β 型最稳定，熔点为 34℃，加热到 25℃ 开始软化，遇体温立即释放药物，显效快。可可豆脂是优良的栓剂基质，但需进口且价格贵，因此研制各种半合成脂肪酸酯是解决可可豆脂供应不足的主要途径。

（2）半合成脂肪酸酯　主要是高级脂肪酸类与醇类形成的酯，有半合成椰油脂、半合成山苍油酯、半合成棕榈油酯，全合成脂肪酸甘油脂有硬脂酸丙二醇酯等。半合成脂肪酸酯大多数为白色或类白色块状物，性质稳定、成型性好、保湿性强、熔点适宜、不易酸败，因此是目前取代天然油脂较理想的栓剂基质。

2. 水溶性基质

（1）甘油明胶　系用水、明胶、甘油（1：2：7）制成的一种基质。有弹性，不易折断，在体温下不熔融，但可缓缓溶于分泌液中，故药效缓慢持久，常用于阴道栓，药物的溶解速度随水和甘油的比例增加而增大,甘油增塑。明胶是蛋白质,所以像鞣质、重金属盐等与蛋白质产生配伍禁忌的药物,不能与之配伍制备,甘油明胶易滋长真菌等微生物,因此需加入抑菌剂,保存时注意防止失水。

(2)聚乙二醇(PEG)类 聚乙二醇无生理作用,遇体温不熔化,但能缓缓溶于体液中而释放药物。聚乙二醇类随分子量的增加有液态、半固态、固态存在,熔点也逐渐升高。在体温下不熔融,但可缓缓溶于分泌液中,故药效缓慢持久。此类基质不能与银盐、鞣酸、安替比林、奎宁、水杨酸、阿司匹林、苯佐卡因、氯碘奎宁、磺胺类配伍。

(3)非离子型表面活性剂 如聚氧乙烯(40)单硬脂酸酯类(棕榈酸)商品代号为"S-40"即司盘类(span)熔点为39~45℃(月桂酸20、棕榈酸40、油酸60、三油酸65、硬脂酸80、三硬脂酸85)、泊洛沙姆是聚氧乙烯-聚氧丙烯类等。泊洛沙姆随聚合度的增大,形态从液态、半固态到蜡状固体,可作为水溶性药物的栓剂基质。泊洛沙姆188型熔点为52℃,能促进药物的吸收并起到缓释与延缓的作用。S-40与PEG混合使用,可制得释放性能较好的稳定的栓剂,如图25-1所示。口诀:月桂棕榈硬三硬油三油(酸)(20、40、60、65、80、85),月桂酸、棕榈酸、硬脂酸、三硬脂酸、油酸、三油酸与山梨醇成酯所成的酯。

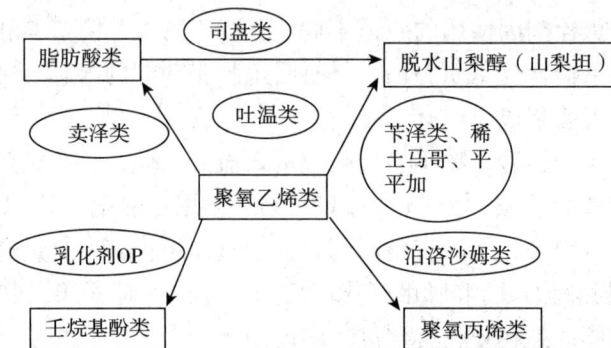

图25-1 非离子表面活性剂类型图

(三)栓剂的附加剂

1. 硬化剂 防止栓剂贮藏或使用过软,适当加入如白蜡、鲸蜡醇、硬脂酸、巴西棕榈蜡等,这些是脂溶性的,缺乏内聚力,栓剂表面不光滑。

2. 抗氧剂 要与基质相适应,即脂溶性基质使用脂溶性抗氧剂如维生素E、没食子酸酯、丁基羟基茴香醚、2-叔丁基对甲酚,水溶性基质使用水溶性抗氧剂如维生素C、亚硫酸氢钠、硫代硫酸钠等。

3. 增稠剂 根据生理需要可酌情加氢化蓖麻油、单硬脂酸甘油酯、硬脂酸铝等。

4. 表面活性剂 使用HLB较大的表面活性剂,增加药物的亲水性,在黏膜形成胶溶,增加药物的吸收。

5. 乳化剂 基质含有5%以上和主药混合较差时,可以根据基质的性质加入W/O乳化剂或O/W乳化剂。

6. 吸收促进剂 也称透皮促进吸收剂,为了提高生物利用度,可以加非离子型表面活性剂、脂肪酸、脂肪醇、脂肪酸酯类、尿素、水杨酸钠、苯甲酸钠、CMC-Na、环糊精类、氮酮(Azone)作为吸收促进剂。

7. 防腐剂 栓剂中含有植物浸膏或水性溶液时,可使用如羟苯酯类的防腐剂及抑菌剂,但必须验证其溶解度、有效剂量、配伍禁忌及直肠对防腐剂的耐受性。

(四)栓剂的制备方法

1. 热熔法 目前制备栓剂较广泛的一种方法。先将基质熔化,然后以适宜的方式加入药物,混合均匀,将混合液倾入模具中,待完全凝固后,削去溢出部分,开模取出,包装即得。

热熔法操作步骤及注意事项如下。

（1）基质的熔化　用水浴或蒸汽浴加热熔化基质，熔化 2/3 即可停止加热，利用余热将剩余基质熔化。

（2）加入药物　①不溶性固体药物应预先用适宜方法粉碎，并全部通过六号筛；②油溶性药物可直接溶于已熔化的油脂性基质中；③水溶性药物可直接与熔化的水溶性基质混合，也可先溶解于少量水中，用羊毛脂吸收后再与油脂性基质混合；④栓剂中药物与基质应均匀混合，若药物系混悬于基质中，应一直搅拌，避免下沉。

（3）栓模润滑　为了使栓剂易于取出，在加入药物前需先在模具内表面涂润滑剂。常用润滑剂：①油脂性基质的栓剂，常用软肥皂、甘油各 1 份与 90% 乙醇 5 份制成的醇溶液为润滑剂；②水溶性基质则用油类如液状石蜡、植物油等为润滑剂。涂后倒置，使多余的润滑液流出；③可可豆脂或聚乙二醇类作基质时，因这两种基质在模具中冷却时收缩，会同模具内表面分离而易于脱模，所以可不用润滑剂。

（4）混合浸提　油溶性药物可直接溶于已融化的基质中。中药材水提浓缩液，通常采用水提醇沉法，浓缩成浸膏，一般浸膏 1g 相当于原药材 2~5g，再干燥。溶于水的浸提液先加少量水溶解，再用羊毛脂吸水后与基质混合。溶于水的浸提液可溶于水溶性基质。

2. 冷压法　先将药物与基质置于适当容器内，研匀，再加剩余的基质研匀，制成团块，冷后锉末，然后置于制栓机中挤压成形。此法由于操作慢，生产效率不高，成品中容易夹带空气而且不易控制栓重，此法使用较少。

3. 搓捏法　将药物先与等量基质研匀，再分次加入余下基质，研匀，使成可塑性团块，然后置瓷板上，用手搓捏成适当形状，此法适用于脂肪性基质栓剂小量临时制备。

（五）栓剂的质量控制

1. 重量差异　取栓剂 10 粒，精密称定总重量，求得平均粒重，再分别精密称定各粒的重量，与平均重量比较，超出重量差异限度的药栓不得多于 1 粒，并不得有超出重量差异限度 1 倍者。

平均粒重或标示粒重	重量差异限度
1.0g 及 1.0g 以下	±10%
1.0g 以上至 3.0g	±7.5%
3.0g 以上	±5%

凡规定检查含量均匀度的栓剂，一般不再进行检查重量差异。

2. 融变时限　油脂性基质的栓剂应在 30 分钟内全部融化或软化，水溶性基质的栓剂应在 60 分钟内全部溶解。

缓释栓剂应进行释放度检查，不再进行融变时限检查。

3. 膨胀值　除另有规定外，阴道膨胀栓应检查膨胀值，并符合规定。一般取供试品 3 粒，照《中国药典》（2025 年版）四部检查膨胀值均应大 1.5。

检查法　取本品 3 粒，用游标卡尺测其尾部棉条直径，滚动约 90° 再测一次，每粒测两次，求出每粒测定的 2 次平均值（R_i）；将上述 3 粒栓用于融变时限测定结束后，立即取出剩余棉条，待水断滴，均轻置于玻璃板上，用游标卡尺测定每个棉条的两端以及中间三个部位，滚动约 90° 后再测定三个部位，每个棉条共获得六个数据，求出测定的 6 次平均值（r_i），计算每粒的膨胀值（$P_i = \dfrac{r_i}{R_i}$），3 粒栓的膨胀值均应大于 1.5。

4. 微生物限度　除另有规定外，照非无菌产品微生物限度检查：微生物计数法和控制菌检查法及非无菌药品微生物限度标准检查，应符合规定。

（六）包装与贮藏

栓剂应有适宜的硬度，以免在包装或贮藏时变形。除另有规定外，栓剂应在 30℃ 以下密闭保存，防止因受热、受潮而变形、发霉、变质。甘油明胶栓及聚乙二醇栓可于室温阴凉处贮存，并宜密闭于容器中以免吸湿、变形、变质等。

（七）栓剂生产管理要点

1. 称量 称量用的计量器具要由法定计量部门定期校验，并有检定报告合格标志，挂上绿牌"正常使用"；配制制剂前要查看计量器具检定合格的有效期限，在期限范围内使用，数据才具有法律效力。

2. 配料 按照生产计划核算生产量需要的原辅料用量，领料时核对原辅料品名、批号、效期、生产厂家、数量、规格等与质量相关的项目，并签全名和时间；投料时按照标示量投料，操作人、复核人要认真核对签字负责；配制时要有入场记录，查看上次生产后的清场记录，认真阅读操作规程，按工艺步骤进行，过程控制要有质量记录；配制好的栓剂要仔细按照栓剂的质量要求认真进行半成品质量控制；在器具外标注品名、批号、生产日期、生产总量、操作人签字。

3. 灌模 应使用已验证的清洁栓模及配件，检查有无损伤、数量是否齐全，灌模前先小试栓剂的灌装、削平等符合质量要求后开始灌注。大量生产时，有高效均质机与全自动栓剂灌封机组和热熔用自动化模制机，开机后应定期抽样检查装量，灌注量不得超过栓模上部封切边缘线。需要过滤的药液应过滤后再加到栓模加料器中，盛装药液器具应可以密闭。

4. 冷冻、封切 冷至室温，一般制备栓剂在 GMP 车间的温度是 18～26℃，相对湿度是 45%～65%。成栓后手工削平应和栓模平面平直相切，取栓时要慢慢打开栓模，防止破坏栓剂，保持栓剂光滑。

5. 清场 清场记录和清场合格证应纳入批生产记录，清场合格后应挂标识牌。

6. 生产记录 在药厂生产栓剂各工序应随生产时间及时填写各种 GMP 要求的生产记录，并由车间质量管理人员及时按批汇总，审核后交质量管理部门进行批成品质量审核及评估，符合相应的质量管理要求，出具具有法定效力的药品检验报告书，并出具该批栓剂的药品检验合格证，质量放行人批准签字放行出厂销售。

重点小结

操作题要

答案解析

一、单选题

1. 制备栓剂用的固体原料药物，除另有规定外，应预先用适宜方法制成
    A. 细粉或最细粉　　B. 粗粉或中粉　　　　C. 粗粉或最粗粉　　D. 中粉或最粗粉

2. 栓剂准备中，可以使用液状石蜡作为润滑剂的基质是
    A. 可可豆脂　　　　B. 甘油明胶　　　　　C. 椰油酯　　　　　D. 半合成棕榈酸酯

3. 脂溶性基质栓全部融化、软化或触无硬心的时间应在
    A. 50 分钟　　　　 B. 40 分钟　　　　　 C. 30 分钟　　　　 D. 60 分钟

4. 脂溶性基质栓全部融化、软化或触无硬心的时间应在
    A. 50 分钟　　　　 B. 40 分钟　　　　　 C. 30 分钟　　　　 D. 60 分钟

5. 栓剂的制法不包括
    A. 热熔法　　　　　B. 滴制法　　　　　 C. 搓捏法　　　　　D. 冷压法

6. 制栓剂时，对基质的要求不包括
    A. 在室温下具有适宜的硬度　　　　　　B. 不影响主药的作用
    C. 水值较高，能混入较多的水　　　　　D. 熔点与凝固点的间距适宜

二、判断题（答案正确时用 T 表示，答案错误时用 F 表示）

1. 栓剂基质不仅是栓剂的赋形剂同时也是药物的载体。

2. 栓剂的质量检查由耐热耐寒检查。

3. 栓剂都不加防腐剂。

三、简答题

栓剂制法有哪些?

任务二 阿司匹林栓的制备操作

【实训目的】

1. **掌握** 阿司匹林栓的概念、特点和组成；热熔法制备栓剂的方法和操作要点。

2. **熟悉** 阿司匹林栓的制备工艺流程；阿司匹林栓的原辅料处理原则及质量要求。

3. **了解** 栓剂的制备原理及影响质量的因素。

4. **学会** 热熔法制备栓剂的制备技术。

【质量要求】

原料药物要求：药用阿司匹林应预先用适宜方法制成细粉或最细粉。

基质要求：可可豆脂药用规格，与主药阿司匹林不起反应，也不影响主药阿司匹林的质量检查，可可豆脂理化性质稳定，放置过程中不易霉变，不影响生物利用度，对黏膜无刺激性、无毒、无过敏，易于脱模，其熔距为 30～35℃，室温下硬度适宜，加热到 25℃ 开始软化，在体温时能迅速融化并能与体液混合或溶解，迅速释放药物发挥全身作用。

阿司匹林栓剂所用内包装材料应无毒性，并不得与原料药物或基质发生理化作用。

【实训原理】

利用阿司匹林药粉与可可豆脂基质分散并混合均匀制成的固体制剂。

【实训内容】

1. 制剂处方

R

阿司匹林	100g
可可豆脂	900g
共制	1000 粒

2. 粒数计算 粒数 = 总质量（g）/1（g），每丸重1g。制备处方量的1/100。

根据《中国药典》（2025 年版），可以制成如下规格（1）0.1g；（2）0.15g；（3）0.3g；（4）0.45g；（5）0.5g。

3. 器材设备 小型粉碎机、不锈钢面盆或瓷盆、方盘（20cm×20cm）、金属筛或尼龙筛、温度计、一次性手套、铲刀、水浴锅、干燥箱、药匙、量杯（25ml）、烧杯（50ml）或蒸发皿、玻璃棒（30cm）、电子天平（0.01g）、制纯化水机、包装纸（50cm×50cm）、栓模。

4. 原料与辅料　阿司匹林、可可豆脂、软肥皂和甘油各 1 份与 90% 乙醇 5 份、纯化水。

5. 制备工艺　取可可豆脂 9g 于 100ml 小烧杯或蒸发皿（药厂生产用配液缸）中，在温水浴 40～50℃（药厂生产用蒸汽夹层锅）内加热（药厂加热至 120℃），加入研细干燥的阿司匹林，不断搅拌，使阿司匹林溶解，继续保温，直至混合均匀，浇模，冷却成型，脱模，即得。具体操作如下。

（1）洗净 50ml 烧杯或蒸发皿。

（2）9g 可可豆脂称量记录。

（3）1g 阿司匹林称量记录。

（4）可可豆脂置于烧杯或蒸发皿中水浴加热 40～50℃融化

（5）烧杯或蒸发皿保持温度，不断搅拌下加入阿司匹林，使混匀。

（6）栓模洗净，模内均匀布满涂抹软肥皂、甘油各 1 份与 90% 乙醇 5 份（也可不用），将上述混合溶液注入模内至稍微溢出模口，0.1g/栓。

（7）冷的却成型，用软膏刀光滑地削去溢出模外的固体。

（8）脱模。

（9）质检，包装。

【制备流程】

可可豆脂→熔化→加入阿司匹林→混合→栓模润滑→注模→冷却→脱模→质量检查→内包装→外包装→栓剂。

【注意事项】

1. 阿司匹林药用规格，粉碎为细粉。

2. 可可豆脂价格高，节约使用，可替换用硬脂酸丙二醇酯。

3. 可可豆脂与阿司匹林混溶的温度要控制在 40℃ 左右，控制加热温度和时间，以免阿司匹林分解。

4. 操作时需佩戴防护一次性手套，避免微生物污染。

5. 粉碎过筛全部通过六号筛，并含能通过七号筛不少于 95% 的粉末。

6. 制备环境按 GMP 要求应至少在 D 级及以上。

7. 栓模要用与阿司匹林和可可豆脂不相混溶的软肥皂、甘油各 1 份与 90% 乙醇 5 份组成的混合溶液润滑，便于脱模，过多会使栓剂尖端缺失，过少则栓剂难以脱模。可可豆脂作为基质，也可以不用水溶性润滑剂。

8. 药物和基质混匀后趁热倾入冷却的栓模中，防止药物冷却析出。

9. 取出栓剂时应从基部推出，多余的润滑剂用滤纸搽吸。

【考核标准】

项目	考核内容	分值	评分标准	实际得分
实验准备	着装仪表符合要求	5	未穿实训服、未戴头帽、未戴手套、露出发须、佩戴饰品、化妆、穿拖鞋，每项扣 1 分，最多扣 5 分	
	制栓器具安全检查、洗净消毒	5	水浴锅洗净加水煮沸、制栓器具洁净消毒、擦净操作台面、洗手，未完成项，每项扣 3 分，最多扣 5 分	

项目	考核内容	分值	评分标准	实际得分
制剂配制	计算各成分取量正确	5	每组配制处方量的1/100，阿司匹林或可可豆脂的量计算错误、不带单位或单位错误，每项扣2分，最多扣5分	
	称量操作正确	25	（1）仪器选择不正确、洗涤不正确，每项扣1分，最多扣2分 （2）称量前天平未调零，扣3分 （3）未按规定称量，多称或少称，每项扣1分，最多扣2分 （4）多称组分未按规定回收，扣3分 （5）称量时瓶签对应不正确、取样不正确，每项扣1分，最多扣2分 （6）称量器具使用不正确，每项扣3分 （7）称量不准确、不及时记录、不给监视人核对，每次扣3分，最多扣5分 （8）称量组分有外散，每次扣2分，最多扣5分	
	制备阿司匹林栓制剂规范	20	（1）制备容器选择不正确，多选少选一项扣2分 （2）阿司匹林粉碎方法不正确，扣3分 （3）未粉碎成细粉，扣2分 （4）可可豆脂融化温度不正确，扣3分 （5）混合有流失或散落，扣1分 （6）和药注模不正确，每项扣1分，最多扣3分 （7）注模器具不净、栓膜不正确、栓剂成型不好、栓剂未经质检，每项扣1分，最多扣4分 （8）阿司匹林栓不整洁、未包装，扣2分	
	操作熟练	20	（1）操作欠熟练，扣5分 （2）操作顺序错误、重做一次，扣5分 （3）规定时间内（20分钟）未完成操作，扣5分 （4）仪器损坏，扣5分	
	产品回收	5	未按要求规定回收阿司匹林栓剂，扣5分	
	操作台面整洁	5	（1）操作途中不整洁，扣2分 （2）制备结束后不整理桌面或不复位器具，扣3分	
成品	溶液澄明	5	阿司匹林栓剂不均匀、有色斑，每项扣2分，最多扣5分	
其他	遵守实训纪律和实验室规则，服从安排	5	制备过程中喧哗、不服从安排、浪费材料等情况，每项扣1分，最多扣5分	
合计		100		

【栓剂通则和特性检查】

1. 外观 阿司匹林栓为乳白色或微黄色栓。

（1）操作过程

（2）结果记录

（3）药品判定 此项检查_____规定。

2. 融变时限 取阿司匹林栓3粒，在室温放置1小时后，分别放在3个金属架的下层圆板上，装入各自的套筒内，并用挂钩固定。除另有规定外，将上述装置分别垂直浸入盛有不少于4L的37.0℃±0.5℃水的容器中，其上端位置应在水面下90mm处。容器中装一转动器，每隔10分钟在溶液中翻转该装置一次。

除另有规定外，脂肪性基质的栓剂3粒均应在30分钟内全部融化、软化或触压时无硬心。如有1粒不符合规定，应另取3粒复试，均应符合规定。

（1）操作过程

（2）结果记录

（3）药品判定　此项检查_____规定。

3. 重量差异　取阿司匹林栓 10 粒，精密称定总重量，求得平均粒重后，再分别精密称定每粒的重量。每粒重量与平均粒重相比较，按表中的规定，超出重量差异限度的不得多于 1 粒，并不得超出限度 1 倍。

标示栓重	重量差异限度
0.1g	±10%

（1）操作过程

（2）结果记录

（3）药品判定　此项检查_____规定。

4. 微生物限度　除另有规定外，照非无菌产品微生物限度检查：微生物计数法（通则 1105）和控制菌检查法（通则 1106）及非无菌药品微生物限度标准（通则 1107）检查，阿司匹林栓应符合规定。

（1）操作过程

（2）结果记录

（3）药品判定　此项检查_____规定。

【阿司匹林栓包装与贮藏】

1. 包装　铝箔或塑料包装。

2. 贮藏　密封阴凉干燥处保存。

重点小结

答案解析

操作题要

一、单选题

1. 遇体温立即释放药物，显效快的基质是
   A. 可可豆脂　　　B. 苍油脂　　　　C. 蓖麻油酯　　　　D. 棕榈酸酯

2. 栓剂的特点不具备的是
   A. 药物不受肝脏首过效应的破坏　　　B. 制备过程复杂
   C. 药物不被胃酸破坏　　　　　　　　D. 可避免药物对胃黏膜的刺激

3. 脂溶性基质栓润滑剂应选
   A. 纯化水　　　　　　　　　　　　　B. 液状石蜡
   C. 软肥皂 1：甘油 1：95% 乙醇 5　　D. 肥皂

4. 栓剂的说法不正确的是
   A. 常用的肛门栓和阴道栓　　　　　　B. 栓剂室温有适当的硬度
   C. 体温下能迅速软化、熔融或溶解于分泌液　D. 不能发挥全身作用

5. 欲避开肝脏首过效应，肛门栓应塞入距肛门处
   A. 4cm　　　　　B. 2cm　　　　　C. 6cm　　　　　D. 8cm

6. 热熔法制备栓剂工艺流程正确的是
   A. 熔融药物→加入基质混匀→注模→削平→冷却→取出→成品
   B. 熔融基质→加入药物混匀→注模→削平→冷却→取出→成品
   C. 熔融基质→加入药物混匀→注模→冷却→削平→取出→成品
   D. 熔融基质→加入药物混匀→注模→冷却→取出→削平→成品

二、判断题（答案正确时用 T 表示，答案错误时用 F 表示）

1. 栓剂基质不仅是栓剂的赋形剂同时也是药物的载体。

2. 栓剂的质量检查由耐热耐寒检查。

3. 栓剂都不加防腐剂。

三、简答题

水溶性基质的栓剂润滑剂有哪些？脂溶性基质的栓剂润滑剂有哪些？不用润滑剂的栓剂基质有哪些？

项目二十六 中药栓剂的制备

【实训目的】

1. **掌握** 双黄连栓剂的概念、特点和组成；热熔法制备栓剂的方法和操作要点。
2. **熟悉** 双黄连栓剂的制备工艺流程；栓剂的原辅料处理原则及质量要求。
3. **了解** 栓剂的制备原理及影响质量的因素。
4. **学会** 热熔法制备栓剂的制备技术。

【质量要求】

原料药物要求：金银花、黄芩、连翘饮片符合《中国药典》（2025 年版）规定要求。

基质要求：半合成脂肪酸酯药用规格，与三种中药饮片的浸出液不起反应，也不影响三种作用浸提液的质量检查，半合成脂肪酸酯理化性质稳定，放置过程中不易霉变，不影响生物利用度，对黏膜无刺激性、无毒、无过敏，易于脱模，其熔距为（40±2）℃。

【实训原理】

利用三种中药饮片浸提液的浸膏与加入的半合成脂肪酸酯基质分散并混合均匀制成的固体制剂。

【实训内容】

1. 制剂处方

R

金银花	2500g
黄芩	2500g
连翘	5000g
乙醇	适量

共制	1000 粒

2. 粒数计算 粒数 = 总质量（g）/1.5（g），每丸重 1.5g。制备处方量的 1/100。

3. 器材设备 恒温水浴锅、粉碎机、比重瓶、恒温干燥箱、圆底烧瓶、冷凝管、温度计、抽滤器、真空泵、滤纸（直径 20cm）、药匙、全自动电煎药砂锅、烧杯 1000ml、玻璃棒、电子天平（0.01g）、戥称、制纯化水机、包装纸（50cm×50cm）、栓模、漏斗、铁圈、铁架台、剪刀、烧杯、量筒。

4. 原料与辅料 金银花、黄芩、连翘、2mol/L 盐酸溶液、软肥皂和甘油各 1 份与 90% 乙醇 5 份、乙醇、70% 乙醇、半合成脂肪酸酯、40% 氢氧化钠溶液。

5. 制备工艺

（1）黄芩 25g（饮片、细而不粉）加水淹没过界 2cm 以上，浸泡 15 分钟，煎煮三次（先煎），第一次 2 小时，第二、三次各 1 小时，合并煎液，滤过，滤液浓缩至相对密度为 1.03～1.08（80℃），在 80℃时加 2mol/L 盐酸溶液，调节 pH 至 1.0～2.0，保温 1 小时，静置 24 小时，滤过，沉淀物加 6～8 倍量水，用 40% 氢氧化钠溶液调节 pH 至 7.0～7.5，加等量乙醇，搅拌使溶解，滤过。滤液用 2mol/L 盐酸溶液调节

pH 至 2.0，60℃保温 30 分钟，静置 12 小时，滤过，沉淀用水洗至 pH 至 5.0，继用 70% 乙醇洗至 pH7.0。沉淀物加水适量，用 40% 氢氧化钠溶液调节 pH 至 7.0～7.5，搅拌使溶解，备用。

（2）金银花 25g、连翘 50g（饮片、细而不粉）加水淹没过界 2cm 以上，浸泡 15 分钟，煎煮二次，每次 1.5 小时，合并煎液，滤过，滤液浓缩至相对密度为 1.20～1.25（70～80℃）的清膏，冷至 40℃ 时搅拌下缓慢加入乙醇，使含醇量达 75%，静置 12 小时，滤取上清液，回收乙醇，浓缩液再加乙醇使含醇量达 85%，充分搅拌，静置 12 小时，滤取上清液，回收乙醇至无醇味。

（3）把（2）加入（1），搅匀，并用 40% 氢氧化钠溶液调节 pH 至 7.0～7.5，减压浓缩成稠膏（含水 15%～20%），低温干燥，粉碎；另取半合成脂肪酸酯 7.8g，加热熔化，温度保持在 40℃±2℃，加入上述干膏粉（含水 5%），混匀，浇模，制成 1000 粒，即得。具体操作如下。

1）洗净电煎药砂锅，黄芩 25g 加水淹没过界 2cm 以上，浸泡 15 分钟，煎煮三次，第一次 2 小时，第二、三次各 1 小时，合并煎液，滤过，滤液置于烧杯中。

2）烧杯置水浴锅上浓缩至相对密度为 1.20～1.25。

3）浓缩液用 2mol/L 盐酸溶液，调节 pH 至 1.0～2.0。

4）保温 1 小时，静置 24 小时，滤过，沉淀物加 6～8 倍量水，用 40% 氢氧化钠溶液调节 pH 至 7。加等量乙醇，搅拌使溶解，滤过。

5）滤液用 2mol/L 盐酸溶液调节 pH 至 2.0，60℃保温 30 分钟，静置 12 小时，滤过，沉淀用水洗至 pH 至 5.0，继用 70% 乙醇洗至 pH7.0。沉淀物加水适量，用 40% 氢氧化钠溶液调节 pH 至 7.0～7.5，搅拌使溶解。

6）金银花 25g、连翘 50g 的煎煮液，滤过，滤液浓缩至相对密度为 1.20～1.25（70～80℃）的清膏，冷至 40℃ 时搅拌下缓慢加入乙醇，使含醇量达 75%，静置 12 小时。

7）滤取上清液，回收乙醇，浓缩液再加乙醇使含醇量达 85%，充分搅拌，静置 12 小时，滤取上清液，回收乙醇至无醇味。

8）合并 5）和 7）并用 40% 氢氧化钠溶液调节 pH 至 7.0～7.5，减压浓缩成稠膏（含水 15%～20%）（1g 稠膏相当于 2～5g 原药材）20～50g，60℃以下低温干燥，粉碎为最细粉大约 7.5g。

9）洗净 50ml 烧杯或蒸发皿。7.8g 半合成脂肪酸酯称量记录。半合成脂肪酸酯置于烧杯或蒸发皿中水浴加热 40～50℃融化，烧杯或蒸发皿保持温度，不断搅拌下加入 8），使混匀。

10）栓模洗净，模内均匀布满涂抹软肥皂、甘油各 1 份与 90% 乙醇 5 份，将上述混合溶液注入模内至稍微溢出模口，每粒 1.5g。冷却成型，用软膏刀光滑地削除溢出模外的固体。脱模。质检，包装。

【制备流程】

中药饮片金银花、黄芩、连翘提取液→半合成脂肪酸酯→熔化→混合→栓模润滑→注模→冷却→脱模→质量检查→内包装→外包装→栓剂。

【注意事项】

1. 金银花、黄芩、连翘的提取液浓缩符合规定后备用。
2. 半合成脂肪酸酯保持温度 40℃。
3. 半合成脂肪酸酯与双黄连干浸膏混溶的温度要控制在 40℃左右，注意控制加热温度和时间。
4. 操作时需佩戴防护一次性手套，避免微生物污染。
5. 粉碎过筛全部通过六号筛，并含能通过七号筛不少于 95% 的粉末。
6. 制备环境按 GMP 要求应至少在 D 级及以上。
7. 栓模要用与双黄连干浸膏和半合成脂肪酸酯不相混溶的软肥皂、甘油各 1 份与 90% 乙醇 5 份润滑，便于脱模，过多会使栓剂尖端缺失，过少则栓剂难以脱模。

8. 药物和基质混匀后趁热倾入冷却的栓模中，防止药物冷却析出。

9. 取出栓剂时应从基部推出，多余的润滑剂用滤纸搽吸。

【考核标准】

项目	考核内容	分值	评分标准	实际得分
实验准备	着装仪表符合要求	5	未穿实训服、未戴头帽、未戴手套、露出发须、佩戴饰品、化妆、穿拖鞋，每项扣1分，最多扣5分	
	煎药砂锅、制栓器具安全检查、洗净消毒	5	煎药砂锅未洗净、制栓器具未洁净消毒、未擦净操作台面、未洗手，每项扣2分，最多扣5分	
制剂配制	计算各成分取量正确	5	每组配制处方量的1/100，金银花、黄芩、连翘的量计算错误，扣2分；不带单位、单位错误，扣3分	
	称量操作正确	20	(1) 仪器选择不正确、洗涤不正确，每项扣2分，最多扣5分 (2) 戥称、天平称量前未调零，扣1分，最多扣2分 (3) 未按规定称量，多称或少称每项扣1分，最多扣3分 (4) 多称组分未按规定回收，扣2分 (5) 称量时手势不正确、取样不正确，每项扣1分，最多扣3分 (6) 称量器具选用不正确，扣2分 (7) 称量不准确、不及时记录、不给监视人核对，每次扣1分，最多扣2分 (8) 称量组分有外散，扣1分	
	制备双黄连栓制剂规范	25	(1) 黄芩煎煮方法不正确、浓缩方法不正确，每项扣1分，最多扣2分 (2) 黄芩煎煮液过滤不正确、调节pH不正确，每项扣1分，最多扣3分 (3) 金银花、连翘煎煮方法不正确、浓缩方法不正确，每项扣1分，最多扣2分 (4) 金银花和连翘煎煮液过滤不正确，调节pH不正确，每项扣2分，最多扣3分 (5) 粉碎、干燥、制备容器选择不正确，多选少选一项扣1分，最多扣3分 (6) 粉碎方法不正确，扣1分 (7) 干燥方法不正确，扣1分 (8) 半合成脂肪酸酯融化温度不正确，扣2分 (9) 混合有流失或散落，扣2分 (10) 和药注模不正确，每项扣1分 (11) 注模器具不净、栓膜不正确、栓剂成型不好、栓剂未经质检，每项扣1分，最多扣4分 (12) 双黄连栓不整洁、未包装，扣1分	
	操作熟练	20	(1) 操作欠熟练，扣5分 (2) 操作顺序错误、重做一次，扣5分 (3) 规定时间内（20分钟）未完成操作，扣5分 (4) 仪器损坏，扣5分	
	产品回收	5	未按要求规定回收双黄连栓剂，扣5分	
	操作台面整洁	5	(1) 操作途中操作台不整洁，扣2分 (2) 制备结束后不整理桌面或不复位器具，扣3分	
成品	溶液澄明	5	双黄连栓剂不均匀、有色斑，每项扣2分，最多扣5分	
其他	遵守实训纪律和实验室规则，服从安排	5	制备过程中喧哗、不服从安排、浪费材料等情况，每项扣1分，最多扣5分	
	合计	100		

【栓剂通则和特性检查】

1. 外观　双黄连栓为棕色或深棕色栓剂。

（1）操作过程

（2）结果记录

（3）药品判定　此项检查＿＿＿＿＿＿规定。

2. 融变时限　取双黄连栓 3 粒，在室温放置 1 小时后，分别放在 3 个金属架的下层圆板上，装入各自的套筒内，并用挂钩固定。除另有规定外，将上述装置分别垂直浸入盛有不少于 4L 的 37.0℃ ±0.5℃ 水的容器中，其上端位置应在水面下 90mm 处。容器中装一转动器，每隔 10 分钟在溶液中翻转该装置一次。

结果判定　除另有规定外，脂肪性基质的栓剂 3 粒均应在 30 分钟内全部融化、软化或触压时无硬心。如有 1 粒不符合规定，应另取 3 粒复试，均应符合规定。

（1）操作过程

（2）结果记录

（3）药品判定　此项检查＿＿＿＿＿＿规定。

3. 重量差异　取双黄连栓 10 粒，精密称定总重量，求得平均粒重后，再分别精密称定每粒的重量。每粒重量与平均粒重相比较，按表中的规定，超出重量差异限度的不得多于 1 粒，并不得超出限度1 倍。

标示栓重	重量差异限度
1.5g	±7.5%

（1）操作过程

（2）结果记录

（3）药品判定　此项检查＿＿＿＿＿＿规定。

4. 微生物限度　除另有规定外，照非无菌产品微生物限度检查：微生物计数法（通则 1105）和控制菌检查法（通则 1106）及非无菌药品微生物限度标准（通则 1107）检查，应符合规定。

（1）操作过程

（2）结果记录

（3）药品判定　此项检查＿＿＿＿＿＿规定。

【双黄连栓的包装与贮藏】

1. 包装　铝箔或塑料包装，

2. 贮藏　密封阴凉干燥处保存。

重点小结

答案解析

操作题要

一、单选题

1. 下列栓剂基质中，属于同质多晶型的是

　　A. 可可豆脂　　　　B. 苍油脂　　　　　　C. 蓖麻油酯　　　　　D. 棕榈酸酯

2. 目前可以取代天然油脂的较理想的栓剂基质是

　　A. 可可豆脂　　　　　　　　　　　B. 半合成脂肪酸甘油酯

　　C. 泊洛沙姆　　　　　　　　　　　D. PEG

3. 多用于阴道栓剂的基质是

 A. 聚乙二醇 B. 山苍油脂   C. 甘油明胶   D. S - 40

4. 没食子酸酯类属于附加剂

 A. 增稠剂   B. 硬化剂   C. 水溶性抗氧剂 D. 油溶性抗氧剂

5. 苯甲酸钠在栓剂中的作用是

 A. 抑菌剂   B. 抑菌剂和透皮促进剂

 C. 助溶剂和抑菌剂   D. 抗氧剂和抑菌剂

6. 释放药物速度最快的是

 A. 棕榈酸酯   B. PEG   C. 可可豆脂   D. 甘油明胶

二、判断题（答案正确时用 T 表示，答案错误时用 F 表示）

1. 中药栓剂克服了口服体积多的缺点。

2. 中药粉末不可以直接制成栓剂。

3. 栓剂的水溶性润滑剂不能用钠皂。

三、简答题

双黄连栓有哪些中药饮片？

任务二　化痣栓的制备操作

【实训目的】

1. **掌握**　化痔栓的概念、特点和组成；热熔法制备栓剂的方法和操作要点。

2. **熟悉**　化痔栓的制备工艺流程；栓剂的原辅料处理原则及质量要求。

3. **了解**　栓剂的制备原理及影响质量的因素。

4. **学会**　热熔法制备栓剂的制备技术，为进入药厂或医院制剂室制备栓剂打下工作基础。

【质量要求】

原料药物要求：药用次没食子酸铋、药用冰片（合成龙脑）；苦参、黄柏、洋金花为中药饮片。

基质要求：半合成脂肪酸酯药用规格，与三种中药饮片的浸出液、次没食子酸铋、冰片、羟苯乙酯、吐温80都不起反应，也不影响三种浸提液及化学药品的质量检查，半合成脂肪酸酯理化性质稳定，放置过程中不易霉变，不影响生物利用度，对黏膜无刺激性、无毒、无过敏，易于脱模，其熔距为（40±2)℃。

【实训原理】

利用三种中药饮片浸提液的浸膏与加入的半合成脂肪酸酯基质，以及与次没食子酸铋、冰片、羟苯乙酯、聚山梨酯80共同融化混匀制成的固体制剂。

【实训内容】

1. 制剂处方

R

次没食子酸铋   200g

苦参   370g

黄柏	92.5g
洋金花	55.5g
冰片	30g
羟苯乙酯	2.6g
聚山梨酯80	16.8g
乙醇	适量
共制	1000粒

2. 粒数计算　粒数＝总质量（g）／1.7（g），每丸重1.7g。制备处方量的1/10。

3. 器材设备　恒温水浴锅、粉碎机、比重瓶、恒温干燥箱、温度计、栓模、漏斗、铁圈、铁架台、滤纸（直径20cm）、药匙、全自动电煎药砂锅、烧杯（1000ml）、玻璃棒、电子天平（0.01g）、戥称、制纯化水机、包装纸（50cm×50cm）、剪刀。

4. 原料与辅料　次没食子酸铋、黄柏、苦参、洋金花、聚山梨酯80、乙醇、冰片、半合成脂肪酸酯、羟苯乙酯、软肥皂和甘油各1份与90%乙醇5份。

5. 制备工艺　苦参、黄柏、洋金花加水至超过饮片2cm，煎煮两次，第一次4小时，第二次2小时，合并煎液，滤过，静置12小时，取上清液浓缩至相对密度为1.12（60~65℃）的清膏，干燥，粉碎成最细粉；将2.6g的羟苯乙酯用适量乙醇溶解；另取基质适量，加热熔化，加入次没食子酸铋、上述最细粉、冰片以及16.8g聚山梨酯80（增溶、乳化、润滑与成型辅助）、羟苯乙酯乙醇液（防腐剂），混匀，灌注，制成1000粒，即得。具体操作如下。

（1）黄柏92.5g、苦参370g、洋金花55.5g置洗净的电煎药砂锅，加水淹没过界2cm以上，浸泡15分钟，煎煮两次，第一次4小时，第二次各2小时，合并煎液于1000ml烧杯中，滤过，滤液静置12小时。

（2）取烧杯上清液，置水浴锅上浓缩至相对密度为1.12（60~65℃）的清膏，大约220g。

（3）清膏在恒温干燥箱内60℃以下干燥1小时。

（4）干燥后的清膏粉碎成最细粉。

（5）羟苯乙酯2.6g加乙醇8ml溶解备用。

（6）聚山梨酯80加入（5）溶胀和胀溶。

（7）冰片和次没食子酸铋加入（6）。

（8）洗净50ml烧杯或蒸发皿。

（9）1200g半合成脂肪酸酯称量记录。

（10）半合成脂肪酸酯置于烧杯或蒸发皿中水浴加热40~50℃融化。

（11）烧杯或蒸发皿保持温度，不断搅拌下加入（7），使混匀。

（12）栓模洗净，模内均匀布满涂抹软肥皂、甘油各1份与90%乙醇5份，将上述混合溶液注入模内至稍微溢出模口，1.7g/粒。

（13）冷却成型，用软膏刀光滑地削去溢出模外的固体。

（14）脱模。

（15）质检，包装。

【制备流程】

半合成脂肪酸酯40℃熔化→苦参、黄柏、洋金花三种中药饮片浸出液浸膏以及羟苯乙酯和聚山梨酯80的混合液→混合保温→栓模润滑→注模满→冷却成型→削平→脱模→质检→包装。

【注意事项】

1. 次没食子酸铋

（1）收敛、防腐、促进肉芽生长　次没食子酸铋能在炎症表面使蛋白质结成一层保护膜，减轻外界刺激对神经末梢的作用，并消除痛觉反射及局部血管的扩张反应。同时与细胞表面及微血管内膜的胶体物质作用，使之沉淀、硬化与收缩，起收缩微血管和降低通透性的作用。

（2）保护胃黏膜、抗酸、中和胃酸、止血　次没食子酸铋能在胃黏膜上形成一层保护层，从而减少胃酸对胃黏膜的刺激，在一定程度上可以起到保护胃黏膜的作用。还能中和胃酸，减少胃酸对胃黏膜的刺激，并促进胃黏膜的修复，起到止血的功效。

（3）抗炎、抗氧化　次没食子酸铋的抗炎、抗氧化作用有助于缓解支气管炎、哮喘等疾病的炎症症状，改善患者的呼吸功能。

2. 苦参　本品为豆科植物苦参 *Sophora flavescens* Ait. 的干燥根。春、秋二季采挖，除去根头和小支根，洗净，干燥，或趁鲜切片，干燥。清热燥湿、杀虫、利尿。用于热痢、便血、黄疸尿闭、赤白带下、阴肿阴痒、湿疹、湿疮、皮肤瘙痒、疥癣麻风、外治滴虫性阴道炎。

3. 黄柏　本品为芸香科植物黄皮树 *Phellodendron chinense* Schnei D. 的干燥树皮，习称"川黄柏"。剥取树皮后，除去粗皮，晒干。清热燥湿，泻火除蒸，解毒疗疮。用于湿热泻痢、黄疸尿赤、带下阴痒、热淋涩痛、脚气痿躄、骨蒸劳热、盗汗、遗精、疮疡肿毒、湿疹湿疮。盐黄柏滋阴降火。用于阴虚火旺、盗汗骨蒸。

4. 洋金花　本品为茄科植物白花曼陀罗 *Datura metel* L. 的干燥花。4~11 月花初开时采收，晒干或低温干燥。平喘止咳、解痉定痛。用于哮喘咳嗽、脘腹冷痛、风湿痹痛、小儿慢惊、外科麻醉。

5. 冰片　本品为无色透明或白色半透明的片状松脆结晶；气清香，味辛、凉；具挥发性，点燃发生浓烟，并有带光的火焰。本品在乙醇、三氯甲烷或乙醚中易溶，在水中几乎不溶。开窍醒神、清热止痛。用于热病神昏、惊厥、中风痰厥、气郁暴厥、中恶昏迷、胸痹心痛、目赤口疮、咽喉肿痛、耳道流脓。

6. 半合成脂肪酸酯　半合成脂肪酸酯保持温度 40℃；半合成脂肪酸酯与药物混溶的温度要控制在 40℃左右，注意控制加热温度和时间。

7. 无菌操作　操作时需佩戴防护一次性手套，避免微生物污染。制备环境按 GMP 要求应至少在 D 级及以上。

8. 药物要求　粉碎过筛全部通过六号筛，并含能通过七号筛不少于 95% 的粉末。

9. 脱模要求　栓模要用与半合成脂肪酸酯不相混溶的软肥皂、甘油各 1 份与 90% 乙醇 5 份润滑，便于脱模，过多会使栓剂尖端缺失，过少则栓剂难以脱模。药物和基质混匀后趁热倾入冷却的栓模中，防止药物冷却析出。取出栓剂时应从基部推出，多余的润滑剂用滤纸搓吸。

【考核标准】

项目	考核内容	分值	评分标准	实际得分
实验准备	着装仪表符合要求	5	未穿实训服、未戴头帽、未戴手套、露出发须、佩戴饰品、化妆、穿拖鞋，每项扣 1 分，最多扣 5 分	
	煎药砂锅、制栓器具安全检查、洗净消毒	5	煎药砂锅未洗净、制栓器具未洁净消毒、未擦净操作台面、未洗手，每项扣 2 分，最多扣 5 分	

项目	考核内容	分值	评分标准	实际得分
制剂配制	计算各成分取量正确	5	每组配制处方量的1/100，各药物用量计算错误，扣2分；不带单位或单位错误，扣3分	
	称量操作正确	20	（1）仪器选择不正确、洗涤不正确，每项扣1分，最多扣2分 （2）戥称或天平称量前未调零，每项扣1分，最多扣3分 （3）未按规定称量，多称或少称每项扣1分，最多扣3分 （4）多称组分未按规定回收，扣2分 （5）称量时手势不正确、取样不正确，每项扣1分，最多扣3分 （6）称量器具选用不正确，扣2分 （7）称量不准确、不及时记录、不给监视人核对，每项扣1分，最多扣3分 （8）称量组分有外散，扣2分	
	制备化痔栓制剂规范	25	（1）洋金花、黄柏、苦参混合煎煮方法不正确、浓缩方法不正确，每项扣1分，最多扣3分 （2）煎煮液过滤不正确，扣1分 （3）煎煮液密度不正确，扣2分 （4）清膏干燥方法、干燥时间不正确，每项扣1分，最多扣3分 （5）粉碎设备、制备容器选择不正确，多选或少选，扣1分，最多扣3分 （6）粉碎方法不正确，扣1分 （7）过筛方法不正确，扣1分 （8）半合成脂肪酸酯融化温度不正确，扣1分 （9）混合有流失或散落、羟苯乙酯乙醇溶液配制不正确，每项扣1分，最多扣2分 （10）和药注模不正确，扣2分 （11）注模器具不净、栓膜不正确、栓剂成型不好、栓剂未经质检，每项扣2分，最多扣4分 （12）化痔栓不整洁、未包装，扣2分	
	操作熟练	20	（1）操作欠熟练，扣5分 （2）操作顺序错误、重做一次，扣5分 （3）规定时间内（20分钟）未完成操作，扣5分 （4）仪器损坏，扣5分	
	产品回收	5	未按要求规定回收化痔栓，扣5分	
	操作台面整洁	5	（1）操作途中不整洁，扣2分 （2）制备结束后不整理桌面或不复位器具，扣3分	
成品	溶液澄明	5	化痔栓不均匀、有色斑，扣5分	
其他	遵守实训纪律和实验室规则，服从安排	5	制备过程中喧哗、不服从安排、浪费材料等情况，每项扣1分，最多扣5分	
合计		100		

【栓剂通则和特性检查】

1. 外观 化痔栓为暗黄褐色的栓剂。

（1）操作过程

（2）结果记录

（3）药品判定 此项检查_____规定。

2. 融变时限 化痔栓应在30分钟内全部融化或软化。

（1）操作过程

（2）结果记录

（3）药品判定　此项检查＿＿＿＿＿＿规定。

3. 重量差异　取化痔栓 10 粒，精密称定总重量，求得平均粒重后，再分别精密称定每粒的重量。每粒重量与平均粒重相比较，按表中的规定，超出重量差异限度的不得多于 1 粒，并不得超出限度 1 倍。

标示栓重	重量差异限度
1.7g	±7.5%

（1）操作过程

（2）结果记录

（3）药品判定　此项检查＿＿＿＿＿＿规定。

4. 微生物限度　除另有规定外，照非无菌产品微生物限度检查：微生物计数法（通则 1105）和控制菌检查法（通则 1106）及非无菌药品微生物限度标准（通则 1107）检查，应符合规定。

（1）操作过程

（2）结果记录

（3）药品判定　此项检查＿＿＿＿＿＿规定。

【化痔栓包装与贮藏】

1. 包装　铝箔或塑料包装。

2. 贮藏　30℃以下密闭贮存。

重点小结

答案解析

操作题要

一、单选题

1. 栓剂装量差异检查取
   A. 10 粒　　　B. 6 粒　　　C. 3 粒　　　D. 20 粒

2. 化痔栓的融变时限为
   A. 10 分钟　　B. 20 分钟　　C. 30 分钟　　D. 5 分钟

3. 化痔栓处方中羟苯甲酯的作用是
   A. 增塑剂　　B. 润滑剂　　C. 乳化剂　　D. 防腐剂

4. 化痔栓脱模剂不可用
   A. 甘油　　B. 豚油　　C. 乙醇　　D. 软肥皂

5. 化痔栓处方中毒性较大的成分是
   A. 冰片　　B. 苦参　　C. 洋金花　　D. 抗黄柏

6. 化痔栓中保护胃黏膜、抗酸、中和胃酸、止血的成分是
   A. 棕榈酸酯　　B. 没食子酸铋　　C. 可可豆脂　　D. 半合成脂肪酸酯

二、判断题（答案正确时用 T 表示，答案错误时用 F 表示）

1. 化痔栓处方中聚山梨酯 80 的作用是增溶和润滑。

2. 化痔栓的制法为热熔法。

3. 化痔栓的脱模剂不能用钠皂。

三、简答题

化痔栓处方中有哪些中药饮片？

项目二十七　丸剂的制备

任务一　大山楂丸的制备操作

【实训目的】

1. **掌握**　大山楂丸的概念、特点和组成；塑制法制备丸剂的方法和操作要点。
2. **熟悉**　大山楂丸的制备工艺流程；丸剂的原辅料处理原则及质量要求。
3. **了解**　蜜丸的制备原理及影响质量的因素。
4. **学会**　搓丸的制备技术，为进入药厂或医院制剂室制备丸剂打下工作基础。

【质量要求】

大山楂丸外观圆整均匀、色泽一致。蜜丸应细腻滋润、软硬适中。供制丸剂用的药粉，过五号筛且过六号筛的质量不得少于总量的95%。蜂蜜须经炼制后使用。蜜丸水分、重量差异、溶散时限符合要求。

【实训原理】

利用山楂、六神曲（麸炒）、麦芽（炒）药粉与加入的润湿剂、吸收剂或黏合剂分散并混合均匀制成的固体制剂。

【实训内容】

1. 制剂处方

R

山楂	1000g
六神曲（麸炒）	150g
麦芽（炒）	150g

2. 丸数计算　丸数＝总质量（g）/9（g），每丸重9g。

3. 器材设备　小型粉碎机、不锈钢面盆或瓷盆、木勺、圆底不锈钢碗（直径50cm）、方盘（20cm×20cm）、金属筛或尼龙筛、温度计、烧杯（500ml）、比重计、电子天平（0.01g）、电磁炉或煤气炉及锅、木面板、医用手套、手工搓丸机、包装纸（50cm×50cm）、手摇制丸机、多功能炼药机、ZW－80A型中药自动制丸机、Lsp－92300铝塑大泡罩热封机、制纯化水机。

4. 原料与辅料　山楂、六神曲（麸炒）、麦芽（炒）、植物油、炼蜜、蔗糖、纯化水、餐具洗涤剂。

5. 制备工艺　将山楂、六神曲（麸炒）、麦芽（炒）三味中药，粉碎成细粉，过筛，混匀；另取蔗糖600g，加水270ml与炼蜜600g，混合，炼至相对密度约为1.38（70℃）时，滤过，与上述粉末混匀，制成大蜜丸，即得。具体操作如下

（1）山楂、麦芽（炒）、六神曲（麸炒）打成细粉，用5、6号药筛（80目、100目）配套过筛，收集筛盘药粉置于圆底不锈钢碗中。

（2）炼蜜：先武火加热蜂蜜，沸腾以后转为文火，把蜜炼到滴水成珠（老蜜）的状态停止加热，除去炼蜜表面上的泡沫。

（3）把蜜与粉末和面，直到无明显的干粉。

（4）在面板上刷一层植物油，揉团，直到掰开后感到紧实滋腻即可。

（5）按照 9g/份，切块、搓丸。

（6）质检，包装。

【制备流程】

山楂、六神曲（麸炒）、麦芽（炒）打粉→过筛→炼蜜→和面→揉丸团（丸块、合坨、和药）→搓丸→质检→包装。

【注意事项】

1. 六神曲（麸炒）、麦芽（炒）是炮制品。

2. 山楂不易粉碎，所以要多打几遍多过几次筛，注意防尘和个人劳动保护。

3. 揉团前为了防止黏手，可以在一次性手套上刷一层植物油。

4. 操作时需佩戴防护一次性手套，避免微生物污染。

5. 粉碎过筛注意多旁敲侧击筛子，保证粉末达到过 6 号筛。

6. 一切制丸工具必须消毒灭菌，丸剂主要供口服，制备环境按 GMP 要求应至少在 D 级及以上。

7. 可用蜂蜜 400g 制成蜜丸，也可用蔗糖 200g 与蜂蜜 200g 加水 50ml 制成水蜜丸。

【考核标准】

项目	考核内容	分值	评分标准	实际得分
实验准备	着装仪表符合要求	5	未穿实训服、未戴头帽、未戴手套、露出发须、佩戴饰品、化妆、穿拖鞋，每项扣 1 分，最多扣 5 分	
	制丸器具安全检查、搓丸器具洗净消毒	5	电磁炉锅第一次加水煮沸消毒未弃去、制丸器具未洁净消毒，每项扣 3 分，最多扣 5 分	
制剂配制	计算各成分取量正确	5	每组配制处方量的 1/5，各成分量计算错误，扣 2 分；不带单位或单位错误，扣 3 分	
	称量操作正确	15	（1）未按规定称量，多称或少称，多称组分未按规定回收，每项扣 1 分，最多扣 3 分 （2）称量时瓶签对应不正确、取样不正确，每项扣 1 分，最多扣 3 分 （3）称量器具使用不正确，每项扣 1 分，最多扣 3 分 （4）称量不准确、不及时记录、不给监视人核对，每次扣 1 分，最多扣 3 分 （5）称量组分有外散，每次扣 1 分，最多扣 3 分	
	制备大山楂丸制剂规范	40	（1）制备容器选择不正确，扣 5 分 （2）粉碎方法不正确，扣 5 分 （3）未粉碎成细粉，扣 5 分 （4）炼蜜方法不正确，扣 5 分 （5）未炼蜜为老蜜，扣 5 分 （6）和药成团不正确、分割质量不准确，每项扣 2 分，最多扣 5 分 （7）面板不净、没有涂植物油、搓丸方法不正确、成丸未经质检，每项扣 1 分，最多扣 5 分 （8）成丸未包装，扣 5 分	
	操作熟练	10	（1）操作欠熟练，扣 2 分 （2）操作顺序错误、重做一次，扣 3 分 （3）规定时间内（20 分钟）未完成操作，扣 2 分 （4）仪器损坏，扣 1 分，最多扣 3 分	

项目	考核内容	分值	评分标准	实际得分
制剂配制	产品回收	5	未按要求规定回收蜜丸，扣5分	
	操作台面整洁	5	（1）操作途中不整洁，扣2分 （2）制备结束后不整理桌面或不复位器具，扣3分	
成品	溶液澄明	5	丸剂不均匀、有色斑，扣5分	
其他	遵守实训纪律和实验室规则，服从安排	5	制备过程中喧哗、不服从安排、浪费材料等情况，每项扣1分，最多扣5分	
合计		100		

【丸剂通则和特性检查】

1. 外观　大山楂丸为棕红色或褐色的大蜜丸；味酸、甜。外观完整，大小均匀。

（1）操作过程

（2）结果记录

（3）药品判定　此项检查＿＿＿＿＿＿规定。

2. 水分　大山楂丸中所含的水分不得超过15.0%。

（1）操作过程

（2）结果记录

（3）药品判定　此项检查＿＿＿＿＿＿规定。

3. 重量差异　取大山楂丸10丸，分别称定重量，再与每份标示重量9g相比，按下表规定，超出重量差异限度的不得多于2份，并不得有1份超出限度1倍。

标示丸重	重量差异限度
9.0g	±5%

（1）操作过程

（2）结果记录

（3）药品判定　此项检查＿＿＿＿＿＿规定。

【大山楂丸包装与贮藏】

1. 包装　蜡壳包装，有很好的密封性。

2. 贮藏　将制备好的丸剂置于阴凉、通风、干燥处密封保存即可。

【相关理论知识】

丸剂是药物细粉或药材提取物与适宜的辅料以适当的方式制成的球形或类球形的固体制剂。该制剂溶散、释药慢适用于慢性病、载药量大、制备简单、水溶性丸剂具有速效作用，但生产过程容易导致崩解度不合格、易染菌、用药周期长、服药量大、不适宜急症用药。糖丸属于化学药丸剂，味甜、易溶化，适合于儿童用药，多用于疫苗制剂。

（一）赋形剂

丸剂常用的赋形剂有润湿剂、黏合剂、吸收剂或稀释剂。

1. 黏合剂　常用的黏合剂有蜂蜜、米糊或面糊，药材清（浸）膏、糖浆等。为去除杂质、破坏酶类、杀灭微生物、降低水分并增加黏合力，通常会进行炼蜜。炼制的蜜通常分为嫩蜜、中蜜、老蜜三种规格。

嫩蜜　炼蜜 105～115℃，含水量 17%～20%，密度 1.35 左右，色泽无明显变化，稍有黏性。适合于较多油脂、黏液质等的药材。

中蜜　炼蜜 116～118℃，含水量 14%～16%，密度 1.37 左右，浅黄色有光泽的均匀细气泡，手拈有黏性，分开无长白丝。适合黏性中等药材。

老蜜　炼蜜 119～122℃，含水量 <10%，密度 1.40 左右，红棕色光泽大气泡，手捻甚黏，分有长白丝，可滴水成珠。适合药材黏性较差者，如矿物质、纤维质。

冬季宜稍嫩蜜，夏季宜稍老蜜，春秋季宜中蜜。

2. 润湿剂　常用的润湿剂有水、酒、醋、水蜜和药汁等。

（1）水　指纯化水，能润湿药粉中的黏液质、糖及胶类，诱发药粉的黏性。

（2）酒　常用白酒与黄酒两种。酒能溶解药材中的树脂、油脂而增加药材细粉的黏性，用水黏性太强，因此用酒，白酒 50 度、黄酒 20 度为宜。黄酒原料：大米、小麦、焦糖色，酒精度 ≥10.0%（ml/ml），总糖 ≤15.0g/ml，3 年陈，有效期一般 18 个月。

（3）醋　常用米醋。有助于药材中碱性成分的溶解，提高药效。

（4）水蜜　一般以炼蜜 1 份加水 3 份稀释而成，具有润湿与黏合作用。

（5）药汁　处方中某些药材不易制粉，可将其煎煮或榨汁作为其他药粉成丸的辅料。

3. 吸收剂　一般将处方中出粉量高的药材制成细粉，作为浸出物、挥发油的吸收剂，这样可避免或减少其他辅料的用量。常用的吸收剂有蜂蜜（指炼蜜）、氢氧化铝凝胶粉、碳酸钙、氧化镁、碳酸镁或甘油、磷酸钙，淀粉、糊精、乳糖等。

4. 润滑剂　具有润滑、助流、抗黏作用。亲水性润滑剂有聚乙二醇（PGE）、十二烷基硫酸钠、微分硅胶；疏水性润滑剂有硬脂酸镁、滑石粉、液状石蜡。

（二）丸剂制法

不同丸剂适用于不同制法：塑制法（丸）适于蜜丸，泛制法（丸）适于水丸，滴制法（丸）适于滴丸剂。

1. 塑制法　又称搓丸法。是将药材粉末与适宜的辅料（主要是润湿剂或黏合剂）混合制成可塑性的丸块，再经搓条、分割及搓圆制成丸剂的方法。是最古老、最普遍使用的制丸剂方法，如蜜丸、糊丸、浓缩丸的制备。其工艺流程为药物粉末 + 辅料→制丸块（合坨、和药）→制丸条→分割→搓圆→质量检查及包装。操作程序及注意事项如下。

（1）配料　①将药材粉碎为细粉或最细粉，混匀。②蜂蜜炼制成适宜程度，下蜜温度以 60～80℃为宜，药粉与炼蜜的比例一般为 1∶1～1∶1.5，糖黏性较强的药粉蜜宜少，纤维质地疏松者宜多；夏季少，冬季手工多，机械少。③配制润滑剂，为防粘连并使表面光滑，需要涂用适当的润滑剂，机器操作时多用药用乙醇，手工操作时用麻油与蜂蜡（7∶3）经加热制成的融合物（半固体状）。

（2）制丸块　又称合药、合坨。取混匀的药物细粉，加入适量的黏合剂，搓捏使形成不黏手、不松散、不黏附器壁、湿度适宜的可塑性丸块。合药是搓丸法的关键工序，其软硬程度及黏稠度影响丸粒成型与贮存中是否变形。随意塑形而不开裂，手搓捏而不黏手，不黏附器壁。

（3）制丸条、分割与搓圆　目前生产上广泛应用中药自动制丸机将制条、分粒及搓圆一次完成。操作时，将已混匀的丸块投入料斗中，药料经螺旋推进器挤压推出均匀的丸条，在导轮控制下，丸条进入制丸刀轮中，由于刀轮的径向和轴向运动，将丸条切割并搓圆制成大小均匀的药丸，制丸过程中由喷头喷洒药用乙醇润滑。手工制丸工具有搓丸板；机械制丸工具有滚筒式制丸机、中药自动制丸机。

（4）干燥（不超过 15.0%）　老蜜或中蜜偏老可不干燥，嫩蜜或嫩蜜偏嫩需要干燥。

（5）质检、包装。

2. 泛制法　又称滚丸法，是指在转动适宜的容器或机械中将药材细粉与赋形剂（润湿剂）交替润湿、撒布、不断翻滚、逐渐增大的一种制丸方法，如水丸、水蜜丸、糊丸、浓缩丸等的制备。工业生产使用包衣锅。其工艺流程为药物粉末＋辅料→起模→成型→盖面→干燥→选丸→包衣→质量检查及包装。

（1）原辅料的准备　药粉过6号筛。

（2）起模　选择工具，制备基本母核（模子或母子），注意起模用粉应黏性适宜；起模常用水作润湿剂。

（3）成型　注意每次加水、加粉量。

（4）盖面　干粉盖面、清水盖面、清浆盖面。

（5）干燥　除另有规定外，水蜜丸、水丸、浓缩水蜜丸和浓缩水丸均应在80℃以下干燥；含挥发性成分或淀粉较多的丸剂（包括糊丸）应在60℃以下干燥；不宜加热干燥的应采用其他适宜的方法干燥。

（6）选丸　以保证丸粒圆整、大小均匀、剂量准确。

（7）包衣与打光　可在润湿的丸粒上（或加明胶溶液作黏合剂）撒上极细药粉（如朱砂粉、滑石粉、雄黄粉、百草粉等）或其他包衣材料（如糖衣、薄膜衣、肠溶衣），使丸粒不断滚动，待全部细粉均匀黏附在丸面上，包衣完成后，撒入川蜡粉，继续转动30分钟即得。蜡丸制备时将蜂蜡加热熔化，待冷却至适宜温度后按比例加入药粉，混合均匀。

（8）质检、包装。

重点小结

答案解析

操作题要

一、单选题

1. 不属于大山楂丸处方组成成分的是

　　A. 抗氧剂　　　　B. 大山楂　　　　C. 六神曲　　　　D. 麦芽

2. 蜂蜜的主要糖是

　　A. 果糖　　　　B. 蔗糖　　　　C. 木糖　　　　D. 蛋白糖

3. 蜜丸所含水分不超过

　　A. 20%　　　　B. 25%　　　　C. 15%　　　　D. 30%

4. 不属于炼蜜级别程度的是

　　A. 中蜜　　　　B. 老蜜　　　　C. 嫩蜜　　　　D. 焦蜜

5. 溶散时限取样品包装单位为

　　A. 3　　　　B. 6　　　　C. 10　　　　D. 20

6. 丸剂一般原辅料为

　　A. 最粗粉　　　　B. 细粉　　　　C. 粗粉　　　　D. 中粉

二、判断题（答案正确时用 T 表示，答案错误时用 F 表示）

1. 蜂蜜具有自身抗氧化作用，是因为含有少量的还原糖。

2. 只有丸剂检查溶散时限。

3. 大山楂丸较泡腾剂作用时间短。

三、简答题

写出大山楂丸的处方成分。

☑ **任务二** **二妙丸的制备操作**

【实训目的】

1. 掌握 二妙丸的概念、特点和组成；泛制法制备丸剂的方法和操作要点。

2. 熟悉 二妙水丸的制备工艺流程；丸剂的原辅料处理原则及质量要求。

3. 了解 水丸的制备原理及影响质量的因素。

4. 学会 泛制法的制备技术，为进入药厂或医院制剂室制备丸剂打下工作基础。

【质量要求】

二妙丸应细腻滋润、软硬适中、外观圆整均匀、色泽一致。供制丸剂用的药粉，过五号筛且过六号筛的质量不得少于总量的95%。二妙丸水分、重量差异、溶散时限符合要求。二妙丸为黄棕色的水丸；气微香，味苦涩。

【实训原理】

利用苍术和黄柏的药粉与加入的润湿剂、吸收剂与药粉本身的黏性，分散并混合均匀制成的固体制剂。

【实训内容】

1. 制剂处方

R

苍术（炒）	500g
黄柏（炒）	500g

2. 丸数计算 丸数 = 总质量（g）/3（g），每丸重3g。

3. 器材设备 小型粉碎机、不锈钢面盆或瓷盆、木勺、圆底不锈钢碗（直径50cm）、方盘（20cm×20cm）、金属筛或尼龙筛、温度计、烧杯（500ml）、电子天平（0.01g）、电磁炉或煤气炉及锅、木面板、医用手套、手工搓丸机、包装纸（50cm×50cm）、手摇制丸机、ZW－80A型中药自动制丸机、Lsp－92300铝塑大泡罩热封机、制纯化水机、竹匾（光滑）。

4. 原料与辅料 苍术（炒）、黄柏（炒）、纯化水、餐具洗涤剂。

5. 制备工艺 将苍术（炒）、黄柏（炒）二味中药饮片，粉碎成细粉，过筛，混匀，用水泛丸，干燥，即得。具体操作如下。

（1）苍术（炒）、黄柏（炒）打成细粉，用5、6号药筛（80目、100目）配套过筛，收集筛盘药粉置于圆底不锈钢碗中，此步骤为原料齐备。

（2）将部分药粉加适量水制成在不断翻滚中使药粉相互黏结并不断增大至直径为1nm左右的小颗粒，过1号不过2号筛筛分等即得丸模。

（3）过2号筛的粉末再加适量水制成在不断翻滚中使药粉相互黏结并不断增大至直径为1nm左右的小颗粒，过1号不过2号筛筛分等又得丸模，这一步为起模或模子或母子或初丸。

（4）将丸模再在药粉中逐渐增大至近成品，即在丸模上反复加水润湿、撒粉、滚丸、增大、筛丸，这一步为增丸或成型。

（5）将大小适宜的丸粒剩余的二药粉在竹匾下滚丸或在包衣锅内翻滚，至丸粒表面致密、光滑、色泽一致，这一步叫盖面或整粒。

（6）由于滚丸中加了润湿剂水，水丸易发霉，为了防止霉变，所以盖面后的水丸应及时干燥。苍术中含有苍术油苍术素遇光易变质，所以干燥温度应控制在60℃以下，采用恒温干燥箱干燥2小时，检测水分直至符合规定。

（7）干燥后通过筛选，称重符合规定，得到水丸圆整、大小均匀的成品。

【制备流程】

苍术（炒）、黄柏（炒）打粉→过筛→加润湿剂→泛丸→起模→成型→盖面→干燥→选丸→质检→分装→包装。

【注意事项】

1. 苍术（炒）、黄柏（炒）两药必须是炒制品。
2. 苍术含有挥发油，粉碎易黏结，所以可采用串油粉碎。
3. 滚丸时要反复多次进行。
4. 操作时注意控制丸重，避免微生物污染。
5. 粉碎过筛注意多旁敲侧击筛子，保证粒重。
6. 一切制丸工具必须消毒灭菌，丸剂主要供口服，制备环境按 GMP 要求应至少在 D 级及以上。

【考核标准】

项目	考核内容	分值	评分标准	实际得分
实验准备	着装仪表符合要求	5	未穿实训服、未戴头帽、未戴手套、露出发须、佩戴饰品、化妆、穿拖鞋，每项扣1分，最多扣5分	
	制丸器具安全检查、滚丸器具洗净消毒	5	制丸器具未安全检查、器具未洁净消毒，扣2分，最多扣5分	
制剂配制	计算各成分取量正确	5	每组配制处方量的1/2，各成分量计算错误，扣2分；不带单位或单位错误，扣3分	
	称量操作正确	20	（1）未按规定称量，多称或少称，多称组分未按规定回收，每项扣1分，最多扣3分 （2）称量时瓶签对应不正确、取样方法不正确，每项扣1分，最多扣5分 （3）称量器具使用不正确，扣4分 （4）称量不准确、不及时记录、不给监视人核对，每次扣3分，最多扣5分 （5）称量组分有外散，扣3分	
	制备二妙丸制剂规范	30	（1）制备容器选择不正确，多选或少选，每项扣2分，最多扣5分 （2）粉碎方法不正确，扣2分 （3）未粉碎成细粉，扣3分 （4）滚丸方法不正确，扣3分 （5）起模不正确，扣2分 （6）水丸成型不正确，扣5分 （7）面盆不净、成丸未经质检，每项扣2分，最多扣5分 （8）成丸未包装，扣5分	
	操作熟练	15	（1）操作欠熟练，扣2分 （2）操作顺序错误、重做一次，扣5分 （3）规定时间内（20分钟）未完成操作，扣5分 （4）仪器损坏，扣3分	
制剂配制	产品回收	5	未按要求规定回收二妙丸，扣5分	
	操作台面整洁	5	（1）操作途中不整洁，扣2分 （2）制备结束后不整理桌面或不复位器具，扣3分	

续表

项目	考核内容	分值	评分标准	实际得分
成品	溶液澄明	5	丸剂不均匀、色泽不一致，扣5分	
其他	遵守实训纪律和实验室规则，服从安排	5	制备过程中喧哗、不服从安排、浪费材料等情况，每项扣1分，最多扣5分	
	合计	100		

【丸剂通则和特性检查】

1. 外观　二妙丸为黄棕色的水丸；气微香，味苦涩。外观完整，大小均匀。

（1）操作过程

（2）结果记录

（3）药品判定　此项检查_____规定。

2. 水分　二妙丸系水丸，所含的水分不得超过9.0%。

（1）操作过程

（2）结果记录

（3）药品判定　此项检查_____规定。

3. 重量差异　取二妙丸10丸，分别称定重量，再与每份标示重量3g相比，按下表规定，超出重量差异限度的不得多于2份，并不得有1份超出限度1倍。

标示丸重	重量差异限度
3.0g	±8%

（1）操作过程

（2）结果记录

（3）药品判定　此项检查_____规定。

【二妙丸包装与贮藏】

1. 包装　塑料瓶或铝塑板压制。

2. 贮藏　密封保存。

重点小结

答案解析

操作题要

一、单选题

1. 诱发药物黏性的成分是

    A. 水　　　　　　　B. 甘油　　　　　　C. 甘油明胶　　　　D. 液状石蜡

2. 二妙丸的制法是

    A. 熔和法　　　　　B. 滴制法　　　　　C. 滚丸法　　　　　D. 充填法

3. 水丸中水与药物的关系是

    A. 亲水性　　　　　B. 溶解于水　　　　C. 疏水性　　　　　D. 化学结合性

4. 制成水丸的关键环节是制

    A. 质检　　　　　　B. 搓丸　　　　　　C. 丸块　　　　　　D. 丸模

5. 蜜丸或水蜜丸的制法是

    A. 压制法   B. 搓丸法   C. 溶解法   D. 冷压法

6. 制蜜丸时，药粉与炼蜜的比例一般为

    A. 1：5～1：10   B. 1：3～1：5   C. 1：1～1：1.5   D. 1：3～1：8

二、判断题（答案正确时用 T 表示，答案错误时用 F 表示）

1. 合药是制丸的关键工序，是指药粉和炼蜜混匀均匀的软硬适宜、可塑性好的丸块的操作过程。

2. 蜜丸比水丸口感好，所以释放药物较颗粒剂快，作用持久。

3. 蜜丸中加有蜂蜜所以不易霉变，不必加防腐剂；水丸有润湿剂水易发霉必须加防腐剂。

三、简答题

二妙丸的处方组成成分有哪些？

项目二十八 滴丸剂的制备

任务一 炔诺酮滴丸的制备操作

【实训目的】

1. 掌握 滴丸剂的概念、特点和组成；滴制法制备丸剂的方法和操作要点。
2. 熟悉 滴丸剂的制备工艺详细流程；滴丸剂基质和冷凝液的选择原则及质量要求。
3. 了解 滴丸剂的制备原理。
4. 学会 滴丸剂的制备技术，为以后专业工作打下坚实的基础。

【质量要求】

滴丸剂应大小均匀、色泽一致、无粘黏现象；滴丸剂在滴制成丸后应除去滴丸剂表面的冷凝液；根据主药的性质、使用和贮存的要求，供口服的滴丸剂可包糖衣或薄膜衣；滴丸剂各项指标要符合执行标准的质量要求；滴丸剂应密封保存、防潮、防发霉、防变质。

【实训原理】

基于固体分散法原理，采用滴制法获得球形丸状制剂的过程，即用一种熔点较低的脂溶性基质或水溶性基质将主药溶解或混悬后，立即滴入一种与之不相混溶、互不反应的冷凝液中，由于熔融物表面张力的作用而收成球形丸粒。

【实训内容】

1. 制剂处方

R

炔诺酮	3g
聚乙二醇 4000	150g
聚乙二醇 6000	150g
共制	1000 丸

2. 丸数计算 丸数 = 总质量（g）/1000（丸），每丸规格（标示量）3mg，重 0.33g。

3. 器材设备 小型粉碎机、不锈钢面盆或瓷盆、方盘、金属筛或尼龙筛、温度计、口罩、手术帽、医用手套、玻璃棒、称量纸、药匙、电子天平（0.01g）、棉布、电热套、不同孔径的不锈钢漏盆、烧杯（1000ml）、滴丸剂机、金属剪刀、蒸发皿（Φ15cm）、制纯化水机、细口瓶（1000ml）、细口瓶（500ml）、包装纸（50cm×50cm）。

4. 原料与辅料 炔诺酮（药用）、聚乙二醇 4000（药用）、聚乙二醇 6000（药用）、纯化水、液状石蜡（药用）、氯化钠（药用）。

5. 制备工艺 取炔诺酮加入已熔融的聚乙二醇 4000、聚乙二醇 6000 混合基质的烧杯中，保温（60℃），滴入以冰盐冷却温度为（0～4℃）的液状石蜡中，取出滴丸剂，收集滴丸剂，吸除或擦干冷凝液，即得。具体操作如下。

（1）水浴锅加热至沸。

（2）洗净烧杯放入规定量的 PEG4000 和 PEG6000。置于水浴上加热使 PEG 熔融。

（3）加入全量的炔诺酮于上述基质中，搅拌使全融。

（4）将药液移至滴丸机的贮液筒内，恒温至60℃左右。

（5）控制滴速，滴入冰盐冷却的液状石蜡冷凝液中。

（6）待成丸冷凝完全后取出滴丸剂，摊于纸上，吸去滴丸剂表面的液状石蜡，自然干燥即得。

（7）质检，包装。

【制备流程】

炔诺酮原料准备→粉碎→过筛→基质熔融混合→滴丸→冷凝→成丸→洗丸→干燥→质检→包装。

【注意事项】

1. 炔诺酮为药用规格。

2. 丸剂主要供口服，制备环境按GMP要求应至少在D级及以上。

3. 滴丸剂滴出口径大小是影响滴丸剂丸重的重要影响因素，要控制好出口口径，保证滴丸剂丸重均匀。

4. 滴丸的过程中要注意控制温度60℃左右，PEG4000和PEG6000的熔点为55℃左右，因为温度上升表面张力下降，丸重减小。

5. 注意冷凝液上部和下部的温度差、滴速，滴速过快滴丸剂容易成扁形，控制温度差在40℃左右。

6. 使用硅酮作为冷凝液不必分步冷却。

【考核标准】

项目	考核内容	分值	评分标准	实际得分
实验准备	着装仪表符合要求	5	工作服不洁不整，戴首饰，化浓妆，戴耳环，露发，留长指甲，不戴口罩、帽子、手套，每项扣1分，最多扣5分	
	制丸器具安全检查、搓丸器具洗净消毒	5	器具未安全检查或洗净消毒，每项扣3分，最多扣5分	
制剂配制	计算各成分取量正确	5	每组配制方量的1/5，各成分量计算错误，扣2分；不带单位或单位错误，扣3分	
	称量操作正确	15	（1）未按规定称量，多称或少称、多称组分未按规定回收，每项扣1分，最多扣2分 （2）称量时称量器具使用不正确、瓶签对应不正确、取样不正确，每项扣1分，最多扣2分 （3）称量器具使用不正确，扣1分 （4）称量不准确、不及时记录、不给监视人核对，每次扣2分，最多扣5分 （5）称量组分有外散，每次扣2分，最多扣5分	
	制备滴丸剂制剂规范	35	（1）制备容器选择不正确，多选或少选一项扣3分，最多扣5分 （2）水浴锅温度调控不正确，扣2分 （3）熔融混合方法不正确，扣3分 （4）滴制方法不正确，扣3分 （5）滴丸速度调控不正确，扣2分 （6）冷凝成丸畸形，每项扣2分，最多扣5分 （7）未除去滴丸剂冷凝液液状石蜡、丸面不光滑、滴丸剂色泽不一、滴丸剂重量差异超限，每项扣3分，最多扣12分 （8）成丸未包装，扣3分	
	操作熟练	15	（1）操作欠熟练，扣3分 （2）操作顺序错误、重做一次，扣5分 （3）规定时间内（20分钟）未完成操作，扣2分 （4）仪器损坏，扣5分	
	产品回收	5	未按要求规定回收滴丸剂，扣5分	
	操作台面整洁	5	（1）操作途中不整洁，扣2分 （2）制备结束后不整理桌面或不复位器具，扣3分	

续表

项目	考核内容	分值	评分标准	实际得分
成品	溶液澄明	5	滴丸剂不均匀、有色斑，扣5分	
其他	遵守实训纪律和实验室规则，服从安排	5	制备过程中喧哗、不服从安排、浪费材料等情况，每项扣1分，最多扣5分	
	合计	100		

【滴丸剂通则和特性检查】

1. 外观 除另有规定外，炔诺酮滴丸剂外观完整，大小、色泽均匀，无粘连现象，表面无冷凝液黏附。

（1）操作过程

（2）结果记录

（3）药品判定 此项检查_____规定。

2. 重量差异 取炔诺酮滴丸20丸，精密称定总重量，求得平均重量后，再分别称定每丸的重量。每丸的重量与标示丸重0.33g相比较，按下表规定，超出重量差异限度的不得多于2丸，并不得有1丸超出限度1倍。

标示丸重	重量差异限度
0.3g以上	±7.5%

（1）操作过程

（2）结果记录

（3）药品判定 此项检查_____规定。

3. 溶散试验 取炔诺酮滴丸6丸，选择适当孔径筛网的吊篮（丸剂直径在2.5mm以下的用孔径约0.42mm的筛网；在2.5~3.5mm的用孔径约1.0mm的筛网；在3.5mm以上的用孔径约2.0mm的筛网），不加挡板按崩解时限检查法，应在30分钟内溶散。

（1）操作过程

（2）结果记录

（3）药品判定 此项检查_____规定。

【炔诺酮滴丸的包装与贮藏】

1. 包装 瓶装，小塑瓶或小玻瓶，密封。

2. 贮藏 置于阴凉、防霉、防潮、防虫蛀、通风、干燥处，遮光密封保存。

【相关理论知识】

（一）滴丸剂概念

滴丸剂是原料药物与适宜的基质加热熔融混匀，滴入不相混溶、互不作用的冷凝介质中制成的球形或类球形制剂。主要供口服（肠溶滴丸剂、速效滴丸剂、缓控释滴丸剂），亦可供外用（如度米芬滴丸剂）和局部使用（如眼、耳、鼻、直肠、阴道用滴丸剂），还有眼用圆片状滴丸剂。

（二）滴丸剂特点

可以改变药物的溶出速率，缓控释滴丸剂还可以增加药物的稳定性和降低毒副作用，使用剂量准确、液体药物固体化。加速药物溶出率，调节释药速度，增加药物稳定性，剂量准确，设备简单生产效率高，难滴制大丸（0.1g）。

（三） 滴丸剂赋形剂

1. 基质

滴丸剂中除主药以外的赋形剂均称为"基质"。基质的选择适当是滴丸剂成型的关键，优良的基质必须具备：①熔点在60℃以上能熔融成液体，遇骤冷又能凝固，药物与基质常温下为稳定均匀的固态；②基质与主药无相互作用，不影响主药的治疗效果；③对人体无毒性。

滴丸剂基质包括水溶性基质和非水溶性基质，常用的水溶性基质有聚乙二醇类（如聚乙二醇6000、聚乙二醇4000等）、硬脂酸钠、不同浓度的乙醇、泊洛沙姆、硬脂酸聚烃氧（40）酯、明胶、稀酸溶液等；常用的非水溶性基质有硬脂酸、单硬脂酸甘油酯、虫蜡、蜂蜡、液状石蜡、煤油、植物油、氢化植物油、松香等。

混合基质PEG6000加适量硬脂酸，可增大药物融化时的溶解量，调节溶散时限，有利于滴丸成型。

2. 冷凝液

（1）用于冷却药物与基质成丸滴出的液滴，使液滴凝固成丸剂的液体称为冷凝液。滴丸剂冷凝介质必须具备：①安全无害；②化学性质稳定，与主药和基质不溶且不发生化学作用；③与液滴密度接近。可使滴丸缓慢上浮或下沉而冷却完全并成圆整的丸型；④黏度匹配，液滴与冷凝液的黏合力小于液滴的表面张力，便于内凝成丸。

（2）滴丸剂常用的冷凝介质分为水溶性和非水溶性，非水溶性的冷凝液有液状石蜡、植物油、二甲硅油、煤油等；水溶性的冷凝液有不同浓度的乙醇、稀酸溶液和水等。

（四） 附 滴丸剂工艺规程

××××××药业公司文件

×××滴丸剂工艺规程

文件制定程序

文件类别：操作规程标准		文件编码：	
起草/修订人：		日期： 年 月 日	
审核人：		日期： 年 月 日	
批准人：		日期： 年 月 日	
执行日期：			

文件控制

印制份数：		发出份数：	
分发部门： 质管部【 】份 运营部【 】份 供应部【 】份 生产部【 】份 动力能源部【 】份 放行部【 】份 财务部【 】份 人力资源部【 】份			
收回份数：		销毁份数：	
销毁人：		监督人：	

变更记录

修订号	批准日期	执行日期	变更原因及原因

目录

××滴丸剂生产工艺规程

1. 产品概述

【产品名称】通用名：××滴丸

　　　　　　汉语拼音：×× Diwan

【性　　状】本品为××滴丸剂，××色，具××气，味辛、凉××。

【功能主治】

【用法用量】口服，一次××丸，一日×次或遵医嘱。

【规　　格】

【贮　　存】密封，干燥处保存。

【有 效 期】

2. 处方依据

（1）生产处方

××g

PEG4000　　　　　　　　　　　　g

PEG6000　　　　　　　　　　　　g

制成　　　　　　　　　　　　　　g

（2）生产工艺　取××加入已熔融的聚乙二醇4000、聚乙二醇6000混合基质中，保温（60℃），滴入冷却温度为（0~4℃）的液状石蜡中，取出滴丸剂，吸除冷凝液，包薄膜衣，即得。

（3）处方依据　××滴丸剂申报标准

批准文号：国药准字

3. 工艺流程　原辅料（质量控制）→【称量→配料→熔融均匀→滴丸剂→中间产品检验→包薄膜衣→半成品检验→内包装→外包装】（B级洁净室）→成品质检→成品。

4. 生产操作过程及工艺条件

（1）车间各工序温度控制在18~26℃，相对湿度控制在45%~65%。

（2）车间内称量配料工序、滴丸剂工序、内包装工序均在B级洁净区生产。纯化水制备、外包装工序在一般生产区内生产。

（3）纯化水的制备

1）纯化水的质量控制指标 ①进入纯化水制备机组原水泵前的水质应符合《生活饮用水卫生标准》项下有关规定。②纯化水制备按照《中国药典》（2025 年版）二部纯化水项下规定的标准检查，应符合规定。

2）操作人员严格按照《纯化水制备安全操作规程》进行操作。

3）操作人员严格按照《纯化水岗位标准操作规程》进行操作，制备出合格的纯化水。

4）操作人员培训合格才能上岗。

（4）称量配料工序

1）操作人员严格按《配料岗位标准操作规程》进行操作。

2）称量前仔细检查计量器具是否有检定合格证、是否在规定期限内，是否已校准，否则不能称量。

3）按照法定处方规定和配制总量分别称取原辅料：××g、PEG4000××g、PEG6000××g。

（5）称量前要仔细核对物料品名、批号、有效期、性状、规格，一人称量、一人复核。

（6）将称量好的原辅料用洁净的周转桶盛装，填写好物料卡放入桶内，盖好桶盖，桶外贴好写有物料名称、质量、物料状态的标签，交下一工段。

以下略。

重点小结

答案解析

操作题要

一、单选题

1. 炔诺酮滴丸是
   A. 孕激素类药　　B. 抗孕激素类药　　C. 雌激素类药　　D. 雄激素类药

2. PEG 的中文是
   A. 硬脂酸　　　　B. 聚乙二醇　　　　C. 甘油明胶　　　D. 泊洛沙姆

3. 聚乙二醇4000 的 4000 为
   A. 聚合度　　　　B. 醇解度　　　　　C. 平均分子量　　D. 含醇量

4. 根据介电常数大小，聚乙二醇极性属于
   A. 水溶性　　　　B. 非水溶性　　　　C. 极性　　　　　D. 半极性

5. 聚乙二醇的溶解性为
   A. 水溶性　　　　B. 非水溶性　　　　C. 极性　　　　　D. 半极性

6. 聚乙二醇的特性是
   A. 形态和相对分子质量　　　　　　　B. 相对分子质量和聚合度
   C. 醇解度和相对分子质量　　　　　　D. 形态和聚合度

二、判断题（答案正确时用 T 表示，答案错误时用 F 表示）

1. 聚乙二醇类随相对分子质量的增加状态由液态到固态变化。

2. 炔诺酮滴丸只能用水溶性基质制备。

3. 炔诺酮滴丸主要供外用。

三、简答题

简述炔诺酮滴丸的聚乙二醇的作用。

任务二　银杏叶滴丸的制备操作

【实训目的】

1. **掌握**　滴丸剂的概念、特点、组成和类型；滴制法制备丸剂的操作方法和操作要点。
2. **熟悉**　银杏叶滴丸的制备工艺流程和制备过程；滴丸剂的基质和冷凝液的选择原则及质量要求。
3. **了解**　滴丸剂的制备原理。
4. **学会**　滴丸剂的滴制制备技术，为以后中药房调配处方和丸剂制造打下坚实的基础。

【质量要求】

银杏叶滴丸应大小质地均匀、色泽一致无粘黏现象；滴丸剂在滴制成丸后应除去滴丸剂表面的冷凝液；根据主药的性质、使用和贮存的要求，供口服的滴丸剂可包糖衣或薄膜衣；滴丸剂应密封保存、防潮、防发霉、变质。丸剂含量均匀度和微生物限度等符合滴丸剂质量要求。

【实训原理】

基于固体分散法原理，采用滴制法获得球形丸状制剂的过程，即用一种熔点较低的脂溶性基质或水溶性基质将主药溶解或分散均匀后，立即滴入一种与之不相混溶、互不发生化学反应的冷凝液中，由于熔融物表面张力的作用而收成球形丸粒。

【实训内容】

1. 制剂处方

R

银杏叶提取物	16g
聚乙二醇4000	44g

共制	1000 丸

2. 丸数计算　丸数 = 总质量（mg）／ 60mg（丸）。

3. 器材设备　小型粉碎机、不锈钢面盆或瓷盆（直径50cm）、方盘（20cm×20cm）、金属筛或尼龙筛、温度计、口罩、玻璃棒（30cm）、药匙、称量纸电子天平（0.01g）、棉布、电热套（供1000ml烧杯）、包装纸（50cm×50cm）、一次性手套、细口瓶（500ml）、不同孔径的不锈钢漏盆、细口瓶（1000ml）、烧杯（1000ml）、制纯化水机、滴丸剂机、手术帽、金属剪刀、蒸发皿（Φ15cm）、量筒。

4. 原料与辅料　银杏叶提取物、聚乙二醇4000（药用）、纯化水、液状石蜡（药用）、银杏叶氯化钠（药用）。

5. 制备工艺

（1）取银杏叶提取物加入已熔融的聚乙二醇4000基质的烧杯中混合，保温（60℃），滴入甲基硅油冷却剂中，取出滴丸剂，收集滴丸剂，吸除或擦干表面冷凝液油迹，即得。

（2）银杏叶提取物制法：取银杏叶100g，粉碎，用稀乙醇（50% V/V）500ml加热回流提取，合并提取液，回收乙醇并浓缩至适量，加在已处理好的大孔吸附树脂柱上，依次用水及不同浓度的乙醇洗脱，收集相应的洗脱液，回收乙醇，喷雾干燥至近100g；或回收乙醇，浓缩成稠膏，真空干燥至100g，粉碎，即得银杏叶提取物。

（3）银杏叶滴丸制备具体操作如下。

1）水浴锅加热至沸。

2）洗净烧杯放入规定量的PEG4000。置于水浴上加热使PEG熔融。

3）加入全量的银杏叶提取物于上述基质中，搅拌使全熔。

4）将药液移至滴丸机的贮液筒内，恒温至 60℃左右。

5）控制滴速，滴入冷却的甲基硅油冷凝液中。

6）待成丸冷凝完全后取出滴丸剂，摊于纸上，吸去滴丸剂表面的甲基硅油，自然干燥即得。

7）质量检查，包装。

【制备流程】

基质熔融混合→银杏叶提取物→混合均匀→滴丸→冷凝→成丸→洗丸→干燥→质检→包装。

【注意事项】

1. 滴丸剂主要供口服，制备环境按 GMP 要求应至少在 D 级及以上。

2. 滴丸剂滴出口径大小是影响滴丸剂丸重的重要影响因素，要控制好出口口径，保证滴丸剂丸重均匀。

3. 滴丸剂制备的过程中要注意控制温度 60℃左右，PEG4000 的熔点为 55℃左右，因为温度上升表面张力下降，丸重减小。

4. 注意冷凝液上部和下部的温度差、滴速，滴速过快滴丸剂容易成扁形，控制温度差在 40℃左右。

5. 使用硅酮作为冷凝液不必分步冷却。

【考核标准】

项目	考核内容	分值	评分标准	实际得分
实验准备	着装仪表符合要求	5	工作服不洁不整、戴首饰、化妆、戴耳环、露发、留长指甲等，不戴口罩、帽子、手套，每项扣 1 分，最多扣 5 分	
	制丸器具安全检查、搓丸器具洗净消毒	5	器具未进行安全检查或未洗净消毒，每项扣 3 分，最多扣 5 分	
制剂配制	计算各成分取量正确	5	每组配制处方量的 1/5，各成分量计算错误，扣 2 分；不带单位或单位错误，扣 3 分	
	称量操作正确	20	（1）未按规定称量，多称或少称、多称组分未按规定回收，每项扣 3 分，最多扣 5 分 （2）称量时称量器具使用不正确、瓶签对应不正确、取样不正确，每项扣 3 分，最多扣 5 分 （3）称量器具使用不正确，每项扣 3 分，最多扣 5 分 （4）称量不准确、不及时记录、不给监视人核对，每项扣 1 分，最多扣 3 分 （5）称量组分有外散，每次扣 1 分，最多扣 2 分	
	制备银杏叶滴剂制剂规范	35	（1）制备容器选择不正确，多选或少选一项扣 2 分，最多扣 5 分 （2）水浴锅温度调控不正确，扣 2 分 （3）熔融混合方法不正确，扣 3 分 （4）滴制方法不正确，扣 3 分 （5）滴丸速度调控不正确，扣 2 分 （6）冷凝成丸畸形，扣 5 分 （7）未除去滴丸剂冷凝液液状石蜡、丸面不光滑、滴丸剂色泽不一、滴丸剂重量差异超限，每项扣 3 分，最多扣 12 分 （8）成丸未包装，扣 3 分	
	操作熟练	10	（1）操作欠熟练，扣 2 分 （2）操作顺序错误、重做一次，扣 3 分 （3）规定时间内（20 分钟）未完成操作，扣 3 分 （4）仪器损坏，扣 2 分	
	产品回收	5	未按要求规定回收滴丸剂，扣 5 分	

续表

项目	考核内容	分值	评分标准	实际得分
制剂配制	操作台面整洁	5	（1）操作途中不整洁，扣2分 （2）制备结束后不整理桌面或不复位器具，扣3分	
成品	溶液澄明	5	滴丸剂不均匀、有色斑，扣5分	
其他	遵守实训纪律和实验室规则，服从安排	5	制备过程中喧哗、不服从安排、浪费材料等情况，每项扣1分，最多扣5分	
合计		100		

【滴丸剂通则和特性检查】

1. 外观 银杏叶滴丸外观完整，大小、色泽均匀，无粘连现象，表面无冷凝液黏附。

（1）操作过程

（2）结果记录

（3）药品判定　此项检查_____规定。

2. 重量差异 取银杏叶滴丸20丸，精密称定总重量，求得平均重量后，再分别称定每丸的重量。每丸的重量与标示丸重60mg相比较，按下表规定，超出重量差异限度的不得多于2丸，并不得有1丸超出限度1倍。

标示丸重	重量差异限度
0.06g	±12%

（1）操作过程

（2）结果记录

（3）药品判定　此项检查_____规定。

3. 溶散试验 取银杏叶滴丸6丸，选择适当孔径筛网的吊篮（丸剂直径在2.5mm以下的用孔径约0.42mm的筛网；在2.5～3.5mm的用孔径约1.0mm的筛网；在3.5mm以上的用孔径约2.0mm的筛网），不加挡板按崩解时限检查法，应在30分钟内溶散全部通过筛网。如有细小颗粒状物未通过筛网，但已软化且无硬心者可按符合规定论。

（1）操作过程

（2）结果记录

（3）药品判定　此项检查_____规定。

【银杏叶滴丸的包装与贮藏】

1. 包装 瓶装，小塑瓶或小玻璃瓶，密封。

2. 贮藏 密封、遮光保存。

重点小结

答案解析

操作题要

一、单选题

1. 关于滴丸剂冷凝液选择的叙述正确的是

    A. 不与主药相混溶　　　　　　　　B. 不与基质发生作用

    C. 不影响主药疗效　　　　　　　　D. 有适当的密度

2. 下列不属于滴丸剂水溶性基质的是

    A. 聚乙二醇   B. 硬脂酸   C. 甘油明胶   D. 泊洛沙姆

3. 滴丸剂的优点不包括

    A. 增加药物的稳定性   B. 速效、高效滴丸

    C. 只供口服不能外用   D. 降低毒副作用

4. 缓释滴丸剂的基质为

    A. 水溶性   B. 半极性   C. 极性   D. 非水溶性

5. 速效、高效滴丸剂的基质为

    A. 水溶性   B. 非水溶性   C. 极性   D. 半极性

6. 滴丸剂的制法为

    A. 压制法   B. 冷罐法   C. 滴制法   D. 浸渍法

二、判断题（答案正确时用 T 表示，答案错误时用 F 表示）

1. 融变时限是滴丸和丸剂的质量评价之一，取样品 6 丸。

2. 吲哚美辛对胃肠道刺激性大，制成滴丸可以减少对胃肠道的刺激。

3. 滴丸主要供内服，也可以供外用和局部使用。

三、简答题

简述滴丸剂的概念和滴丸的制备工艺。

模块三　药物成品鉴识

项目二十九　药品基本知识简介

✓ 任务一　药品基本知识的实训操作

【实训目的】

1. 掌握　药品的核心属性与分类标准，能够准确识别不同类别药品。

2. 熟悉　药品批准文号体系与标签规范；药品质量管理的核心要素。

3. 了解　药品研发生产流程，建立药品全生命周期管理意识。

4. 学会　在药品行业里关注药品发展动态，随时接受药品新知识。

【实训要求】

从给定 10 种备选品中，按要求完成以下分类任务。

项目	基本要求	时间
识别药品批准文号和剂型	能从 10 种物品中选出 2 种散剂并验收	5 分钟
	能从 10 种物品中选出 2 种软胶囊并验收	
	实验结束后将药品放回原处	

【实训原理】

1. 分类识别原理　通过药物剂型特征（片剂/胶囊/注射剂等）对药品分类（处方药/OTC）。

2. 批准文号解析原理　通过"国药准字 H 或 Z 或 S 或 J 或 B"或"X 药制字"或"国药证字"等标识解析药品属性（化学药/中成药/生物制品）。

3. 质量管理原理　通过 GMP 认证标识、生产批号、有效期等要素验证药品质量的基本特性。

4. 药品分类　给定药品以掌握的药品分类方法对号入座准确分类药品。根据掌握的药品分类方法，对给定药品准确分类。

【实训内容】

1. 实训材料

（1）药品实物、说明书及其他样本　处方药、OTC 药、不同剂型、化学药药品说明书、中成药药品说明书、生物制品药品说明书、GMP 认证企业产品与未认证产品对比样本、药品追溯系统操作界面（模拟）、温度敏感性药品储存实例（需冷藏药品）、近效期药品标识样本包括阿咖酚散、痱子粉、维生素 AD 胶丸、满山红油胶丸等及其相应的质量标准和检验报告书、温湿度计。

（2）资料与文件　《中国药典》关键章节节选、《药品管理法》重点条款手册、典型药品违法案例资料（假冒批准文号、夸大宣传等）。

2. 实训步骤

（1）药品分类与属性识别

1）分组开展药品特征观察（外包装、剂型、管理标识）。

2）对照批准文号数据库解析药品属性（H 化学药/Z 中成药/S 生物制品/X 药制字/B 保健药品等），各种与此相关的包装盒。

3）建立分类矩阵，按管理要求、给药途径两个维度分类。

4）制作药品特征图谱或导图，标注识别要点。

（2）药品质量管理实训

1）鉴别药品包装完整性（铝塑板、密封条、防伪密封贴等）。

2）验证电子监管码追溯信息（模拟系统操作）。

3）模拟药品储存条件管理（温湿度记录仪使用）。

4）效期管理实操（先进先出、先产先出、近效期先出、按批号出货的原则演练）。

（3）药品法规应用实训

1）对照《中国药典》标准验证批号药品检验报告书的合法性。

2）对照药品监督管理部门官网验证相应药品说明书的合法性。

3）分析违法案例中的法规违反条款。

4）模拟药品经营企业 GSP 验收五个流程：到货接收与核对→抽样检查→质量检查→记录与报告→入库处理。

3. 实训结果

（1）请从 10 种备选品中选出 2 种散剂和 2 种软胶囊，并将其名称填入下列括号内（不能多选；所选品种的名称应与填写的名称一致），

（　　　　　）（　　　　　）（　　　　　）（　　　　　）

（2）请从上述所选 4 种物品中填写验收程序，（不能多填；所选品种的名称的验收符合"三一致规则"：①批号药品的检验报告书与质量标准；②批号药品与随货同行单；③批号药品的实际批号与检验报告书里的批号"符合情况，按顺序分别用√表示符合，用≠表示不符合）。

散剂 1 的验收（①　　　　　）、（②　　　　　）、（③　　　　　）。

散剂 2 的验收（①　　　　　）、（②　　　　　）、（③　　　　　）。

软胶囊 1 的验收（①　　　　　）、（②　　　　　）、（③　　　　　）。

软胶囊 2 的验收（①　　　　　）、（②　　　　　）、（③　　　　　）。

（3）操作完毕后，将实训药品放回原处，保持操作台面整洁。

（4）须在 5 分钟内完成操作。

【注意事项】

1. 药品样本管理需严格遵守相关实训管理制度，建立使用药品登记台账。

2. 模拟用药指导有处方的药品时需按照"四查十对"的原则调配，培养严谨工作作风。

3. 模拟中药饮片处方调配时，必须遵守"十八反""十九畏"，防止霉变、变质等中药饮片进入调配环节。

4. 法规分析案例要符合现行版法律法规，近期案例最具有代表性。

5. 涉及特殊药品（精神类、麻醉类）需采用虚拟仿真教学方式，或者样品包装实训方式。

【考核标准】

项目	内容	分值	评分标准	实际得分
实验准备	着装仪表符合要求	8	未穿实训服、未戴头帽、未戴手套、露出发须、佩戴饰品、化妆、穿拖鞋、留长指甲，每项扣1分，最多扣8分	
剂型解析	解析10种药品的不同药品种类剂型分类的两个散剂和两个软胶囊	32	选择错误，每个扣8分，最多扣32分	
药品验收流程	完成药品验收模拟操作	36	规定的两散剂和两软胶囊，验收错误一项扣3分，最多扣36分	
法规应用能力	列举《药品经营质量管理规范》验收的三一致内容	24	每错误一个扣8分，最多扣24分	
	合计	100		

【相关理论知识】

（一）药品

根据《药品管理法》第二条关于药品的定义：本法所称药品，是指用于预防、治疗、诊断人的疾病，有目的地调节人的生理功能并规定有适应证或者功能主治、用法和用量的物质，包括中药、化学药和生物制品等。

（二）药品的分类

药品按照性质分类包括中药材、中药饮片、中成药、中西成药、化学原料药及其制剂、抗生素、生化药品、放射性药品、血清、疫苗、血液制品和诊断药品等。

（三）药品的特点

从使用对象上说：药品是以人为使用对象；预防、治疗、诊断人的疾病，有目的地调节人的生理功能，这是药品的使用特性；有规定的适应证或功能主治，这是药品的使用范围；有用法和用量的要求，这是药品使用的方法和剂量。从使用方法上说：药品除外观外，患者无法辨认其内在质量，许多药品需要在医生的指导下使用，而不由患者选择决定。同时，药品的使用方法、数量、时间等多种因素在很大程度上决定其使用效果，误用不仅不能"治病"，还可能"致病"，甚至危及生命安全，如长效降压药或糖皮质激素药早上七点钟到八点钟服药一次、短效降压药每天分两次服用；特拉唑嗪睡前服用等。药品作为一种特殊商品，具有以下几个特性。

1. 种类复杂性 具体品种，全世界大约有20000余种，我国中药制剂约5000多种，西药制剂约4000多种，由此可见，药品的种类复杂、品种繁多。

2. 药品的医用专属性 药品不是一种独立的商品，它与医学紧密结合，相辅相成。患者只有通过医生的检查诊断，并在医生与执业药师的指导下合理用药，才能达到防治疾病、维护健康的目的。

3. 药品质量的严格性 药品的质量特性有安全性、有效性、均一性、稳定性。

4. 配伍禁忌 药品管理中"三色警戒"是：红色、高风险、禁止配伍，如甘油与高锰酸钾、稀盐酸与碳酸氢钠溶液；黄色、中风险、谨慎配伍，如含鞣酸的中药与铁剂、部分抗生素与活菌制剂；绿色、低风险、常规配伍，如维生素C与多种矿物质、输液中的电解质组合。

另外，药品不像其他商品，只有合格药品和不合格药品，不合格药品不可以销售和使用。

5. 特殊管理药品 处方药的"双隔离"是指专柜存放与凭处方销售，特殊管理药品是指麻醉药品、精神药品（第一类和第二类）、医疗用毒性药品、放射性药品、药品类易制毒化学药品。其中麻醉药品和第一类精神药品的"五专"管理是指：专人负责、专柜加锁、专用处方、专用账册、专册登记。专人负责指定经过专业培训的专职人员负责药品的采购、验收、储存、调配及使用监督，确保责任到人（职责），要求管理人员需熟悉药品特性及法规要求，定期接受考核，确保管理合规性；专柜加锁是指麻醉药品和第一类精神药品必须存放于专用保险柜或带锁的专用库房，实行双人双锁管理（即两把钥匙由不同人员保管）安全措施（储存方式），储存区域需配备防盗、防火、监控设施，确保药品物理隔离且可追溯；专用处方是指需使用国家统一印制的专用处方（如麻醉药品或第一类精神药品为淡红色处方），由具有相应资质的医师开具处方，处方限量为麻醉药品注射剂每张处方为一次剂量，片剂、酊剂等不超过 3 日常用量，连续使用不超过 7 天；第一类精神药品口服处方每次不超过 3 日常用量。处方保存期限：麻醉药品及第一类精神药品处方保存 3 年，详细登记药品的购进、验收、发放、使用及报损信息，包括日期、数量、批号、领用人等追溯要求，账册需保存至药品有效期后至少 5 年，确保流向可追溯；专册登记是指每次调配或使用麻醉药品及第一类精神药品时，需在专用登记册记录患者姓名、药品名称、剂量、用途及处方号等信息，麻醉药品和第一类精神药品（如吗啡、芬太尼、氯胺酮等）空安瓿需回收并登记，凭空安瓿和处方到药房换药，防止流弊。第二类精神药品实行"三专"（专人、专柜、专账）管理；医疗用毒性药品需专柜加锁、专人保管，处方保存 2 年。

（四）"四查与十对" 的对应关系

查处方，核对项目有科别、姓名、年龄，目的为确认处方合法性及患者身份，避免发错对象；查药品，核对项目有药名、剂型、规格、数量，目的为确保药品选择与处方一致，避免剂型、剂量错误；查配伍禁忌，核对项目有药品性状、用法用量，目的为检查药物是否存在物理/化学性质冲突，并验证用法合理性；查用药合理性，核对项目有临床诊断，目的为结合患者病情判断用药方案是否科学。

（五）"十八反" 及 "十九畏"

1. "十八反" 半蒌贝蔹及攻乌；藻戟遂芫俱战草，诸参辛芍叛藜芦。分别是：甘草反甘遂、京大戟、海藻、芫花；乌头（川乌、附子、草乌）反半夏、瓜蒌（全瓜蒌、瓜蒌皮、瓜蒌仁、天花粉）、贝母（川贝、浙贝）、白蔹、白及；藜芦反人参、南沙参、丹参、玄参、苦参、细辛、芍药（赤芍、白芍）。

2. "十九畏" 列述了九组十九味相反药，具体是：硫黄畏朴硝（粗制品）（包括精制品芒硝、玄明粉），水银畏砒霜，狼毒畏密陀僧，巴豆（包括巴豆霜）畏牵牛子（包括黑丑、白丑），丁香（包括母丁香）畏郁金，川乌（包括附子）、草乌畏犀角，牙硝（是芒硝的别称）（包括玄明粉）畏三棱，官桂畏石脂，人参畏五灵脂。烊又称烊，指放水加热微沸，如桃仁、苦杏仁去皮即用此法。焙，火干也，即今日之烘干法。炙，加液体辅料炒。十九畏小结：硫朴水砒僧畏毒，巴牵丁郁犀畏乌，牙三官石参畏五。

（六）验收药品操作步骤

1. 到货接收与初步核对

（1）接收准备 采购部门需提前通知收货人员到货信息，验收人员需准备验收工具（如药品质量标准文件、打码机）和收货记录表。

（2）信息核对 核对随货同行单（票）与采购记录的一致性，包括药品名称、规格、数量、批号、有效期、生产企业等。

（3）到货检查 检查运输工具和运输条件（如冷藏药品需核查温度记录），拒收运输异常或包装破损的药品。

2. 验收抽样检查

（1）抽样规则 每批在 50 件以下（含 50 件）抽 3 件；整件数量超过 50 件时，每增加 50 件至少增加抽样 1 件，同一批号药品需覆盖不同最小包装（如整件药品每箱至少检查 1 个最小包装），破损、污染或零货需逐个查验。

（2）特殊要求　外包装及封签完整的原料药、生物制品可不开箱；中药饮片需检查包装标识（品名、产地、批号等）。

（3）核对批号　药品的检验报告书及其执行的质量标准的一致性、药品检验报告书的批号与实际接收药品的批号一致性、随货同行单与实际药品标记的一致性。

（4）外观与包装检查　检查药品包装完整性、标签准确性（含通用名、批号、有效期、生产企业等），确认无破损、渗漏或污染。

（5）验收检查　验收特殊药品需双人核对，并检查运输条件及专用标识。

（6）内在质量验证　通过视觉、触觉、嗅觉等感官试验检查药品性状（颜色、气味、形态等），必要时进行理化或微生物检测。进口药品需核对《进口药品注册证》《进口药品检验报告书》等批件。

3. 记录与报告

（1）验收记录　记录药品名称、批号、数量、验收结果、处理措施等，保存期限不少于5年。中药饮片需额外记录产地、调出单位及批准文号。

（2）异常处理　不合格药品需立即隔离并填写《验收拒收记录》，3日内通知采购部门处理；质量可疑药品需上报质量管理部门复检。

（3）签字入库　随货同行单签字　GSP系统管理密码签字，通知库管员药品入库。

4. 入库与存储

（1）合格品入库　验收合格药品移至合格品区，按类别、批号分类存放，更新库存台账。需冷链储藏药品收货、验收在冷库进行，验收合格后应立即转入冷库，确保温湿度符合要求。

（2）追溯管理　通过系统录入药品信息，确保账物一致，便于后续养护和召回。

（七）药品不良反应（ADR）报告时限

药品不良反应（ADR）报告时限如表29-1所示。

重点小结

表29-1　药品不良反应报告时限

情形	报告时限	备注
新的/严重的 ADR	15日内	死亡病例立即报告
其他一般 ADR	30日内	随访信息及时补充
药品群体不良事件	立即报告（必要时可越级）	5日内提交书面材料
进口药品境外严重 ADR	24小时内	书面报告药监部门
定期安全性更新报告	按周期提交	新药监测期每年1次

注：报告主体包括医疗机构、药品生产企业、药品经营企业及药品使用人，可通过国家药品不良反应监测系统或直接向监测机构提交。

操作题要

答案解析

一、单选题

1. 药品批准文号中的大写字母"H"代表的是

　　A. 中成药　　　　　B. 生物制品　　　　　C. 化学药品　　　　　D. 进口药品

2. 电子监管码在药品管理中的主要作用是

　　A. 提高药品价格　　B. 实现全程追溯　　　C. 简化包装设计　　　D. 延长药品效期

3. 处方药销售必须遵守的"双隔离"原则是指

　　A. 温度隔离与湿度隔离　　　　　　　B. 专柜存放与凭处方销售

C. 药品与非药品分区　　　　　　　D. 内服与外用分开陈列

4. 近效期药品管理应优先采用的出库原则是

　　A. 随机出库　　　B. 后进先出　　　　C. 先进先出　　　　D. 按批号发货

5. 药品新的不良反应上报的法定时限是

　　A. 24 小时内　　　B. 48 小时内　　　C. 72 小时内　　　D. 2 周内

6. 药品验收时不必核查的核心要素是

　　A. 药品品名　　　B. 外包装标识　　　C. 批号与效期　　　D. 储存条件

二、判断题（答案正确时用 T 表示，答案错误时用 F 表示）

1. 配伍禁忌管理中"三色警戒"只包括红色（绝对禁止）和黄色（慎用）。

2. 属于药品广告禁用用语的是"安全无毒副作用""有效率99％""适用于儿童""根治糖尿病"。

3. 药品与非药品的本质区别为是否具有治疗疾病的法定功能和是否经过临床试验审批。

三、简答题

麻醉药品和第一类精神药品的"五专管理"的内容是什么？

任务二　非药品基本知识的实训操作

【实训目的】

1. **掌握**　非药品的主要类别及界定标准（保健品/医疗器械/化妆品等）。
2. **熟悉**　非药品标识体系（注册证号/备案号/生产许可证号）。
3. **了解**　非药品质量评价指标（功能声称验证方法）。
4. **学会**　非药品经营法规要点（广告宣传限制、销售场所要求）。

【实训要求】

根据非药品的自身标识定性非药品。

【实训原理】

1. **原理**　依据《化妆品监督管理条例》《医疗器械分类规则》等法定标准。
2. **标识解析**　通过"国食健字""X 械注准""X 妆字号""消字号"等编码识别产品属性。
3. **质量验证**　通过执行标准（GB/T、QB 等）、检测报告验证合规性。
4. **法规边界**　根据《中华人民共和国广告法》第十八条掌握非药品宣传禁用词汇。

【实训内容】

1. 实训材料

（1）非药品实物　保健食品（具有蓝帽子）、一类医疗器械（创可贴）、特殊化妆品（防晒霜）、产品包装对比组（含违规宣称治疗功效的案例）。

（2）资料与文件　食品检测报告样本（功效成分含量）、化妆品备案凭证（全成分表）、医疗器械生产许可证副本、《保健食品标注警示用语指南》、医疗器械经营质量管理规范、化妆品标签管理办法。

2. 实训步骤

（1）非药品分类识别

1）识别产品注册证号特征　保健食品：国食健注 G/J ＋ 4 位年号 +4 位顺序号；医疗器械：省简

称＋械注准/械备＋编码；化妆品：省简称＋妆网备字/妆特字＋编码。

2）制作分类对比如表 29 - 2 所示。

表 29 - 2 非药品制作分类对比

类别	定义边界	典型产品	监管强度
保健食品	声称特定保健功能	维生素 D 钙片	注册制
一类医疗器械	低风险通过常规管理保障安全	医用棉签	备案制
特殊化妆品	染发/防晒等特殊用途	SPF50＋防晒乳	注册制

（2）质量合规验证

1）验证"三证合一"信息 核对注册证号、生产许可证号、执行标准、登录国家药监局网站核实药品、化妆品、医疗器械备案状态。

2）食品应登录国家市场监督管理总局网站核实备案状态。

3）检测报告关键项验证（示例）

①保健食品：标志性成分含量 ≥ 标示值的 80%。

②化妆品：微生物指标＜1000CFU/g。

③医疗器械：环氧乙烷残留量≤10μg/g。

（3）法规应用实训

1）广告合规性审查

①识别非药品违规用语："治疗""治愈""替代药物"等禁用词。

②分析合规案例："辅助改善记忆"（合规）vs"提高智商"（违规）。

2）销售场景模拟

①顾客：这个磁疗仪能治关节炎吗?

②正确回应：本产品通过物理疗法缓解不适，不能替代药物治疗，效果因人而异。

【注意事项】

1. 严格区分消字号产品（卫消证字）与药品的消毒作用范围。

2. 医疗器械按风险等级管理（Ⅰ类备案/Ⅱ、Ⅲ类注册）。

3. 特殊化妆品实行目录管理（染发/祛斑美白等 9 类）。

4. 保健食品需标注"本品不能代替药物"。

【考核标准】

项目	考核内容	分值	评分标准	实际得分
实验准备	装仪表符合要求	5	未穿实训服、未戴头帽、未戴手套、露出发须、佩戴饰品、化妆、穿拖鞋，每项扣 1 分，最多扣 5 分	
产品分类识别	正确区分 5 类非药品	25	每错误 1 类扣 5 分（如将械字号误判为药准字），最多扣 25 分	
标识解析	解读 3 种产品注册证号	30	错误解析编码含义，每错误一个扣 10 分，最多扣 30 分	
宣传合规审查	识别 3 则广告的违规点	30	每判断错误一个扣 10 分，最多扣 30 分	
质量文件验证	核对 2 份检测报告关键指标	10	错误判定 1 份报告合规性，扣 5 分，最多扣 10 分	
	合计	100		

【相关理论知识】

（一）非药品的定义与范畴

非药品的本质特征在于其功能定位不涉及疾病治疗，而是以健康维护、辅助改善、物理干预或生活护理为核心目标。其理论分类依据《健康相关产品管理规范》，遵循"功能用途+作用机制"双维度划分原则。

1. 功能维度　包括营养补充（保健食品）、物理或电子干预（医疗器械）、体表修饰或清洁（化妆品）、微生物控制（消毒产品）等。

2. 作用机制维度　不直接参与人体病理生理调节（区别于药品的药理学、免疫学或代谢作用）。

（二）监管体系

非药品管理基于风险分级理论和社会共治理念。

1. 风险等级划分　如医疗器械按Ⅰ～Ⅲ类风险递增实施备案/注册制（《医疗器械监督管理条例》）、化妆品按功效宣称强度分级管理（《化妆品功效宣称评价规范》）。

2. 责任主体协同　企业负主体责任（符合 GB 标准）、政府实施备案后核查（如消毒产品卫生安全评价报告制度）、消费者参与社会监督（通过 12315 平台反馈）。

（三）与药品的界限

依据《药品管理法》第二条，非药品与药品的核心区别如下。

1. 作用对象　药品针对疾病状态的病理过程，非药品作用于健康/亚健康人群或体表环境。

2. 证据要求　药品需临床试验验证疗效和毒理，非药品仅需安全性和有限功能验证（如保健食品的动物/人群试食试验）。

3. 标识规范　药品说明书需标注适应证或功能主治、不良反应及药理毒理，非药品禁止明示或暗示治疗作用。

（四）标准体系

非药品质量控制依赖国家标准+行业标准双重体系。

1. 通用安全标准　如《消毒技术规范》（GB 15980）、《化妆品安全技术规范》。

2. 类别专用标准　如保健食品的《食品安全国家标准　保健食品》（GB 16740）、隐形眼镜护理液的 ISO14729 光学器械标准。

3. 宣称验证标准　如医疗器械临床评价路径（同品种对比或临床试验）、化妆品功效宣称的体外/人体测试方法。

（五）选购决策

基于信息不对称理论，消费者需遵循"三查四核"原则。

1. 三查　采购前、中、后的全流程检查。

（1）查供应商资质　内容：确认供应商是否具备合法经营资质（如营业执照、医疗器械备案/注册证、卫生许可批件等），核对产品批准文号（如"卫消证字""械备"编号等），避免购进无合法标识的非药品；依据：非药品需从合法渠道采购，禁止经营与药品名称、包装相似或宣称疗效的产品。

（2）查产品证明文件　内容：索取并核验产品检验合格证明、生产许可证、进口备案凭证等，检查产品说明书是否明确标注成分、用途、禁忌及注意事项，避免购进虚假宣传类产品；依据：非药品不得标注"治疗功能"或暗示疗效，需符合分类管理要求（如一类医疗器械备案、二类注册）。

（3）查产品外观与包装　内容：检查包装完整性、标签信息（名称、规格、批号、有效期、中文标识），验证产品外观是否符合标准（如医疗器械无菌包装无破损、消毒产品成分无异物）；依据：验收时需逐一核对产品信息，留存验收记录备查。

2. 四核 关键环节的核对要点如下。

（1）核对采购记录 内容：确认采购订单与供应商资质、产品资质一致。检查采购票据（发票、随货同行单）是否完整，确保票、账、货相符。

（2）核对储存条件 内容：按产品特性分类存放（如医疗器械避光防潮，消毒产品远离污染源）。检查温湿度监控设备是否正常运行，确保储存环境符合要求。

（3）核对销售登记 内容：销售时逐笔登记购买人信息、产品名称、批号、数量等，确保可追溯，禁止向个人销售需特殊管理的非药品（如医用消毒产品批量采购需备案）。

（4）核对过期与效期 内容：定期检查库存产品有效期，临近效期产品需标注警示并优先销售。销毁过期产品时需记录并留存影像资料。

3. 辨场景 区分家用（如Ⅱ类医疗器械血压计）与专业场景产品（如Ⅲ类医美注射器械禁止个人购买）。

4. 消费者需特别注意

（1）非药品禁止标注适应证或宣传疗效，任何暗示治疗作用的宣传均属违法。

（2）保健食品不能替代药物，需认准批准文号（国食健字 G/J）和每日服用量标识。

（3）医疗器械须根据产品类别（Ⅰ~Ⅲ类）核对注册证有效期，家用设备需严格遵循操作指南。

（4）消毒产品不得宣称抗炎作用，"消字号"产品仅具备消毒功能。选购时需警惕"药健字"等作废批号，现在是"国药准字 B"保健药品，避免混淆"妆字号"面膜与医用敷料。国家药监局官网提供所有正规产品的备案信息查询服务，建议消费者购买前核实资质，理性对待功效宣传。

（5）为进一步提高药品识别的效率和准确性，可以通过引入现代扫码设备、优化扫码流程、采用显微鉴定技术以及加强人员培训等方式实现。在中药鉴别方面，采用显微鉴定技术可以显著提高识别的准确性。通过借助显微镜深入观察药材的内部组织构造、细胞结构及其内含物的精细形态，可以精准鉴定药材的真伪与品质，从而确保患者用药的安全与健康。

重点小结

此外，加强人员培训也是提高药品识别效率和准确性的重要途径。通过培训，可以提升相关人员对药品知识的了解，掌握更多的鉴别技巧和方法。同时，培训还可以增强人员的责任心和操作规范性，减少因人为因素导致的识别错误。

操作题要

答案解析

一、单选题

1. 以下属于非药品的是

    A. 抗生素片剂　　　　　　　　　　B. 维生素 C 保健食品

    C. 降血压处方药　　　　　　　　　　D. 抗癌化疗药物

2. 保健食品的监管法规是

    A.《药品管理法》　　　　　　　　　B.《医疗器械监督管理条例》

    C.《食品安全法》　　　　　　　　　D.《化妆品监督管理条例》

3. 以下医疗器械风险等级最高的类别是

    A. 医用棉签（Ⅰ类）　　　　　　　　B. 电子血压计（Ⅱ类）

    C. 人工心脏瓣膜（Ⅲ类）　　　　　　D. 一次性口罩（Ⅰ类）

4. "消字号"产品允许宣称的功能是

    A. 治疗脚气　　　　　　　　　　　　B. 杀灭大肠埃希菌

    C. 缓解关节疼痛　　　　　　　　　　D. 修复皮肤屏障

5. 选购非药品时，应首先关注
    A. 明星代言广告
    B. 产品包装美观度
    C. 批准文号或备案信息
    D. 用户网络评价

6. 以下属于药品的是
    A. "械字号"血糖仪
    B. "国妆特字"面膜
    C. "国药准字"感冒药
    D. "消字号"洗手液

二、判断题（正确的用 T 表示，错误的用 F 表示）

1. 化妆品宣称"修复敏感肌"行为属于非药品的正常宣传。

2. 选购非药品的正确做法是通过代购购买未备案进口产品。

3. "纯天然无副作用"广告对于某些非药品是正确的。

三、简答题

简述非药品与药品的核心区别（至少 3 点）。

项目三十 药品与非药品认识基本操作

【实训目的】

1. **掌握** 非药品的定义和常见类型，能够准确区分非药品与药品。
2. **熟悉** 非药品与药品的区别，通过批准文号、功能主治、包装与标签进行识别。
3. **了解** 非药品的管理与法规要求，增强法律意识和合规经营意识。
4. **学会** 鉴别非药品冒充药品的常见手段，提高非药品的辨别能力。

【实训要求】

熟练掌握药品分类的依据，准确分类给定的药品。

项目	基本要求	时间
识别非药品	能正确识别药品和非药品	5分钟
	能从非药品中找出保健食品、医疗器械Ⅱ类、消毒品和化妆品	
	实验结束后将药品放回原处	

【实训原理】

1. 批准文号识别原理 通过检查产品批准文号（如"国药准字""国食健注""妆字"等）区分药品与非药品。

2. 功能与宣传识别原理 通过产品宣传内容判断其是否声称治疗疾病功能，从而区分药品与非药品。

3. 包装与标签识别原理 通过检查包装上的信息（如用法用量、适应证等）判断产品是否为药品。

4. 法规管理原理 依据相关法规对非药品进行管理，防止非药品冒充药品。

5. 要求 从给定药品中根据指定的药品分类方法对号入座准确分类药品。

【实训内容】

从给定10种备选物品中，按要求完成分类任务。

1. 实训材料

（1）药品和非药品实物、说明书 保健食品、化妆品、消毒用品、医疗器械等、药品说明书、药品包装盒、批准文号样本（"国药准字""国食健注""妆字""消字""械字"等）。

（2）资料与文件 模拟消费者咨询场景的剧本、非药品冒充药品的案例资料、相关法规文件如《药品管理法》、保健食品管理法规文件、化妆品管理法规文件、消毒用品管理法规文件、医疗器械管理法规文件、批准文号样本和产品包装。

（3）药品与非药品的识别方法 常用的药品识别方法有批准文号识别、功能宣传识别、包装标签识别等。其中药品批准文是指所有上市销售的药品必须包含的批准文号，这些批准文号可以在"国家药品监督管理局"网站上查询到。国产药品的批准文号格式为"国药准字＋H（Z、S、B、J、F、T）＋4位年号＋4位顺序号"，其中H表示化学药品，Z表示中成药，S表示生物制品，B表示保健药品，J表示进口药品，F 为药用辅料，T 为诊断药品。例如，国药准字 H20040217 表示一种化学药品。医院生产药品为"X 药制字"。

（4）非药品批准文号　非药品不具备药品批准文号。例如，保健食品的批准文号格式为"国食健字 G 或 J+7 位数字"，其中 G 表示国产，J 表示进口。此外，卫生消毒产品的批准文号是"卫消证字"。

2. 实训结果

（1）请从 10 种备选物品中选出 4 种非药品，并将其名称填入下列括号内（不能多选；所选品种的名称应与填写的名称一致）。

（　　　　　　）（　　　　　　）（　　　　　　）（　　　　　　）

（2）请从上述所选 4 种非药品中选出 1 种化妆品，并将其名称填入下列括号内（不能多选；所选品种的名称应与填写的名称一致）。

（　　　　　　）

【注意事项】

1. 操作完毕后，将实训药品放回原处，保持操作台面整洁。
2. 考生须在 5 分钟内完成操作。
3. 分成若干小组，每组 3~5 人。
4. 实训过程中，学者需仔细检查产品批准文号和包装信息，确保识别依据准确。
5. 在模拟场景中，注意引导消费者正确区分药品与非药品，避免误导。
6. 分析案例时，结合具体法规条款，确保分析结果符合法规要求。
7. 实训过程中，保持课堂秩序，积极参与讨论和总结。

重点小结

【考核标准】

项目	考核内容	分值	评分标准	实际得分
实验准备	着装仪表符合要求	5	未穿实训服、未戴头帽、未戴手套、露出发须、佩戴饰品、化妆、穿拖鞋，每项扣 1 分，最多扣 5 分	
非药品与药品的区别识别	识别 4 个非药品的准确性	60	正确区分药品与非药品，每错 1 种扣 15 分，最多扣 60 分	
	识别化妆品	20	识别错误，扣 20 分	
识别过程	识别时间	10	超过规定时间，扣 10 分	
实训结束	复位	5	实训结束没按照要求归位，扣 5 分	
合计		100		

操作题要

答案解析

一、单选题

1. 药品的有效期是指
   A. 药品的生产日期
   B. 药品的保质期限
   C. 药品的上市销售时间
   D. 药品在规定的储存条件下，能够保持其安全性、有效性的时间

2. 非处方药的简称是

    A. RX   B. OTC   C. NP   D. OTO

3. 批准文号代表药品的是

    A. 国药准字 H   B. 京械注准 2022068788

    C. 赣械注准 20202140277   D. 桂卫消字（2020）第 0002 号

4. 下列情形为劣药的是

    A. 药品所含成分与国家药品标准规定的成分不符

    B. 药品成分含量不符合国家药品标准

    C. 以非药品冒充药品或者以他种药品冒充此种药品

    D. 药品所标明的适应证或者功能主治超出规定范围

5. 药品管理的主要目标是

    A. 提高医疗机构的效益   B. 加强药品市场监管

    C. 增加药品利润空间   D. 保证患者用药安全

6. "阿司匹林"是药品名称的

    A. 商品名   B. 通用名   C. 化学名   D. 曾用名

二、判断题（答案正确时用 T 表示，答案错误时用 F 表示）

1. 药品的批准文号是药品合法生产和销售的唯一标识。

2. 非处方药需要凭医生处方，消费者不可自行判断、购买和使用。

3. 药品管理涉及药品生产、流通和使用等环节。

三、简答题

简述药品与保健食品的区别。

任务二 识别假药与劣药的分类操作

【实训目的】

1. **掌握**   假药与劣药的定义及识别方法，能够准确判断药品是否符合法定标准。
2. **熟悉**   药品管理的基本法规和监管流程。
3. **了解**   假药与劣药的法律责任，增强法律意识和合规意识。
4. **学会**   运用实践建议识别假药、劣药，提高药品质量辨别能力。

【实训要求】

从给定 10 种备选物品中，按要求完成分类任务。

项目	基本要求	时间
识别假、劣药	能正确识别药品和非药品	5 分钟
	能从药品中找出假、劣药	
	实验结束后将药品放回原处	

【实训原理】

1. **法律依据原理**   依据《药品管理法》，明确假药与劣药的法定情形。
2. **质量标准原理**   通过药品成分、含量、有效期、包装等质量标准，判断药品是否符合要求。

3. 实践检验原理　结合实际操作，通过检查批准文号、核对成分、检查有效期等方式，识别假药和劣药。

4. 技术辅助原理　利用现代技术手段（如药品文本识别技术）辅助识别药品标签信息，提高识别效率。

【实训内容】

1. 实训材料

（1）假药、劣药样品与说明书　合法药品样品（需确保安全，无真实假药、劣药）、药品说明书、包装盒、批准文号样本。

（2）资料与文件　相关法规文件如《药品管理法》、假劣药相关违法案例资料 1 ～ 2 套、假劣药法律法规文件 1 套、药品质量标准文件、包括管理规程（SMP）、标准操作规程（SOP）和技术标准（STP）。

2. 实训结果

（1）请从 10 种备选物品中选出 4 种不合格药品，并将其名称填入下列括号内（不能多选；所选品种的名称应与填写的名称一致）。

（　　　　　）（　　　　　）（　　　　　）（　　　　　）

（2）请从上述所选 4 种不合格药品中选出 1 种假药，并将其名称填入下列括号内（不能多选；所选品种的名称应与填写的名称一致）。

（　　　　　）

【注意事项】

1. 将实训药品放回原处，保持操作台面整洁。
2. 考生须在 5 分钟内完成操作。
3. 分成若干小组，每组 3 ～ 5 人。
4. 实训过程中，学者需仔细检查药品样品，确保识别依据准确。
5. 在案例分析时，结合具体法律条款，确保分析结果符合法规要求。
6. 模拟监管流程时，严格按照药品质量标准进行操作，避免遗漏关键环节。
7. 实训过程中，保持课堂秩序，积极参与讨论和总结。

【考核标准】

项目	考核内容	分值	评分标准	实际得分
实验准备	着装仪表符合要求	5	未穿实训服、未戴头帽、未戴手套、露出发须、佩戴饰品、化妆、穿拖鞋，每项扣 1 分，最多扣 5 分	
假药与劣药识别	识别准确性	30	不合格药品选择错误，每错 1 种扣 10 分，最多扣 30 分	
	识别假药	10	识别假药错误、书写错误，扣 10 分	
法律责任分析	案例分析	20	案例分析错误，法律责任解读错误，每项错误扣 10 分，最多扣 20 分	
药品质量标准与监管	质量标准解读	15	质量标准解读错误，每项错误扣 5 分，最多扣 15 分	
	监管流程模拟	10	监管流程模拟不符合要求，每项错误扣 5 分，最多扣 10 分	
团队协作与总结	团队协作	5	团队成员分工不明确、协作不好，扣 5 分	
	讨论与总结	5	讨论不积极、总结不全面，扣 5 分	
合计		100		

【相关理论知识】

（一）假药

1. 有下列情形之一的，为假药。

（1）药品所含成分与国家药品标准规定的成分不符。

（2）以非药品冒充药品或者以他种药品冒充此种药品。

（3）变质的药品。

（4）药品所标明的适应证或者功能主治超出规定范围。

2. 具体来说，假药有以下几个主要特征。

（1）药品所含成分与国家药品标准规定的成分不符，这是假药的最本质特征，在质量检查【性状】和【鉴别】项上，结果与规定不符合或显负反应。例如，某些不法商家为了降低成本或提高疗效，可能会在中药中擅自加入西药成分，这种行为就构成了生产假药的行为。

（2）以非药品冒充药品或者以他种药品冒充此种药品。这种行为往往涉及药品的假冒和仿制，例如，用淀粉做的片剂冒充治疗感冒的药品，或者用兽用药冒充人用药，或者用食用氯化钠替代药用氯化钠。

（3）变质的药品同样属于假药的范畴。药品在储存和运输过程中，如果受到温度、湿度等环境因素的影响，就可能发生变质。变质的药品不仅疗效降低，还可能产生有毒有害物质，对患者的健康构成威胁，药品变质后是因为生成了新的物质，与原物质本质不同，相当于以他种物质冒充此种药品，或以非药品冒充药品。这是用药者或销售人员可以通过性状最直观地感觉和判定。

（4）所标明的适应证或者功能主治超出规定范围的药品也被视为假药。药品的适应证和功能主治是药品说明书中的重要内容，也是患者选择药品的重要依据。如果一种药品所标明的适应证或功能主治超出了国家药品标准所规定的范围，那么这种药品就可能存在虚假宣传或误导消费者的行为。

（二）劣药

1. 有下列情形之一的，为劣药。

（1）药品成分的含量不符合国家药品标准。

（2）被污染的药品。

（3）未标明或者更改有效期的药品。

（4）未标明或者更改产品批号的药品。

（5）超过有效期的药品。

（6）擅自添加防腐剂、辅料的药品。

（7）其他不符合药品标准的药品。

2. 具体来说，劣药包括以下几种情况。

（1）药品成分的含量不符合国家药品标准，这是劣药最基本的特征，即药品中的有效成分含量低于或高于国家药品标准所规定的范围。

（2）药品在生产、储存或运输过程中受到污染，导致其质量下降，不符合药品标准，相当于增加药品的总质量，使该药品含量降低了。

（3）药品的有效期是药品质量保障的重要指标，未标明有效期、更改有效期或超过有效期的药品均被视为劣药。这一点是该药品成分含量降低的本质特征。

（4）药品的批号是药品生产过程中的重要标识，用于追溯药品的生产批次和质量情况。未注明或更改产品批号的药品同样被视为劣药。

（5）药品中的防腐剂和辅料应严格按照国家药品标准添加，擅自添加或更改防腐剂和辅料的药品被视为劣药。

（6）其他不符合药品标准的药品，除了上述几种情况外，还存在其他不符合药品标准的情形如杂质检查不符合规定、制剂常规和特性检查不符合规定，这些情形同样会导致药品质量下降，被视为劣药。

综上所述，劣药是指不符合国家药品标准的药品，其存在多种情形，包括药品成分含量不符合标准、被污染、未标明或更改有效期、未注明或更改产品批号、擅自添加防腐剂和辅料等。

（三）　生产或销售假、劣药应承担的法律责任

1. 民事责任　生产、销售假药、劣药的经营者，如果因产品质量问题给消费者造成了损失，包括人身伤害或其他财产损失，需要承担赔偿责任。这是基于保护消费者合法权益的原则确保消费者能够得到相应的补偿。

2. 行政责任　对于生产、销售假药的行为，行政机关将没收违法生产、销售的药品和违法所得，并处以罚款等行政处罚。对于生产、销售劣药的行为，根据相关法律法规，企业或个人也将被没收违法所得，并处以罚款。情节严重的，还将被责令停产停业整顿，甚至撤销药品批准证明文件，吊销药品生产、经营许可证等。这些措施旨在维护药品市场的正常秩序，保障公众用药安全。

3. 刑事责任　生产、销售假药的行为，如果对人体健康造成严重危害或者有其他严重情节，将构成犯罪，依法应追究刑事责任。刑罚包括有期徒刑、无期徒刑、死刑等，并处罚金或没收财产。同样，生产、销售劣药对人体健康造成严重危害的，也将受到相应的刑事处罚，包括有期徒刑、无期徒刑等，并处罚金或没收财产。

综上所述，生产或销售假、劣药将承担严重的法律责任，这些责任旨在保护消费者的合法权益，维护药品市场的正常秩序，以及保障公众用药安全。

（四）　假、劣药的识别方法

1. 检查药品批准文号　我国药品批准文号有统一格式，即"国药准字＋H（或 Z 或 S 或 J）＋8 位数字"，或"X 药制字"，或"进口药品注册证"，其中 H 代表化学药品，Z 代表中药，S 代表生物制品，J 代表进口并在国内分装的药品。纯进口药的批准文号是"注册证号＋一位字母＋八位数字"。如果包装上没有"国药准字"的批准文号，或者批准文号的格式不对，很可能是假药。可以登录国家药品监督管理局网站查询药品的批准文号，以验证其真实性。

2. 观察药品包装　合格药品的包装质地好，字体和图案清晰，印刷套色精致，防伪标志亮丽。而假药的外包装质地差，字体和图案印刷粗糙，色彩生硬，防伪标志模糊。

合格药品的包装上应有激光打印的产品批号、生产日期和有效期，这三项内容缺一不可，且打印批号不透纸盒。而假药常有缺项或油印粘贴的批号、日期，打的钢印批号可能透过纸盒。

3. 查看药品说明书　合格药品说明书的纸张质量好，印刷排版均匀，内容准确齐全，包括药物组成、性状、药理作用、适应证、用法用量、注意事项、不良反应等详细内容。而假药说明书的纸张质量差，字迹模糊，内容不全，排列有误，甚至随意夸大疗效和适应证范围。

4. 观察药品外观　如果是片剂、胶囊药，应检查是否有潮解、粘连、裂片等现象。如果是注射液，应观察是否有变色、浑浊等情况。这些异常现象都可能是假劣药的标志。

5. 注意药品气味和颜色　一些药品具有

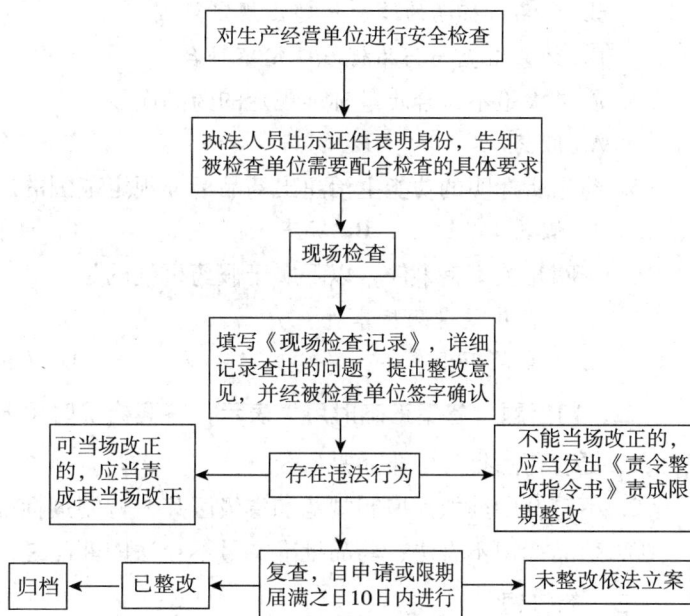

图 30 - 1　药品监管检查流程图

流程图内容：
对生产经营单位进行安全检查 → 执法人员出示证件表明身份，告知被检查单位需要配合检查的具体要求 → 现场检查 → 填写《现场检查记录》，详细记录查出的问题，提出整改意见，并经被检查单位签字确认 → 存在违法行为

存在违法行为 → 可当场改正的，应当责成其当场改正
存在违法行为 → 不能当场改正的，应当发出《责令整改指令书》责成限期整改

复查，自申请或限期届满之日10日内进行 → 已整改 → 归档
复查，自申请或限期届满之日10日内进行 → 未整改依法立案

特殊的气味，如果气味发生改变，有怪味或气味消失等，均应警惕是否为假药。假药是表里不一，包装上的名称与包装内的名称或内容物不一致。通过以上方法，学者或药品使用人可以初步识别假劣药，确保用药安全。在购、销、存、用药品时，建议选择正规的药店和医院药房，避免从非正规渠道购买药品。变色的药品是假药。

6. 药品鉴别 药品按照质量标准规定的方法鉴别显负反应定性为假药。

7. 药品检查和含量测定 药品质量标准中药品杂质检查和常规检查项目有一项不符合规定为劣药；药品含量测定不符合质量标准规定的，定性为劣药。

药品监管检查流程如图30-1所示。

重点小结

答案解析

操作题要

一、单选题

1. 假药的情形不包括

   A. 药品成分不符合国家药品标准规定的

   B. 以非药品冒充药品，或者以他种药品冒充此种药品

   C. 药品超过有效期的

   D. 药品所标明的适应证超出规定范围的

2. 根据《药品管理法》，生产、销售假药的，将受到的处罚是

   A. 警告并处以罚款

   B. 没收违法生产、销售的药品和违法所得，并处以罚款

   C. 吊销药品批准证明文件

   D. 以上都是

3. 以下不是劣药的特征的是

   A. 药品成分含量不符合国家药品标准

   B. 药品超过有效期

   C. 药品所标明的适应证超出规定范围

   D. 药品检查与药品标准规定不符

4. 质量检验不符合质量标准规定的药品属于

   A. 假药　　　　　B. 劣药　　　　　C. 可能是假药或劣药　D. 不确定

5. 药品所标明的功能主治超出药品标准规定范围的属于

   A. 假药　　　　　B. 劣药　　　　　C. 可能是假药或劣药　D. 不确定

6. 查阅相关不良事件，以下属于假药事件的是

   A. "仙牛健骨颗粒事件"　　　　　　B. "万络（罗非昔布）事件"

   C. "亮菌甲素事件"　　　　　　　　D. "拜斯亭（西立伐他汀）"撤市事件

二、判断题（答案正确时用 T 表示，答案错误时用 F 表示）

1. 更改药品批号的药品是劣药。

2. 不符合中药饮片炮制规范和省级医疗机构制剂标准的中药饮片一定是劣药。

3. 药品标识不合法、药品批准文号不合法的药品是假药。

三、简答题

简述假药和劣药的区别，并说明生产、销售假药或劣药可能面临的处罚。

任务三　识别外用药的分类操作

【实训目的】

1. **掌握**　外用药的定义和分类，能够准确识别不同类型的外用药。
2. **熟悉**　外用药的剂型特点、适用范围和使用方法。
3. **了解**　外用药的使用注意事项；安全用药的基本原则。
4. **学会**　外用药的使用方法，确保用药的合理性和有效性。

【实训要求】

从给定 10 种备选物品中，按要求完成分类任务。

项目	基本要求	时间
识别外用药	能正确识别中药、化学药品和生物制品	5 分钟
	能从药品中找出外用药	
	实验结束后将药品放回原处	

【实训原理】

1. **药物分类原理**　根据外用药的用途、功能主治或适应证和剂型，进行系统分类和识别。
2. **剂型选择原理**　根据病变部位和性质，选择合适的外用药品种和剂型。
3. **安全用药原理**　结合外用药的特点，强调使用方法和注意事项，应对不良反应的发生。
4. **法规管理原理**　依据国家药品管理法规，对外用药进行规范管理。

【实训内容】

1. 实训材料

（1）外用药品实物与说明书　软膏剂、洗剂、粉剂、栓剂等中药、化学药品和生物制品、含有外用的药品和外用的非药品各 1 种、药品说明书（含批准文号、标识等）。

（2）资料与文件　相关法规文件如《药品管理法》、药品说明书和标签管理规定。

2. 实训结果

（1）请从 10 种备选物品中选出 1 种中药、1 种化学药品、1 种生物制品，并将其名称填入下列括号内（不能多选；所选品种的名称应与填写的名称一致）。

（　　　　　　）（　　　　　　）（　　　　　　）

（2）请从上述所选 3 种合格药品中选出 2 种外用药，并将其名称填入下列括号内（不能多选；所选品种的名称应与填写的名称一致）。

（　　　　　　　　）（　　　　　　　　　　）

【注意事项】

1. 操作完毕后，将实训药品放回原处，保持操作台面整洁。
2. 考生须在 5 分钟内完成操作。
3. 查阅药品包装和说明书，确认药品是否符合"国药准字"要求，包装上是否标注"外用"字样。
4. 实训过程中，需仔细阅读药品说明书和包装信息，确保分类和操作的准确性。
5. 在模拟使用方法时，严格按照说明书操作，避免接触眼睛、口腔等敏感部位。注意观察外用药用后局部反应，出现过敏，应立即停止使用并报告。

6. 操作过程中，保持课堂秩序，积极参与讨论和总结。

7. 分成若干小组，每组 3~5 人。

【考核标准】

项目	实训内容	分值	评分标准	实际得分
实验准备	着装仪表符合要求	7	未穿实训服、未戴头帽、未戴手套、露出发须、佩戴饰品、化妆、穿拖鞋，每项扣1分，最多扣7分	
外用药分类与识别	分类药品准确性	30	未正确分类药品，每错1种扣10分，最多扣30分	
	外用药识别	20	未正确识别外用药，每错1种扣10分，最多扣20分	
外用药使用方法模拟	操作规范性	20	未按外用药品使用要求使用指导，每错1步扣5分，最多扣20分	
	注意事项	10	使用部位或使用方法错误，每项扣5分，最多扣10分	
复位	物品放置于规定器具内	10	物品未放入规定容器内，扣10分	
	复位	3	操作台未复位，扣3分	
合计		100		

【相关理论知识】

（一）外用药概述

1. 定义　外用药指以外用为主，通过与体表、腔道黏膜局部直接接触而起治疗作用的药物。同一种药物有可能外用，有可能内服，还可能注射，所以用药前认真核认药品特殊标识。

2. 类别　外用药可根据病情需要用不同的剂型和给药方法，如膏、丹、水、酒、散、酊等剂型，对患部直接用药，用法包括膏贴、涂、搽、敷、掺、熏、洗、浸、浴、点眼、灌耳、滴鼻、吹喉及药栓插入瘘管等。外用药主要用于痈疽疮毒、瘰疬、疥癣、外伤、蛇虫咬伤、烫伤及五官疾患、感染等。根据其不同功效，可将外用药分为消肿解毒药、排脓祛腐药、止血生肌药、燥湿杀虫止痒药、发泡药、解热镇痛、抗菌等类别。在使用外用药时，需根据病情和药物说明选择适当的剂型和用法，并注意用药的安全性和有效性。

3. 功效　外用药成分不同，疗效也不同。外用中药用"功能主治"如解毒消肿、提脓拔毒、祛腐平胬、生肌收口、止血、杀虫、止痒、发泡、补火壮阳、祛风通络、泻下通滞、散瘀定痛、破结消癥、消痰定喘、镇惊、截疟、开窍等表述。外用化学药品用"适应证"如镇痛、解热镇痛、抗寄生虫、扩瞳、抗心律失常等表述。

（二）外用药的识别

1. 识别外用药主要依据其使用方式、剂型以及功效。

2. 外用药在包装上都有一个特殊标识是正方形红底白"外"字，影色印制或单色印制，凡国家药品标准中用法项下规定只可外用，不可口服、注射、滴入或吸入，仅用于黏膜或某些特定黏膜部位的液体、半固体或固体中药、天然药物，均须标注外用药品标识，对于既可以内服又可以外用的中药、天然药物，可不标注外用药品标识。

综上所述，识别外用药需要综合考虑其使用方式、剂型、功效以及适用范围等多个方面。在使用外用药时，务必遵照医嘱，确保用药安全和有效性。

重点小结

操作题要

答案解析

一、单选题

1. 以下情况最好选用粉剂作为外用药物的是

   A. 有水疱、糜烂、渗出的皮损

   B. 仅有潮红、肿胀、斑丘疹而无糜烂的皮损

   C. 慢性炎症性皮损

   D. 有渗出但不多的亚急性炎症皮损

2. 下列关于外用药物使用原则的说法，错误的是

   A. 应根据皮肤病的临床特点选用适当剂型

   B. 用药过程中如发现有反应，应立即停药或更换其他药物

   C. 可以随意更换药物，无需考虑药物之间的配伍禁忌

   D. 一般宜从低浓度、小面积开始试用

3. 不宜应用于毛发部位的药物制剂是

   A. 炉甘石洗剂　　　B. 硫化硒洗剂　　　C. 酮康唑洗剂　　　D. 复方硫黄洗剂

4. 关于外用药的管理要求，不正确的是

   A. 标签颜色应为白底红框红字

   B. 防腐类外用药应单柜存放上锁

   C. 使用时无需执行查对制度

   D. 应定期清点、检查药品质量、效期

5. 体外诊断试剂属于

   A. 第一类医疗器械　　　　　　　　B. 第二类医疗器械

   C. 第三类医疗器械　　　　　　　　D. 第四类医疗器械

6. 体外诊断试剂的命名原则组成部分不包括

   A. 被测物质的名称　　　　　　　　B. 用途

   C. 方法或原理　　　　　　　　　　D. 生产厂家名称

二、判断题（答案正确时用 T 表示，答案错误时用 F 表示）

1. 外用药物可以随意更换，无需考虑药物之间的配伍禁忌。

2. 体外诊断试剂属于高风险医疗产品，应严格按照管理要求进行分类、存储和使用。

3. 有外字标识的一定是药品。

三、简答题

简述外用药的使用原则及管理要求。

任务四　识别处方药与非处方药的分类操作

【实训目的】

1. 掌握　处方药与非处方药的定义及特点，能够准确区分处方药和非处方药。

2. 熟悉　处方药与非处方药的管理要求、相关法规和特殊规定。

3. 了解　正确购买与使用处方药和非处方药，确保用药安全。

4. 学会 药品分类管理的方法，能在实践中指导规范用药。

【实训要求】

从给定 10 种备选物品中，按要求完成分类任务。

项目	基本要求	时间
识别处方药和非处方药	能正确识别中药、化学药品和生物制品	5 分钟
	能从药品中找出处方药、甲类非处方药和乙类非处方药	
	实验结束后将药品放回原处	

【实训原理】

1. 药品分类原理 根据国家药品分类管理要求，区分处方药和非处方药。

2. 管理法规原理 依据国家相关药品管理法规，对处方药和非处方药进行严格分类和管理。

3. 药品使用指导原理 结合药品的特点和使用风险，指导患者正确使用处方药和非处方药。

4. 药品标识识别原理 通过药品包装上的标识（如"OTC"标识、颜色区分等）快速识别药品类别。

【实训内容】

1. 实训材料

（1）药品实物与说明书 软膏剂、洗剂、粉剂、栓剂等中药、化学药品、生物制品的制剂处方药、甲类非处方药和乙类非处方药、药品说明书（含批准文号、标识等）。

（2）资料与文件 相关法规文件如《药品管理法》、药品说明书和标签管理规定。

2. 实训结果

（1）请从 10 种备选物品中选出 1 种中药、2 种化学药品、1 种生物制品，并将其名称填入下列括号内（不能多选；所选品种的名称应与填写的名称一致）。

（ ）（ ）（ ）（ ）

（2）请从上述所选 4 种合格药品中选出 1 种生物制品处方药、1 种甲类非处方药、1 种乙类非处方药，并将其名称填入下列括号内（不能多选；所选品种的名称应与填写的名称一致）。

1）处方药（ ）

2）非处方药甲类（ ）；非处方药乙类（ ）

【注意事项】

1. 操作完毕后，将实训药品放回原处，保持操作台面整洁。

2. 考生须在 5 分钟内完成操作。

3. 查阅药品包装和说明书，确认药品是否符合"国药准字"要求，包装上是否标注"OTC"字样，"OTC"红底为甲类，"OTC"绿底为乙类。有"国药准字"或"X 药制字"或"进口药品注册证"标识且无"OTC"标识的药品是处方药。

4. 实训过程中，需仔细阅读药品说明书和包装信息，确保分类和操作的准确性。

5. 实训过程中，保持课堂秩序，积极参与讨论和总结。

6. 分成若干小组，每组 3～5 人。

【考核标准】

项目	实训内容	分值	评分标准	实际得分
实验准备	着装仪表符合要求	10	未穿实训服、未戴头帽、未戴手套、露出发须、佩戴饰品、化妆、穿拖鞋，每项扣2分，最多扣10分	
药品分类识别	分类准确性	70	未正确分类出四种药品，未正确分类出处方药、甲类OTC、乙类OTC，每项扣10分，最多扣70分	
复位	所有物品未放入器具内	10	物品未放入规定的器具内，扣10分	
	物品整齐	10	物品存放不整齐，扣10分	
合计		100		

【相关理论知识】

《处方药与非处方药分类管理办法（试行）》规定，处方药与非处方药分类的依据是药品的品种、规格、适应证、剂量及给药途径。根据药物安全性将非处方药分为甲类非处方药和乙类非处方药。

（一）处方药概述

1. 处方药 是指必须凭执业医师或执业助理医师开具的处方才可调配、购买和使用的药品。处方药在临床上广泛使用，主要用于治疗各种疾病和症状，但由于其潜在的风险和副作用，必须在医生的指导下使用。实际工作中，有国药准字号无"OTC"标识的药品一定是处方药。

2. 处方药的类型 处方药包括多种类型，如皮肤病外用处方药，常见的有丹皮酚软膏、炉甘石洗剂、氧化锌软膏、红霉素软膏和氢化可的松等，这些药物用于治疗不同的皮肤病，但使用前需咨询专业医生以确保安全和有效。此外，处方药还包括其他用于治疗各种疾病的药物，如糖皮质激素类药物（如地塞米松、醋酸可的松等），这些药物具有抗炎、抗过敏等作用，但长期使用可能导致副作用，因此必须在医生的指导下使用。

3. 处方药的使用 在使用处方药时，患者应严格遵守医生的指示，按时按量服药，并注意观察可能出现的副作用和不良反应。如有任何疑问或不适，应及时咨询医生或药师。同时，患者也应了解处方药与非处方药的区别，避免自行购买和使用处方药，以免造成不必要的健康风险。

（二）非处方药概述

1. 非处方药 是指为方便公众用药，在保证用药安全的前提下，经国家卫生行政部门规定或审定后，不需要医师或其他医疗专业人员开写处方即可购买的药品。一般公众凭自我判断，按照药品标签及使用说明就可自行使用。非处方药在美国又称为柜台发售药品（over the counter drug），简称OTC药。有"OTC"标识的物品一定是药品。

2. 非处方药的特点 非处方药具有安全性、有效性、方便性等特点。这些药物大都用于多发病常见病的自行诊治，如感冒、咳嗽、消化不良、头痛、发热等。非处方药经过长时间的全面考察，具有疗效确切、使用方便、毒副作用小等特点。通常不会引起药物依赖性、耐药性或耐受性，也不会造成体内蓄积中毒，不良反应发生率低。

3. 非处方药的种类 非处方药的种类繁多，包括感冒药、退烧药、止痛药、止咳药、助消化药等，常见的有感冒灵颗粒、健胃消食片、皮炎平乳膏等。非处方药的包装标签和使用说明清晰易懂，方便患者按照指导自行使用。同时，非处方药的生产和质量控制标准较高，质量稳定，保证了药品在储存和使用过程中的有效性和安全性。

4. 非处方药的使用 在使用非处方药时，患者仍需注意不良反应，并遵循药品的保存和使用说明，确保用药安全。

（三） 识别处方药与非处方药

识别处方药与非处方药主要依据其购买方式、标识、安全性、使用目的及适用人群、监管要求等方面。

1. 购买方式不同 处方药必须凭执业医师或执业助理医师的处方才可调配、购买和使用，通常在医院药房或有资质的社会药房凭处方销售。而非处方药则无需医生处方，消费者可以自行在药店、诊所、超市等地方购买。实际工作中，在医院里所有药品都必须通过处方才能到达患者手里。

2. 标识不同 处方药的包装上通常没有 OTC 标识，但会有相关提示，表明这种药物具有一定毒性及其他潜在影响，必须在医生指导下使用。非处方药则会在包装上标注 OTC 标识，并且分为甲类和乙类两种。甲类非处方药的 OTC 标志通常是红底白字母，乙类非处方药的 OTC 标志一般是绿底白字母。

3. 安全性与使用目的不同 处方药可能具有更强的药效，但也可能带来更多的副作用或需要医生的专业指导来确保安全使用，主要用于治疗更严重或复杂的疾病。非处方药则经过评估认为在自我用药的情况下相对安全有效，其有效成分经受考验，毒副作用小，药物依赖性弱或无，且应用方便，主要用于缓解轻微病症。

4. 适用人群也不同 处方药通常适用于特定的患者群体，医生会根据患者的具体情况开具合适的药物。非处方药则适用于大多数成年人和儿童，但特定年龄段或有特殊健康状况的人群需注意使用限制。

5. 监管要求也不同 处方药在上市前需要通过更为严格的临床试验，证明其安全性和有效性，并受到严格的监管。非处方药虽然也受到监管，但相对于处方药来说，其监管要求可能略低一些，但仍需确保其安全性、有效性和标签准确性。

重点小结

综上所述，通过对比购买方式、标识、安全性、使用目的及适用人群、监管要求等方面，可以有效识别处方药与非处方药。在用药时，务必遵循医嘱或说明书，确保用药安全有效。

操作题要

答案解析

一、单选题

1. 关于处方药叙述正确的是

    A. 可以在药店随意购买的药物

    B. 必须由医师处方，由药师调配、出售的药物

    C. 可以由患者自行判断，无需医师处方的药物

    D. 可以在任何场所销售的药物

2. 药品分别按处方药与非处方药进行分类管理的依据是

    A. 药品品种、规格

    B. 药品适应证、药品剂量

    C. 药品给药途径

    D. 药品品种、规格、适应证、剂量及给药途径不同

3. 以下药物通常属于处方药的是

    A. 感冒药   B. 退烧药   C. 心脏病药物   D. 一般胃药

4. 非处方药目录的遴选、审批、发布和调整工作具体负责的部门是

    A. 国家市场监督管理总局   B. 国家卫健委

    C. 国家药典委员会   D. 国家药品监督管理局

5. 下列关于处方药与非处方药的说法，错误的是
   A. 处方药必须凭医师处方购买和使用
   B. 非处方药不需要医师处方即可购买
   C. 处方药的安全性通常高于非处方药
   D. 非处方药的标签和说明书必须清晰易懂

二、判断题（答案正确时用 T 表示，答案错误时用 F 表示）

1. 处方药可以随意在药店购买，无需医师处方。
2. 非处方药的标签和说明书必须经过国家药品监督管理局的批准。
3. 药品分别按处方与非处方药进行分类管理的主要依据是药品的安全性。

三、简答题

简述处方药与非处方药的主要区别，并说明消费者在购买和使用这两类药物时分别需要注意什么？

任务五　识别进口药、国产药和特殊管理药品的分类操作

【实训目的】

1. **掌握**　进口药与国产药的定义及区别，能够准确识别进口药和国产药。
2. **熟悉**　药品分类与注册管理流程；进口药品和特殊管理药品的注册要求。
3. **了解**　特殊管理药品的定义与管理要求、分类及法律责任。
4. **学会**　合理选择药品，根据疗效、经济性和医保报销等因素做出科学决策。

【实训要求】

从给定 10 种备选物品中，按要求完成分类任务。

项目	基本要求	时间
识别国产、进口药品和特殊管理药品	能正确识别中药、化学药品和生物制品	5 分钟
	能从药品中找出国产药品、进口药品和特殊管理药品	
	实验结束后将药品放回原处	

【实训原理】

1. **药品定义与分类原理**　通过药品的来源、研发背景、质量标准等特征，区分进口药和国产药。
2. **特殊管理药品管理原理**　基于药品的特殊性质（如依赖性、毒性、放射性等），国家对其实施严格管控，以保障公众健康和安全。
3. **药品注册管理原理**　药品需经过严格的注册审批流程，确保其安全性、有效性和质量可控性。
4. **药品选择原理**　综合考虑药品的疗效、安全性、经济性和医保报销等因素，为患者提供最适合的药品。

【实训内容】

1. **实训材料**
（1）各药品说明书及特殊管理药品样品　各类药品说明书、包装盒（包括进口药、国产药、特殊管理药品）、麻醉药品、精神药品、医疗用毒性药品、放射性药品。
（2）资料与文件　药品注册证书、进口药品注册证、医药产品注册证、进口准许证等复印件，相

关法律法规文件（如《药品管理法》《麻醉药品和精神药品管理条例》等），不同药品价格表和医保报销目录，患者病历资料（包括病情、经济状况等）。

2. 实训结果

（1）请从 10 种备选物品中选出 1 种中药、2 种化学药品、1 种生物制品，并将其名称填入下列括号内（不能多选；所选品种的名称应与填写的名称一致）。

（　　　　　　　）（　　　　　　）（　　　　　　　）（　　　　　　　）

（2）请从上述所选 4 种合格药品中选出 1 种国产药、1 种进口药品、1 种精神一类药品，并将其名称填入下列括号内（不能多选；所选品种的名称应与填写的名称一致）。

1）国产药（　　　　　　　　　）

2）进口药（　　　　　　　　）

3）一类精神药品（　　　　　　）

【注意事项】

1. 实训过程中，需仔细阅读药品说明书和相关文件，确保分类和操作的准确性。

2. 在模拟特殊管理药品管理流程时，严格遵守管理规定，注意操作安全。

3. 药品选择时，需综合考虑多种因素，避免片面决策。

4. 实训过程中，保持课堂秩序，积极参与讨论和总结。

【考核标准】

项目	实训内容	分值	评分标准	实际得分
实验准备	着装仪表符合要求	8	未穿实训服、未戴头帽、不戴手套、露出发须、佩戴饰品、化妆、穿拖鞋、无记录笔，每项扣 1 分，最多扣 8 分	
药品识别	药品与非药品分类准确性	40	未正确分类药品与非药品，或填写错误，每错 1 种扣 10 分，最多扣 40 分	
	药品正确分类	30	未正确分类国产药、进口药、精神药品，每项依据不明确或填写错误，每错一个扣 10 分，最多扣 30 分	
复位	物品装入规定器具内	12	物品未放入规定器具，扣 12 分	
	操作台面	10	实训结束操作台面不整洁，扣 10 分	
合计		100		

【相关理论知识】

（一）进口药概述

1. 进口药概念　　进口药是指在国外（国药准字 J）生产，并从国外或我国港澳台（如国药准字 HC20181023）等地区进口销售的药品。这些药品需要按照国家政策办理进口备案等审批程序才能进口到国内。进口药可能是一些国内没有生产或生产技术不够成熟的药品，也可能是因为国外研究技术更加领先而得以生产的新型药品。它们通常属于同一类药物的原发药物，即原研药，具有完整和充分的安全性、有效性数据作为上市依据。

2. 进口药标识　　在中国大陆注册销售时，会发给进口药品注册证，这是国家药品监督管理局核发的允许国外生产的药品在中国注册、进口和销售使用的批准文件。该证分为正本和副本，自发证之日起有效期 5 年。

3. 进口药特点　　值得注意的是，进口药价格通常较高，且因不同国家药品审批标准的不同，部分进口药可能需要改变用药方式或需通过一些特别的程序才能获得许可使用。然而，对于一些罕见病或难治性疾病，进口药可能提供更好的治疗效果，因此仍被广大患者所需求。

（二）　国产药概述

1. 国产药概念　是由中国大陆的医药企业研发和生产的药品。这些药品涵盖了中药、化学药和生物制剂等多个类别。

2. 国产药分类　国产药包含了原研药和仿制药两种类型。原研药是指境内外首个获准上市，且具有完整和充分的安全性、有效性数据作为上市依据的药品，这些药品通常具有专利保护。而仿制药则是在原研药的专利期到期后上市的仿制品，也称为非专利药。在我国，由于新药研发能力相对薄弱，因此批准上市的药品中约有95%为仿制药。

3. 国产药标识　不管是国产药还是进口药，都需要经过国家专业管理机构给予上市销售许可，并经过质量检验合格，符合国家规定标准后才能投放市场。这意味着国产药在质量和安全性方面同样有着严格的保障。近年来，我国在医药研发领域取得了显著进展，一些自主研发的新药已经获批上市，为患者提供了新的治疗选择。例如，在治疗反流性食管炎方面，我国自主研发的1类抑酸新药已经上市，并显示出良好的疗效和安全性。

综上所述，国产药是由中国大陆医药企业研发和生产的，涵盖了多种类型和类别的药品。在质量和安全性方面，国产药同样有着严格的保障，并且在新药研发领域也在不断进步。

（三）　特殊管理药品概述

1. 特殊管理药品是指在我国实行特殊管控的药品，主要包括麻醉药品、精神药品、医疗用毒性药品和放射性药品等。

2. 这些药品因为具有特殊的生理药理作用，长期使用或管理不当可能会对患者的身体健康造成严重危害，甚至引发公共卫生、社会治安和经济等方面的社会问题。因此，我国对特殊管理药品实行严格的管制措施，以确保它们在医疗、教学和科研中的正常使用，同时防止滥用或流入非法渠道。

3. 具体来说，麻醉药品是指对中枢神经有麻醉作用，连续使用后生理依赖性和精神依赖性，能使人成瘾的药品。精神药品则是指直接作用于中枢神经系统，使之兴奋或抑制，连续使用能产生精神依赖性的药品。医疗用毒性药品是指毒性强烈，治疗量和中毒剂量相近，使用不当会致人中毒或者死亡的药品。放射性药品则是指用于临床诊断或者治疗的放射性核素制剂或者其标记化合物。

4. 此外，特殊管理药品还包括药品类易制毒化学品和兴奋剂管理药品等类别。这些药品的管理和使用都需要严格遵守国家相关法律法规和规定，以确保用药安全和公共健康。

（四）　识别进口药、国产药和特殊管理药品

识别进口药、国产药和特殊管理药品，可以通过查看药品包装上的批准文号、生产企业信息以及特定标识来进行。

1. 识别进口药和国产药

（1）看批准文号　国产药的批准文号格式为"国药准字＋H（Z、S）＋4位年号＋4位顺序号"，其中H表示化学药品，Z表示中成药，S表示生物制品。而进口药品（包括港澳台生产的药品）的批准文号则有所不同，进口分装药品为"国药准字J＋4位年号＋4位顺序号"，港澳台生产的药品则为"医药产品注册证号H（Z、S）C＋4位年号＋4位顺序号"，直接进口的药品则为"进口药品注册证号H（Z、S）＋4位年号＋4位顺序号"。

（2）看生产企业信息　如果生产企业是在国内注册的，那基本上就是国产药了。即使是合资企业生产的，只要生产企业在国内，那也是国产药。反过来，如果生产企业是国外注册的，即使分包装厂是

在国内，那这种药也算是进口药。

2. 识别特殊管理药品　特殊管理药品包括麻醉药品、精神药品、医疗用毒性药品和放射性药品等，这些药品通常具有特殊的包装和标识，且销售和使用受到严格管控，如图30-2所示。例如，麻醉药品和精神药品的包装上通常会有特殊的警示标识，且只能在具有相应资质的医疗机构和药店购买和使用。同时，这些药品的说明书也会详细列出其适应证、用法用量、禁忌证以及特殊注意事项等信息，以供医护人员和患者参考。

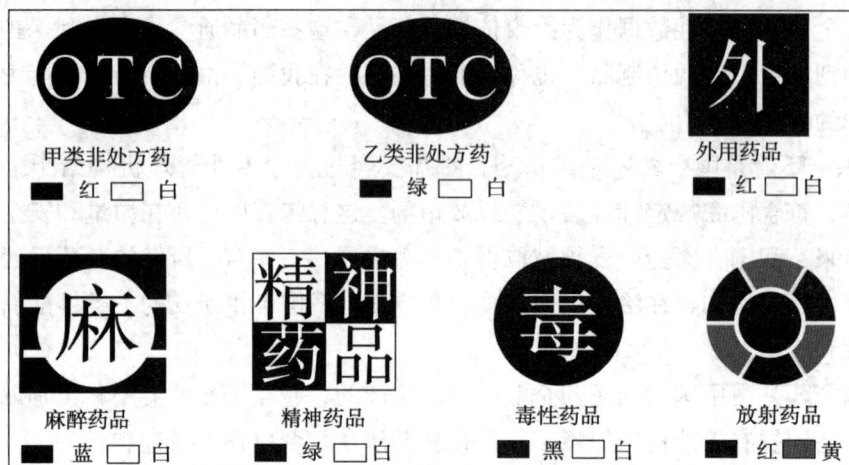

图30-2　特殊管理药品标志

综上所述，通过仔细查看药品包装上的批准文号、生产企业信息以及特定标识，可以有效地识别出进口药、国产药和特殊管理药品。

重点小结

答案解析

操作题要

一、单选题

1. 代表国产药品批准文号格式的是
   A. 国药准字+H（Z、S）+4位年号+4位顺序号
   B. 进口药品注册证号 H（Z、S）+4位年号+4位顺序号
   C. 医药产品注册证号 H（Z、S)C+4位年号+4位顺序号
   D. 国药准字+H（Z、S)C+4位年号+4位顺序号

2. 进口原料药国内分装的药品的批准文号格式是
   A. 国药准字+J+4位年号+4位顺序号
   B. 国药准字+H+4位年号+4位顺序号
   C. 进口药品注册证号 H（Z、S）+4位年号+4位顺序号
   D. 国药准字+H+4位年号+4位顺序号

3. 特殊管理药品中，药品的使用需要"麻醉药品专用卡"的是
   A. 精神药品　　　B. 放射性药品　　　C. 麻醉药品　　　D. 特殊管理药品

4. 识别国产药和进口药的方法是
   A. 看购买地点　　B. 看外包装标识　　C. 看药品追溯码　　D. 看生产日期

5. 港澳台生产的药品的批准文号格式是
   A. 国药准字+H（Z、S）+4位年号+4位顺序号

B. 医药产品注册证号 H（Z、S）C +4 位年号 +4 位顺序号

C. 进口药品注册证号 H（Z、S）+4 位年号 +4 位顺序号

D. 国药准字 + H（Z、S）C +4 位年号 +4 位顺序号

6. 院内制剂的药品包装上通常会有的标识是

A. 本制剂仅限本医疗机构使用　　　　B. 国药准字

C. 进口药品注册证号　　　　　　　　D. 药品生产批号

二、判断题（答案正确时用 T 表示，答案错误时用 F 表示）

1. 麻醉药品、精神药品、普通感冒药、放射性药品都属于特殊管理药品。

2. 识别国产药和进口药时，可以参考信息是批准文号、生产企业名称、生产地址。

3. 药品追溯码和商品码在形态上不同，主要用于药品的生产和流通环节的全程监管。

三、简答题

如何综合识别一种药品是国产药、进口药还是特殊管理药品？

项目三十一 药品分类知识简介

【实训目的】

1. **掌握** 以不同的分类依据对药品进行分类的理论。
2. **熟悉** 药品各类型的种类。
3. **了解** 药品分类原理。
4. **学会** 药品的分类方法。

【实训要求】

药品的分类依据不同，类型或剂型名称各异。明确药品分类的依据，按照分类依据由大类到小类进行树枝式彻底分类，使药品的概念与类型一致，在5分钟内完成。

【实训原理】

药品的类型取决于分类的依据，分类依据不同，药品的类型就不同。

【实训内容】

1. **实训材料** 准备药用氯化钠、盐酸普鲁卡因注射液、5-氨基水杨酸、美沙拉嗪片、吲哚美辛片、吲哚美辛栓剂、硫酸镁散、硫酸镁注射液、甲硝唑片、甲硝唑控释片、甲硝唑阴道栓、红霉素软膏、红霉素片、小儿止咳糖浆、妇科止带片、前列回春片、红霉素眼膏、雪梨膏、舒经活络酒、碘酊、阿莫西林舒巴坦匹酯片、注射用阿莫西林钠舒巴坦钠、阿莫西林克拉维酸钾咀嚼片、阿莫西林胶囊、阿莫西林颗粒、阿莫西林干混悬剂；常见疾病用药指导手册。

2. **分类方法** 从名称和剂型、给药途径、制法、辅料等进行分类。

3. **器材设备** 方盘（铝制或塑料 20cm×50cm）、医用手套、报告纸。

4. **原料与辅料** 有效期内的实际药品或药品包装。

5. **分类流程** 药品准备→清点数量→分类依据→分类→填写分类表。

6. **分类实施** 对不同剂型、不同性质、不同给药途径、不同制法、不同状态、不同分散系统的药品进行分类，具体操作如下。

（1）清理给出药品数量。

（2）提出分类依据。

（3）依照依据进行归类。

（4）填写分类表。

（5）结果检查。

（6）按表内实例填写完整所给药品或包装内容如表 31-1 所示。

表 31 - 1　药品及其包装内容填写表

药品名称	按分散系统分类	按状态分类	按制法分类	按剂型分类	按给药途径分类
阿莫西林干混悬剂	非均相	固体	不确定	混悬剂	经胃肠道

【注意事项】

1. 分组进行，每组 6 ~ 8 人。
2. 分类场地为实训室试验台。
3. 没有完全密封的药品可以拆开包装盒但必须保证药品的完整性。
4. 注意复位。
5. 报告清晰。

【考核标准】

项目	考核内容	分值	评分标准	实际得分
实验准备	着装仪表符合要求	5	未穿实训服、未戴头帽、未戴手套、露出发须、佩戴饰品、化妆、穿拖鞋，每项扣 1 分，最多扣 5 分	
	清点药品数量	10	未完成清点药品数量项、药品数量多或少，每项扣 5 分，最多扣 10 分	
药品分类	药品归大类	5	外用药与非外用药未分开陈列、药品与非药品未分开陈列，错一项扣 2 分，最多扣 5 分	
	药品分类操作正确	15	（1）分类药品未分开摆放整齐，扣 5 分 （2）未提出分类依据，扣 5 分 （3）污染了药品包装，扣 5 分	
	药品分类实施	30	（1）根据分类依据摆放药品，多选少选一项扣 5 分 （2）分类依据对应的药品不正确，扣 5 分 （3）分类依据与分类结果不对应，扣 5 分 （4）药品不抄写通用名称、非药品不抄写产品名称，每项扣 2 分，最多扣 5 分 （5）抄写成品名称有错字，每项扣 2 分，最多扣 5 分 （6）书写字迹不清，每项扣 2 分，最多扣 5 分	
	分类操作熟练	15	（1）操作欠熟练，扣 5 分 （2）规定时间内（10 分钟）未完成操作，扣 5 分 （3）药品包装损坏，每样扣 2 分，最多扣 5 分	
	交报告	5	未在规定时间内交报告，扣 5 分	
	操作台面整洁	5	（1）操作途中摆放不整齐，扣 2 分 （2）认识药品结束后不整理桌面或不复位药品于规定处，扣 3 分	

项目	考核内容	分值	评分标准	实际得分
报告	报告要求	5	报告不整洁或文字不清，每项扣2分，最多扣5分	
其他	遵守实训纪律和实验室规则，服从安排	5	分类过程中喧哗、不服从安排，每项扣2分，最多扣5分	
	合计	100		

【相关理论知识】

药品的分类方法较多，有的药品企业是根据药品的作用和用途进行分类，有的药品企业是根据库区对药品进行分类，有的医疗单位是根据基本医疗保险和工伤保险药品目录进行分类。

（一）根据库区分类

按照企业所设药品库房对现代药品进行分类，便于在库药品编号上架和电脑查询，同时使药品易于储存养护和出库复核，一般药品企业将药品分为常温药品库、冷藏药品库、易串味药品库、阴凉药品库、不合格药品库、蛋白质及同化制剂库、非药品库等，再对各库药品按制剂进行细分。例如，把常温库药品按片剂、胶囊剂、针剂、其他剂型包括外用制剂和内服制剂，如图31-1所示。

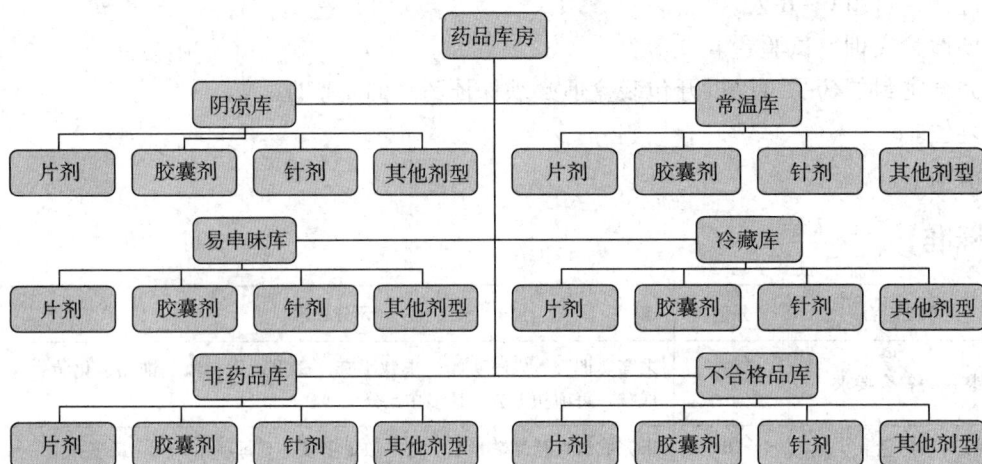

图31-1 根据库区对药品进行分类

（二）根据药品的治疗作用分类

为了准确地把握药品的治疗作用，做到合理用药，按照药品的治疗作用将现代药品进行分类，能更好地反映药品的疗效特性。因此很多学者认同此类分类，但对药品的正确储存和科学养护带来一定的难度。此类分类方法如图31-2所示。

（三）按国家基本药物和城镇职工基本医疗保险药品目录分类

1. 国家列有《国家基本药物》和《国家基本医疗保险、工伤保险、生育保险药品目录》（以下简称药品目录），各省、市、自治区、直辖市政府制定了相应的药品目录，分为西药即现代药材、中成药和中药饮片三部分，分别按药品品种编号，不同剂型的同一品种只编一个号。现代药品主要依据临床药理学和临床科室用药分类，基本医疗保险药品分为甲、乙类，其药品按剂型归类，而注射剂不包括含有非溶媒药品且溶媒容积大于100ml的静脉输液剂型。

2. 抢救和特殊适应证用药分类不尽相同，具体分类如下。

（1）抗微生物药品（如头孢噻肟钠、四环素、阿米卡星、克拉霉素、甲砜霉素等）。

（2）抗寄生虫药品（如阿苯达唑、甲硝唑等）。

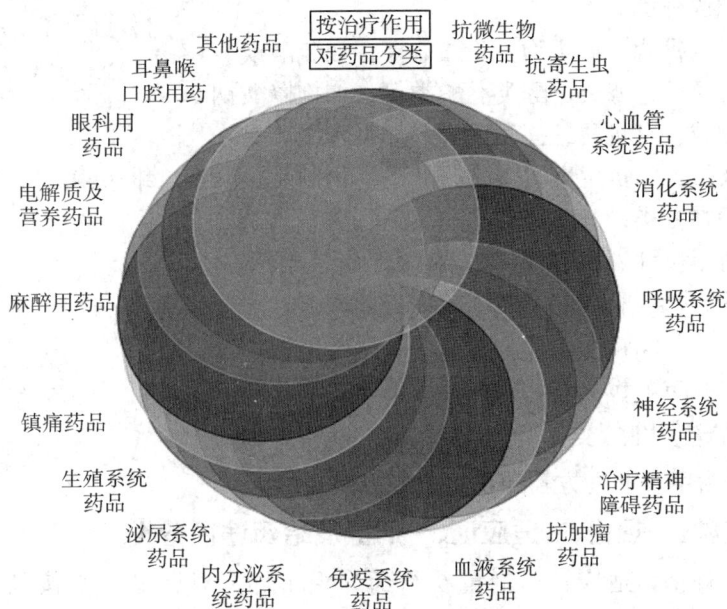

图 31-2　根据药品的治疗作用对药品进行分类

（3）解热镇痛药品及非甾体抗炎药品（如阿司匹林、吡罗昔康等）。

（4）镇痛药品（如吗啡、哌替啶等）。

（5）麻醉用药品（如盐酸普鲁卡因、盐酸利多卡因等）。

（6）维生素及矿物质缺乏症用药品（如维生素 C、葡萄糖酸钙等）。

（7）营养治疗药品（如氨基酸类、脂肪乳剂等）。

（8）激素及调节内分泌功能药品（如促皮质激素、地塞米松、降钙素等）。

（9）调节免疫功能药品（如环孢素、胸腺五肽等）。

（10）抗肿瘤药品（如多柔比星、美法仑等）。

（11）抗变态反应药品（如苯海拉明、酮替芬等）。

（12）神经系统用药品（如苯海索、溴隐亭等）。

（13）治疗精神障碍药品（如碳酸锂、地西泮等）。

（14）呼吸系统药品（如氨溴索、氨茶碱等）。

（15）消化系统药品（如雷尼替丁、阿托品等）。

（16）循环系统药品（如地高辛、胺碘酮等）。

（17）泌尿系统药品（如氨苯蝶啶、阿米洛利等）。

（18）血液系统药品（如氨基己酸、肝素等）。

（19）调节水、电解质及酸碱平衡药品（如葡萄糖、氯化钠等）。

（20）专科用药品（如聚维酮碘、苯甲酸等）。

（21）解毒药品（如贝美格、纳洛酮等）。

（22）诊断用药品（如碘化油、布鲁氏菌素等）。

（23）生物制品（如白喉抗毒素、破伤风抗毒素等）。

（四）根据药品来源、化学组成、经营习惯分类

1. 根据药品来源分类

（1）天然类　天然资源净制药品、加工提炼制剂、提取的有效成分，如小檗碱、甘草流浸膏。

（2）化学类　化学原料合成无机和有机药品，如磺胺类。

（3）混合类　用天然资源和化学合成高度结合的药品，如青霉素、乙肝疫苗。

2. 按照药品化学组成分类

（1）无机药品类　金属盐、氯化物、硫酸盐等，如硫酸镁。

（2）有机药品类　烃类、醇类、醛类、酸类等，如枸橼酸钠。

（3）生药类　生物碱、有机酸、挥发油等，如查耳酮。

（4）其他生物性药品类　抗生素、生化药品、生物制品、激素、维生素，如蛋白酶。

3. 根据药品经营习惯分类

（1）针剂类　注射用粉针、注射液，如 5% 葡萄糖注射液。

（2）片剂类　素片、肠溶衣片、蜜丸等，如胃仙 U 片。

（3）水剂类　酊水类、油膏类，如十滴水。

（4）粉剂类　原料药品、粉散剂，如青霉素钠粉针剂。

（五）根据药品安全性分类

根据药品安全性分为甲类非处方药和乙类非处方药。

（六）按药品品种、规格、适应证、剂量及给药途径分类

1. 根据药品品种、规格、适应证、剂量及给药途径不同，对药品分别按处方药与非处方药进行管理。

2. 处方药必须凭执业医师或执业助理医师处方才可调配、购买和使用；非处方药不需要凭执业医师或执业助理医师处方即可自行判断、购买和使用。

（七）按形态分类

1. 气体剂型　如气雾剂、喷雾剂等。

2. 液体剂型　如溶液剂、注射剂、合剂、洗剂、搽剂等。

3. 半固体剂型　如软膏剂、乳膏剂、糊剂等。

4. 固体剂型　如散剂、丸剂、片剂、膜剂、胶丸等。

此分类法的特点是简单明了，对制备、贮存、运输有一定实际意义，但不足之处是没有给出制剂的内在特性和给药途径的信息。

（八）按给药途径分类

1. 经胃肠道给药剂型　指药物制剂经口服后进入胃肠道，起局部或经吸收而发挥全身作用的剂型，如散剂、片剂、颗粒剂、胶囊剂、溶液剂、乳剂、混悬剂等。容易受胃肠道中的酸或酶破坏的药物一般不能采用这类剂型。

2. 非胃肠道给药剂型

（1）注射给药剂型，如注射剂包括静脉注射、肌内注射、皮下注射、皮内注射及腔内注射等多种注射途径。

（2）呼吸道给药剂型，如喷雾剂、气雾剂、粉雾剂等。

（3）皮肤给药剂型。

（4）黏膜给药剂型。

（5）腔道给药剂型，如栓剂、气雾剂、泡腾片、滴剂及滴丸剂等，用于直肠、阴道、尿道、鼻腔、耳道等。

此分类法的特点是与临床使用关系比较密切，能反映给药途径对于剂型制备的特殊要求；但不足之处是一种制剂由于给药途径的不同，可能多次出现。

（九）按分散系统分类

分散系统是指一种或几种物质的质点分散在另外一种物质的质点中所形成的体系。被分散的物质称为分散相，容纳分散相的物质称为分散介质。主要分为均相液体分散体系和非均相液体分散体系，一般将低分子溶液剂和高分子溶液剂（胶浆剂）视为均相分散体系。

1. 溶液型药剂　分散相的质点 <1nm，与分散介质组成的均匀液态分散系统的药剂。

2. 胶体溶液型药剂　分散相的质点在 1～100nm 的分散体系，有高分子溶液剂和溶胶剂。

3. 乳剂型药剂　分散相的质点一般 >100nm（大多在 0.1～10μm），液体分散相和液体分散介质组成的非均匀分散体系。

4. 混悬型药剂　分散相的质点一般 >500nm（大多在 0.5～10μm），固体分散相和液体分散介质组成的非均匀分散体系，如混悬剂等。

5. 气体分散型药剂　分散相在气体分散介质中所形成的分散体系，如气雾剂、粉雾剂等。

6. 固体分散体型药剂　体系中的分散相（大多数是固体物质）以固体状态分散于固体分散介质中形成的固体分散药剂，如阿司匹林片、复方氨酚那敏胶囊、六味地黄丸等。

此分类法的特点是将所有的剂型看作分散系统，可以反映出制剂的分散状态以及对制法的一般要求；但不足之处是不能反映给药途径对制剂的要求，有时一种剂型由于辅料和制法的不同可能同时属于不同的分散系统。

（十）　按制法分类

将制备方法及要求相同的剂型分为一类：浸出制剂、无菌制剂、滴丸。浸出制剂是采用浸出方法制成的一类剂型，如汤剂、流浸膏剂、酊剂、煎膏剂、酒剂、冻干制剂等；无菌制剂是用灭菌方法或无菌技术制成的一类剂型，如注射剂、滴眼剂等；滴丸是采用滴制法制备的丸剂。

（十一）　按使用方法分类

最直观体现用药特点的方法就是按使用方法命名的药物制剂，如滴剂、贴剂、冲剂、咀嚼片等。

（十二）　按制备溶剂（分散介质）分类

患者有时不知道制备药物制剂的溶剂，这就可能导致误用，如十滴水误以为溶剂是水，但实则含有乙醇。知道药物制剂溶剂更容易引起人们使用注意，如酒剂、甘油剂等。

（十三）　根据功效分类

此种分类方法便于根据病情合理选用药品，如金水宝、归脾丸、正骨水等。还有原研药和仿制药的分类；还有按照解剖生理学分类的，如消化系统用药、呼吸系统用药、血液系统用药等；还有根据药品的适应证和功能主治进行药品的分类；还有按照性别分类的药品。一般药品的分类，主药成分决定药品名称。

【供参考的常见部分药品分类方法】

（一）　化学药品和生物制品

1. 抗微生物药

（1）β-内酰胺类青霉素类　青霉素注射剂、青霉素 V 钾颗粒剂、苯唑西林注射剂、氨苄西林注射剂、氨苄西林钠舒巴坦钠注射剂、哌拉西林注射剂、阿莫西林口服常释制剂和颗粒剂、阿莫西林克拉维酸钾常释制剂和注射剂。

（2）β-内酰胺类头孢菌素类　头孢唑林注射剂、口服常释剂型；头孢呋辛（酯）口服常释剂型、注射剂；头孢拉定口服常释剂型、注射剂；头孢哌酮注射剂；头孢哌酮钠舒巴坦钠注射剂；头孢噻肟注射剂；头孢他啶注射剂；头孢曲松注射剂。

（3）氨基糖苷类　阿米卡星注射剂、庆大霉素注射剂。

（4）大环内酯类　红霉素口服常释剂型、注射剂；阿奇霉素口服常释剂型、注射剂；琥乙红霉素口服常释剂型、注射剂；克拉霉素口服常释剂型；罗红霉素口服常释剂型；麦迪霉素口服常释剂型；乙酰螺旋霉素口服常释剂型。

（5）其他抗生素　克林霉素口服常释剂型、注射剂；磷霉素注射剂；奥硝唑注射剂；林可霉素注射剂；土霉素口服常释剂型。

（6）磺胺类　复方磺胺甲噁唑口服常释剂型、柳氮磺吡啶口服常释剂型。

（7）喹诺酮类　诺氟沙星口服常释剂型；环丙沙星口服常释剂型、注射剂；氧氟沙星注射剂；左氧氟沙星口服常释剂型、注射剂。

（8）硝基呋喃类　呋喃唑酮口服常释剂型、呋喃妥因口服常释剂型。

（9）抗结核病药　异烟肼口服常释剂型、注射剂；利福平口服常释剂型；利福定口服常释剂型；吡嗪酰胺口服常释剂型；乙胺丁醇口服常释剂型；链霉素注射剂；对氨基水杨酸钠口服常释剂型、注射剂。

（10）抗麻风病　氨苯砜口服常释剂型。

（11）抗真菌药　氟康唑口服常释剂型。

（12）抗病毒药　阿昔洛韦口服常释剂型、注射剂；利巴韦林口服常释剂型、注射剂、颗粒剂；炎（穿）琥宁注射剂；更昔洛韦注射剂；抗艾滋病用药（国家免费治疗艾滋病的药品）。

2. 抗寄生虫病药

（1）抗疟药　氯喹口服常释剂型、注射剂；伯氨喹口服常释剂型；青蒿素及青蒿素的复方制剂。

（2）抗阿米巴病药及抗滴虫病药　甲硝唑口服常释剂型、注射剂；替硝唑口服常释剂型、注射剂。

（3）抗利什曼原虫病药　葡萄糖酸锑钠注射剂。

（4）抗血吸虫病药　吡喹酮口服常释剂型。

（5）驱肠虫药　阿苯达唑口服常释剂型、左旋咪唑口服常释剂型。

3. 麻醉药

（1）局部麻醉药　利多卡因注射剂、丁哌卡因注射剂、普鲁卡因注射剂。

（2）全身麻醉药　氯胺酮注射剂。

4. 解热、镇痛、抗炎、抗风湿、抗痛风药

（1）镇痛药　芬太尼注射剂；哌替啶注射剂；氨酚待因口服常释剂型；高乌甲素口服常释剂型、注射剂；曲马多口服常释剂型。

（2）解热镇痛、抗炎抗风湿药　对乙酰氨基酚口服常释剂型；阿司匹林口服常释剂型；布洛芬口服常释剂型、口服缓释制剂；双氯芬酸钠口服常释剂型、口服缓释剂；吲哚美辛口服常释剂型、栓剂；安乃近口服常释剂型；复方氨酚烷胺口服常释剂型；复方阿司匹林口服常释剂型；小儿氨酚黄那敏颗粒剂。

（3）抗痛风药　别嘌醇口服常释剂型、秋水仙碱口服常释剂型。

5. 神经系统用药

（1）抗帕金森病　金刚烷胺口服常释剂型、苯海索口服常释剂型。

（2）抗重症肌无力药　新斯的明注射剂。

（3）抗癫痫药　卡马西平口服常释剂型；丙戊酸钠口服常释剂型；苯妥英钠口服常释剂型、注射剂；苯巴比妥口服常释剂型、注射剂。

（4）脑血管病用药及降颅内压药　尼莫地平口服常释剂型、麦角胺咖啡因口服常释剂型、甘露醇注射剂。

（5）镇静催眠药　地西泮口服常释剂型、注射剂。

（6）其他　胞磷胆碱口服常释剂型、注射剂；尼可刹米注射剂；洛贝林注射剂；吡拉西坦口服常释剂型、注射剂；川芎嗪注射剂；氟桂利嗪口服常释剂型；脑蛋白水解物注射剂；七叶皂苷钠注射剂；曲克芦丁口服常释剂型、注射剂；三磷酸胞苷二钠注射剂。

6. 治疗精神障碍药

（1）抗精神病药　奋乃静口服常释剂型、注射剂；氯丙嗪口服常释剂型、注射剂；氟哌啶醇口服常释剂型、注射剂。

（2）抗焦虑药　艾司唑仑口服常释剂型。

（3）抗抑郁药 米替林口服常释剂型、多塞平口服常释剂型。

7. 心血管系统用药

（1）抗心绞痛药 硝酸甘油口服常释剂型、注射剂；硝酸异山梨酯口服常释剂型、口服缓释剂型。

（2）抗心律失常药 美西律口服常释剂型；普罗帕酮口服常释剂型、注射剂；普鲁卡因胺注射剂；普萘洛尔口服常释剂型；阿替洛尔口服常释剂型；美托洛尔口服常释剂型、注射剂；胺碘酮口服常释剂型、注射剂；维拉帕米口服常释剂型、注射剂。

（3）抗心力衰竭药 地高辛口服常释剂型、注射剂；去乙酰毛花苷注射剂、毒毛花苷 K 注射剂。

（4）抗高血压药 卡托普利口服常释剂型；依那普利口服常释剂型；硝普钠注射剂；硫酸镁注射剂；尼群地平口服常释剂型；吲达帕胺口服常释剂型、口服缓释剂型；酚妥拉明注射剂；复方利血平口服常释剂型；缬沙坦口服常释剂型；复方利血平氨苯蝶啶口服常释剂型。

（5）抗休克药 肾上腺素注射剂、去甲肾上腺素注射剂、异丙肾上腺素注射剂、间羟胺注射剂、多巴胺注射剂、多巴酚丁胺注射剂。

（6）调脂及抗动脉粥样硬化药 辛伐他汀口服常释剂型。

8. 呼吸系统用药

（1）祛痰药 溴己新口服常释剂型、注射剂；氨溴索口服常释剂型、注射剂；羧甲司坦口服常释剂型。

（2）镇咳药 喷托维林口服常释剂型、复方甘草口服常释剂型。

（3）平喘药 沙丁胺醇气雾剂、雾化溶液剂、口服常释剂型；氨茶碱口服常释剂型、口服缓释剂型、注射剂；茶碱口服常释剂型、口服缓释剂型。

9. 消化系统用药

（1）抗酸药及抗溃疡病药 复方氢氧化铝口服常释剂型；雷尼替丁口服常释剂型、注射剂；法莫替丁口服常释剂型、注射剂；奥美拉唑口服常释剂型、注射剂；胶体果酸铋口服常释剂型；硫糖铝口服常释剂型；维 U 颠茄铝胶囊Ⅱ；西咪替丁口服常释剂型、注射剂；枸橼酸铋钾口服常释剂型。

（2）助消化药 乳酶生口服常释剂型、多酶片口服常释剂型、干酵母口服常释剂型。

（3）胃肠解痉药及胃动力药 颠茄口服常释剂型、酊剂；山莨菪碱口服常释剂型、注射剂；阿托品口服常释剂型、注射剂；多潘立酮口服常释剂型；甲氧氯普胺口服常释剂型、注射剂。

（4）泻药与止泻药 开塞露灌肠剂、酚酞口服常释剂型、蒙脱石口服散剂。

（5）肝胆疾病用药 熊去氧胆酸口服常释剂型；联苯双酯口服常释剂型、滴丸剂；促肝细胞生长素注射剂；甘草酸二铵注射剂；肌苷口服溶液剂、注射剂；冬氨酸钾镁注射剂；葡醛内酯（葡醛酸钠）口服常释剂型、注射剂；三磷酸腺苷二钠口服常释剂型。

（6）其他 小檗碱口服常释剂型。

10. 泌尿系统用药

（1）利尿药 呋塞米口服常释剂型、注射剂；氢氯噻嗪口服常释剂型；螺内酯口服常释剂型；氨苯蝶啶口服常释剂型。

（2）良性前列腺增生用药 特拉唑嗪口服常释剂型、非那雄胺口服常释剂型、酚苄明口服常释剂型。

11. 血液系统用药

（1）抗贫血药 硫酸亚铁口服常释剂型、口服缓释剂型；重组人促红素注射剂；右旋糖酐铁注射剂；维生素 B_{12} 注射剂；叶酸口服常释剂型。

（2）抗血小板药 阿司匹林口服常释剂型、双嘧达莫口服常释剂型。

（3）促凝血药 凝血酶外用冻干粉、酚磺乙胺注射剂、亚硫酸氢钠甲萘醌注射剂、维生素 K_1 注射剂、氨甲苯酸口服常释剂型。

（4）抗凝血药及溶栓药 肝素注射剂、尿激酶注射剂。

（5）血容量扩充剂　羟乙基淀粉钠注射剂、右旋糖酐铁注射剂。

12. 激素及影响内分泌药

（1）下丘脑垂体激素及其类似药　绒促性素注射剂。

（2）肾上腺素皮质激素类药　氢化可的松口服常释剂型、注射剂；泼尼松口服常释剂型；地塞米松口服常释剂型、注射剂；氟轻松外用软膏剂型；甲泼尼龙注射剂；曲安奈德注射剂。

（3）胰岛素及口服降血糖药　精胰岛素注射剂；二甲双胍口服常释剂型；格列本脲口服常释剂型；格列吡嗪口服常释剂型；阿卡波糖口服常释剂型；格列喹酮口服常释剂型；罗格列酮口服常释剂型。

（4）甲状腺激素及抗甲状腺药　甲状腺素片口服常释剂型、甲巯咪唑口服常释剂型、丙硫氧嘧啶口服常释剂型。

（5）雄激素剂同化激素　丙酸睾酮注射剂、甲睾酮片。

（6）抗变态反应药　氯苯拉敏口服常释剂型；苯海拉明口服常释剂型、注射剂；赛庚啶口服常释剂型；异丙嗪口服常释剂型、注射剂；氯雷他定口服常释剂型。

13. 免疫系统用药　雷公藤多苷口服常释剂型、硫唑嘌呤口服常释剂型。

14. 维生素、矿物质类药

（1）维生素　维生素 B_1 口服常释剂型、注射剂；维生素 B_2 口服常释剂型；维生素 B_6 口服常释剂型、注射剂；维生素 C 口服常释剂型、注射剂；维生素 D_2 口服常释剂型、注射剂；复合 B 族维生素口服常释剂型；谷维素口服常释剂型；维生素 AD 口服常释剂型、滴剂；维生素 D_3 注射剂；维生素 E 口服常释剂型。

（2）矿物质　炉甘石洗剂。

（3）肠外营养药　复方氨基酸 18AA 注射剂、辅酶 A 注射剂、脂肪乳注射剂。

15. 调节水、电解质及酸碱平衡药

（1）水、电解质平衡调节药　口服补液盐口服散剂；氯化钠注射剂；葡萄糖氯化钠注射剂；复方氯化钠注射剂；灭菌注射用水；氯化钾口服常释剂型、口服缓释剂型、注射剂。

（2）酸碱平衡调节药　复方乳酸钠（林格）注射剂、碳酸氢钠口服常释剂型、注射剂。

（3）营养药　葡萄糖注射剂。

16. 解毒药

（1）氰化物中毒解毒药　硫代硫酸钠注射剂。

（2）有机磷酸酯类中毒解毒药　氯解磷定注射剂、碘解磷定注射剂。

（3）亚硝酸盐中毒解毒药　亚甲蓝注射剂。

（4）阿片中毒解毒药　纳洛酮注射剂。

（5）鼠药解毒药　乙酰胺注射剂。

17. 生物制品　①破伤风抗毒素注射剂；②抗狂犬病血清注射剂；③抗蛇毒血清注射剂；④国家免疫规划用疫苗诊断用药；⑤泛影葡胺注射剂；⑥硫酸钡干混悬剂。

18. 皮肤科用药

（1）抗感染药　红霉素外用软膏剂型、阿昔洛韦外用软膏剂型、咪康唑外用软膏剂型、克霉唑外用软膏剂型、酮康唑外用软膏剂型、地塞米松外用软膏剂型、醋酸地塞米松片。

（2）角质溶解药　尿素外用软膏剂型、鱼石脂外用软膏剂型、水杨酸外用软膏剂型。

（3）肾上腺皮质激素药　氢化可的松外用软膏剂型。

（4）痤疮用药　维 A 酸外用软膏剂型、凝胶剂。

19. 眼科用药

（1）抗感染药　氯霉素滴眼液；左氧氟沙星滴眼液；阿昔洛韦滴眼液；利福平滴眼液；氧氟沙星滴眼液；西地碘口服常释剂型、含片；糜蛋白酶注射剂；红霉素眼膏剂。

（2）青光眼用药　毛果芸香碱注射剂、滴眼液；噻吗洛尔滴眼液；乙酰唑胺服常释剂型。

（3）其他 阿托品滴眼液、眼膏剂；可的松滴眼液、眼膏剂。

20. 耳鼻喉科用药 麻黄碱滴鼻剂、氧氟沙星滴耳剂、地芬尼多口服常释剂型。

21. 妇产科用药

（1）子宫收缩药 缩宫素注射剂、麦角新碱注射剂、垂体后叶素注射剂。

（2）其他 咪康唑栓剂；甲硝唑阴道泡腾片、栓剂；米索前列醇口服常释剂型；米非司酮口服常释剂型。

（二）中成药

1. 内科用药

（1）解表药

1）辛温解表 九味羌活丸、颗粒，感冒清热颗粒。

2）辛凉解表 柴胡注射剂，银翘解毒丸、颗粒、片，双黄连注射剂。

3）表里双解 防风通圣丸、颗粒。

4）扶正解表 玉屏风颗粒、荆防颗粒、参苏丸。

5）解热镇痛 感冒灵颗粒、胶囊。

6）和解少阳 小柴胡汤、丸、颗粒。

（2）祛暑剂

1）解表祛湿暑 保济丸，藿香正气水、胶囊、软胶囊、颗粒、滴丸。

2）健胃祛暑 十滴水。

（3）泻下药

1）润肠通便 麻仁润肠丸、软胶囊。

2）滋阴补肾 苁蓉通便胶囊、口服液。

（4）清热剂

1）清热泻火 黄连上清丸、颗粒、胶囊、片剂，牛黄解毒丸、软胶囊、胶囊、片剂，牛黄上清丸、胶囊、片剂。

2）清热解毒 双黄连合剂、颗粒、胶囊、片，银黄颗粒、片，板蓝根颗粒，穿心莲片，三黄片，三金片，维 C 银翘片，竹叶椒片，急支糖浆。

3）清瘟解毒 连花清瘟胶囊、颗粒。

4）清肝解毒 护肝片、胶囊、颗粒。

5）清热祛湿 茵栀黄颗粒、口服液，复方小檗碱片，抗病毒胶囊、颗粒、口服液。

6）清热利湿 前列安通片、前列泰片、龙胆泻肝片。

7）滋阴降火 结核丸、知柏地黄丸。

8）疏风清热 感冒清片、胶囊，桑菊感冒片。

（5）温里剂

1）温中健脾 附子理中丸、片。

2）温胃止痛 温胃舒胶囊、颗粒，香砂养胃丸、颗粒、片剂。

（6）止咳、平喘剂

1）散寒止咳 通宣理肺丸、颗粒、胶囊、片。

2）清肺止咳 蛇胆川贝液，橘红丸、颗粒、胶囊、片剂，小儿消积止咳口服液。

3）润肺止咳 养阴清肺丸。

4）清肺平喘 蛤蚧定喘丸。

5）镇咳平喘 咳特灵胶囊、片剂，麻杏止咳片、糖浆。

6）降汽化痰 抗炎胶囊。

7）养阴敛肺 力枇杷露。

8）疏风宣肺　宣肺止咳合剂。

（7）开窍剂

1）清热开窍　清开灵颗粒、胶囊、片剂、注射剂，安宫牛黄丸。

2）化痰开窍　苏合香丸。

（8）固涩剂

1）滋阴益气　金锁固精丸。

2）补肾缩尿　缩泉丸、胶囊。

（9）扶正剂

1）健脾益气　补中益气丸、颗粒，参苓白术散、丸剂、颗粒。

2）益气健脾　刺五加注射剂、颗粒、片剂。

3）健脾和胃　香砂六君丸。

4）健脾开胃　健脾丸。

5）健脾养血　归脾丸、合剂。

6）滋阴补肾　六味地黄丸。

7）滋肾养肝　杞菊地黄丸、胶囊、片剂。

8）温补肾阳　金匮肾气丸、片剂，四神丸、片剂。

9）益气养阴　消渴丸，稳心颗粒。

10）益气复脉　参麦注射剂，生脉饮、颗粒、胶囊、注射剂。

11）补气养血　复方阿胶浆。

12）益气养血　归芪三七口服液。

13）扶正祛邪　黄芪注射剂。

14）补气养阴　贞芪扶正颗粒、胶囊、片剂。

15）壮腰健肾　壮腰健肾丸。

（10）安神剂

1）养心安神　天王补心丸、片剂，安神补心丸。

2）养血安神　柏子养心丸。

3）宁心安神　参芪五味子颗粒、胶囊、片剂。

4）健脑安神　安神补脑液。

5）镇惊安神　朱砂安神丸。

6）安神　安尔眠胶囊。

（11）止血剂

1）凉血止血　槐角丸。

2）散瘀止血　三七胶囊、片剂。

（12）祛瘀剂

1）活血祛瘀　血栓通注射剂、冻干粉，血塞通注射剂、冻干粉，丹参注射剂。

2）活血化瘀　丹红注射剂、灯盏花素注射剂、红花注射剂、脉平片。

3）益气活血　麝香保心丸，脑心通胶囊、丸剂、片剂。

4）理气活血　复方丹参片、胶囊、颗粒、滴丸，血府逐瘀丸、胶囊

5）滋阴活血　脉络宁注射剂。

6）化瘀宽胸　冠心苏合丸、胶囊、软胶囊，效救心丸，地奥心血康胶囊

7）化瘀通脉　通心络胶囊。

8）祛风除湿　小活络丸。

9）祛瘀止痛　腰痛宁胶囊。

（13）理气剂

1）疏肝解郁 丹栀逍遥丸，逍遥丸、颗粒，疏肝和胃丸。

2）疏肝健胃 疏肝健胃丸。

3）疏肝和胃 气滞胃痛颗粒、片剂，胃苏颗粒。

4）理气止痛 元胡止痛片、胶囊、颗粒、滴丸，三九胃泰颗粒。

5）消积化滞 开胸顺气丸。

6）健脾消胀 摩罗丹。

7）行气止痛 木香顺气丸。

（14）消导剂

1）消食导滞 保和丸、颗粒、片剂 。

2）健脾导滞 化积口服液。

3）健胃消食 健胃消食片。

（15）治风剂

1）疏散外风 川芎茶调丸、散剂、颗粒、片剂。

2）祛风化瘀 正天丸、胶囊。

3）平肝熄风 松龄血脉康胶囊。

4）祛风通络 华佗再造丸。

5）祛风舒筋 大活络丸。

6）祛风除湿 天麻胶囊、追风透骨丸。

7）逐瘀止痛 头痛宁胶囊。

8）熄风通络 镇脑宁胶囊。

（16）祛湿剂

1）消肿利水 五苓散、胶囊、片剂。

2）益肾通淋 普乐安胶囊、片剂。

3）化瘀通淋 癃闭舒胶囊。

4）扶正祛湿 尪痹颗粒。

5）化浊降脂 血脂康颗粒。

6）养血舒筋 独活寄生丸。

2. 外科用药

（1）清热利湿 消炎利胆片、颗粒、胶囊。

（2）清热消肿 马应龙麝香痔疮膏。

（3）清热解毒 季德胜蛇药片，连翘败毒丸、膏剂、片剂，如意金黄散，湿润烧伤膏。

（4）通淋消石 排石颗粒。

（5）软坚散结 内消瘰疬丸。

3. 妇科用药

（1）理气剂

1）养血疏肝 科十味片。

2）活血化瘀 益母草膏、颗粒、胶囊、片剂。

3）补血活血 当归丸。

4）化瘀散结 妇可靖胶囊。

（2）清热剂

1）清热除湿 妇科千金片、胶囊，宫血宁胶囊，海桂胶囊，金鸡胶囊，洁尔阴洗液。

2）祛瘀止痛 花红片。

（3）扶正剂

1）养血理气　艾附暖宫丸 。

2）益气养血　八珍益母丸、胶囊，乌鸡白凤丸、胶囊、片剂。

3）滋阴安神　更年安片。

（4）散结剂

1）消肿散结　乳癖消片、胶囊、颗粒。

2）软坚散结　宫瘤宁片。

4. 眼科用药

（1）清热药

1）清热散风　明目上清片。

2）清肝明目　珍珠明目滴眼液。

（2）扶正剂

滋阴养肝　明目地黄丸。

5. 耳鼻喉科用药

（1）耳病

滋阴平肝　耳聋左慈丸。

（2）鼻病

1）宣肺通窍　鼻炎康片、千柏鼻炎片。

2）清热通窍　霍胆丸、片剂、滴丸。

（3）咽喉病

1）化痰利咽　黄氏响声丸。

2）清利咽喉　复草珊瑚含片。

3）清凉解毒　六神丸。

4）消肿止痛　西瓜霜含片。

6. 骨伤科用药

（1）活血化瘀　接骨七厘片、伤科接骨片、云南白药散。

（2）活血祛瘀　正骨水。

（3）活血散瘀　跌打丸，云南白药胶囊、膏剂、酊剂、气雾剂。

（4）活血通络　活血止痛散、胶囊。

（5）活血祛风　正红花油。

（6）通络止痛　万通筋骨片。

（7）补肾壮骨　仙灵骨葆胶囊。

（8）舒筋活络　中华跌打丸。

（9）祛风除湿　祖师麻膏药。

（三）民族药

1. 养心安神　安神丸。

2. 通经活络　白脉软膏。

3. 活血化瘀　独一味胶囊。

4. 镇静安神　二十味肉豆蔻丸。

5. 宣肺平喘　二十五味肺病丸。

6. 疏肝利胆　二十五味松石丸。

7. 安神开窍　二十五味珍珠丸。

8. 健脾和胃　洁白丸、胶囊、片剂。

9. 保肝退黄 七味红花殊胜丸。

10. 清热醒脑 如意珍宝丸。

11. 通经活络 萨热十三味鹏鸟丸。

12. 益肾固精 十八味诃子利尿丸。

13. 益肾通淋 十三味红花丸。

14. 补肾排石 十味豆蔻丸。

15. 消石利胆 十味黑冰片丸。

16. 清肝明目 十五味萝蒂明目丸。

17. 消炎止痛 十五味乳鹏丸。

18. 温胃益火 石榴健脾丸。

19. 消炎镇痛 铁棒锤止痛膏，消痛贴膏。

20. 祛风止痛 五味麝香丸。

（四）口服常释剂型

1. 普通片剂 系指药物、农药与适宜的辅料通过制剂技术制成的片状制剂，由原药、填料、吸附剂、黏结剂、润滑剂、分散剂、崩解剂、香料与色料等组成。

2. 硬胶囊 指将一定量的药材提取物加药粉或辅料制成均匀的粉末或颗粒，充填于空心胶囊中制成，或将药材粉末直接分装于空心胶囊中制成。

3. 软胶囊 将液体药物或液果体药物经处理密封于软质囊材中而制成的一种胶囊剂，由胶囊用明胶，甘油或其他适宜的药用辅料单独或混合制成。

重点小结

4. 肠溶胶囊 在人体小肠内才能被溶解吸收的胶囊，在囊壳中加入特殊药用高分子材料或经特殊处理，使其在胃液中不溶解，仅在肠液中崩解溶化。

操作题要

答案解析

一、单选题

1. 气雾剂的剂型为

    A. 气体剂型   B. 液体剂型   C. 半固体剂型   D. 固体剂型

2. 下列不属于按给药途径分类的是

    A. 经胃肠道给药   B. 气体分散给药   C. 呼吸道给药   D. 注射给药

3. 煎膏剂的分类依据是

    A. 形态   B. 分散系统   C. 制法   D. 给药途径

4. 下列不属于均相分散体系的是

    A. 混悬剂   B. 乳剂   C. 胶浆剂   D. 溶胶剂

5. 保护胃黏膜药的分类依据是

    A. 功效   B. 生理功能   C. 人体解剖结构   D. 安全性

6. 甲类非处方药和乙类非处方药分类依据是

    A. 安全性   B. 有效性   C. 时限性   D. 稳定性

二、判断题（答案正确时用 T 表示，答案错误时用 F 表示）

1. 小儿四症丸是按照年龄用药进行分类的。

2. 眼膏剂既是按照状态分类也是按照给药途径分类的。

3. 根据药品来源将药品分为天然药和合成药。

三、简答题

根据药品品种、规格、适应证、剂量及给药途径不同，对药品分为几类？

任务二　药品适应证或功能主治的实训操作

【实训目的】

1. **掌握**　药品适应证或功能主治的制定方法。
2. **熟悉**　药品适应证或功能主治的查阅规范途径。
3. **了解**　药品适应证或功能主治的认定。
4. **学会**　由药品的适应证或功能主治判定药品的类型。

【实训要求】

药品的适应证或功能主治，是记载于药品说明书中的必备内容之一。每一个药品都应该有相应的适应证或功能主治，在药品说明书和包装上必备必记。药品的适应证或功能主治是辨识药品和非药品的主要区别点，换言之，只有药品才有适应证或功能主治。

【实训原理】

根据《药品说明书和标签管理规定》进行药品【适应证】或【功能主治】的鉴识。

【实训内容】

1. **实训材料**　强力枇杷露、人工牛黄甲硝唑胶囊、独一味胶囊、枸橼酸铋钾胶囊、青霉素V钾片、奥美拉唑肠溶片、复方盐酸伪麻黄碱缓释胶囊、肾上腺素腙片、双歧杆菌三联活菌胶囊、冰樟桉氟轻松贴膏。
2. **分类方法**　从适应证或功能主治进行药品分类。
3. **器材设备**　塑料方框（20cm×50cm）医用手套、报告纸。
4. **原料与辅料**　有效期内的实际药品或药品包装。
5. **分类流程**　药品准备→适应证→功能主治→填写分类表。
6. **合理用药指导实训**
（1）模拟药店用药咨询场景（以感冒药类为例进行选择）。
（2）分析典型用药错误案例（重复用药、配伍禁忌等）。
（3）制定慢性病用药管理方案（高血压药物组合）。
（4）设计老年人用药提醒卡片。

【分类实施】

药品名称对应的适应证或功能主治主要内容。具体操作如下。
1. 准备不同的药品。
2. 清理现有药品数量。
3. 依照【适应证】或【功能主治】进行归类。
4. 填写分类表。
5. 结果复查

药品名称	功能主治有无	适应证有无	批准文号	说明书有无	主要内容
冰樟桉氟轻松贴膏	无	有	国药准字	核准日期： 修改日期：	

【注意事项】

1. 分组进行，每组 6~8 人。
2. 分类场地为实训室实验台。
3. 没有完全密封的药品可以拆开包装盒但必须保证药品的完整性。
4. 注意复位。
5. 报告清晰。

【考核标准】

项目	考核内容	分值	评分标准	实际得分
实验准备	着装仪表符合要求	5	未穿实训服、未戴头帽、未戴手套、露出发须、佩戴饰品、化妆、穿拖鞋，每项扣1分，最多扣5分	
	清点药品数量	10	未完成清点药品数量项，或多或少，每项扣5分，最多扣10分	
药品分类	药品归大类	5	适应证或功能主治项的药品未分开陈列，每项扣1分，最多扣5分	
	药品分类操作正确	15	（1）不如实清点药品数量，扣5分 （2）未按适应证或功能主治分开，扣5分 （3）污染或破损药品包装，扣5分	
	药品分类实施	30	（1）未根据【适应证】摆放药品，多选少选一项扣5分 （2）未根据【功能主治】摆放药品，多选少选一项扣5分 （3）说明书与适应证或功能主治不对应，扣5分 （4）不按通用名称抄写药名，扣5分 （5）抄写通用名称错误，扣5分 （6）书写字迹不清，每项扣1分，最多扣5分	
	分类操作熟练	15	（1）操作欠熟练，扣5分 （2）规定时间内（10分钟）未完成操作，扣5分 （3）药品包装损坏，扣5分	
	交报告	5	未在规定时间内交报告，扣5分	
	操作台面整洁	5	（1）操作途中，不整齐扣2分 （2）制备结束后不整理桌面或不复位药品于方盘内，扣3分	
报告	报告要求	5	报告不整洁、药品丢失，扣5分	
其他	遵守实训纪律和实验室规则，服从安排	5	分类过程中喧哗、不服从安排等情况，每项扣2分，最多扣5分	
合计		100		

【相关理论知识】

（一）药品适应证的审批

药品适应证是指经过临床试验证明并被国家药品监督管理部门批准的药品适用范围，包括主要适应证和次要适应证。药品适应证是药品说明书中最重要的内容之一，它们决定了药品可以适用于的病症种类和范围。主要适应证指经过临床试验证明并被批准的药品主要用途，是药品说明书中最重要的内容之一；次要适应证指经过临床试验证明并被批准的药品次要用途，通常用于辅助治疗或缓解某些症状。

（二） 药品适应证的确定过程

1. 临床试验 药品在上市前需要经过一系列的非临床试验（GLP）和临床试验（GCP），以验证该药品的安全性和有效性。这些试验通常分为 4 个阶段。

（1） 一期临床试验 一般在少数健康人身上，从极小剂量开始增加试验药物的用量，谨慎地研究药物安全性，也是为接下来的临床试验提供依据。试验中测定血液和尿液中试验药物的含量，以及药物在体内吸收速度、体外排出所需时间，确定药物的安全剂量和对身体的影响。也有不在健康成人而直接在患者身上开始试验药物疗效的初步研究，比如抗肿瘤药物、精神病类药物等。由于不同性别、年龄、种族、民族等人的药物代谢方式不同，因此一期临床试验来自不同人群的志愿者，根据不同类型的使用者确定可靠的治疗方式和剂量，为制定该药物给药方案提供依据。研究方法一般采用双盲法加入安慰剂组，并且与随机对照组进行对比，验证药物的使用安全性和有效性，初步的临床药理学及人体安全性评价试验 20～30 例。

（2） 二期临床试验 是对目标适应证做安全性和治疗作用的初步评估，研究试验药物在受试者身上的不良反应尤其是毒副作用、疗效及使用方法、使用剂量、给药间隔、治疗疗程等，治疗作用初步评价阶段 100 例。

（3） 三期临床试验 是治疗作用的确证阶段，采取随机、对照和双盲的研究方法，受试者随机分配到两组，一组新药物实验组，第二组是常规治疗或安慰剂叫作对照组。双盲法是医生和受试者都不知道哪一组受试者用的是哪种药，治疗作用确证阶段 300 例。

（4） 四期临床试验 考察新药被批准上市后在广泛使用条件的疗效和不良反应，并优化使用，新药上市后申请人进行的应用研究阶段 2000 例。

2. 监管审批 临床试验完成后，药品生产商需要向国家药品监督管理部门提交试验数据和相关资料，申请药品上市许可。监督管理部门会对这些资料进行审查，评估药品的安全性和有效性，最终决定是否批准该药品及其适应证。

3. 适应证的更新 药品上市后，随着新的临床病例数据的积累和科学研究的进展，药品的适应证可能会进行更新。更新的全部内容通常需要药品生产商提交新的临床试验数据，并经过监管部门的再次审查和批准。

4. 适应证的重要性 适应证的确定对于指导临床用药、保障患者安全和有效具有重要意义。医生在开具处方时，会根据药品的适应证来选择合适的药物，以确保患者能够获得最佳的治疗效果，同时尽量减少不良反应的风险。

通过上述过程，药品适应证得以确立并在药品说明书中明确列出，经过国家药品监督管理部门批准，为医生和患者提供了重要的用药指导信息。

（三） 药品功能主治

药品功能主治是指某种药物具有治疗作用，主要用于治疗疾病。

1. 药品功能主治的形成 在古代，人们使用各种天然药物来治疗疾病，随着时间的推移，人们逐渐发现了一些药物的特定疗效，并开始系统地记录疗效。这些药物的疗效后来成为现代药品功能主治描述的基础，因此药物功能主治主要是指中药。

2. 功能主治的科学定义 药品功能主治的描述不仅仅依赖于传统经验和观察，更需要通过现代科学研究来验证。这包括药物化学、药理学、临床试验等多个领域的研究成果。通过对药物成分、作用机制、疗效和安全性等方面的研究，更加准确地描述一个药物的功能和主治。

3. 功能主治的法律性 在现代社会，药品的功能主治描述必须符合相关法律法规的要求。各国的药品监管机构都会制定相应的指导原则和标准，以确保药品说明书中的功能主治信息既准确又全面。这些规定有助于保障公众健康，防止误导性宣传。

4. 药品功能主治的实践性 药品功能主治的描述还需要结合临床实践来进行。医生和药师在实际工作中会根据患者的病情和药物的效果来判断一个药物是否适用于特定的治疗目的。临床经验的积累也是不断完善药品功能主治描述的重要途径之一。药品功能主治不仅是药物本身特性的反映，也是人类智慧和临床实践的积累结果。

（四） 药品说明书和标签管理规定

1. 药品说明书和标签由国家药品监督管理部门予以核准。药品生产企业生产供上市销售的最小包装必须附有说明书。药品说明书和标签的文字表述应当科学、规范、准确。非处方药说明书还应当使用容易理解的文字表述，以便患者自行判断、选择和使用。药品说明书和标签中的文字应当清晰易辨，标识应当清楚醒目，不得有印字脱落或者粘贴不牢等现象，不得以粘贴、剪切、涂改等方式进行修改或者补充。药品说明书和标签应当使用国家语言文字工作委员会公布的规范化汉字，增加其他文字对照的，应当以汉字表述为准。药品说明书应当列出全部活性成分或者组方中的全部中药药味。注射剂和非处方药还应当列出所用的全部辅料名称。药品处方中含有可能引起严重不良反应的成分或者辅料的，应当予以说明。药品的内标签应当包含药品通用名称、适应证或者功能主治、规格、用法用量、生产日期、产品批号、有效期、生产企业等内容。包装尺寸过小无法全部标明上述内容的，至少应当标注药品通用名称、规格、产品批号、有效期等内容。

2. 药品外标签应当注明药品通用名称、成分、性状、适应证或者功能主治、规格、用法用量、不良反应、禁忌、注意事项、贮藏、生产日期、产品批号、有效期、批准文号、生产企业等内容。适应证或者功能主治、用法用量、不良反应、禁忌、注意事项不能全部注明的，应当标出主要内容并注明"详见说明书"字样。

3. 用于运输、储藏的包装的标签，至少应当注明药品通用名称、规格、贮藏、生产日期、产品批号、有效期、批准文号、生产企业，也可以根据需要注明包装数量、运输注意事项或者其他标记等必要内容。

4. 原料药的标签应当注明药品名称、贮藏、生产日期、产品批号、有效期、执行标准、批准文号、生产企业，同时还需注明包装数量以及运输注意事项等必要内容。

5. 同一药品生产企业生产的同一药品，药品规格和包装规格均相同的，其标签的内容、格式及颜色必须一致；药品规格或者包装规格不同的，其标签应当明显区别或者规格项明显标注。

重点小结

6. 同一药品生产企业生产的同一药品，分别按处方药与非处方药管理的，两者的包装颜色应当明显区别。

操作题要

答案解析

一、单选题

1. 适应证或功能主治批准实施的部门是

 A. 国家药品监督管理部门   B. 国家卫生监督管理部门

 C. 国家卫生健康委员会   D. 国家市场监督管理部门

2. 药品包装或说明书中必须记录的是

 A. 药物相互作用   B. 适应证   C. 含量标示   D. 有效期

3. 适应证的获得依据是

    A. GMP　　　　　　　B. GSP　　　　　　　C. GCP　　　　　　　D. GAP

4. 适应证或功能主治的重要作用是

    A. 药理作用　　　　　B. 代谢作用　　　　　C. 吸收作用　　　　　D. 治疗疾病的范围

5. 功能主治一般是指

    A. 化学药　　　　　　B. 生化药品　　　　　C. 中药或中成药　　　D. 放射性药品

6. 分为主要适应证和次要适应证的是

    A. 适应证　　　　　　B. 功能主治　　　　　C. 有效期　　　　　　D. 禁忌证

二、判断题（答案正确时用 T 表示，答案错误时用 F 表示）

1. 药品说明书和包装上都必须记录适应证或功能主治。

2. 适应证就是指适合治疗的病症。

3. 药品包装上记载适应证或功能主治。

三、简答题

药品功能主治的科学定义是什么？

项目三十二 成品药分类基本操作

任务一 抗高血压药的分类操作

【实训目的】

1. **掌握** 抗高血压药分类操作的要点。
2. **熟悉** 抗高血压药分类的依据。
3. **了解** 药品按一定分类依据分类的方法。
4. **学会** 按一定分类依据分类药物的方法，为以后工作分类陈列药品奠定基础。

【实训要求】

熟练掌握药品分类的依据，准确分类给定的药品。

项目	基本要求	时间
识别抗高血压药	能从药品中选出一线抗高血压药	5分钟
	能区分一线抗高血压药的种类	
	实验结束后将药品放回原处	

【实训原理】

从给定药品中根据指定的药品分类方法对号入座准确分类药品。

【实训内容】

从给定10种备选合格药品中，按要求完成抗高血压药品的分类任务。

1. 实训材料

（1）实训器具 塑料框6~8个、手套50双、不透明胶带3圈。

（2）试剂试药 硝苯地平控释片、卡托普利片、螺内酯、普萘洛尔片、盐酸环丙沙星乳膏、酮康他索、咳特灵胶囊、双花草珊瑚含片、沙丁胺醇吸入气雾剂、庆大霉素普鲁卡因胶囊。

2. 操作步骤

（1）封住药品的适应证或功能主治或适用范围等与药品分类有关的所有信息。

（2）倒出框内所有药品。

（3）清点药品是否有十个品种。

（4）选出所有抗高血压药品。

（5）按作用机制对抗高血压药品分类。

（6）填写对应题目的抗高血压药品通用名称。

3. 实训结果

（1）请从10种备选药品中选出4种抗高血压药，并将其名称填入下列括号内（不能多选；所选品种的名称应与填写的名称一致）。

（   ）（   ）（   ）（   ）

（2）请从上述所选4种抗高血压药中选出1种属于血管紧张素转化酶抑制剂，并将其名称填入下列括号内（不能多选；所选品种的名称应与填写的名称一致）。

（　　　　　　　　　　　　　）

【实训流程】

清点数目→明确分类依据→找出抗高血压药品→非实训内容药品存入框内→抗高血压药品按作用机制分类→分类摆放→填写正确的药品通用名称。

【注意事项】

1. 要求选取的药品品种数正确，从框内完全倾出。
2. 明确分类依据，抗高血压药品选取正确。
3. 血管紧张素转化酶抑制剂选取正确。
4. 通用名称填写正确。
5. 要求的药品放实训台，其他药品置入框内。
6. 操作完毕后，将实训药品放回原处，保持操作台面整洁。
7. 考生须在 5 分钟内完成操作。
8. 字迹清楚，准确填写要求对应的药品通用名称。

【考核标准】

项目	考核内容	分值	评分标准	实际得分
实验准备	着装仪表符合要求	5	未穿实训服、未戴头帽、未戴手套、露出发须、佩戴饰品、化妆、穿拖鞋，每项扣 1 分，最多扣 5 分	
	清点药品数目	10	清点药品数量不准确，每项扣 3 分，最多扣 10 分	
药品分类	明确分类依据	10	分类依据不准确，每项扣 3 分，最多扣 10 分	
	分类并记录	50	（1）填写抗高血压药品通用名称，多填或少填、填错每项扣 10 分，最多扣 30 分 （2）从抗高血压药品中选出血管紧张素转化酶抑制剂选错或多选扣 10 分，最多扣 20 分	
	操作熟练	10	规定时间内（5 分钟）未完成操作，每空扣 3 分，最多扣 10 分	
	操作台面整洁、复位	5	结束后不整理桌面或不复位药品，扣 5 分	
其他	遵守实训纪律和实验室规则，服从安排	10	实训过程中喧哗、不服从安排、破坏药品等情况，每项扣 2 分，最多扣 10 分	
合计		100		

【相关理论知识】

（一）合理应用高血压药的意义

将血压控制在正常或接近正常水平，防止或减少心、脑、肾等并发症的发病率及死亡率。达到延长患者寿命，提高生活质量的目的。

（二）抗高血压药分类

抗高血压药可以分为以下几类：①利尿剂，利尿药又分为高效利尿药、中效利尿药和低效利尿药，常见的有呋塞米、氢氯噻嗪、螺内酯等；②血管扩张剂，如硝普钠、肼屈嗪、硝酸甘油；③钾通道阻滞剂，如米洛地尔；④肾素－血管紧张素－醛固酮系统作用剂，本系统药物又分为直接肾素抑制剂如阿利吉仑、血管紧张素转化酶抑制剂（ACEI）如卡托普利、血管紧张素Ⅱ（AngⅡ）拮抗剂（ARB）如缬沙坦、醛固酮拮抗剂如螺内酯；⑤钙通道阻滞剂，常见的比如硝苯地平、苯磺酸氨氯地平；⑥交感神经抑制剂。钙通道阻滞剂适用于单纯的高血压患者而没有并发症的；ACEI 类药主要适用于冠心病合并有心衰同时血压比较高的患者；醛固酮拮抗药适用于血压高，同时合并水肿、水钠潴留的患者；β 受体拮抗剂，这类药适用于高血压，同时合并有冠心病，心率偏快的患者。抗高血压药物详细分类如图 32 - 1 所示。

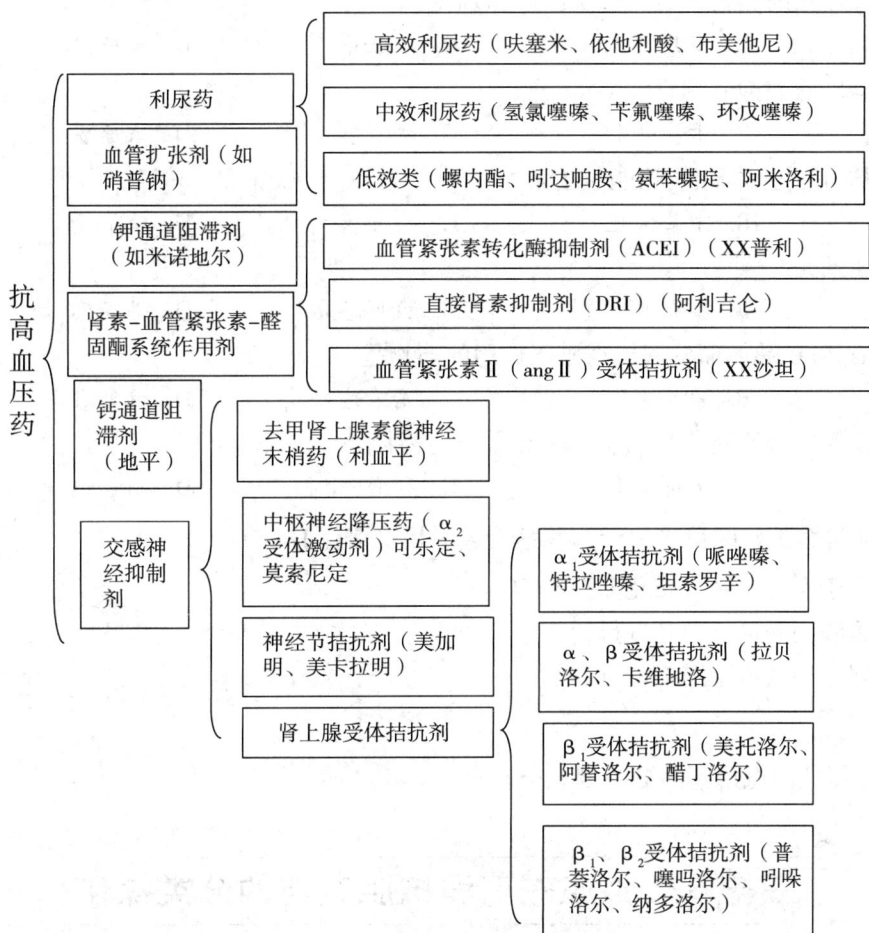

图 32 - 1　抗高血压药分类

（三）根据病情特点合理选用抗高血压药物

1. 高血压合并心功能不全或支气管哮喘、慢性阻塞性肺疾病患者，宜用利尿剂、ACEI、哌唑嗪等，不宜用 β 受体拮抗剂。

2. 高血压合并肾功能不良宜用卡托普利、硝苯地平、甲基多巴、可乐定、呋塞米，不宜用噻嗪类和胍乙啶。

3. 高血压合并窦性心动过速，年龄在 50 岁以下者，宜用 β 受体拮抗剂。

4. 高血压合并消化性溃疡者，宜用可乐定，不用利血平。

5. 高血压伴潜在性糖尿病或痛风不宜用噻嗪类利尿剂。

6. 高血压伴精神抑郁，不宜用利血平和甲基多巴。

7. 高血压危象和高血压脑病，宜用硝普钠。

重点小结

操作题要

答案解析

一、单选题

1. 兼患消化性溃疡的高血压者，宜选的降压药是
   A. 哌唑嗪　　　　B. 甲基多巴　　　　C. 硝苯地平　　　　D. 可乐定

2. 血管紧张素转化酶抑制剂是
   A. 硝普钠　　　　B. 卡托普利　　　　C. 肼屈嗪　　　　D. 哌唑嗪

3. 通过直接拮抗 α_1 受体而降压的药物是
   A. 利血平　　　　B. 甲基多巴　　　　C. 哌唑嗪　　　　D. 硝苯地平

4. 中枢性降压药是
   A. 可乐定　　　　B. 利血平　　　　C. 拉贝洛尔　　　　D. 肼屈嗪

5. 通过拮抗 α_1 和 β 受体而发挥抗高血压作用的药物是
   A. 哌唑嗪　　　　B. 普萘洛尔　　　　C. 硝苯地平　　　　D. 拉贝洛尔

6. 通过抑制血管紧张素转化酶而发挥抗高血压的药物是
   A. 可乐定　　　　B. 依那普利　　　　C. 利血平　　　　D. 硝普钠

二、判断题（答案正确时用 T 表示，答案错误时用 F 表示）

1. 缬沙坦片属于血管紧张素转化酶抑制剂。
2. 螺内酯片是醛固酮拮抗剂利尿剂。
3. 硝苯地平属于钠通道阻滞剂。

三、简答题

根据作用机制将抗高血压药品分为哪五类？

任务二　拟胆碱药和抗胆碱药的分类操作

【实训目的】

1. **掌握**　拟胆碱药和抗胆碱药的分类操作的要点。
2. **熟悉**　拟胆碱药和抗胆碱药分类的依据。
3. **了解**　药品按一定分类依据分类的方法。
4. **学会**　按一定分类依据分类药物的方法，为工作以后分类陈列药品奠定基础。

【实训要求】

熟练把握药品分类的依据，准确分类给定的药品。

项目	基本要求	时间
识别胆碱受体药	能从药品中选出作用于胆碱受体的药物	5 分钟
	能区分胆碱受体激动剂和拮抗剂的种类	
	实验结束后将药品放回原处	

【实训原理】

从给定药品中根据指定的药品分类方法对号入座准确分类药品。

【实训内容】

从给定 10 种备选合格药品中，按要求完成胆碱受体药品的分类任务。

1. 实训材料

（1）实训器皿　塑料框 6~8 个、手套 50 双、不透明胶带 3 圈。

（2）试剂试药　哌仑西平片、吸入异丙托溴铵溶液、硝酸毛果芸香碱滴眼液泮库溴铵片、盐酸环丙沙星乳膏、酮康他索、咳特灵胶囊、双花草珊瑚含片、沙丁胺醇吸入气雾剂、庆大霉素普鲁卡因胶囊。

2. 操作步骤

（1）封住药品的适应证或功能主治或适用范围等与药品分类有关的所有信息。

（2）倒出框内所有药品。

（3）清点药品是否有十个品种。

（4）选出所有胆碱受体药品。

（5）按作用机制对胆碱受体药品分类。

（6）填写对应题目的胆碱受体药品通用名称。

3. 实训结果

（1）请从 10 种备选药品中选出 4 种胆碱受体药，并将其名称填入下列括号内（不能多选；所选品种的名称应与填写的名称一致）。

（　　　　　　）（　　　　　　）（　　　　　　）（　　　　　　）

（2）请从上述所选 4 种胆碱受体药中选出 2 种属于 M 受体抑制剂，并将其名称填入下列括号内（不能多选；所选品种的名称应与填写的名称一致）。

（　　　　　　　　）（　　　　　　　　）

【实训流程】

清点数目→明确分类依据→找出胆碱受体药品→非实训内容药品存入框内→胆碱受体药品按作用机制分类→分类摆放→填写正确的药品通用名称。

【注意事项】

1. 药品品种数目准确无误，从框内完全倾出。

2. 分类依据明确，按作用机制分别分类摆放。

3. 要求的药品放实训台，其他药品置入框内。

4. 胆碱受体药品选取正确，M 受体抑制剂选取正确，通用名称填写正确。

5. 字迹清楚，准确填写要求对应的药品通用名称。

6. 操作完毕后，将实训药品放回原处，保持操作台面整洁。

7. 考生须在 5 分钟内完成操作。

【考核标准】

项目	考核内容	分值	评分标准	实际得分
实验准备	着装仪表符合要求	5	未穿实训服、未戴头帽、未戴手套、露出发须、佩戴饰品、化妆、穿拖鞋，每项扣1分，最多扣5分	
	清点药品数目	10	清点药品数量不准确，每项扣5分，最多扣10分	
药品分类	明确分类依据	10	分类依据不准确，每项扣3分，最多扣10分	
	分类并记录	50	（1）填写胆碱受体药品通用名称，多填或少填、填错每项扣10分，最多扣30分 （2）从胆碱受体药品中选出M受体抑制剂，选错或多选扣10分，最多扣20分	
	操作熟练	10	规定时间内（5分钟）未完成操作，每空扣3分，最多扣10分	
	操作台面整洁、复位	5	结束后不整理桌面或不复位药品，扣5分	
其他	遵守实训纪律和实验室规则，服从安排	10	实训过程中喧哗、不服从安排、破坏药品等情况，每项扣2分，最多扣10分	
合计		100		

【相关理论知识】

（一） 胆碱受体作用药物分类

胆碱受体作用药分为胆碱受体激动剂和胆碱受体抑制剂，胆碱受体激动剂包括胆碱受体激动剂（直接作用）和胆碱酯酶抑制剂（间接作用），胆碱酯酶抑制剂又分为易逆性胆碱酯酶抑制剂（如新斯的明、毒扁豆碱、溴吡斯的明、加兰他敏）和难逆性的胆碱酯酶抑制剂（如有机磷酸酯类）；胆碱受体抑制剂分为胆碱受体拮抗剂和胆碱酯酶复活剂。胆碱受体作用药物详细分类见图32-2。

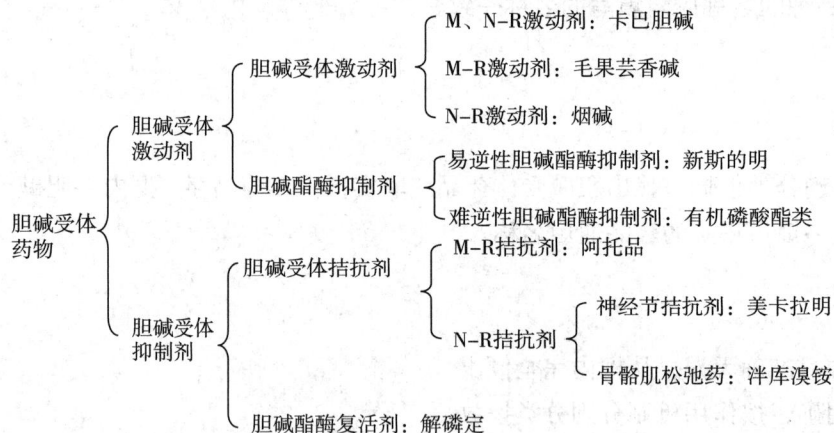

图 32-2 胆碱受体药物分类

（二） 自主神经分类及其效应

自主神经（autonomic nervous system）包括交感神经、副交感神经及内脏传入感觉神经，传出神经系统药物可概括运动神经和自主神经两类。

交感神经（sympathetic nerve）：促进机体适应环境的急骤变化，心率加快、皮肤与内脏血管收缩、支气管扩张、肝糖原分解加速、扩瞳。

副交感神经（parasympathetic nerve）：保护机体、修复休整、促进消化、加速排泄、心脏活动抑制、消化道功能增强、缩瞳。

M 受体所产生的效应如表 32-1 所示。

重点小结

表 32-1 M 受体所产生的效应

器官	激动作用	拮抗作用
循环器官	心跳减慢，收缩减弱	心跳加快加强
呼吸器官	支气管平滑肌收缩，促进黏膜腺分泌（窒息）	支气管平滑肌舒张
消化器官	促进胃肠运动，消化液分泌（呕吐、大便失禁）	抑制胃肠运动，消化液分泌减少，促进括约肌收缩（腹气胀）
泌尿器官	促进排尿：逼尿肌收缩、括约肌舒张（小便失禁）	抑制排尿：逼尿肌舒张、括约肌收缩（尿潴留）
眼	瞳孔收缩，睫状肌收缩	瞳孔扩张，睫状肌松弛
皮肤	促进汗腺分泌	汗腺分泌减少

操作题要

答案解析

一、单选题

1. 用阿托品引起中毒死亡的原因是
　　A. 循环障碍　　　　B. 呼吸麻痹　　　　C. 血压下降　　　　D. 休克

2. 阿托品抑制作用最强的腺体是
　　A. 胃腺　　　　　　B. 胰腺　　　　　　C. 汗腺　　　　　　D. 泪腺

3. 阿托品解救有机磷中毒的原理是
　　A. 恢复胆碱酯酶活性
　　B. 阻断 N 受体对抗 N 样症状
　　C. 直接与有机磷结合成无毒物
　　D. 阻断 M 受体对抗 M 样症状

4. 下列不是阿托品适应证的是
　　A. 心动过速　　　　B. 感染性休克　　　C. 虹膜睫状体　　　D. 青蒿碱急性中毒

5. 可以使用阿托品的是
　　A. 青光眼患者　　　B. 心动过速患者　　C. 心动过缓患者　　D. 前列腺肥大患者

6. 用于抗帕金森病和防晕止吐的药是
　　A. 阿托品　　　　　B. 新斯的明　　　　C. 加兰他敏　　　　D. 东莨菪碱

二、判断题（答案正确时用 T 表示，答案错误时用 F 表示）

1. 有机磷酸酯中毒使用阿托品过量时不能用新斯的明或毒扁豆碱解救，以免加剧有机磷酸酯类对胆碱酯酶的抑制作用。

2. 阿托品引起的明显中枢兴奋症状，可用新斯的明或毛果芸香碱对抗。

3. 新斯的明可用于对抗筒箭毒碱等非去极化型肌松药过量引起的肌肉松弛。

三、简答题

根据作用机制将胆碱受体激动药分为哪两类？各举一例。

任务三　平喘药的分类操作

【实训目的】

1. 掌握　平喘药的分类操作的要点。

2. 熟悉　平喘药分类的依据。

3. 了解　药品按一定分类依据分类的方法。

4. 学会　按一定分类依据分类药物的方法，为工作以后分类陈列药品奠定基础。

【实训要求】

熟练把握药品分类的依据，准确分类给定的药品。

项目	基本要求	时间
识别平喘药	能从药品中选出平喘药	5 分钟
	能区分平喘药的种类	
	实验结束后将药品放回原处	

【实训原理】

就给定药品进行药品分类并对号入座准确分类药品。

【实训内容】

从给定 10 种备选合格药品中，按要求完成平喘药的分类任务。

1. 实训材料

（1）实验器皿　塑料框 6~8 个、手套 50 双、不透明胶带 3 圈。

（2）试剂试药　复方乳酸杆菌片、冷酸灵抗敏性牙膏、硫酸沙丁胺醇片、孟鲁斯特片、多索茶碱片、吸入布地奈德混悬液、二甲双胍片、氢氯噻嗪片、青霉素 V 钾、阿莫西林胶囊。

2. 操作步骤

（1）封住药品的适应证或功能主治或适用范围等与药品分类有关的所有信息。

（2）倒出框内所有药品。

（3）清点药品是否有十个品种。

（4）选出所有平喘药。

（5）按作用机制对平喘药分类。

（6）填写对应题目的平喘药通用名称。

3. 实训结果

（1）请从 10 种备选药品中选出 4 种平喘药，并将其名称填入下列括号内（不能多选；所选品种的名称应与填写的名称一致）。

（　　　　　　）（　　　　　　）（　　　　　　）（　　　　　　）

（2）请从上述所选 4 种平喘药中选出 2 种抗炎性平喘药（不能多选；所选品种的名称应与填写的名称一致）。

（　　　　　　　　　）（　　　　　　　　　）

【实训流程】

清点数目→明确分类依据→找出平喘药→非实训内容药品存入框内→平喘药按作用机制分类→分类摆放→填写正确的药品通用名称。

【注意事项】

1. 药品品种数目准确无误，从框内完全倾出。
2. 分类依据明确，平喘药选取正确，抗炎性平喘药选取正确。
3. 要求的药品放实训台，其他药品置入框内。
4. 按作用机制分别分类摆放。
5. 字迹清楚，准确填写要求对应的药品通用名称。
6. 操作完毕后，将实训药品放回原处，保持操作台面整洁。
7. 考生须在 5 分钟内完成操作。

【考核标准】

项目	考核内容	分值	评分标准	实际得分
实验准备	着装仪表符合要求	5	未穿实训服、未戴头帽、未戴手套、露出发须、佩戴饰品、化妆、穿拖鞋，每项扣 1 分，最多扣 5 分	
	清点药品数目	10	清点药品数量不准确，每项扣 5 分，最多扣 10 分	
药品分类	明确分类依据	10	分类依据不准确，每项扣 3 分，最多扣 10 分	
	分类并记录	50	（1）填写平喘药通用名称，多填或少填、填错每项扣 10 分，最多扣 30 分 （2）从平喘药中选出抗炎性平喘药，选错或多选扣 10 分，最多扣 20 分	
	操作熟练	10	规定时间内（5 分钟）未完成操作，每空扣 3 分，最多扣 10 分	
	操作台面整洁、复位	5	结束后不整理桌面或不复位药品，扣 5 分	
其他	遵守实训纪律和实验室规则，服从安排	10	实训过程中喧哗、不服从安排、破坏药品等情况，每项扣 2 分，最多扣 10 分	
合计		100		

【相关理论知识】

（一）平喘药的分类

平喘药分类见表 32 - 2 及图 32 - 3。

表 32 - 2　平喘药的分类

分类	类型及药品		
支气管平滑肌松弛剂	β 肾上腺素受体激动剂	沙丁胺醇、福莫特罗（首选药）	
	茶碱类	氨茶碱	
	M 胆碱受体拮抗剂	异丙托溴铵	
抗炎性平喘药	糖皮质激素	倍氯米松	
	抗白三烯药	竞争性白三烯受体拮抗剂	扎鲁司特
		5 - 脂氧酶抑制剂	齐留通
抗过敏平喘药	过敏介质阻释剂	色甘酸钠	
	H₁ 受体拮抗剂	酮替芬	

```
                                    β肾上腺素受体激动剂（异丙甲
                                    肾上腺素、多巴酚丁胺、沙丁胺醇）

                                    α₁受体激动剂（去甲肾上腺素、间
                        肾上腺素受体   羟胺、去氧肾上腺素）
                        激动剂
                                    α₁、β₁受体激动剂（肾上腺素、
              支气管              麻黄碱、多巴胺、伪麻黄碱）
              扩张药   茶碱类药（氨
                      茶碱、多索茶
                      碱、胆茶碱）

                      M受体拮抗剂（异丙
                      托溴铵、氧托溴铵等）

  平喘药      抗过敏平喘药
             （色甘酸钠、酮替芬）

                      糖皮质激素类药物（吸入型倍氯米松、布地奈德
                      氟替卡松；口服泼尼松、泼尼松龙；静注甲泼尼
             抗炎性平喘药   龙、氢化可的松）

                      白三烯调节剂（扎鲁司特、孟鲁司特、齐留通）
```

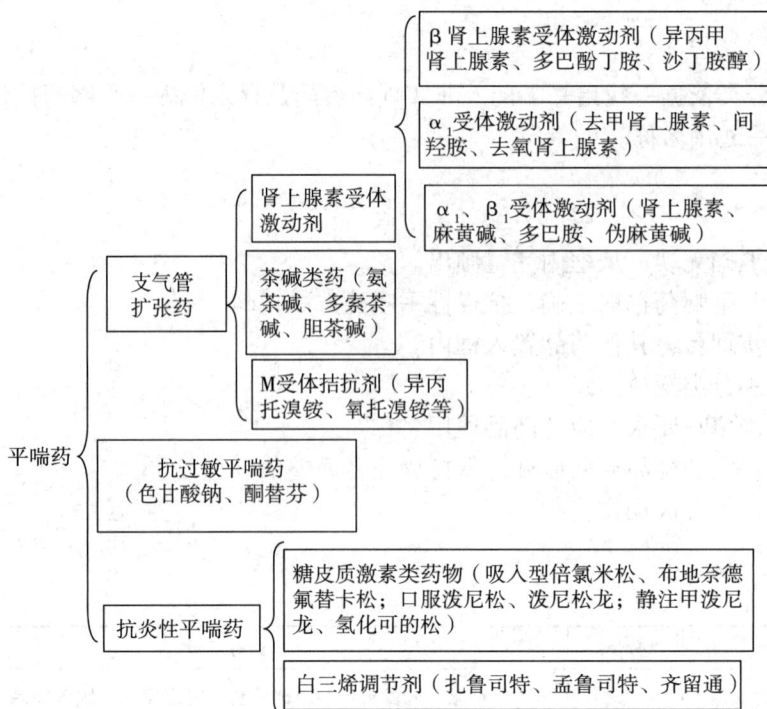

图 32 - 3　平喘药分类

（二）平喘药的机制、用途和不良反应

1. 选择性 β_2 受体激动剂　选择性 β_2 受体激动剂口服有效，心血管不良反应少。其中沙丁胺醇、克仑特罗口服维持 4~6 小时，吸入给药显效快、维持短；特布他林可供皮下注射；福莫特罗和沙美特罗均为长效药物，吸入给药可维持 12 小时，较适于慢性哮喘，尤其是夜间发作者，急性哮喘的一线药。

2. 茶碱类

（1）作用机制　抑制磷酸二酯酶，使 cAMP 的含量增加，引起气管舒张；抑制过敏性介质的释放，降低细胞内钙，减轻炎症反应；拮抗腺苷受体，对腺苷或腺苷受体激动剂有明显的抑制作用；促进内源性肾上腺素和去甲肾上腺素的释放，间接导致气道扩张。

（2）临床用途　支气管哮喘、慢性阻塞性肺病；缓释制剂可用于夜间哮喘。

（3）不良反应　安全范围较窄，不良反应较多。胃肠道反应：饭后服药可减轻。中枢兴奋：不安、失眠，易激动。急性中毒，儿童尤易发生。应充分稀释后缓慢推注。

3. 异丙托溴铵　选择性拮抗支气管平滑肌的 M 胆碱受体，吸入给药，用于支气管哮喘及喘息型慢性支气管炎。

4. 糖皮质激素　治疗哮喘最有效的一线药，局部强，副作用多。

（1）作用机制　①抑制多种参与哮喘发病的炎症细胞及免疫细胞；②抑制细胞因子与炎症介质的产生；③增强儿茶酚胺对 AC 的激活作用→间接使胞内 cAMP/cGMP↑。

（2）临床用途　重症哮喘或哮喘持续状态。

（3）不良反应　常见为口咽念珠菌感染、声音嘶哑或呼吸道不适。

5. 抗白三烯药　用于阿司匹林哮喘患者。

6. 抗过敏平喘药　色甘酸钠、酮替芬的粉雾剂，起效慢。

（1）作用机制　①稳定肥大细胞膜→Ca^{2+} 内流↓→炎症介质释放↓；②抑制非特异性支气管痉挛。

（2）临床用途　哮喘的预防，特别是过敏性哮喘。轻、重度哮喘的一线药。酮替酚：对儿童疗效

重点小结

好（12周以上）。口服给药。驾驶员、精密仪器操作者慎用。

（3）不良反应 因显效慢，应向患者交代，以防随意停药，诱发哮喘。

操作题要

答案解析

一、单选题

1. 沙丁胺醇的特点不包括

    A. 对 β_2 受体的选择性比异丙肾上腺素高　　B. 心脏反应比异丙肾上腺素轻微

    C. 可收缩支气管黏膜血管　　D. 用于治疗支气管哮喘

2. 关于氨茶碱的叙述，错误的是

    A. 为控制急性哮喘应快速静脉注射　　B. 可松弛支气管和其他平滑肌

    C. 可兴奋心脏　　D. 可兴奋中枢

3. 不能控制哮喘急性发作的药物是

    A. 肾上腺素　　B. 色甘酸钠　　C. 异丙肾上腺素　　D. 氨茶碱

4. 色甘酸钠预防哮喘发作的机制为

    A. 直接对抗组胺等过敏介质　　B. 具有较强的抗炎作用

    C. 稳定肥大细胞膜，阻止其释放过敏介质　　D. 扩张支气管

5. 对色甘酸钠的描述中，下述叙述错误的是

    A. 无松弛支气管平滑肌的作用

    B. 能对抗组胺、白三烯等过敏介质的作用

    C. 能抑制肺肥大细胞对各种刺激所致脱颗粒的作用

    D. 口服吸收仅 1%

6. 倍氯米松治疗支气管哮喘的特点是

    A. 治疗剂量就有明显的全身不良反应　　B. 一般应采用口服给药

    C. 用于抢救急性哮喘患者　　D. 主要抑制支气管炎症

二、判断题（答案正确时用 T 表示，答案错误时用 F 表示）

1. 抗感染治疗是控制哮喘发生、发展的关键，糖皮质激素类药物是目前控制哮喘最有效的平喘药。

2. 沙丁胺醇气雾吸入是哮喘急性发作的首选药。

3. 氨茶碱静脉给药是重症哮喘和哮喘持续状态的首选药。

三、简答题

平喘药可分为哪几类？每类列举一个代表药。

任务四 抗消化性溃疡药的分类操作

【实训目的】

1. **掌握** 抗消化性溃疡药的分类操作的要点。

2. **熟悉** 抗消化性溃疡药分类的依据。

3. **了解** 药品按一定分类依据分类的方法。

4. **学会** 按一定分类依据分类药物的方法，为工作以后分类陈列药品奠定基础。

【实训要求】

熟练把握药品分类的依据，准确分类给定的药品。

项目	基本要求	时间
识别抗消化性溃疡药	能从药品中选出抗消化性溃疡药	5 分钟
	能区分抗消化性溃疡药的种类	
	实验结束后将药品放回原处	

【实训原理】

就给定药品进行药品分类并对号入座准确分类药品。

【实训内容】

从给定 10 种备选合格药品中，按要求完成抗消化性溃疡药的分类任务。

1. 实训材料

（1）实验器皿　塑料框 6~8 个、手套 50 双、不透明胶带 3 圈。

（2）试剂试药　复方乳酸杆菌片、冷酸灵抗敏性牙膏、硫酸沙丁胺醇片、孟鲁司特片、多索茶碱片、吸入布地奈德混悬液、二甲双胍片、氢氯噻嗪片、青霉素 V 钾、阿莫西林胶囊。

2. 操作步骤

（1）封住药品的适应证或功能主治或适用范围等与药品分类有关的所有信息。

（2）倒出框内所有药品。

（3）清点药品是否有十个品种。

（4）选出所有抗消化性溃疡药。

（5）按作用机制对抗消化性溃疡药分类。

（6）填写对应题目的抗消化性溃疡药通用名称。

3. 实训结果

（1）请从 10 种备选药品中选出 4 种抗消化性溃疡药，并将其名称填入下列括号内（不能多选；所选品种的名称应与填写的名称一致）。

（　　　　　　）（　　　　　　）（　　　　　　）（　　　　　　）

（2）请从上述所选 4 种抗消化性溃疡药中选出 2 种胃黏膜保护药，并将其名称填入下列括号内（不能多选；所选品种的名称应与填写的名称一致）。

（　　　　　　　　）（　　　　　　　　）

【实训流程】

清点数目→明确分类依据→找出抗消化性溃疡药→非实训内容药品存入框内→抗消化性溃疡药按作用机制分类→分类摆放→填写正确的药品通用名称。

【注意事项】

1. 药品品种数目准确无误，从框内完全倾出。

2. 分类依据明确。

3. 要求的药品放实训台，其他药品置入框内。

4. 按作用机制分别分类摆放。

5. 字迹清楚，准确填写要求对应的药品通用名称。

6. 操作完毕后，将实训药品放回原处，保持操作台面整洁。

7. 考生须在 5 分钟内完成操作。

【考核标准】

项目	考核内容	分值	评分标准	实际得分
实验准备	着装仪表符合要求	5	未穿实训服、未戴头帽、未戴手套、露出发须、佩戴饰品、化妆、穿拖鞋，每项扣 1 分，最多扣 5 分	
	清点药品数目	10	清点药品数量不准确，每项扣 5 分，最多扣 10 分	
药品分类	明确分类依据	10	分类依据不准确，每项扣 3 分，最多扣 10 分	
	分类并记录	50	（1）填写抗消化性溃疡药通用名称，多填或少填、填错每项扣 10 分，最多扣 30 分 （2）从抗消化性溃疡药中选出胃黏膜保护药，选错或多选每项扣 10 分，最多扣 20 分	
	操作熟练	10	规定时间内（5 分钟）未完成操作，每空扣 3 分，最多扣 10 分	
	操作台面整洁、复位	5	结束后不整理桌面或不复位药品，扣 5 分	
其他	遵守实训纪律和实验室规则，服从安排	10	实训过程中喧哗、不服从安排、破坏药品等情况，每项扣 2 分，最多扣 10 分	
合计		100		

【相关理论知识】

（一）抗消化性溃疡药分类

抗消化性溃疡药按其作用机制分为四类：抗酸药、胃酸分泌抑制剂、胃黏膜保护剂和抗幽门螺杆菌药。详细分类如图 32-4 所示。

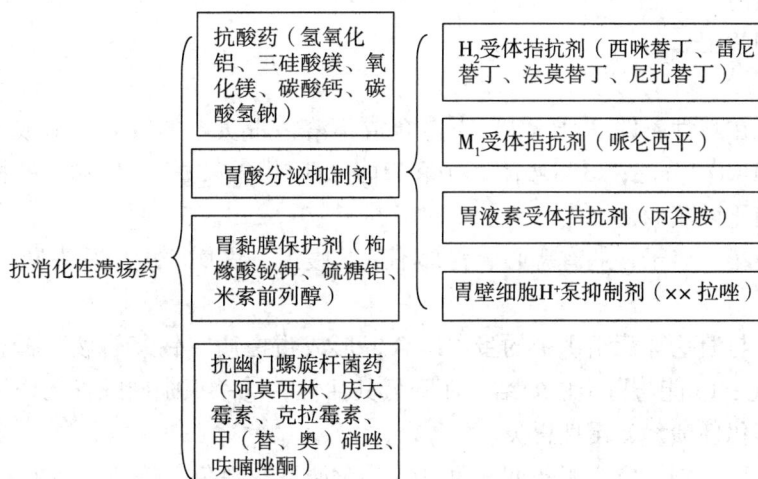

图 32-4 抗消化性溃疡药分类

（二）抗消化性溃疡药的机制、用途和不良反应

1. 抗酸药 是一类弱碱性药物，常用复方制剂，理想的药物作用迅速持久、不吸收、不产气（但碳酸盐产气）、不引起腹泻（镁离子）或便秘（铝离子、钙离子），对黏膜及溃疡面有保护收敛作用。

2. 胃酸分泌抑制剂

（1）H₂受体拮抗剂　西咪替丁（第一代抗雄激素）、雷尼替丁（第二代）、法莫替丁（第三代）。

1）作用机制　阻断 H₂ 受体抑制胃酸分泌，对五肽胃泌素、胆碱受体激动剂及迷走神经兴奋所致胃酸分泌也有明显的抑制作用；用药数周后出现胃酸和胃蛋白酶下降；拮抗组胺的舒血管作用。抑制基础胃酸和各种刺激（食物、组胺）引起的胃酸分泌、免疫调节、抗过敏。

2）临床用途　口服用于治疗胃和十二指肠溃疡、胃肠道出血、胃酸分泌过多症、反流性食道炎、胃肠吻合口溃疡、卓 - 艾综合征（胃泌素瘤）静脉给药治疗急性胃黏膜出血和应激性胃溃疡（手术）；用于某些过敏性疾病、免疫功能低下和肿瘤的辅助治疗。

3）不良反应　胃肠道反应、中枢神经系统反应：头痛、眩晕、幻觉、腹泻等、粒细胞缺乏和再障、长期用药抗雄激素作用（可引起男性乳房发育、性功能障碍，女性溢乳）、抑制肝药酶、肝肾损害。

（2）M₁受体拮抗剂　哌仑西平。

（3）胃泌素受体拮抗剂　丙谷胺。

（4）胃壁细胞 H⁺ 泵抑制剂（H⁺ - K⁺ - ATP 酶）　奥美拉唑（目前抑酸最强）。

1）作用机制　抑制胃酸分泌（胃酸形成的最后一步）、促进溃疡愈合、抗幽门螺杆菌。

2）临床用途　用于各种原因引起的消化性溃疡；也可以用于反流性食管炎、促胃液素瘤、难治性急性胃黏膜出血、消化性溃疡合并出血。

3）不良反应　发生率低的恶心、呕吐、腹胀、便秘、头痛、失眠等。偶见皮疹、外周神经炎、溶血性贫血、氨基转移酶升高、男性乳房发育。神经系统可有感觉异常、头晕、头痛、嗜睡、失眠，个别出现血管神经性水肿。

3. 胃黏膜保护剂

（1）米索前列醇

1）作用机制　①抑制胃酸、胃蛋白酶分泌；②可增加黏液和 HCO₃⁻ 分泌；③改善局部血液循环增强细胞屏障。

2）临床用途　消化性溃疡。

3）不良反应　腹泻。

4）禁忌证　孕妇禁用。

（2）硫糖铝

1）作用机制　①在酸性条件（pH < 4）下聚合成不溶性带负电的胶体，形成一层保护膜覆盖溃疡面；②可促进黏液和 HCO₃⁻ 分泌；③可吸附、中和胃酸和胆汁酸，减少对胃黏膜的损伤。

2）临床用途　消化性溃疡，

3）不良反应　便秘、口干、偶有恶心、胃部不适、腹泻、皮疹、瘙痒及头晕，

（3）枸橼酸铋钾

1）作用机制　①与溃疡坏死组织中的蛋白结合，形成蛋白质 - 铋复合物，覆盖于溃疡表面；②可促进黏液和 HCO₃⁻ 分泌；③能与胃蛋白酶结合而降低其活性；④杀灭幽门螺杆菌作用。

2）临床用途　消化性溃疡、慢性胃炎。

3）不良反应　无明显副反应，服药期间可见舌、大便呈灰黑色，停药后消失。

4）禁忌证　肾功能不良、孕妇和哺乳期妇女禁用。

4. 抗幽门螺杆菌药和其他消化系统药

（1）抗幽门螺杆菌药　阿莫西林、庆大霉素、克拉霉素、甲硝唑、呋喃唑酮、庆大霉素等。

（2）其他消化系统药　助消化药（胃蛋白酶、胰酶、乳酶生、干酵母）、促胃肠动力药和镇吐药（甲氧氯普胺、多潘立酮、西沙必利、昂丹司琼）、泻药和止泻药（硫酸镁：口服导泻利胆、注射抗惊厥降压、外用消肿、抑制子宫

平滑肌收缩。地芬诺酯、洛哌丁胺、蒙脱石：对消化道内的病毒、细菌及其产生的毒素、气体等有极强的固定、抑制作用，使其失去致病作用，对消化道黏膜有保护作用，平衡正常菌群和局部镇痛作用，用于成人儿童急慢性腹泻。）

重点小结

联合铋剂、质子泵抑制剂和抗生素的疗法。三联疗法是指一种质子泵抑制剂加两种抗生素三种药物联合用药；四联疗法是指一种质子泵抑制剂加两种抗生素与胃黏膜保护剂四种药物联合用药。

答案解析

操作题要

一、单选题

1. 多潘立酮的止吐作用是通过拮抗
  A. $5-HT_3$ 受体 B. M_1 受体   C. α_1 受体   D. 多巴胺受体

2. 哌仑西平是一种
  A. H_1 受体拮抗剂 B. H_2 受体拮抗剂 C. M_1 受体拮抗剂 D. D_2 受体拮抗剂

3. 胃壁细胞 H^+/K^+-ATP 酶抑制剂（质子泵抑制药）有
  A. 哌仑西平   B. 西咪替丁   C. 雷尼替丁   D. 奥美拉唑

4. 奥美拉唑主要用于治疗
  A. 消化不良   B. 慢性腹泻   C. 慢性便秘   D. 十二指肠溃疡

5. 溃疡病应用某些抗菌药的目的是
  A. 清除肠道寄生菌 B. 抗幽门螺杆菌 C. 抑制胃酸分泌 D. 减轻溃疡病的症状

6. 西咪替丁或雷尼替丁可治疗
  A. 皮肤黏膜过敏性疾病   B. 晕动病
  C. 支气管哮喘   D. 溃疡病

7. 长期使用可引起阳痿的抗消化性溃疡药是
  A. 氢氧化铝   B. 西咪替丁   C. 哌仑西平   D. 米索前列醇

二、判断题（答案正确时用 T 表示，答案错误时用 F 表示）

1. 长期使用可引起阳痿的抗消化性溃疡药是哌仑西平。

2. 幽门螺杆菌可以用阿莫西林抗菌。

3. 铋剂、质子泵抑制剂和两种抗生素联合应用简称为"胃三联"。

三、简答题

抑制胃酸分泌药可分为几类？每类列举 $1 \sim 2$ 个代表药。

任务五 口服降血糖药的分类操作

【实训目的】

1. **掌握** 口服降血糖药的分类操作的要点。

2. **熟悉** 口服降血糖药分类的依据。

3. **了解** 药品按一定分类依据分类的方法。

4. **学会** 按一定分类依据分类药物的方法，为工作以后分类陈列药品奠定基础。

【实训要求】

熟练把握药品分类的依据，准确分类给定的药品。

项目	基本要求	时间
识别口服降血糖药	能从药品中选出口服降血糖药	5 分钟
	能区分口服降血糖药的种类	
	实验结束后将药品放回原处	

【实训原理】

就给定药品进行药品分类并对号入座准确分类药品。

【实训内容】

给定 10 种备选合格药品，按要求完成口服降血糖药的分类任务。

1. 实训材料　药品作用机制。

（1）实验器皿　塑料框 6~8 个、手套 50 双、不透明胶带 3 圈。

（2）试剂试药　注射用三磷酸腺苷辅酶胰岛素、格列苯脲片、二甲双胍片、伏格列波糖片、多索茶碱片、阿卡波糖片、西瓜霜润喉片、普萘洛尔片、复方氢氧化铝片、碘伏。

2. 操作步骤

（1）封住药品的适应证或功能主治或适用范围等与药品分类有关的所有信息。

（2）倒出框内所有药品。

（3）清点药品是否有十个品种。

（4）选出所有口服降血糖药。

（5）按作用机制和结构对口服降血糖药分类。

（6）填写对应题目的口服降血糖药通用名称。

3. 实训结果

（1）请从 10 种备选药品中选出 4 种口服降血糖药，并将其名称填入下列括号内（不能多选；所选品种的名称应与填写的名称一致）。

（　　　　　　　）（　　　　　　　）（　　　　　　　）（　　　　　　　）

（2）请从上述所选 4 种口服降血糖药中选出 2 种 α-葡萄糖苷酶抑制药，并将其名称填入下列括号内（不能多选；所选品种的名称应与填写的名称一致）。

（　　　　　　　）（　　　　　　　　　）

【实训流程】

清点数目→明确分类依据→找出口服降血糖药→非实训内容药品存入框内→口服降血糖药按结构与作用机制分类→分类摆放→填写正确的药品通用名称。

【注意事项】

1. 药品品种数目准确无误，从框内完全倾出。

2. 分类依据明确，口服降血糖药选取正确，α-葡萄糖苷酶抑制剂选取正确，通用名称填写正确。

3. 要求的药品放实训台，其他药品置入框内。

4. 按作用机制分别分类摆放。

5. 字迹清楚，准确填写要求对应的药品通用名称。

【考核标准】

项目	考核内容	分值	评分标准	实际得分
实验准备	着装仪表符合要求	5	未穿实训服、未戴头帽、手套、露出发须、佩戴饰品、化妆、穿拖鞋，每项扣1分，最多扣5分	
	清点药品数目	10	清点药品数量不准确，每项扣5分，最多扣10分	
药品分类	明确分类依据	10	分类依据不准确，每项扣3分，最多扣10分	
	分类并记录	50	（1）填写口服降血糖药通用名称，多填或少填、填错每项扣10分，最多扣30分 （2）从口服降血糖药中选出α-葡萄糖苷酶抑制药，选错或多选扣10分，最多扣20分	
	操作熟练	10	规定时间内（5分钟）未完成操作，每空扣3分，最多扣10分	
	操作台面整洁、复位	5	结束后不整理桌面或不复位药品，扣5分	
其他	遵守实训纪律和实验室规则，服从安排	10	实训过程中喧哗、不服从安排、破坏药品等情况，每项扣2分，最多扣10分	
合计		50		

【相关理论知识】

（一）糖尿病概述

糖尿病是糖代谢紊乱的一种慢性病，治疗药物有胰岛素和口服降血糖药。

（二）口服降血糖药分类

口服降血糖药主要包括磺酰脲类、双胍类和α-葡萄糖苷酶抑制剂、胰岛素增敏药、促胰岛素分泌药。详细分类如图32-5所示。

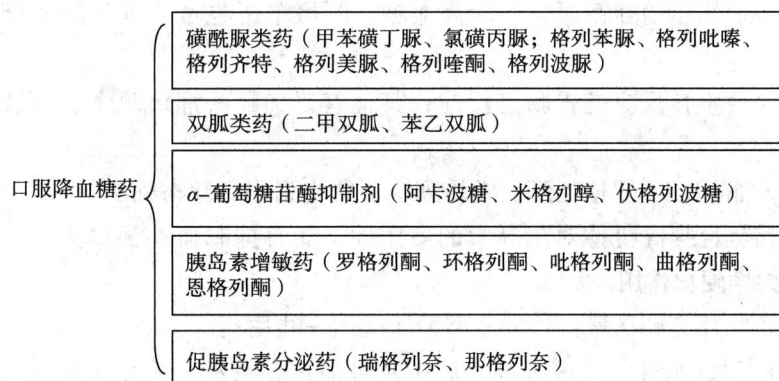

口服降血糖药
- 磺酰脲类药（甲苯磺丁脲、氯磺丙脲；格列苯脲、格列吡嗪、格列齐特、格列美脲、格列喹酮、格列波脲）
- 双胍类药（二甲双胍、苯乙双胍）
- α-葡萄糖苷酶抑制剂（阿卡波糖、米格列醇、伏格列波糖）
- 胰岛素增敏药（罗格列酮、环格列酮、吡格列酮、曲格列酮、恩格列酮）
- 促胰岛素分泌药（瑞格列奈、那格列奈）

图32-5 口服降糖药分类

（三）口服降血糖药的作用、用途和不良反应

1. 磺酰脲类药物 第一代：甲苯磺丁脲（D860）、氯磺丙脲；第二代：格列本脲、格列吡嗪、格列波脲、格列齐特。

（1）作用机制 直接作用于胰岛B细胞，刺激内源性胰岛素释放而降低血糖；还可降低胰岛素代谢，增强靶细胞对胰岛素的敏感性，促进生长抑素释放，减少胰高血糖素分泌。

（2）药理作用

1）降血糖作用　对正常人和胰岛功能尚存的患者均有降血糖作用，对 1 型糖尿病及胰腺切除者单独应用无效。促进已合成的胰岛素释放入血而发挥作用。

2）抗利尿作用　氯磺丙脲能促进抗利尿激素分泌。

3）对凝血功能的影响　格列齐特能降低血小板黏附力。

（3）临床用途

1）糖尿病　主要用于胰岛功能尚存的 2 型糖尿病且单用饮食控制无效者。

2）尿崩症　氯磺丙脲可减少尿量，与氢氯噻嗪合用；可提高疗效用于胰岛功能尚存的非胰岛素依赖型糖尿病且单用饮食控制无效者，也可用于对胰岛素耐受的患者。

（4）不良反应　①消化道反应，胃肠不适、恶心、腹痛、腹泻；②过敏反应，过敏性皮疹；③也可以引起粒细胞减少和胆汁淤积性黄疸及肝损害；④较严重的不良反应为持久性的低血糖，常因药物过量所致，须反复注射葡萄糖解救。

（5）药物间相互作用　①保泰松、水杨酸钠、香豆素类、磺胺类、青霉素等可竞争性抑制磺酰脲类与血浆蛋白结合，使游离药物增多，而增强其降糖作用，应用时应调节药物的用量。②氯丙嗪、噻嗪类利尿药、糖皮质激素等升高血糖，可减弱磺酰脲类的降糖作用。

2. 双胍类　常用的有二甲双胍、苯乙双胍。

（1）作用机制　其降糖机制为促进葡萄糖的无氧酵解，不促进胰岛素的释放，但易引起乳酸血症。对正常人血糖几无影响，对 2 型糖尿病有降血糖作用。对胰岛功能完全丧失者仍有降血糖作用。

（2）临床用途　主要用于轻症 2 型糖尿病的一线用药，尤其是肥胖和单用饮食控制无效者。

（3）不良反应　严重的不良反应是乳酸性酸中毒、酮血症等，其他尚有胃肠道反应、低血糖反应

3. α - 葡萄糖苷酶抑制剂　常用的阿卡波糖（拜糖平）、伏格列波糖（倍欣）、米格列醇。

（1）药理作用　①主要抑制碳水化合物的水解，从而减少葡萄糖的吸收；②对 1 型、1 型糖尿病患者均有效；③竞争性抑制小肠 α - 葡萄糖苷酶的活性，使淀粉类转化为单糖的过程减慢，从而延缓葡萄糖的吸收

（2）临床应用　主要用于治疗糖尿病餐后高血糖；既可单用也可与其他降血糖药合用治疗 2 型糖尿病。

（3）不良反应　主要不良反应是胃肠道反应；其他有乏力、头痛、眩晕、皮肤瘙痒或皮疹等；孕妇、哺乳妇女禁用。

4. 胰岛素增敏药　常用的有罗格列酮、吡格列酮、曲格列酮、环格列酮。

（1）作用机制　特异性提高机体对胰岛素的敏感性，尚有抑制血小板聚集、炎症反应和内皮细胞的增生，发挥抗动脉粥样硬化作用。

（2）临床应用　治疗伴有胰岛素抵抗的 2 型糖尿病的一线用药。

（3）不良反应　嗜睡、水肿、血液稀释、肌肉及骨骼痛、头痛、消化道症状、上呼吸道感染；曲格列酮有明显肝毒性。

5. 促胰岛素分泌药　常用的有瑞格列奈和那格列奈，称为"餐时血糖调节剂"，促进胰岛 B 细胞释放胰岛素。其特点是起效快，餐时或餐后立即服药，主要用于非胰岛素依赖的 2 型糖尿病，亦适用于糖尿病肾病者。

重点小结

答案解析

操作题要

一、单选题

1. 以下不属于胰岛素增敏剂的是
   A. 罗格列酮　　　　　　　　　B. 吡格列酮
   C. 美沙酮　　　　　　　　　　D. 曲格列酮

2. 以下属于 α – 葡萄糖苷酶抑制剂的是
   A. 胰岛素　　　　　　　　　　B. 阿卡波糖
   C. 糖皮质激素　　　　　　　　D. 二甲双胍

3. 甲苯磺丁脲降血糖作用的主要机制是
   A. 增强胰岛素作用　　　　　　B. 提高靶细胞的敏感性
   C. 刺激胰岛细胞释放胰岛素　　D. 使细胞 cAMP 减少

4. 胰岛素与氯磺丙脲类的共同不良反应是
   A. 过敏反应　　B. 粒细胞缺乏　　C. 低血糖症　　D. 胃肠反应

5. 使用胰岛素的常用给药途径是
   A. 口服　　　B. 静脉注射　　C. 皮下注射　　D. B 和 D 都对

6. 有降血糖及抗利尿作用的药物是
   A. 甲苯磺丁脲　　B. 氯磺丙脲　　C. 格列苯脲　　D. 格列吡嗪

二、判断题（答案正确时用 T 表示，答案错误时用 F 表示）

1. 格列苯脲降血糖原理是直接作用于糖代谢过程，特别适用于胰岛素功能缺乏的糖尿病患者。
2. 双胍类降血糖时，不增高血浆胰岛素水平，无肥胖加重，故适用于轻型肥胖糖尿病患者。
3. 甲苯磺丁脲适用于完全切除胰腺的糖尿病及幼年型或重型糖尿病的治疗。

三、简答题

"餐时血糖调节剂"促进胰岛 B 细胞释放胰岛素药列举 2 个代表药。

任务六　肾上腺素受体药的分类操作

【实训目的】

1. **掌握**　肾上腺素受体药的分类操作的要点。
2. **熟悉**　肾上腺素受体药分类的依据。
3. **了解**　药品按一定分类依据分类的方法。
4. **学会**　按一定分类依据分类药物的方法，为工作以后分类陈列药品奠定基础。

【实训要求】

熟练把握药品分类的依据，准确分类给定的药品。

项目	基本要求	时间
识别肾上腺素受体药	能从药品中选出作用于肾上腺素受体药	5 分钟
	能区分肾上腺素受体激动剂和拮抗剂的种类	
	实验结束后将药品放回原处	

【实训原理】

就给定药品进行药品分类并对号入座准确分类药品。

【实训内容】

从给定 10 种备选合格药品中，按要求完成肾上腺素受体药的分类任务。

1. 实训材料　药品作用机制

（1）实验器皿　塑料框 6~8 个、手套 50 双、不透明封口胶 3 圈。

（2）试剂试药　去甲肾上腺素注射液、氨酚伪麻片（Ⅱ）、哌唑嗪片、盐酸酚苄明注射液、阿卡波糖片、西瓜霜润喉片、硝酸甘油片、复方氢氧化铝片、硫黄洗剂。

2. 操作步骤

（1）封住药品的适应证或功能主治或适用范围等与药品分类有关的所有信息。

（2）倒出框内所有药品。

（3）清点药品是否有十个品种。

（4）选出所有肾上腺素受体药。

（5）按受体作用机制对肾上腺素受体药的分类。

（6）填写对应题目的肾上腺素受体药的通用名称。

3. 实训结果

（1）请从 10 种备选药品中选出 4 种肾上腺素受体药，并将其名称填入下列括号内（不能多选；所选品种的名称应与填写的名称一致）。

（　　　　　　　）（　　　　　　　）（　　　　　　　）（　　　　　　　）

（2）请从上述所选 4 种肾上腺素受体药中选出 2 种 α - 受体拮抗剂，并将其名称填入下列括号内（不能多选；所选品种的名称应与填写的名称一致）。

（　　　　　　　　　　　）（　　　　　　　　　　　）

【实训流程】

清点数目→明确分类依据→找出肾上腺素受体药→非实训内容药品存入框内→肾上腺素受体药按作用机制分类→分类摆放→填写正确的药品通用名称。

【注意事项】

1. 药品品种数目准确无误，从框内完全倾出。

2. 分类依据明确，肾上腺素受体药选取正确，α - 受体拮抗剂选取正确。

3. 要求的药品放实训台，其他药品置入框内。

4. 按作用机制分别分类摆放。

5. 字迹清楚，准确填写要求对应的药品通用名称。

6. 操作完毕后，将实训药品放回原处，保持操作台面整洁。

7. 考生须在 5 分钟内完成操作。

【考核标准】

项目	考核内容	分值	评分标准	实际得分
实验准备	着装仪表符合要求	5	未穿实训服、未戴头帽、未戴手套、露出发须、佩戴饰品、化妆、穿拖鞋，每项扣1分，最多扣5分	
	清点药品数目	10	清点药品数量不准确，每项扣5分，最多扣10分	
药品分类	明确分类依据	10	分类依据不准确，每项扣3分，最多扣10分	
	分类并记录	50	（1）填写肾上腺素受体药通用名称，多填或少填、填错，每项扣10分，最多扣30分 （2）从肾上腺素受体药中选出α-受体拮抗剂，选错或多选扣10分，最多扣20分	
	操作熟练	10	规定时间内（5分钟）未完成操作，每空扣3分，最多扣10分	
	操作台面整洁、复位	5	结束后不整理桌面或不复位药品，扣5分	
其他	遵守实训纪律和实验室规则，服从安排	10	实训过程中喧哗、不服从安排、破坏药品等情况，每项扣2分，最多扣10分	
合计		100		

【相关理论知识】

作用于肾上腺素受体的药物分为肾上腺素受体激动剂和肾上腺素受体拮抗剂，详细分类如图32-6所示。

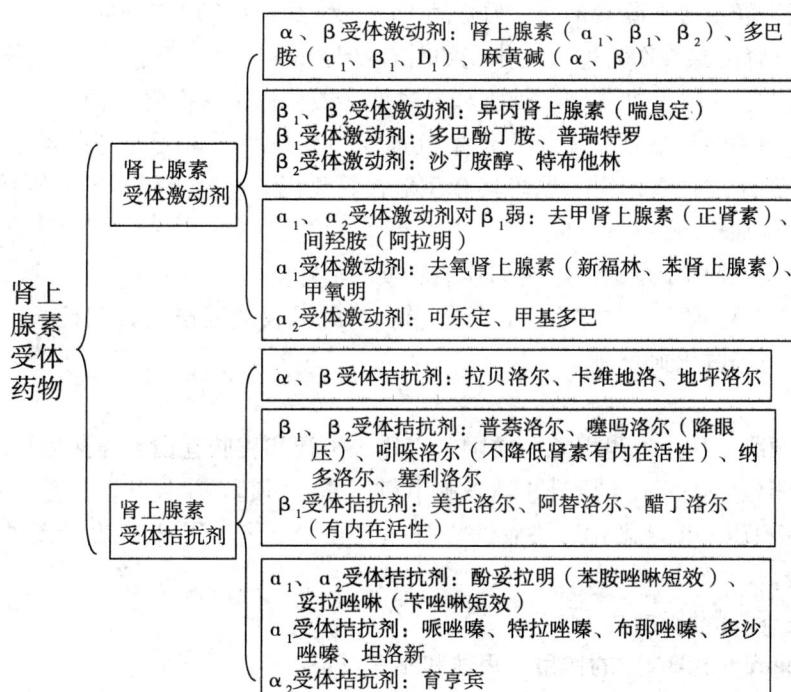

肾上腺素受体药物

肾上腺素受体激动剂：
- α、β受体激动剂：肾上腺素（α_1、β_1、β_2）、多巴胺（α_1、β_1、D_1）、麻黄碱（α、β）
- β_1、β_2受体激动剂：异丙肾上腺素（喘息定）
  β受体激动剂：多巴酚丁胺、普瑞特罗
  β_2受体激动剂：沙丁胺醇、特布他林
- α_1、α_2受体激动剂对β_1弱：去甲肾上腺素（正肾素）、间羟胺（阿拉明）
  α_1受体激动剂：去氧肾上腺素（新福林、苯肾上腺素）、甲氧明
  α_2受体激动剂：可乐定、甲基多巴

肾上腺素受体拮抗剂：
- α、β受体拮抗剂：拉贝洛尔、卡维地洛、地坪洛尔
- β_1、β_2受体拮抗剂：普萘洛尔、噻吗洛尔（降眼压）、吲哚洛尔（不降低肾素有内在活性）、纳多洛尔、塞利洛尔
  β_1受体拮抗剂：美托洛尔、阿替洛尔、醋丁洛尔（有内在活性）
- α_1、α_2受体拮抗剂：酚妥拉明（苯胺唑啉短效）、妥拉唑啉（苄唑啉短效）
  α_1受体拮抗剂：哌唑嗪、特拉唑嗪、布那唑嗪、多沙唑嗪、坦洛新
  α_2受体拮抗剂：育亨宾

图32-6 肾上腺素受体药分类

（一）肾上腺素受体激动剂概述

肾上腺素激动剂又称为拟肾上腺素药，包括α受体激动剂、α、β受体激动剂和β受体激动剂；α受体激动剂又分为α_1受体激动剂和α_2受体激动剂；β受体激动剂又分为β_1受体激动剂和β_2受体激动剂

与 β_1、β_2 受体激动剂。α_1 受体激动剂有去甲肾上腺素、间羟胺、去氧肾上腺素等；α_2 受体激动剂有可乐定等。α、β 受体激动剂有肾上腺素、多巴胺、麻黄碱等。β_1 受体激动剂有多巴酚丁胺等；β_2 受体激动剂有沙丁胺醇、特布他林等，β_1、β_2 受体激动剂有异丙肾上腺素等。

含邻苯二酚（儿茶酚，Catechol）结构的肾上腺素受体激动剂（肾上腺素、去甲肾上腺素、多巴胺、异丙肾上腺素、多巴酚丁胺）口服易被以下酶破坏：儿茶酚 - O - 甲基转移酶（COMT）、单胺氧化酶（MAO）、细胞色素 P450（CYP450）酶系、UDP - 葡萄糖醛酸转移酶（UGT）、肠道菌群酶，影响此类药物的吸收与代谢。下面以肾上腺素、多巴胺为例学习肾上腺素激动剂。

1. 肾上腺素（adrenaline，AD）的作用、用途和不良反应

（1）作用

1）兴奋心脏 以激动 β_1 受体为主，与激动 β_2 受体和激动 α_1 受体共存。

正性心力作用。

2）影响血管 激动 α 受体，使小动脉、毛细血管前括约肌、皮肤、黏膜、胃肠、肾血管收缩；激动 β_2 受体，使骨骼肌、冠状动脉和肝脏血管扩张。激动 β_2 受体同时兴奋心脏，使腺苷合成增加。

3）影响血压双重作用 使用小剂量时，收缩压上升，骨骼肌血管舒张 > 皮肤黏膜血管收缩而使舒张压下降，脉压增加；高剂量使用时，收缩压上升，皮肤黏膜血管收缩 > 骨骼肌血管舒张使舒张压也上升，脉压降低。

4）作用于平滑肌 激动 β_2 受体，解除平滑肌痉挛；收缩血管，减轻浮肿。

5）影响代谢 加快机体代谢，血糖升高。

（2）用途

1）心搏骤停 心脏复苏老三联：肾上腺素、去甲肾上腺素、异丙肾上腺

素。心脏复苏新三联：肾上腺素 1mg、阿托品 1mg、利多卡因 50 ~ 100mg。

2）过敏性休克 肾上腺素作为过敏性休克的首选药原因：兴奋心脏，收缩血管，升高血压，舒张支气管平滑肌，减轻喉头水肿，抑制肥大细胞释放过敏介质，作用快而强。

肾上腺素升压作用翻转是指先给予 α 受体拮抗剂如酚妥拉明、氯丙嗪等，再给予 α 激动剂肾上腺素，可取消肾上腺素的型缩血管作用，保留其 β 型舒血管作用，使肾上腺素的升压转为降压效应，把此现象称为肾上腺素升压翻转。

3）支气管哮喘 主要用于过敏性哮喘和哮喘持续的治疗。

4）肾上腺素与局麻药配伍 收缩血管，延缓局麻药的吸收使其作用时间延长，减少吸收中毒，也用于鼻黏膜、齿龈、胃等的出血止血。

（3）不良反应

1）一般表现 烦躁、焦虑、恐惧感、震颤、心悸、出汗和皮肤苍白，停药后可自行消失。

2）剂量过大 剧烈头痛、血压剧升、诱发脑出血，亦能引起心律失常，甚至心室纤颤。

（4）禁忌证 高血压、动脉硬化、缺血性心脏病、心力衰竭、甲状腺功能亢进和糖尿病、心源性哮喘、阿司匹林哮喘。

口服无效，可皮下、静脉注射。

2. 多巴胺（dopamine，DA）的作用、用途和不良反应

（1）作用机制 激动 α、β_1 受体及外周多巴胺受体，是去甲肾上腺素合的前体物质。①小剂量激动血管的 D_1 受体，引起血管扩张；②兴奋心脏；③收缩血管；④升高血压；⑤改善肾功能。多巴胺用于急性肾衰竭：治疗量激动肾血管的 D_1 受体扩张肾血流，增加肾血流量和肾小球滤过率，排钠利尿使尿量增加，血中非尿素氮含量降低，延缓肾功能衰竭进程。大剂量使用多巴胺，收缩肾血管减少肾血流。

（2）临床用途 用于感染性、心源性休克和急性肾衰竭。多巴胺注射给药 1 ~ 5μg/（kg·min），极量 20μg/（kg·min）。

（3）不良反应　轻者恶心、呕吐，剂量大、滴速快会有心律失常、血压升高、肾功能下降。外漏会引起组织坏死，用酚妥拉明对抗。与 MAO 抑制剂和三环类抗抑郁药合用时，多巴胺剂量应酌减。

（二）肾上腺素能受体拮抗剂概述

肾上腺素拮抗剂又称为肾上腺素受体拮抗药，分为 α 受体拮抗剂、α、β 受体拮抗剂和 β 受体拮抗剂；α 受体拮抗剂又分为 $α_1$ 受体拮抗剂和 $α_2$ 受体拮抗剂，$α_1$ 受体拮抗剂有酚妥拉明等，$α_2$ 受体拮抗剂有育亨宾等；α、β 受体拮抗剂有拉贝洛尔；β 受体拮抗剂又分为 $β_1$ 受体拮抗剂和 $β_1$、$β_2$ 受体拮抗剂，$β_1$ 受体拮抗剂有美托洛尔等，$β_1$、$β_2$ 受体拮抗剂有普萘洛尔等。下面以普萘洛尔为例学习肾上腺素受体拮抗剂。普萘洛尔的作用、用途和不良反应如下。

1. 作用

（1）β 受体拮抗作用　非选择性 β 受体拮抗剂，作用强。

1）心脏功能抑制　心肌收缩减弱、心率减慢、输出量减少（简称三负）。

2）器官血流量减少　肝、肾、骨骼肌、心脏血流量减少。

3）舒张支气管平滑肌　收缩支气管，增加气道阻力。

4）影响代谢　脂肪代谢减慢，糖原分解，抑制肾素的分泌（同类药最强）。

（2）无内在拟交感活性（ISA）　有些 β 受体拮抗剂与 β 受体结合后，除能阻断受体外，还具有部分激动 β 受体作用（吲哚洛尔），此作用称为拟交感活性。有内在交感活性的药物有吲哚洛尔和醋丁洛尔。

（3）细胞膜稳定作用。

（4）抗血小板凝集（抑制钙离子转运）　此作用的药物有普萘洛尔和吲哚洛尔、纳多洛尔。

（5）降低肾素　有此作用的药物有普萘洛尔、噻吗洛尔、吲哚洛尔、纳多洛尔。

2. 用途　①心律失常：室上性心动过速、心房颤动、窦性心动过速等；②高血压；③心绞痛和心肌梗死；④充血性心力衰竭早期；⑤治疗甲状腺功能亢进和甲状腺危象、控制心悸、激动不安等；治疗偏头痛、肥厚型肌震颤、青光眼（噻吗洛尔）、肝硬化引起的上消化道出血；嗜铬细胞瘤。

重点小结

3. 不良反应　一般反应有胃肠道反应、过敏反应；心脏毒性：心脏抑制、肺水肿、心搏骤停、心血管反应（加重房室传导阻滞）；外周血管收缩和痉挛（雷诺氏现象）；诱发加剧支气管哮喘；反跳现象；低血糖反应。

操作题要

答案解析

一、单选题

1. 对伴有心肌收缩力减弱及尿量减少的休克患者首选

　　A. 去甲肾上腺素　B. 多巴胺　　　　　C. 肾上腺素　　　　D. 异丙肾上腺素

2. 异丙肾上腺素治疗哮喘最常见的不良反应是

　　A. 脑出血　　　　B. 血压下降　　　　C. 失眠、兴奋　　　D. 心悸、心动过速

3. 不是肾上腺素禁忌证的是

　　A. 心搏骤停　　　B. 糖尿病　　　　　C. 高血压　　　　　D. 甲状腺功能亢进

4. 肾上腺素不能抢救的是

　　A. 青霉素过敏休克B. 心搏骤停　　　　C. 心源性哮喘　　　D. 支气管哮喘急性发作

5. 去甲肾上腺素使用时间过长或用量大易引起

　　A. 兴奋不安、惊厥B. 心动过速　　　　C. 心力衰竭　　　　D. 急性肾功能衰竭

6. 具有明显中枢兴奋作用的拟肾上腺素药是

    A. 多巴胺   B. 麻黄碱   C. 去甲肾上腺素   D. 间羟胺

二、判断题（答案正确时用 T 表示，答案错误时用 F 表示）

1. 去甲肾上腺素在使用过程中不宜突然停药以免引起反跳现象。

2. 窦房结功能受损引起的心搏骤停使用异丙肾上腺素，其不易引起心动过速。

3. 异丙肾上腺素和多巴酚丁胺联合长期使用会产生交叉耐受性。

三、简答题

简述肾上腺素受体激动剂的分类及代表药。

参考文献

［1］卢楚霞，王小佳．药剂学基础［M］.2 版．北京：中国医药科技出版社，2021.

［2］王淑玲．药事管理与法规［M］.北京：中国医药科技出版社，2025.

［3］杭太俊．药物分析［M］.9 版．北京：人民卫生出版社，2022.

［4］中国食品药品检定研究院．中国药品检验标准操作规范（2019 年版）［M］.北京：中国医药科技
出版社，2019.

［5］中国食品药品检定研究院．药品检验仪器操作规程及使用指南（2019 年版）［M］.北京：中国医
药科技出版社，2019.

［6］朱照静，张荷兰．药剂学［M］.2 版．北京：中国医药科技出版社，2021.

［7］张健泓．药物制剂技术［M］.北京：人民卫生出版社，2023.

［8］王春燕，王白雪，刘连委．实用药剂学［M］.重庆：重庆大学出版社，2022.

［9］夏忠玉，陈晓兰．药剂学［M］.重庆：重庆大学出版社，2023.

［10］刘昌福，朱春燕，郝艳坤．药剂学［M］.北京：中国医药科技出版社，2024.

［11］杨明，李小芳．药剂学［M］.2 版．北京：中国医药科技出版社，2018.

［12］傅超美，冯年平．中药药剂学实验［M］.3 版．北京：中国医药科技出版社，2024.

［13］钟海军，李瑞．药剂学［M］.武汉：华中科技大学出版社，2021.

［14］张奇志．药剂学实验指导［M］.上海：复旦大学出版社，2023.